MENTIONS LEGALES

Posez vos questions à la communauté Sybernetics :

https://www.facebook.com/groups/17045653093/

Retrouvez le site officiel de la Méthode Lafay :

https://olivier-lafay.com/

Rejoignez la page Facebook officielle de la Méthode Lafay :

https://www.facebook.com/MethodeLAFAY/

Retrouvez plus de contenu en vidéos ici :

Chaîne Youtube Effi-Sciences Lafay

Retrouvez tout le matériel nécessaire à votre pratique sportive :

https://olivier-lafay.com/boutique-2/

Les méthodes présentées dans cet ouvrage se veulent adaptées au plus grand nombre, même aux personnes débutant la musculation. Toutefois, vous devez être certain que votre état de santé vous autorise la pratique de la musculation telle que présentée ici. Pour cela, consultez votre médecin afin d'obtenir son avis avant de débuter l'entraînement.

Pour toute question:
sybernetics@ldmt.fr

Si vous souhaitez être encadré dans votre entraînement,
nous proposons des suivis: suivis@ldmt.fr

Avertissement :
La responsabilité des auteurs et de l'éditeur ne saurait être engagée pour toute conséquence qui résulterait d'une mauvaise compréhension, interprétation ou application des consignes de cet ouvrage.

Modèle photo : Simon Dessioux, Baptiste Metayer, Denis Tiquet

Imprimé en CE par Courtier Imprimerie.
Dépôt légal : janvier 2019

ISBN 978-2956491026

SOUS LA DIRECTION **D'OLIVIER LAFAY**

SYBERNETICS

MUSCULATION STRATÉGIQUE

RAPHAËL ARDITTI PASCAL BENATTAR DEBORAH HEYNEN OLIVIER LAFAY BAPTISTE METAYER YANN OLLIVIER DENIS TIQUET

EDITIONS
LDMT

SOMMAIRE

EDGAR MORIN **ET SYBERNETICS**

« *Je suis heureux de vous lire ; nous sommes en harmonie. Heureux d'avoir pu vous être utile ; votre livre sera utile à tous. À demain.* »

Edgar Morin – 18 septembre 2018 (extrait de mail)

« *Je suis de toute façon heureux que vous pensez développer votre action et nous devons rester en connexion. Amicalement.* »

Edgar Morin – 20 septembre 2018 (extrait de mail)

« *Je suis très heureux que l'intégration de la Pensée complexe ait pu lui être utile. Et il a ouvert un nouveau domaine à la connaissance complexe.* »

Edgar Morin – 04 septembre 2018 (extrait d'un mail où il parle d'Olivier Lafay)

Edgar Morin nous avait prévenus qu'il ne faisait plus de préfaces depuis plusieurs années déjà, mais qu'il pouvait donner une appréciation. Nous nous sommes rencontrés à plusieurs reprises, dès 2017, et nous avons échangé au sujet de SYBERNETICS, ce livre bâti depuis son œuvre. Le mot Sybernétique est un néologisme créé par Edgar Morin. Ce mot contient son œuvre toute entière. Il a apprécié notre approche. La première citation est un extrait de sa réponse à un courrier d'Olivier Lafay détaillant une nouvelle fois sa démarche et les liens profonds avec son œuvre.

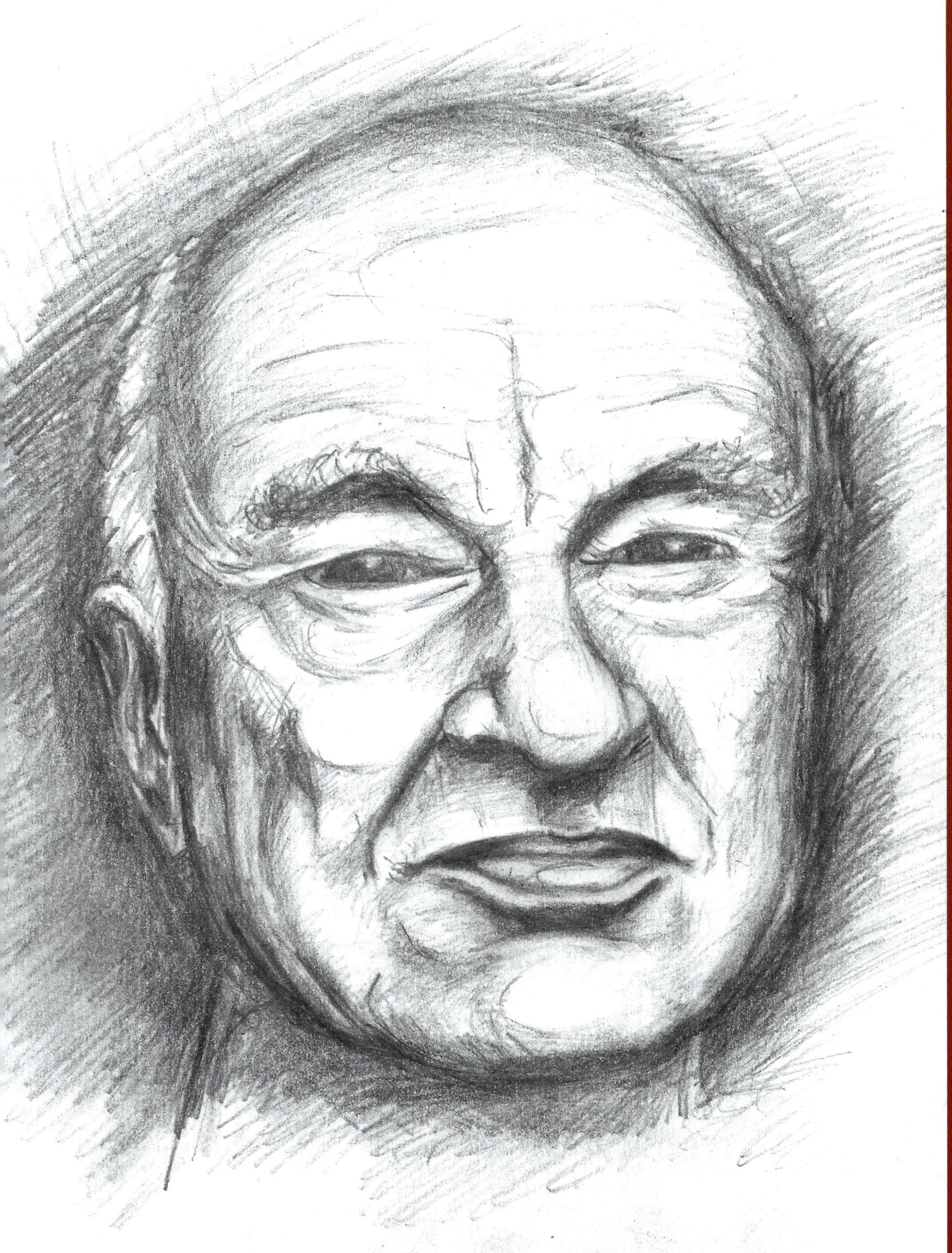

MODE **D'EMPLOI**

Cartographie du labyrinthe : trouvez votre chemin, votre fil d'Ariane.

Taureau, Loup, Aigle, choisissez votre profil. Quel qu'il soit, SYBERNETICS est fait pour vous !

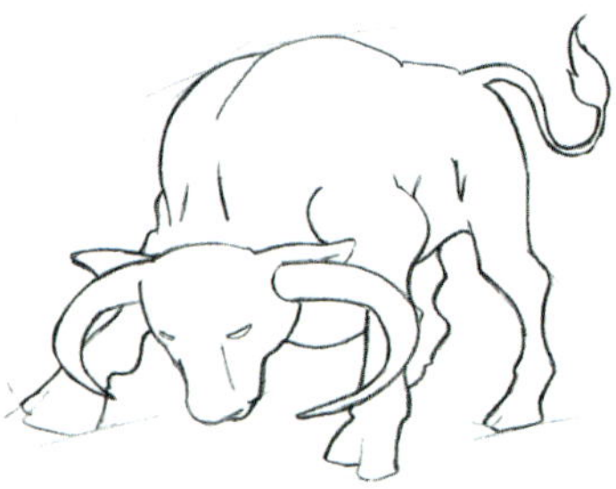

Vous êtes un taureau. Impétueux. Fonceur. Quelle que soit votre recherche, vous n'avez pas envie de lire des pages et des pages avant de commencer à pratiquer.

Si vous êtes impatient de rentrer dans l'arène pour défier le toréador (objectif esthétique et performance), **reportez-vous à la case X du tableau ci-dessous.**

Si vous souhaitez avant tout vous prélasser dans les champs en compagnie de la belle Marguerite (bien-être et santé), **Reportez-vous à la case Y.**

Si vous voulez concilier les deux, **consultez la case Z.**

Vous êtes un loup. Mesuré. Calme. Vous ne voulez pas foncer tête baissée, vous préférez prendre votre temps, humer l'air, analyser la situation, marcher prudemment. Vous êtes prêt à bien vous documenter avant de commencer la pratique, mais l'épaisseur du livre vous fait un peu peur.

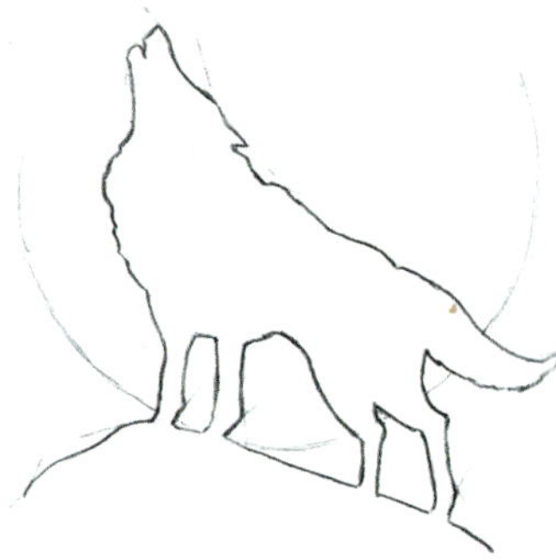

Si vous vous sentez affamé, carnassier, et que vous voyez l'esthétique et la performance telles des proies à atteindre en priorité, **reportez-vous à la case X du tableau ci-dessous.**

Si vous vous voyez comme un loup paisible, responsable avant tout de sa santé, désireux de pouvoir s'occuper longtemps et intensément de sa meute, **consultez la case Y** (bien-être et santé).

Si vous voulez concilier les deux, **consultez la case Z.**

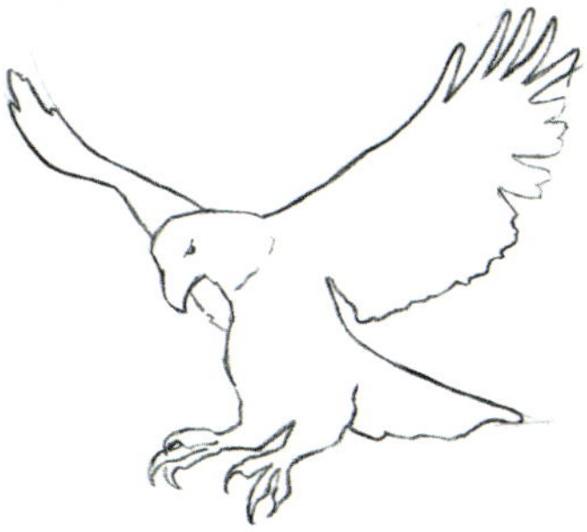

Vous êtes un aigle. Il vous faut prendre de l'altitude pour bien analyser la situation. Que ce soit pour fondre sur votre proie (objectif esthétique et performance). Ou que ce soit pour rester au nid et contempler le paysage, ou voler sans la pression d'un combat à mener constamment (objectif bien-être et santé). Vous êtes prêt à lire beaucoup avant d'agir.

Si vous vous sentez le tempérament d'un aigle en chasse, **consultez la case X du tableau ci-dessous.**

Si vous souhaitez rester au nid et contempler le paysage, ou opter pour un vol détendu, plus esthète, prévoyant, que résolument chasseur. **Consultez la case Y.**

Si vous voulez concilier les deux, **consultez la case Z.**

	PERFORMANCE (X)	SANTÉ (Y)	SANTÉ ET PERFORMANCE (Z)
#TAUREAU VITESSE	Choisissez votre séance et échauffez-vous p.104 à 107 Choisissez votre type d'entraînement p.135 Etirez-vous avec la routine express p.252	Exercice Seiza p. 337 Nutrition, Le plaisir retrouvé p. 428 Souplesse, routine dynamique p. 260	Les deux cases précédentes (x+y)
#LOUP CALME	Bases de l'entraînement, notions fondamentales p.101 Choisissez votre type d'entraînement p.135 Souplesse, suivez le mode d'emploi p.213 Nutrition, déterminez votre objectif p.393	Le plaisir p.73 Souplesse, stress et société p.215 Routine dynamique p.260 La séance de musculation méditative p.320 Nutrition : une alimentation équilibrée p.390	Les deux cases précédentes (x+y)
#AIGLE ALTITUDE	Introduction à une beauté athlétique durable p.29 Les bases de l'entraînement p.99 Choisissez votre type d'entraînement p.135 Souplesse, suivez le mode d'emploi p.213 Affiner votre approche de la nutrition p.385 à 423	Pour une beauté athlétique durable p.27 Vers la musculation méditative p.308 Souplesse, stress et société p.215 Routine dynamique p.260 Affiner votre approche de la nutrition p.385 à 423	Les deux cases précédentes (x+y)

CAS PARTICULIERS :

Si vous souhaitez ajouter une activité d'endurance à côté de la musculation, **consultez le chapitre 6 : Endurance, p.347**

Si vous avez des difficultés à vous motiver, **consultez le chapitre 8 : Motivation, p.445**

Si vous souffrez d'une douleur liée à l'activité physique, **consultez le chapitre 9 : Prophylaction, p.479**

AUTEURS **LDMT**

Olivier Lafay est l'auteur de plusieurs best-sellers, dont le célèbre « Méthode de musculation », au poids du corps, vendu à 400.000 exemplaires en France, et traduit en 12 langues. Il a alors décidé de proposer au public un livre plus ambitieux encore que les précédents : la « Méthode des Méthodes ». Désirant que SYBERNETICS soit l'aboutissement des trente années qu'il a consacrées à l'élaboration d'une grille de lecture complexe et globale de l'être humain, Olivier Lafay a créé LDMT, une équipe pluridisciplinaire. LDMT (La Douceur Mène à Tout) est constituée de membres provenant d'horizons très divers : médecine, étiopathie, psychiatrie, droit, sport, ingénierie du vivant ; tous passionnés par l'approche complexe développée par Edgar Morin, et ses applications concrètes.

Olivier Lafay a dirigé ce projet de bout en bout, apportant son savoir-faire et ses connaissances à chaque étape de l'élaboration des onze chapitres, afin que SYBERNETICS soit fidèle à l'esprit qui l'anime. « Ostinato rigore » (avec une rigueur obstinée) : telle était la devise de Léonard de Vinci, telle est la nôtre.

Yann OLLIVIER, étiopathe (www.yann-ollivier.fr)
est également passionné d'anatomie et de physiologie.
Découvrez sa chaîne Youtube **Structure Fonction :**

	AUTEUR PRINCIPAL	AUTEUR SECONDAIRE
Pour une beauté athlétique durable	Olivier Lafay	Raphaël Arditti Baptiste Metayer Denis Tiquet
Les bases	Baptiste Metayer Denis Tiquet	Yann Ollivier
L'entraînement	Olivier Lafay	Raphaël Arditti Pascal Benattar Deborah Heynen Baptiste Metayer Yann Ollivier Denis Tiquet
La souplesse	Deborah Heynen	Yann Ollivier
Musculation méditative	Denis Tiquet	Raphaël Arditti Baptiste Metayer
Endurance	Yann Ollivier	Baptiste Metayer Denis Tiquet
Nutrition	Baptiste Metayer	Deborah Heynen Yann Ollivier Denis Tiquet
Motivation	Raphaël Arditti	
Prophylaction	Yann Ollivier	
Exercices	Baptiste Metayer Denis Tiquet	
FAQ	Baptiste Metayer Denis Tiquet	

La mention « Auteur principal » signifie que l'auteur a rédigé au moins 50% du chapitre.

Fabien Apffel est l'illustrateur de ce livre.
fabien-apffel.fr

Emmanuel Bour est le maquettiste de ce livre.
creative-leap.fr

SYBERNETICS, C'EST D'ABORD UNE LEÇON DE PÉDAGOGIE

Les thématiques abordées sont aussi vastes que complexes allant de la psychologie, sociologie à la physiologie et aux neurosciences. Les concepts majeurs et les démonstrations qui en découlent reposent sur des références bibliographiques issues de travaux scientifiques reconnus. Le Lecteur pourra ainsi croiser la route de grands auteurs inscrits dans l'histoire de leurs domaines respectifs, Laborit, Morin, Libet, Bateson pour ne citer qu'eux.
Pour autant, le crédo de la LDMT - Jamais perdu, toujours soutenu - est amplement respecté. Le travail de synthèse et l'articulation des notions fondamentales, indépendantes en apparence, est tel qu'il permet à quiconque de s'approprier et d'intégrer les notions les plus inaccessibles issues des "sciences de l'humain".

Il existe autant de lectures possibles que de lecteurs. L'organisation stratégique et réfléchie des différents chapitres permet aussi bien une lecture linéaire, ou adaptée à ses besoins du moment. Relire, relier et optimiser en ajoutant l'expérience de la pratique. La lecture seule de cet ouvrage ne suffit pas. Il faut agir, et Sybernetics nous y invite.

Sybernetics, c'est surtout le catalyseur d'une perturbation qui pousse celui ou celle qui pratique non pas à se dépasser, mais à s'élever intellectuellement. Cet ouvrage apprend au lecteur de manière pragmatique et théorique à canaliser la charge mentale et physique qu'il subit au quotidien par la pratique, douce et respectueuse de soi, de la musculation.
L'élégance de la forme et la richesse du fond permettent au pratiquant de mettre en application les conseils et exercices prodigués tout au long de l'ouvrage de manière stratégique, consciente, humaine, Efficiente.

Enfin si je devais lire un chapitre particulier chaque jour, je choisirais La Souplesse, tant je me suis laissé surprendre par son impact qui dépasse largement la simple amélioration de l'élasticité d'un muscle, et offre une voie pour détendre en profondeur la chair ET la psyché.

Michael QUIQUEMPOIX
Docteur en neurophysiologie
Chercheur en neurosciences

VERS UN NOUVEAU PARADIGME DE LA SANTÉ : L'HUMAIN RETROUVÉ

La médecine est l'Art de Guérir. Comme tout art, elle s'inscrit dans une époque, une culture, et tisse des liens étroits et complexes avec les individus qui la produisent (les scientifiques, les médecins, les politiciens, les économistes, les philosophes, ...) et ceux qu'elle tente de soigner (les patients). D'un côté, elle finit par se confondre avec la société qui la produit et en adopte malgré elle les codes, commandée par l'idéologie dominante qui sclérose la hiérarchie humaine et empêche toute remise en question de l'ordre sociétal. La médecine se ment à elle-même, reniant ce qu'est l'Humain et préférant jouer le jeu pervers de la course au pouvoir, à l'argent et à la dominance.

De l'autre côté, elle s'acharne à vouloir soigner des patients qui se déresponsabilisent de leur état de santé, qui trouvent normal de vieillir avant l'âge, et qui considèrent la décrépitude comme une fatalité, une norme, tout en se mentant aussi à eux-même en niant leurs douleurs et leurs maladies physiques et mentales.

En croisant les savoirs au rythme de la pensée complexe, Olivier Lafay et son équipe sont parvenus à trouver le chaînon manquant. Avec Sybernetics, j'entrevois pour la première fois une réponse aux trop nombreuses questions restées sans réponse au chevet du malade. Multipliant les perspectives, Sybernetics permet à la fois de responsabiliser le patient face à sa santé, de le guider efficacement, et de reconnecter le médecin à lui-même, le rendant plus humain et plus au fait de sa véritable mission. Sybernetics nous permet de retrouver un Humain oublié depuis longtemps, et de garder l'espoir d'un monde meilleur au quotidien, en nous donnant les outils pour modifier la commande de la commande.

Dr Zoran FOURNEAUX

PRÉFACE — DE LA TRANSFORMATION PHYSIQUE À LA CONQUÊTE DE SOI : RECONSTRUIRE L'HUMAIN

« Ce n'est pas une question d'haltères ou pas d'haltères, c'est une question de Méthode » Olivier Lafay

La pratique de la musculation devrait avoir pour objectif premier d'améliorer la condition physique, les capacités psychomotrices, et d'entretenir la santé afin d'être plus fort et plus endurant face aux sollicitations diverses de la vie quotidienne (travail, stress, vieillissement du corps). Cependant, trop souvent envisagée sous la seule forme d'une activité intense, où l'on repousse toujours un peu plus ses limites, elle peut être source de problèmes physiques autant que psychologiques.

Dans son dernier ouvrage, « Méthode de musculation Tome 2, l'espace stratégique » paru en 2014 (1), Olivier Lafay proposait, entre autres, une analyse éclairante sur les fondations de notre santé. Ainsi l'on y découvrait que le bon maintien de notre structure physiologique et de notre santé mentale était étroitement lié à la bonne gestion du stress, un stress qui ne soit produit en quantité excessive, devenant alors toxique et nocif pour l'organisme. Par exemple, comme lors d'un effort physique trop soutenu ou encore par de mauvais rapports que nous entretenons avec notre environnement relationnel et social.

Grâce à la synthèse des nombreux travaux scientifiques que l'auteur a exposés dans ses précédents livres (2–5), le pratiquant de la Méthode Lafay a pu se familiariser avec de véritables outils novateurs pour progresser dans sa transformation. Ces outils lui permettent d'une part de mieux comprendre les effets délétères d'une pratique sportive uniquement focalisée sur le muscle, et d'autre part de devenir plus autonome et stratégique lors de son entraînement.
La vision populaire dominante et répandue en musculation classique, celle du No Pain No Gain (pas de résultat sans douleur) a longtemps écarté les pratiquants d'une profonde connaissance des éléments favorables à une croissance musculaire saine. En effet, le culte de la douleur va à l'encontre de l'esprit de perdurer dans le temps et ne permet pas de se prémunir contre la désorganisation accélérée de nos cellules, connue aussi sous le nom *d'entropie.*

En d'autres termes, *l'entropie* correspond au phénomène physique et naturel de vieillissement inévitable de tout système vivant. En tant qu'être humain, nous n'échappons malheureusement pas à ce principe. Il convient donc d'adopter la bonne attitude si nous voulons continuer de « croître et durer ». De ce fait, l'objectif principal de la Méthode Lafay est de lutter contre *l'entropie*, de préserver notre organisme tout en contribuant à son développement dans les conditions les plus saines de son fonctionnement et dans le but de se maintenir en bonne santé, le plus longtemps possible.

Olivier Lafay démontre ainsi qu'une pratique impensée de la musculation, sans recul sur notre façon d'aborder l'entraînement, favorise l'accélération du processus de vieillissement du corps. On dit dans ce cas que l'entropie augmente. La notion opposée à l'entropie est la *néguentropie*[1] .
En associant le concept de *« zone de confort »* et les données physiologiques inhérentes à la pratique d'une activité sportive, la Méthode offre aux pratiquants la possibilité d'améliorer leur santé, de limiter le risque de blessures et de maximiser les gains en force, volume, endurance, selon leurs objectifs, et ce, en dépensant un minimum d'énergie, prévenant ainsi une usure prématurée du corps.

En 2016, après avoir théorisé pendant plusieurs années, notamment sur Internet et les réseaux sociaux, le terme de « zone de confort » - espace dans lequel l'organisme fonctionne de façon optimale - Olivier Lafay et son équipe ont bousculé officiellement les conditionnements culturels et « religieux » plurimillénaires auxquels répondait l'esprit « NO PAIN NO GAIN » depuis sa naissance, dans l'Antiquité. Dans la foulée, la création d'une chaîne *YouTube* avec la parution régulière d'une série de vidéos pédagogiques ont rendu encore plus accessible au public, les concepts propres à la Méthode.

Ce nouveau regard sur l'humain a suscité dans le domaine sportif des réactions très vives de la part de détracteurs et copieurs éhontés, qui continuent malgré tout de plagier l'approche novatrice de la Méthode Lafay !
L'Entraînement Stratégique est une alternative concrète et cohérente pour envisager d'atteindre d'excellents résultats sans contrepartie délétère.

Dans l'idéologie préétablie en musculation classique, le seul moyen de parvenir à son but était de sortir de sa zone de confort, d'aller au-delà de ses limites, d'apprivoiser les sensations extrêmes et douloureuses vécues lors d'efforts très exigeants. Grâce à l'approche globale de la Méthode Lafay il apparaît que la douleur n'est ni une vertu

1. Néguentropie : ou appelé également entropie-négative. Elle correspond au facteur d'organisation des systèmes physiques, biologiques, et éventuellement sociaux et humains, qui s'oppose à la tendance naturelle à la désorganisation : l'entropie.

salvatrice ni la seule base d'apprentissage pour garantir des résultats. Bien au contraire, cette vision destructrice du muscle pour le muscle a provoqué chez de nombreux athlètes l'apparition de blessures physiques avec parfois la naissance de pathologies mentales.

Pourtant, il reste un long chemin à parcourir avant d'espérer pouvoir renverser le courant de pensée dominant. L'équipe LDMT (La Douceur Mène à Tout) guidée par Olivier Lafay s'est maintes fois heurtée aux résistances les plus fortes venant de virulents détracteurs, endoctrinés par une éducation où seul l'effort violent conduit au mérite et à la récompense plutôt que par un apprentissage dans la douceur et l'écoute de soi.

S'appuyant sur de solides supports pédagogiques et scientifiques comme la psychologie, les neurosciences, la sociologie, la cybernétique ou le constructivisme, la Méthode Lafay permet de remettre en question nos conditionnements qui influencent directement nos actions et le regard que l'on porte sur la vie. C'est là une étape essentielle, si l'on veut pouvoir (se) changer et modifier notre rapport à l'entraînement.

Au fil des années, le travail de LDMT a consisté à établir dans un premier temps les normes de santé physiques et mentales auxquelles correspondrait la pratique de la musculation. Par la suite, il a fallu élaborer avec stratégie comment répondre au mieux à ce cahier des charges. L'évolution et les résultats impressionnants de centaines de pratiquants ont permis de témoigner de la justesse et de la pertinence des recherches effectuées. De là est née l'incontournable « zone de confort » afin de préserver une harmonie entre corps et esprit, sans l'obsession des résultats.

Grâce à la notion *d'Efficience* développée dans ses travaux, les pratiquants de la méthode Lafay parviennent à surmonter les difficultés rencontrées lors de la stagnation par la mise en place d'un Contournement Opérationnel. Ils parviennent ainsi à modifier leur apparence physique rapidement, avec des entraînements relativement peu nombreux par semaine.

Le développement dans la douceur est un critère essentiel et constitue une véritable boussole de leur entraînement.

Être efficient, c'est ne pas forcer plus que nécessaire, c'est savoir fournir un effort juste et suffisant pour pouvoir progresser. L'énergie n'est pas gaspillée, elle est économisée. L'investissement minime dans les séances de musculation permet de conserver du temps et de l'énergie pour les prochaines séances, mais aussi d'autres projets.

Dans ce nouvel ouvrage, vous apprendrez à être doux avec vous-même quels que soient les outils de développement physique que vous aurez choisis : poids du corps, haltères, lests, kettlebells, etc. La Méthode attache en effet bien plus d'importance au contexte dans lequel vous saurez utiliser les outils, qu'aux outils eux-mêmes.

C'est aussi un formidable moyen d'accompagnement personnel et indispensable dans une démarche sportive, qui vous aidera également dans tous les domaines de votre vie. C'est pour cette raison que l'Entraînement Stratégique, tel qu'il est défini par Olivier Lafay, est unique en son genre. Avec la Méthode Lafay, des centaines de milliers de pratiquants ont réussi à modifier leur apparence physique selon leurs objectifs et ont amélioré leur bien-être au quotidien. Ils ont exploré de nouvelles contrées intérieures, et expérimenté de nouvelles sensations corporelles et psychiques.

Cependant, certains pratiquants peuvent, malgré leur évolution, ressentir encore quelques freins dans leur transformation. Ces résistances au changement ralentissent leur progression, les empêchant d'aller plus loin dans leur compréhension d'eux-mêmes. Faisant bon usage de la Méthode Lafay, ils ont l'impression d'avoir appris à utiliser les meilleurs outils pratiques, adaptés à leurs séances d'entraînements et leurs besoins. Pourtant, un sentiment pénible de retour à la case départ les habite parfois.

C'est pour cette raison que l'auteur a recommandé dans la bibliographie du tome 2 de la Méthode (1), une liste de références scientifiques ouvrant « une nouvelle voie du muscle », du développement corps-esprit. Ce riche corpus scientifique, sociologique, psychologique et cybernétique fait apparaître que les obstacles rencontrés en musculation relèvent parfois plus d'un état psychologique que d'un agencement mal pensé de l'entraînement.

L'apport de ces lectures complémentaires a permis notamment de découvrir qu'au cœur de la complexité de notre cerveau sommeille une mémoire inconsciente, située dans notre système limbique (centre émotionnel). Elle correspond aux diverses violences (verbales ou physiques), aux chocs émotionnels ou encore aux humiliations qu'une personne a subis au cours de sa vie. Il s'agit de la *mémoire traumatique.*

> **Chacun de nous porte le poids de cet héritage familial, social et culturel souvent réactivé à notre insu.**

« La mémoire traumatique est la résultante des violences implicites, inconscientes, émotionnelles, elle est piégée dans les amygdales cérébrales, et va être à l'origine d'un circuit de peur conditionnée, véritable bombe à retardement », précise Muriel Salmona, Psychiatre et psycho-traumatologue.

Lorsque le cerveau est confronté à un stress extrême, il sécrète de fortes doses de cortisol et d'adrénaline, des hormones qui, à haute doses, sont cardio-toxiques et neurotoxiques. Chez l'enfant dont la maturité cérébrale est incomplète, cette réponse hormonale entraînant un risque aussi pour sa survie, l'organisme va secréter des hormones anesthésiantes afin de « couper le robinet du stress ». L'individu en état de sidération sera totalement déconnecté de ses émotions et ne ressentira plus aucune douleur. C'est ce qu'on appelle la dissociation traumatique.

L'état de dissociation reproduit volontairement par une personne permet temporairement d'apaiser une réelle souffrance, plus profonde, présente dans la mémoire et que des souvenirs peuvent réactiver.

En musculation, on peut ressentir parfois le besoin de « se faire mal », « pour se sentir bien », en poussant son organisme hors de sa zone de confort. Après l'effort, on aura l'impression trompeuse de se sentir relaxé, apaisé. En effet, le sport à outrance n'est qu'une façon de retrouver cette réponse hormonale tranquillisante « enregistrée » dans la mémoire traumatique (6). On le considère alors comme une conduite dissociante et addictive au même titre que la consommation de drogues ou d'alcool[2].

Pourquoi la mémoire traumatique est-elle si déterminante dans la construction de l'individu ?

Les perturbations psychiques engendrées par sa mémoire traumatique enferment l'individu dans des attitudes effacées, timides, des conduites autodestructrices mais aussi parfois agressives et prédatrices. Il s'engage alors dans une compétition interindividuelle sans limite et dans une lutte permanente de soi contre le monde. Il en résulte une pratique sportive dangereuse pour soi et pour les autres où la compétition justifie le sacrifice de sa santé.

2. Cf Les travaux d'Isabelle Filliozat, psychothérapeute et Muriel Salmona, psychiatre et traumatologue.

Olivier Lafay a été le premier auteur à établir un lien très étroit entre l'idéologie *No Pain No Gain* et la *mémoire traumatique*. La douleur volontairement infligée à soi-même lors de l'effort physique résulte des injonctions parentales, de nos conditionnements infantiles, mais aussi des violences subies et présentes dans un cadre social plus général comme au cinéma, à l'école, dans les jeux vidéo, au travail etc...

Sans conscience de ce qu'est la mémoire traumatique ni recul sur nos actions dans le monde, nous devenons de simples robots optimisés, automatisés, produisant toujours plus. Nos rapports avec les autres individus se déclinent alors sur le mode de la lutte pour la dominance sans que nous n'en n'éprouvions de réel bien-être. Ce phénomène a pour conséquence d'encourager une société stratifiée, la création d'une échelle de dominance en haut de laquelle se trouvent les plus puissants et en bas, les plus exploités.

Le sport professionnel reflète fidèlement cette société de dominance : il devient sport spectacle et sport business dans lequel les sportifs convertissent littéralement leurs performances en valeurs marchandes, se vendant au plus offrant et devenant eux-mêmes symboles de réussite et promoteurs des valeurs de ce système. La relation parent/enfant basée sur la soumission du plus faible au plus fort, conditionne l'adulte en devenir à accepter comme une norme l'échelle de dominance, et à la reproduire à son tour.

« Tant qu'on n'aura pas diffusé très largement à travers les hommes de cette planète la façon dont fonctionne leur cerveau, la façon dont ils l'utilisent et tant que l'on n'aura pas dit que jusqu'ici que cela a toujours été pour dominer l'autre, il y a peu de chance qu'il y ait quoi que ce soit qui change », constate d'ailleurs Henri Laborit - Biologiste et neurochirurgien

La violence éducative est donc le premier instrument pour faire perdurer une société de dominance. On « dresse », on « formate » un enfant très jeune afin qu'il corresponde rapidement aux valeurs et critères sociaux dominants. L'éducation n'est plus envisagée comme un éveil à la vie, un accompagnement, mais plutôt comme nécessitant sanctions et punitions pour « le bien » de l'enfant. Ainsi les grands principes éducatifs favorisent l'accumulation de souffrances et de frustrations.

Grégory Bateson, anthropologue et psychologue, désigne comme « apprentissages secondaires » les conduites qui apparaîtront chez l'individu par la suite : celui-ci n'aura d'autre choix que de jouer un rôle, dans le but de s'adapter, de survivre et de se gratifier.

La compensation de ses besoins affectifs non satisfaits se traduira par la création d'un nouveau personnage venant cacher la vraie nature refoulée dès l'enfance.

Il s'érigera donc peu à peu un mur entre la véritable personnalité et le déguisement endossé. Il en résulte l'apparition d'une personnalité restreinte, figée ou semi-figée dans laquelle la mauvaise foi, la violence et la soumission conduiront à l'échec relationnel. L'individu sera de ce fait davantage centré sur lui-même, en quête de valorisation de son être, insensible à ses réels besoins. Il se montrera très soucieux de l'image renvoyée, aura besoin constamment de se rassurer sur ses qualités humaines et/ou physiques et sera dépendant de l'approbation des autres.

La multiplication des centres de CrossFit ou encore des shows télévisés, tels que « Ninja Warrior » témoigne de la valorisation des activités concurrentielles, présentées comme héroïques, où le corps devient alors une étiquette gratifiante. Au culte du corps répond celui de la douleur. Ils sont mis en scène sur le théâtre du monde et adoptés comme philosophie de vie. Il faut se faire mal pour avancer et réussir. Le corps n'est plus que le symbole de la force et de la dominance où les muscles sont une armure protectrice qui isole l'individu et le coupe de ses véritables besoins. Il court après une approbation sociale qui ne comblera jamais ses manques affectifs profonds. Cette course sans fin empêche toute forme de progrès relationnels, sociaux, sentimentaux

> **L'Homme se retrouve réduit à l'état d'instrument déshumanisé qui s'emploie ardemment à (s'auto)détruire.**

Mais alors, comment éviter que de tels désastres existentiels se produisent ? Quels sont les moyens efficaces d'agir contre nos traumatismes et de nous débarrasser de nos chaînes les plus lourdes ?
C'est ainsi qu'Olivier Lafay et son équipe vous proposent dans ce nouvel ouvrage l'assistance de leviers supplémentaires afin de prendre de la hauteur, de vous élever suffisamment en utilisant les savoirs acquis, pour venir agir sur la commande centrale, celle de vos conditionnements.

L'élaboration du concept de « *méthode* » par Olivier Lafay ainsi que la vision novatrice qu'il a de l'unité corps-esprit, reposent sur un *fondement scientifique* prenant en compte les mécanismes de régulations de l'être vivant et de la machine : *La cybernétique.*

La cybernétique, « *la science de ce qui gouverne* », est bien le socle pédagogique sur lequel l'auteur a bâti le succès de la Méthode depuis près de 15 années. La première cybernétique, née en 1940, doit son nom au père fondateur de la discipline, Norbert Wiener. Dès la fin de la seconde guerre mondiale, les théories qu'il a développées ont contribué à renforcer l'image de « l'humain-machine », dont la programmation et l'asservissement permettent d'obtenir un rendement de production élevé.

Cette vision réductrice du corps a porté en elle les valeurs d'une société qui devenait de plus en plus marchande. L'idée d'« homme-machine », déjà défendue par Descartes, a imprégné le mode de pensée contemporain : l'esprit commandant à la matière, l'Homme dispose de son corps et lui impose sa loi grâce à sa volonté féroce de le soumettre. On retrouve aujourd'hui encore, des personnes, sur le net ou dans les salles de sport voulant à tout prix « ressembler » à des machines.

Or cette première approche ne prenait pas en compte l'Homme dans son environnement. Ce n'est qu'à partir des années 50, avec la *deuxième cybernétique,* que l'Homme est considéré comme faisant partie d'un écosystème au sein duquel interviennent de nombreuses autorégulations et interactions. L'Homme agit sur son environnement et l'environnement agit sur l'Homme.

Edgar Morin nous rappelle au travers de ses œuvres, que l'Homme est avant tout un «être relationnel» qui communique en permanence avec son environnement extérieur.

En termes cybernétiques, notre façon de raisonner, de penser et d'entrer en communication avec le monde s'apparente à une commande. Notre cerveau représente en quelque sorte cette commande, par l'action qu'il projette sur notre organisme. C'est lorsque nous cherchons trop souvent à le soumettre que nous participons à son autodestruction, à l'épuisement de nos ressources physiques et mentales.
C'est pourquoi Olivier Lafay, en accord avec la pensée du grand sociologue et philosophe Edgar Morin, nous propose de faire un pas de côté, de nous « décentrer » afin de nous observer en train d'agir. De nous poser la question de ce qui « influe sur notre besoin de commander notre corps », de « ce qui est la commande de la (notre) commande ». De ce qui nous « gouverne et peut nous détruire à notre insu ».

La Cybernétique se transforme en Sy-bernétique lorsqu'elle nous apprend à construire un regard nouveau sur soi, quand elle permet d'effectuer un travail de reconnexion à nos émotions les plus profondes, à nos besoins essentiels, ceux d'une machine extrêmement complexe, bien plus complexe que le plus complexe des ordinateurs.

En quoi la *Sybernétique* est-elle la meilleure réponse possible à ce qui entrave notre ascension vers un accomplissement de soi ? En somme, comment agir sur ce qui nous « commande » et qui nous empêche de retrouver une sérénité durable ?

Grâce à la *Sybernétique*, l'individu « se décentre », fait un pas de côté afin de se positionner en tant qu'observateur de lui-même. Son attention est portée à la fois vers l'intérieur et vers l'extérieur. Il s'interroge sur la qualité de ses relations et son rapport à l'environnement. Il intègre peu à peu qu'il est avant tout un « homme relationnel » (7) et il tente de comprendre l'influence des mécanismes qui le gouvernent à son insu.

La *Sybernétique* nous aide concrètement à comprendre ce lien de causalité qui existe entre les expériences antérieures, ancrées en nous (notre vécu), et notre manière d'être, notre façon d'agir au quotidien. Elle favorise aussi par un mouvement permanent de « va-et-vient » entre soi et le monde, l'augmentation du sentiment de contrôle sur nos actions.

SYBERNETICS n'est donc pas seulement un ouvrage contenant de nombreux savoirs reliés, ce n'est pas non plus simplement une méthode de musculation. En plus, du savoir-faire que cet ouvrage enseigne, il transmet également un savoir-quoi infiniment libérateur et constitue un support indispensable pour aider à se (re)construire, pour atteindre une symbiose entre son développement physique et mental en vue d'un épanouissement total (savoir-vivre).

S'entraîner de façon sybernétique, c'est gagner profondément en autonomie. C'est parvenir à établir la séance idéale en étant à l'écoute de soi, de ses envies, de ses sensations, de son niveau de fatigue et de ses capacités physiques du moment. On module son entraînement en fonction de son environnement, de ses contraintes personnelles.

On appréhende avec stratégie l'impact et les répercussions que peut avoir un contexte professionnel, relationnel ou familial stressant, pesant, sur nos performances. On cherchera alors à s'adapter pour continuer de progresser tout en se rapprochant de sa zone de confort.

Plus concrètement, on progresse beaucoup en fournissant l'investissement parfait, en temps (des séances courtes et peu nombreuses), en énergie (suffisamment mais pas au point de s'épuiser) et en argent (la possibilité de s'entraîner avec ou SANS matériel).

« Avec SYBERNETICS, vous construirez un corps qui permet le développement de l'esprit, et un esprit qui favorise le développement optimal de vos muscles », résume Olivier Lafay.

Être « *Sybernetics* » c'est donc tisser ce lien perdu avec soi. C'est se « reconnecter à soi », et se sentir relié aux autres. C'est remonter à l'origine de ses angoisses, des appréhensions qui enferment sur soi-même, provoquant le repli vers un « Moi » très égocentré. Un « Moi » affaibli par la mémoire traumatique. C'est modifier peu à peu sa façon d'interagir avec son environnement dans le but de bâtir des ponts entre soi et les autres, entre soi et le monde. C'est faire sauter les verrous de cette forteresse émotionnelle fragile qui nous isole du monde. On retire l'armure physique et mentale qui nous protège faussement de nos souffrances, jusqu'à se découvrir nu, face à soi-même.

C'est réussir à avancer vers les autres, en se rapprochant de soi.

SYBERNETICS a donc été pensé dans une optique de progression libératrice afin de produire une musculation écosystémique : une musculation qui respecte l'écologie de son système, de son organisme, un entraînement qui favorise l'évacuation des tensions qui se sont accumulées au fil du temps et qui continuent de s'inscrire dans notre corps au quotidien.

SYBERNETICS s'adresse à tous : débutant ou athlète confirmé ; quel que soit votre profil, vous serez guidé pas à pas.

Que vous ayez envie de vous entraîner en salle de sport ou chez vous, avec ou sans matériel, ce livre propose une prise en charge complète et personnalisable de votre progression. La nutrition, l'entraînement, la gestion du stress : tout est étudié pour vous permettre d'atteindre vos objectifs. Si vous êtes peu motivé, ce livre donne également des outils pour comprendre comment se crée la motivation et comment l'entretenir.

Avec SYBERNETICS, pas de régime contraignant, souvent source de frustration bien plus que de progrès. Pas d'entrainement destructeur source de découragement, pas de phrases creuses faisant appel à votre « force de volonté », mais de vrais outils pour se sentir mieux au quotidien et transformer son corps-esprit.

Vous progresserez de plus en plus vite, en vous reconnectant à vous-même. Les changements s'opéreront d'abord de façon silencieuse, inconsciente. Par la suite, vous saurez apprécier grandement les résultats remarquables obtenus en très peu de temps, avec peu d'investissement. Les transformations en vous seront nombreuses, de plus en plus bénéfiques. Votre croissance intérieure n'aura d'égale que le sentiment d'unité et de paix qui accompagnera votre évolution.

En plus de vous aider à façonner la silhouette de vos rêves, d'améliorer considérablement vos performances athlétiques et votre santé, ce livre vous donnera les clefs d'un nouveau mode de vie. D'un espace où la coopération avec soi permet de ne plus être victime, de ne plus subir les nombreuses incompréhensions qui règnent au sein de votre environnement.

La lumière de la connaissance de soi éclairera vos actions entreprises, vos choix, pour vous accompagner vers un changement responsable. Vous agirez de plus en plus consciemment et non plus sous l'influence de vos conditionnements. Votre santé physique et mentale sera désormais une priorité. Vous vous éloignerez peu à peu de cette volonté de possession du corps par l'esprit ne causant que le vieillissement prématuré de tout votre Être.

Enfin, en ouvrant ce livre, vous allez œuvrer aussitôt pour une transformation sereine de vous-même, une recherche de votre identité, de sensations qui vous transporteront vers d'insoupçonnées sources de bien-être afin de « **Croître et Durer** ».

SYBERNETICS est plus qu'une méthode, c'est un chemin qui vous conduira vers une vie plus libre et plus fidèle à ce que vous êtes, révélant votre vraie nature. Vous entreprendrez ainsi un changement global, pour une construction durable. Aucune inquiétude à avoir, vous serez sans cesse aiguillé, les solutions proposées, toujours à portée de main, selon la devise irréprochable de la Méthode Lafay :

> « **Jamais perdu, toujours soutenu !** »

Auteurs : Edouard F Dusuzeau, Raphaël Mouldaia, Simon Dessioux, Fabien Apffel, Nathaniel Bernhardt

Cette préface est le fruit du travail collectif de cinq pratiquants de la Méthode Lafay. Un jury a élu leur texte parmi d'autres, tout aussi excellents, après un jeu-concours mis en place à l'occasion du lancement de Sybernetics. Vous trouverez l'intitulé du concours en suivant le QR code suivant :

Références bibliographiques

1. **Lafay O.** *Méthode de musculation - Tome 2 : L'espace stratégique - Optimisez votre fonctionnement pour un rendement athlétique supérieur.* Paris: AMPHORA; 2014. 272 p.
2. **Lafay O.** *Méthode de Nutrition : Gérer l'équilibre - L'alimentation maîtrisée au service de vos projets : Esthétique, Bien-être, Performance.* Paris: AMPHORA; 2010. 336 p.
3. **Lafay O.** *Méthode de Musculation - Optimisation Turbo. 1ère.* Paris: AMPHORA; 2007. 128 p.
4. **Lafay O, Audouy H, Callonnec-Guyon B.** *Méthode de musculation : 110 exercices sans matériel.* Amphora. Paris: Editions Amphora; 2004. 221 p.
5. **Lafay O, Audouy H, Attali E.** *Méthode de musculation au féminin : 80 exercices sans matériel.* Paris: Editions Amphora; 2005. 173 p.
6. **Collectif.** *Soutenir le développement affectif de l'enfant - Pratiques éducatives et thérapeutiques pour soutenir le développement global des enfants et des adolescents.* C.A.R.D.; 2015. 376 p.
7. **Wittezaele J-J.** *L'homme relationnel.* Paris: Seuil; 2003. 352 p.

prix », dans quelque domaine que ce soit, est un moyen de compenser un manque d'amour terrible. Et pourtant…

Nous sommes nostalgiques d'un amour que nous ne savons ni donner, ni recevoir. En fait, la plupart d'entre nous ne connaît rien à l'amour. Et puisque tout, autour de nous, en nous, clame que seule la souffrance permet d'arriver à quelque chose, alors nous avançons à l'aveuglette, nous nous infligeons beaucoup de pressions, voire parfois des tâches surhumaines, en espérant une récompense qui, en vérité, ne se trouve pas derrière une médaille, un gros salaire ou un statut social.

Combien d'hommes d'affaires célèbres, de stars adulées, sont alcooliques ou drogués, malheureux, suicidaires, et pleurent abondamment en disant qu'on les aime pour leur réussite (quand on dit les aimer) et pas pour eux-mêmes ?[1]

Le succès rend bien souvent malheureux et dépressif, car il amène avec lui la perte d'une illusion : l'amour n'est pas au rendez-vous. C'est pourtant ce qu'on cherchait avec espoir. Et c'est lorsqu'on réalise s'être si longtemps trompé qu'arrive la grande déception, celle qui nous rend lucide et cynique : le succès et la célébrité ne mènent pas à l'amour véritable (ou si rarement). Notre recherche d'argent, de gloire et de pouvoir n'était en fait que le masque qui recouvrait notre besoin le plus profond.

Car dans notre quête d'approbation, notre désir d'être aimé par nos semblables, c'est l'amour pour soi qu'on recherche. On se dit que si on est enfin aimé par les autres, on pourra alors s'aimer soi-même. On pourra s'en donner le droit.

Or, comme nous allons le voir, personne ne s'impose une souffrance régulière s'il s'aime. **C'est un fait scientifique : nous sommes conçus pour privilégier le bien-être, le plaisir et pour fuir l'autodestruction**. Cela devrait sembler évident à chacun d'entre nous.

Mais alors pourquoi, tant de gens s'imposent tant de souffrances ?

La suite de ce texte va répondre à cette question en mettant en évidence nos conditionnements, en les liant et en proposant une solution à tout ce gâchis (de vies tragiques, de cœurs brisés et de corps malades). Cette solution est viable, éprouvée mais encore trop peu connue. Nous parlerons pour cela de zone de confort, d'enfance, d'idéologie dominante (celle qui est véhiculée partout dans la société et qui nous imprègne depuis notre naissance).

1. Le discours qui présente des personnes considérées comme célèbres ou importantes a pour but de vendre une image positive auprès du grand public. Malheureusement, ces discours valorisants, de façade, cachent bien souvent des coulisses ou une vie privée chaotique pour ces personnes, avec des comportements autodestructeurs gravissimes comme nous le détaillerons plus loin dans ce chapitre.

Et rassurez-vous, soyez même heureux, car il est possible d'obtenir à la fois amour de soi, des autres, santé, beauté et performance (et même de grosses performances). Tout cela de manière durable… C'est cela la vraie croissance, l'épanouissement intégral.

Et pour bien comprendre comment cela est possible, nous vous proposons ici un cheminement intellectuel, une véritable démonstration scientifique, facile à suivre, à la portée de tous et qui va opérer en vous un renversement radical de vos croyances les plus ancrées.

Stop au culte de la douleur, place à la douceur !

Pour une santé, une beauté et des performances durables, il va falloir habiter un corps sans tensions excessives, sans inhibition handicapante, sclérosante. Et nous vous expliquons dans ce livre comment faire, pas à pas. Nous vous donnons les outils de compréhension et le mode opératoire (ce qu'il faut faire, appliquer, pour croître… et durer).

Dans ce chapitre, nous examinons principalement les outils de compréhension. Car sans conscience de ce qu'il faut rechercher et aussi fuir, ou combattre, notre programmation originelle, constamment renforcée par notre vie dans cette société, nous conduira inévitablement à l'échec. Nous utiliserons mal, ou même très mal, les outils d'application donnés dans ce livre. Il faut un bon regard pour une bonne action. Ce chapitre donne les clefs pour construire un nouveau regard. C'est mieux que de foncer à l'aveuglette, en s'autodétruisant et/ou en comptant sur la chance pour se sentir enfin bien un jour.

Mais avant, un dernier paragraphe pour enfoncer le clou.

« L'amour des fans » ne peut jamais remplacer le bonheur d'une relation intime profonde, authentique. L'amour inconditionnel d'un amant est irremplaçable. Et quand un public semble nous aimer, nous approuver, cela ne remplace pas non plus l'amour de soi ; cela compense très mal un manque d'amour pour soi. L'amour ou l'approbation d'un public est très conditionnel et nécessite d'investir son énergie pour continuer à endosser le rôle qui plaît, pour continuer à porter le masque qui suscite les regards et l'admiration afin de ne pas les perdre. Et ce n'est jamais soi qui est aimé mais l'image que l'on renvoie et qui nous emprisonne petit à petit à notre insu.
Alors la crise intérieure est là, toujours ; la plaie béante n'est fermée qu'en apparence. L'amour authentique, pour soi, pour d'autres, doit être conscientisé, compris, construit, pour exister, et on ne l'obtient pas en devenant un apôtre du culte de la douleur.
Pour que notre réussite, notre transformation, soit durable, il va falloir opérer en douceur. Il va falloir éviter autant que possible de se faire du mal… C'est le message essen-

tiel que vous devez déjà intégrer. Devenir doux avec soi, c'est retrouver le chemin de l'amour de soi. Quand on s'aime soi-même, on ne se fait pas de mal**... C'est donc une nouvelle relation à soi qui est proposée ici et qui, n'ayons pas peur d'insister, n'exclut pas la performance**.

Cet amour de soi va nécessiter que vous retrouviez votre zone de confort. Cette zone est celle du fonctionnement optimal de votre organisme, celle qui vous apporte les sensations de bien-être, de joie et même d'extase. Et lorsque vous l'aurez retrouvé, il s'agira d'y rester et de l'élargir progressivement. C'est ainsi que s'opère une croissance saine et durable.
Faire sortir son organisme de sa zone de confort de manière répétée ou permanente conduit inévitablement aux blessures, à l'usure prématurée et au vieillissement accéléré.

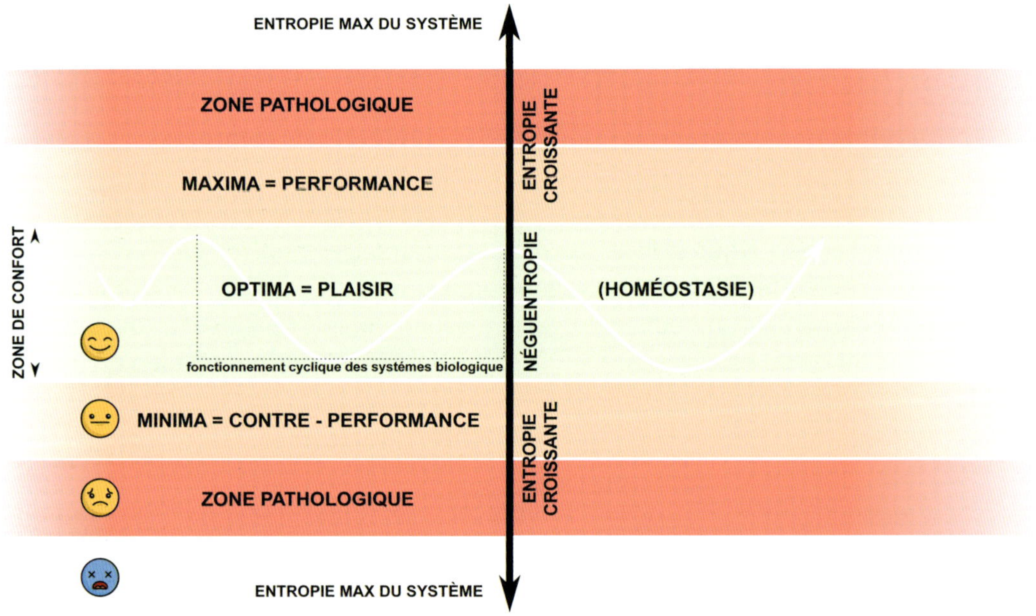

Or il est possible d'atteindre vos objectifs, notamment en musculation, sans vous auto-détruire. Sybernetics est justement le mode d'emploi, la méthode, qui va vous guider pas à pas vers votre réussite sans avoir à brutaliser votre organisme.

Une croissance obtenue en douceur est le signe que vous savez vous aimer et donc que vous savez rester dans votre zone de confort (ou en être proche). Cette nouvelle relation à soi va engendrer de nouvelles relations aux autres : celui qui sait s'aimer sait aussi aimer les autres, et donc être aimé en retour. Ainsi une croissance musculaire obtenue par la douceur, dans le respect de sa zone de confort, est aussi une croissance globale. Elle dépasse l'apparence, la performance, pour être aussi une croissance intellectuelle, affective, sexuelle. C'est une croissance de votre être entier.
En allant avec douceur vers soi, en soi, et dans le monde, pour obtenir une performance, on trouve aussi le chemin vers les autres. Et donc des satisfactions bien supérieures à ce qu'on envisageait au départ.

A ce stade de votre lecture, il y a deux questions que vous devez vous poser : Pourquoi cette voie, cette alternative est-elle si méconnue ?
Pourquoi est-il si difficile d'être heureux et épanoui dans sa vie ?

En répondant maintenant à la deuxième question, vous aurez aussi la réponse à la première.

Examinons ensemble les étapes successives qui vont construire en chacun de nous (ou presque) cette addiction à la souffrance. Nous n'oublierons bien sûr pas d'évoquer les solutions.

Les propos qui vont suivre peuvent être très dérangeants. Car les relations entre les parents et les enfants sont le fruit d'habitudes culturelles très ancrées dans notre société. Nous ne voulons ni vous choquer, ni vous faire culpabiliser. Bien au contraire !
Notre objectif est de poser de vieux problèmes avec un regard neuf, à l'aide des sciences les plus actuelles (neurosciences), ce qui permettra de proposer des solutions innovantes, et terriblement efficaces.
En tant que parents, nous aimons nos enfants, pour la plupart, et nous pensons souvent bien faire. Et souvent nous faisons bien. Les connaissances modernes nous permettent de mieux les aimer et de mieux faire, et aussi de nous libérer de vieilles blessures d'enfance, enfouies en nous car on n'avait pas d'autre solution que de tenter d'oublier. Et cela a un impact considérable sur notre pratique de la musculation, sur nos résultats.
En modifiant les relations avec notre enfant intérieur[2], comme avec nos propres enfants, notre approche de la vie peut radicalement changer, et nous amener à être plus épanoui, plus aimé, et d'obtenir un corps musclé et des performances vraiment durables.

2. « C'est l'enfant qui est en nous qui nous rend véritablement humains. C'est pour sa survie et son bien-être que la sélection naturelle nous a façonnés et nous a fait entrer dans une voie adaptative nouvelle. » Professeur Jean-jacques Hublin, directeur à l'Institut Max Planck d'Anthropologie Evolutionnaire de Leipzig

Si ce qui suit vous semble blessant, ou inacceptable, croyez bien que ce n'est pas notre but de vous choquer. Comme toute connaissance nouvelle, celle que nous vous délivrons peut vraiment surprendre. Même si elle est très bien établie scientifiquement. Si c'est le cas, si le passage qui suit est trop dur pour vous, alors sautez-le et revenez-y plus tard. Vous aurez tout le temps de le faire et il y a tant de richesses à puiser dans ce livre ! Si vous avez du mal, donc, sautez le passage qui suit et rendez-vous directement à la partie II. B. 2. Lutte pour la dominance et prise de conscience p.63.

Mais n'oubliez pas...

« [...] le fait de défier sans cesse ses propres limites est ce qui, depuis toujours, alimente l'enthousiasme et la joie de vivre. Le frisson de la découverte s'oppose constamment à la stagnation rassurante. » Giorgio Nardone (2)

En faisant le choix de poursuivre votre lecture, vous allez, pour la plupart d'entre vous, vous heurter à des limites, des limites imposées par les histoires que vous vous racontez à vous-mêmes Ces histoires définissent votre identité et répondent à la question suivante : « qui suis-je ? ».

« L'identité est l'histoire de soi que chacun se raconte » Jean-Claude Kaufmann (3)

Ces histoires vont définir d'autres histoires, influencer celles que vous vous racontez à propos de ce que vous pouvez faire ou ne pas faire, vos justifications sur vos entreprises et vos renoncements, vos choix, vos goûts et littéralement tous les aspects de votre vie (4). Élaborées très tôt par notre entourage (famille, amis, écoles, télévision), elles nous enferment dans des croyances sur nous-mêmes et définissent un cadre d'action, que nous allons chercher inconsciemment à valider.

Il est toutefois possible de s'en déprendre, en reconnaissant que ces histoires ne sont que des fictions, et qu'il est possible de les enrichir et de les modifier. Pour les construire, il a fallu sélectionner arbitrairement certains évènements afin de donner une cohérence au récit : en y intégrant de nouveaux évènements, il est alors possible de dresser un récit parfois complètement différent de notre personne[3].

3. « Donc, première erreur à ne pas commettre : croire que le récit de vie exprime fidèlement la réalité de la vie. » Jean-Claude Kaufmann (3)

Nous constaterons avec les propos qui vont suivre qu'il est possible de changer le récit de notre vie (4). Nous avons le pouvoir de changer et modifier les histoires que l'on se raconte à soi-même, pour nous permettre de nous changer efficacement et nous transformer en profondeur durablement.

Car ici, c'est notre identité que nous allons pouvoir toucher du doigt et transformer pour parvenir à une identité plus satisfaisante, qui nous permette de mieux vivre.

Pour changer ces récits que nous nous racontons dans le présent et qui façonnent notre avenir, il nous faut réaliser ensemble un voyage dans le temps. Il faut revenir dans le passé pour considérer d'un œil nouveau notre vie et son récit. Nous allons revisiter ce récit et le modifier pour modifier notre avenir.

C'est ainsi que nous pourrons accéder à une beauté athlétique durable.

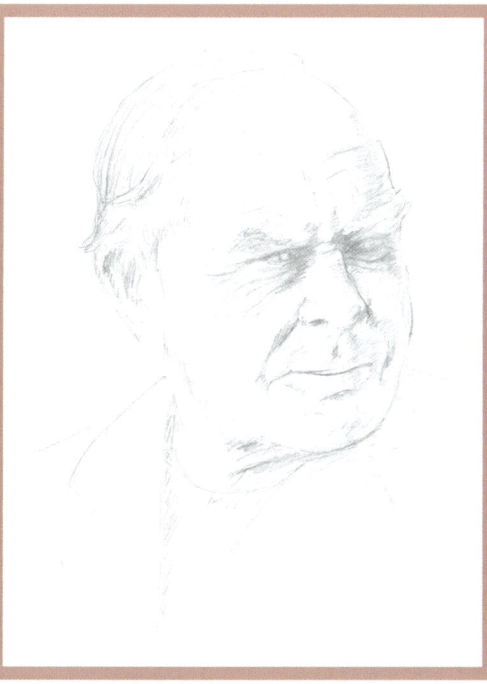

« L'attachement est un instinct conduisant tout au long de la vie à avoir besoin d'être écouté, entendu, compris et soutenu par une ou plusieurs personnes considérées comme proches. »

John Bowlby

I. DE LA CROISSANCE

A. NÉS POUR CROÎTRE

Commençons notre voyage par notre arrivée au monde : la naissance.

A sa naissance, et même à terme, l'enfant est un grand prématuré. C'est une particularité biologique de notre espèce.

Lorsqu'il vient au monde, le bébé humain ne peut pas se déplacer, sa vision est mauvaise, ses mouvements sont lents et maladroits, son cerveau est immature, et il est totalement dépendant de sa mère, de ses parents, pour tout ce qui concerne sa survie.

Mais certains comportements sont fonctionnels dès la naissance. On dit qu'ils sont innés : ainsi il est capable de s'agripper au sein de sa mère, très vite il sait téter, il ressent et apprécie le contact peau-à-peau avec la mère, sa chaleur, sa voix qu'il peut même reconnaître à la naissance[4].

Au niveau du cerveau, une petite structure appelée **amygdale cérébrale** fonctionne parfaitement également (5).

Elle sert de « signal d'alarme » lorsque ce qui est perçu comme un danger, un stress négatif, se manifeste. L'amygdale cérébrale s'active en ces circonstances et l'enfant peut, avec le seul moyen qu'il a à sa disposition au début de sa vie - les cris et les pleurs - signifier que « quelque chose ne va pas ». Plus l'enfant est jeune, plus il est plus facilement débordé par le stress, il n'a pas les ressources cognitives pour prendre du recul sur une situation[5], lui donner un sens, et calmer son stress seul.

Ainsi les occasions d'entendre des pleurs pour des parents sont nombreuses et ils ont la lourde tâche de savoir les décoder et y répondre de manière adaptée. Mais n'allons pas trop vite, et penchons-nous sur les pleurs et leurs causes possibles.

4. Pour schématiser, on peut dire qu'à la naissance, le Système Nerveux Autonome est mature pour permettre les fonctions vitales indispensables à la survie directe de l'enfant (on parle de réflexes archaïques) alors que le Système Nerveux de la Vie de Relation est encore totalement immature et va nécessiter une actualisation et une mise en forme par les informations en provenance de son milieu extérieur.

5. « Plus l'enfant est jeune, moins il possède d'outils cognitifs pour réorganiser et restituer d'une manière logique le développement de ce qu'il a vécu mais il est déjà capable, dès sa première année, de se souvenir de certains événements. En contexte traumatique, il est particulièrement sensible aux éléments sensoriels (odeurs, bruits, images) susceptibles de s'inscrire durablement dans sa mémoire. » Hélène Romano (6)

La faim, la soif, une peur, par exemple peuvent déclencher des pleurs. Et puisque nous sommes des êtres relationnels (des mammifères sociaux), un besoin impérieux de câlins et de contacts affectifs pourra également provoquer ces pleurs. Car la relation affective et le contact charnel sont des besoins vitaux pour notre bon développement, au même titre que l'assouvissement des pulsions de faim ou de soif[6].

Et puisque nous sommes conçus pour privilégier le bien-être, le plaisir, pour éviter l'autodestruction et ce dès la naissance, l'enfant va aussi chercher à privilégier son bien-être et éviter ce qui le détruit.

Étant strictement incapable d'y arriver seul, il compte sur ses parents pour satisfaire ses besoins, le protéger des sources d'angoisse et d'agression du monde extérieur et l'aider à le découvrir, l'explorer, sans crainte pour son intégrité physique ou psychique.

Pour s'assurer cette protection et ce soutien, pour sa survie, il est porté à aimer ses parents, à s'attacher à eux (7). Pour assurer sa survie et sa croissance dans des conditions optimales, il a besoin que ses parents l'aiment de manière inconditionnelle pour le protéger, le soutenir et l'accompagner dans son développement, son exploration et la découverte du monde.

Ainsi l'enfant, dès la naissance, a des aptitudes prosociales comme le fait de chercher le contact visuel ou imiter les expressions faciales qu'il va mettre au service de la séduction des parents. Séduire pour survivre, tel est le credo de l'enfant.

« Même dans une situation de vacuité relationnelle, les bébés humains produisent spontanément des sourires et utilisent d'autres moyens témoignant de leur désir d'engagement social. » Sarah Blaffer Hrdy (8)

6. Harry Harlow, psychologue américain a réalisé des expériences impliquant des macaques rhésus. En situation de privation sociale et d'isolement total, ils sont mis en présence de deux simulacres maternels, une poupée métallique équipée d'une tétine délivrant de la nourriture d'un côté, une poupée non nourricière mais recouverte d'un tissu en éponge simulant le pelage et équipée d'un générateur de chaleur de l'autre. Le choix des jeunes macaques entre la nourriture ou le contact pseudo-charnel se faisait toujours en faveur du leurre maternel. C'est après une durée plus ou moins longue qu'il pouvait aller se nourrir sur le leurre métallique ou s'aventurer plus loin dans sa cage. Cette expérience parmi d'autre nous montre que le besoin de contact charnel semble passer même avant les pulsions de faim et de soif, au moins pour les petits de cette espèce.

Il est dans son intérêt de plaire pour fortifier le lien d'attachement[7] avec les parents et être gardé, nourri, protégé et, en définitive, aimé. Être aimé et protégé, c'est ce qui doit lui permettre d'expérimenter tous les bénéfices d'un lien d'attachement sécure[8].
De la sorte, évoluant dans un environnement sécure avec un entourage qu'il sait bienveillant et protecteur, qui guide ses apprentissages et autorise sa curiosité naturelle, l'enfant pourra croître de façon optimale en développant ses compétences sur tous les plans : cognitif, affectif, moteur…

Cette citation du neurobiologiste Gérald Hüther nous montre l'importance de la qualité des liens pour croître aisément (avec enthousiasme) et avec peu d'énergie. Étant détendus, nous nous préservons des effets du stress chronique et pouvons investir l'énergie disponible dans notre développement.

« Entre vingt et cinquante fois par jour, le petit enfant vit un état de grand enthousiasme. A chacun de ces moments, les centres neuro-émotionnels s'activent. Les cellules nerveuses qui y sont logées possèdent de longs appendices s'étirant à travers toutes les zones du cerveau. Aux extrémités finales de ces appendices se déverse alors un cocktail de neurotransmetteurs. Ces composés chimiques conduisent les cellules nerveuses nouvellement connectées à produire certaines protéines. Ces protéines, bien déterminées, permettent la croissance de nouveaux appendices, la création de nouveaux contacts neuronaux ainsi que l'établissement et le renfort des connexions fraîchement activées au moment où nous résolvons un problème particulier ou relevons un nouveau défi. Chaque petite tempête d'enthousiasme met en œuvre une sorte d'autodoping cérébral. Ainsi sont produites les substances nécessaires à tous les processus de croissance et de réaménagement des réseaux neuronaux. C'est ce qui explique pourquoi nous progressons si rapidement dans ce que nous faisons avec enthousiasme. Car c'est aussi simple que cela : le cerveau se développe précisément là où il est utilisé avec enthousiasme. »

7.« Dans la théorie de l'attachement, l'attachement est le besoin vital chez l'enfant de créer un lien durable avec la personne qui prend soin de lui » Catherine Gueguen (9)

8. Un lien d'attachement est dit sécure quand la personne avec laquelle l'attachement se fait répond de manière adéquate aux différents besoins et différentes sollicitations de l'enfant. Celui-ci peut être entendu, compris et soutenu.

GERALD HÜTHER

« Pendant 9 mois, on a pu vivre en même temps le lien et la croissance. »

« Tous les enfants font, au début de leur vie et même avant leur naissance, deux expériences majeures - vous les avez toutes faites aussi - qui sont totalement banales tant qu'un enfant grandit dans le ventre d'une mère : Il éprouve la croissance d'une part, et d'autre part le lien. Ce sont les deux expériences de base faites par chaque être humain. »

« Les expériences les plus importantes sont toujours celles qui ont lieu quand il est possible de combiner ces deux expériences primitives. »

Gerald Hüther, neurobiologiste[9]

Ainsi, lorsque le lien est défaillant, l'expérience sera amoindrie, voire négative. Voilà pourquoi l'expérience de la musculation, pour qu'elle soit et reste enthousiasmante, demande de veiller à la qualité de nos liens à soi-même, aux autres et au monde. Sybernetics propose un modèle de prise en charge de ces liens, chapitre après chapitre.
Il faut toujours, si l'on souhaite le plein épanouissement, penser conjointement la croissance et le lien. Dès que vous voulez croître, durer, vous déployer dans le monde (apprendre, créer, construire, développer ses muscles) alors vous devez penser vos liens.

9. Neurobiologiste allemand, le Pr. Gerald Hüther dirige le département de recherche fondamentale de neurobiologie du Centre Hospitalier Universitaire psychiatrique de l'université de Göttingen et le centre de recherche préventive de neurobiologie de l'université de Göttingen et Mannheim/Heidelberg.

L'enfant ne nécessite pas d'être forcé dans l'apprentissage de ces diverses compétences. En effet, il est naturellement plein d'énergie, animé d'un « élan vital » qui le pousse à la curiosité, l'exploration, l'apprentissage, au jeu. Cet « élan vital » ne demande qu'à être accompagné, guidé et soutenu pour pouvoir s'exprimer et pour que sa croissance intégrale se fasse de façon optimale, sur tous les plans.

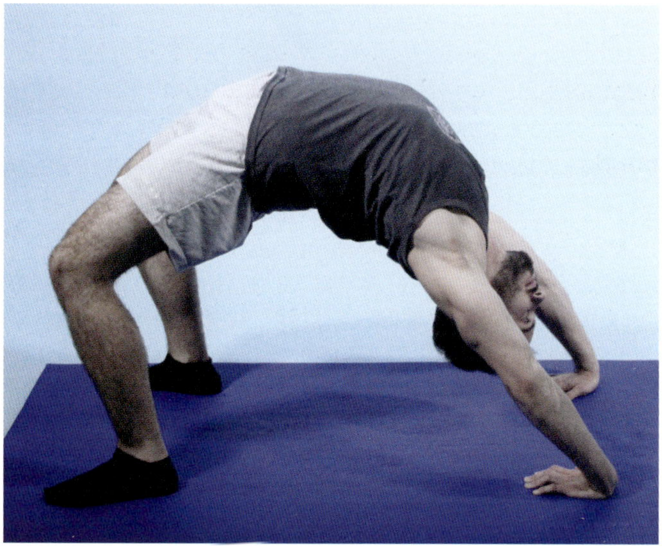

Dépeint de cette manière, l'enfant semble être un être idyllique. Un explorateur curieux du monde, un scientifique qui réalise ses expériences pour comprendre et donner un sens au monde, un individu qui n'aspire qu'à goûter la joie de vivre librement.

Ce portrait aux allures caricaturales n'est pas encore complet mais nous permet de commencer à repenser notre histoire en tenant compte de ces éléments. Beaucoup d'entre nous ont oublié qu'ils ont été enfant. Ou alors, leur récit de vie leur rappelle qu'enfants, leur « élan de vie » s'exprimait de façon dérangeante et ils ont appris à considérer leurs élans naturels de manière péjorative. Ils peuvent se considérer comme turbulents, insolents et provocateurs. Les autres, ceux qui ne dérangeaient pas, diront qu'ils étaient timides, calmes, sages.

Et déjà ces histoires correspondent à celles que les adultes, parents, grands-parents, tuteurs, professeurs et autres, ont pu nous raconter. Sans nous en rendre compte, nous avons intégré la façon dont les autres nous ont perçus, représentés, pour nous définir, et donc pour définir notre identité.

« L'individu est concrètement produit par son histoire, tout en la produisant. » Jean-Claude Kaufmann (3)

D'ores et déjà pouvons-nous donc prendre de la distance sur tout ça et, sur des bases scientifiques sûres solidement démontrées, commencer à entrevoir notre personne sous un jour nouveau : nous avons été un enfant, vulnérable, dépendant des adultes, recherchant leur approbation et leur amour.
Nous avons été animés d'un « élan vital » fort et puissant, qui nous poussait à explorer le monde et à croître.

Mais il est également juste de remarquer que l'enfant dont le cerveau est immature, et qui cherche à découvrir le monde et s'y déployer, est aussi en proie à de grandes difficultés en ce qui concerne la gestion des relations à autrui, ainsi que la gestion de ses émotions.
Nous n'avons pas seulement été des explorateurs curieux. Nous n'avons pas été, en tant que mammifères sociaux, uniquement poussés par des motivations altruistes et empathiques dans nos relations aux autres.

Nous avons aussi été en proie à des colères, des rages, des pleurs extrêmes. Des moments où de véritables « tempêtes émotionnelles » nous ont envahi sans possibilité de les calmer seul.
Et plus d'une fois nous avons été en colère, ou triste, de manière démesurée. Certains se sont enfermés dans un mutisme total ou sélectif, ont cessé de bouger ou ont boudé encore et encore. D'autres ont frappé, mordu, hurlé, se sont roulés par terre, ont détruit des objets et autres affaires personnelles.
Parfois, il y a eu un peu de tout cela...

Toutes ces réactions explosives ont pu survenir à l'occasion de différents événements. Un refus, une frustration, un ordre... Des contextes particuliers peuvent aussi entraîner des comportements « extrêmes » : la fatigue, la faim, des aliments trop riches en sucres, ou des produits industriels dont certaines substances sont capables de troubler le comportement de l'enfant...

Ce n'était pas notre faute. Cet état était lié à l'immaturité de notre système nerveux. En effet certaines zones de notre cerveau nécessitent des années pour devenir fonctionnelles. Et pendant ce processus de maturation nous sommes souvent malgré nous envahis d'émotions puissantes, nous réagissons de manière violente et exagérée sans le vouloir.

Mais on nous a persuadé que ces comportements étaient des caprices, une preuve de notre mauvais tempérament, provocateur ou même méchant. Et notre récit de vie a inclus ces données comme vraies avec une conclusion : nous avons été mauvais. Cette conclusion est aussi le schéma éducatif que l'on risque de reproduire sur nos enfants si on ne le remet pas en question.

Partant du principe que l'enfant est mauvais, nous allons répondre aux difficultés quotidiennes posées par la venue d'un enfant, de la façon qui nous semble la plus adaptée, compte-tenu de cette donnée.

Nous allons nous retrouver alors dans une situation paradoxale : celle d'un enfant qui a besoin d'amour, un amour inconditionnel, et d'être accompagné, soutenu et guidé. Il doit non seulement être soutenu dans ses apprentissages, mais également dans le développement de ce que l'on appelle « l'intelligence émotionnelle[10] ».

Mais les parents vont entraver le développement de cette intelligence émotionnelle en répondant de manière inadaptée aux actions et réactions de l'enfant.
Nos parents, nous ayant considéré comme mauvais par certains aspects, ont répondu à nos comportements dérangeants, à nos « bêtises », à nos émotions brutales de diverses manières.

Parfois en nous ignorant, et cela dès notre arrivée au monde : nos pleurs de bébé considérés comme des caprices auxquels il ne faut pas répondre pour que nous fassions nos nuits rapidement par exemple.
Parfois par la répression émotionnelle, interdisant l'expression de notre joie, de notre colère ou de notre tristesse, entre autres. Ou encore, par la menace d'une punition, le chantage, la promesse d'une récompense ou même par des châtiments corporels…

Ces actions iront à l'encontre du besoin fondamental de l'enfant de préserver un lien d'attachement sécure avec ses parents. Chaque réponse qui ira à l'encontre de ce besoin d'attachement va occasionner un stress, plus ou moins important, qui sera parfois synonyme de danger de mort[11].

Chaque fois que ce stress surviendra, c'est la croissance, l'intégrité physique et psychique de l'enfant qui seront touchées et entravées. Et cela pourra avoir des conséquences désastreuses sur son développement intellectuel, physique ou affectif (11).

10. L'intelligence émotionnelle est définie comme « l'habileté à percevoir et à exprimer les émotions, à les intégrer pour faciliter la pensée, à comprendre et à raisonner avec les émotions, ainsi qu'à réguler les émotions chez soi et chez les autres » Peter Salovey (10)

11. Si ce propos peut sembler exagéré au premier abord, ceci sera justifié et développé au II. A. « Ce que les neurosciences nous disent » de notre exposé, p.51.

Et dites-vous que c'est ce qui vous est arrivé, le stress a plus ou moins entravé et perturbé votre croissance naturelle à une période déterminante de votre existence.

A ce stade, les faits présentés ici peuvent se heurter aux histoires que l'on se raconte. Celles qui justifient, relativisent, voire nient les impacts des violences que l'on a vécu. Nous cherchons à nous convaincre : « Ce n'était rien », « nous n'en sommes pas morts », « ça ne nous a pas traumatisé », « nous le méritions », …

Et si nous n'étions pas si mauvais que nous l'avons cru jusqu'à présent ? Et si nos comportements jugés problématiques et inacceptables étaient le fruit, notamment, de notre condition d'être immature ?

Si nous pouvons nous considérer autrement que comme on nous a défini et catalogué (capricieux, colérique, boudeur, vilain, …), peut-être est-il possible de modifier encore plus en profondeur le récit de nos vies ? Peut-être est-il possible d'examiner l'impact sur nous des sanctions, du chantage et parfois des humiliations lorsque nous étions des enfants en demande d'amour et de compréhension ?

Alors il est possible de commencer à entrevoir l'impact sérieux des contraintes imposées par nos parents sur notre développement. Et même si certains traitements ou événements peuvent sembler légers à première vue, leur répétition dans le temps va nous toucher. Au même titre qu'un événement ponctuel qui, par son intensité, va nous traumatiser.

En effet, des événements et situations bénignes en apparence peuvent pourtant engendrer des effets traumatiques s'ils sont constants et répétés dans le temps. Un stress chronique subi pendant les années de développement de l'enfant cause ce que l'on appelle un **Syndrome de Stress sous Contrainte Prolongée** (12) (SSCP) et peut créer des « microtraumatismes » (13) qui laisseront des traces dans le Système Nerveux.

Ainsi les disputes régulières entre parents devant les enfants, les menaces, les moqueries, l'instauration d'un climat de peur et de soumission, toutes ces tensions familiales peuvent induire un SSCP[12].

12. Un stress chronique subi pendant les années de développement de l'enfant (dû à la négligence, une maladie chronique, un système familial dysfonctionnel, etc.) peut avoir laissé des traces dans le système nerveux végétatif. (12)

Hélas, nous ferons bien souvent l'expérience :

> **1) d'événements ponctuels traumatisants : au sein du foyer familial, mais aussi par des événements qui peuvent survenir à l'école ou en dehors (un accident, une agression, une catastrophe naturelle...)**

> **2) des événements qui, par leur caractère constant (harcèlement moral, stress prolongé, ...), vont porter atteinte à notre intégrité physique et psychique.**

Précisons également qu'il n'est pas nécessaire de vivre de manière directe un événement pour qu'il puisse nous traumatiser. Le simple fait d'y assister, ou d'en entendre parler, ou de le voir de manière indirecte, via la télévision par exemple, peut induire des effets traumatiques[13].

Autant dire que « *le traumatisme fait partie intégrante de la vie* » (15) pour citer le Dr Peter Levine.

Aussi est-il illusoire de penser avoir échappé à des situations traumatisantes de notre plus jeune âge à aujourd'hui. C'est pourquoi il est temps à présent de nous intéresser aux effets des traumatismes sur notre organisme et sa croissance.

B. LA CROISSANCE NIÉE ET ENTRAVÉE

Quelles sont les conséquences d'une éducation de ce type, qui met à mal, plus ou moins fortement, plus ou moins souvent, la relation entre le parent et l'enfant ?

Le comportement de l'enfant, spontané, curieux, vif et énergique mais aussi impulsif, maladroit et parfois violent est considéré comme n'étant pas compatible avec la vie d'un adulte intégré à la société. Et c'est plutôt vrai, mais ce n'est l'enfant le fautif, comme nous allons le voir. D'où l'importance d'avoir des outils pour explorer d'autres voies comme le propose cet ouvrage.

Le jeune enfant semble ne pas connaître de limites à l'expression de ses émotions,

13. On parle alors de traumatisme vicariant. (14) Exemple, les images relayées en boucle par les médias d'un attentat, d'une scène de guerre ou d'une catastrophe naturelle.

dont la colère, et la tristesse[14]. Il veut du pouvoir parfois, souvent. Il peut être violent et mordre ou frapper de manière impulsive face à une frustration.

Or, s'intégrer à la société, cela nécessite l'acceptation de règles de vie en société, l'acceptation des valeurs de la société en place et la soumission aux autorités qui imposent et représentent ces règles.

L'enfant ne doit pas devenir un « enfant-roi », expression qui caractérise l'individu qui n'a connu aucune limite durant sa vie, et qui se comporte de façon odieuse avec tout le monde, pensant que tout lui est dû, ni sombrer dans la délinquance ou pire.

Pour éviter que l'enfant ne finisse ainsi, pour qu'au contraire il puisse s'intégrer convenablement dans la société, les parents se feront un devoir de lui fixer des limites et lui enseigner le respect et la soumission à l'autorité (la leur, celle de la société en place).
Nous pouvons dire que les parents jouent le rôle de « courroie de transmission » du pouvoir au sein de la cellule familiale, pour reprendre le qualificatif du psychiatre Wilhelm Reich (16).
L'intérêt premier de la famille ne se portera non pas sur le bien-être de l'enfant, mais sur la manière de modeler l'enfant, afin qu'il se soumette et s'intègre du mieux possible, à la société en place.

Si nos parents ont souhaité légitimement notre réussite et notre intégration dans la société, ils nous ont souvent imposé ce qui leur semblait être la meilleure méthode pour y parvenir. Celle qu'ils ont très certainement subi eux-mêmes dans leur enfance. Chantage, humiliations, et punitions ont été les outils de notre dressage « pour notre bien ».
Seulement ces moyens ont été perçus comme une agression voire une trahison par l'enfant que nous avons été[15]. Car la douceur et la patience sont trop rarement les réponses d'un adulte aux comportements jugés non-conformes d'un enfant.
Alors ce dernier va être bridé dans son développement psycho-affectif normal. Cela générera de nombreux symptômes plus ou moins visibles. Et cette bride sur l'élan vital de l'enfant aura des conséquences implacables sur sa vie future[16]. Si rien n'est fait pour corriger le tir, les symptômes parfois discrets ou ignorés au début seront, au fil des années de plus en plus importants et handicapants.

14. Catherine Gueguen, pédiatre, parle de véritable « tempêtes émotionnelles ». (9)

15. Nous ne souhaitons pas discuter de la justesse de certaines sanctions : certains lecteurs diront qu'ils l'avaient mérité. C'est peut-être juste, mais cela n'est pas sans conséquences sur sa santé, et sur son développement en musculation, comme nous le verrons plus loin.

16. Nous les détaillerons au point II. A. de notre exposé : « Ce que les neurosciences nous disent » p.51.

Si la réponse des parents à certains comportements des enfants est rarement douce, ce n'est pas par volonté de faire obligatoirement du mal. Le système social en place n'est en effet clairement pas élaboré pour faciliter la tâche des parents dans l'éducation et l'attention portées à leurs enfants.

Entre le manque de temps, la fatigue, le stress, les tensions avec autrui (que ce soit avec les collègues, avec les supérieurs, ou même, parfois, les tensions au cœur même du couple), l'idéologie sociale qui nous impose d'être forts, de ne pas se laisser aller à ses émotions. Ce sont autant de facteurs qui empêchent le parent d'avoir la patience et l'empathie nécessaire pour répondre avec douceur à son enfant.

Un enfant est un être qui exige énormément de ressources pour son développement, des ressources qui dépassent largement ce qu'un couple, et plus encore un parent seul, peut fournir. Et nous parlons ici d'un seul enfant.
C'est encore plus difficile pour les familles qui sont composées de plusieurs enfants, dont les naissances sont parfois très rapprochées et qui doivent répondre à des besoins variés et importants en permanence.

Le parent est assailli, accablé de toutes parts, et doit faire face en permanence à tellement de sollicitations quotidiennes qu'il est très souvent difficile pour lui d'être disponible (vraiment disponible) pour l'enfant.

« À force de sacrifier l'essentiel pour l'urgence, on finit par oublier l'urgence de l'essentiel. » Edgar Morin (17)

Alors le parent se doit de jongler en permanence entre ses contraintes professionnelles, les difficultés de la vie quotidienne, ses besoins personnels et ceux de ses enfants. Ses besoins personnels sont d'ailleurs bien souvent écrasés, sacrifiés, et, quand il souhaite les assouvir, il les assouvit bien mal.

C'est dans cette atmosphère étouffante que le parent doit en plus répondre aux besoins qui peuvent sembler constamment démesurés du ou des enfants dont il a la charge. Pour ça il court, il jongle, il réalise un véritable travail d'équilibriste pour satisfaire tout le monde tout en réussissant à faire que l'enfant réponde aux attentes de la société. Ces attentes qui sont nombreuses et fortes dès l'enfance avec l'école, des horaires à respecter, des comportements à intégrer, des devoirs à réaliser, un long apprentissage qui a pour but d'ensuite pouvoir s'insérer dans la société.

Pour répondre à toutes ces exigences, il y aura des réponses inadaptées pour l'enfant. Inadaptées car elles visent à une efficacité rapide, à très court terme.

Le parent est comme un vase rempli du stress de la vie quotidienne et de celui qu'il a subi depuis sa plus tendre enfance. L'enfant lui, parce que c'est dans sa nature, va créer un stress supplémentaire par sa candeur, son entrain, son énergie et ses besoins à combler.
Toutes ces situations stressantes qui s'accumulent, le parent va chercher à les gérer du mieux qu'il peut, il va faire en sorte que son stress soit le plus faible possible, parce que c'est une réaction normale. En tant qu'être vivant, nous cherchons à nous prémunir du stress. Mais prisonnier de ces obligations sociales et professionnelles, il ne peut échapper simplement à toute cette pression… La « bêtise » de son enfant sera la goutte d'eau qui fera déborder le vase. A bout de patience, il jugera les comportements de son enfant comme volontairement « capricieux » ou tout simplement infects. N'ayant pas les ressources pour répondre d'une manière douce à la situation, échaudés par ses soucis personnels, les réponses du parent seront dures et disproportionnées.

Mais derrière ces réponses inadaptées, il y a aussi et tout simplement de l'ignorance. L'ignorance du fonctionnement et des besoins de l'enfant[17]. Tout ceci est le malheureux héritage d'une éducation qui nous a éloignés très vite et très loin de notre zone de confort/plaisir et qui a des conséquences sur nos vies actuelles (non seulement pour développer notre corps musculairement, mais aussi pour notre épanouissement général comme nous le verrons plus loin).

Les parents, représentants du pouvoir en place au sein de la famille, entreront donc très souvent dans la relation avec l'enfant sous l'angle de la lutte de pouvoir (comme ils l'ont, malheureusement, eux-mêmes vécu). Tous les comportements de l'enfant qui entreraient en opposition avec les règles et symboles de l'autorité parentale seront réprimés, sanctionnés, punis aussi longtemps et aussi fort que nécessaire pour obtenir la soumission de l'enfant à cette autorité.
Les parents, pensant n'avoir d'autre choix que de plier l'enfant et vaincre ses résistances, utilisent les seuls outils à leur disposition. Ceux qu'on a utilisé sur eux-mêmes dans leur enfance pour obtenir le même résultat.

On peut citer les injonctions à « ne pas faire l'enfant », « grandir un peu », « arrêter de faire le bébé », et les paroles réprobatrices, les regards, les menaces, les chantages, les

17. « Ce qui peut paraître insignifiant pour un adulte, peut être choquant pour un enfant, même s'il n'y a pas de dommage physique. » Peter Levine (15)

sanctions, les humiliations, les fessées, l'ignorance, le rejet[18] ; l'arsenal des parents est grand pour imposer des bornes et faire obéir (19).

Mais, en agissant avec ces outils-là, une ambiance stressante pour toute la famille va s'instaurer et perdurer. Et même si les parents obtiennent temporairement ce qu'ils veulent de l'enfant (être sage, ne pas pleurer, ne pas faire de bruits, obéir aux ordres etc.), cette apparente accalmie ne durera pas. Très vite, la lutte de pouvoir reprendra, jusqu'à l'épuisement ou la reddition d'un des deux camps.

Cette ambiance guerrière entre les parents et les enfants sera préjudiciable à tous (pour les parents comme pour les enfants) : pour le parent qui, après une journée stressante où les sollicitations ont été multiples, doit en plus subir une nouvelle lutte de pouvoir au sein de sa propre famille ; pour l'enfant, qui lui aussi a connu des périodes de stress durant sa journée et réclame attention, réconfort et disponibilité à ses parents.

Et c'est dans cette atmosphère de stress quasi-permanent, pour tout le monde, que le lien d'attachement et l'amour[19] sont mis à mal.

L'enfant doit pourtant se développer et croître tant bien que mal. Le parent, lui, a des obligations (professionnelles, sociales etc.) à assumer et veut lui aussi, éventuellement, croître (développer ses muscles, développer ses performances) et durer (prendre soin de sa santé).

Comment alors espérer atteindre ces objectifs aisément dans une ambiance où tout le monde est tendu, stressé, à cran ?
Comment croître et durer (dans le sport, mais aussi dans tous les domaines de sa vie) facilement et prendre soin de soi quand notre vie familiale est teintée de stress et de tensions ?

Pour résoudre ces problématiques, il va falloir repenser la vision que nous avons des enfants, de leur éducation, de la relation que nous entretenons avec eux.
Ce livre, à l'aide des ressources scientifiques les plus récentes veut apporter des réponses et proposer des solutions concrètes.

18. « Les souffrances physiques et celles dues au rejet social sont enregistrées dans la même aire du cerveau, le cortex cingulaire antérieur. Le rejet social crée des souffrances perçues de la même manière que les souffrances physiques. » Eisenberg (18)

19. C'est peut-être bien pour cela, à cause de cette enfance difficile, que le manque d'amour chez les adultes est si important. Tout le monde en parle, mais bien peu le rencontrent.

« La tentative pour vivre en accord pacifique avec les autres est une extension de l'effort fait pour se préserver. » Antonio Damasio (20)

Et que le lecteur attentif qui n'a pas encore d'enfant ne se sente pas mis de côté, bien au contraire.

Car les conséquences de ce type d'éducation que nous avons vécu peut très souvent entraver notre développement physique mais aussi impacter notre santé. Celui qui a su se développer physiquement et acquérir de grandes performances athlétiques n'est pas exclu non plus. Nous parlerons de ces cas plus loin dans ce chapitre, ainsi que dans le chapitre Motivation p. 445.

Celui qui cherche à croître en muscles et à se bâtir une santé durable a donc tout intérêt à intégrer les savoirs mis à disposition dans ce chapitre.

Revenons aux parents qui, prisonniers de leur vie stressante, utilisent bien souvent des outils destinés à soumettre l'enfant pour obtenir la tranquillité (passagère).

Quel est le prix de cette soumission de l'enfant (et donc… de l'enfant que nous avons tous été) et les entraves à sa croissance intégrale ?

Sa santé, physique et psychique, en sera fortement impactée (21,22). **Des dysfonctionnements organiques apparaîtront**, des comportements indésirables et problématiques surviendront : baisse de l'estime de soi, de la confiance en soi, troubles anxieux, angoisses, énurésie[20], encoprésie[21], sommeil perturbé, terreurs nocturnes, retards de croissance physique ou mentaux, comportements obsessionnels, et, plus tard, conduites addictives, tabagisme, alcoolisme, drogues, allergies, maladies (23), conduites dissociantes à risque[22]… et l'individu les traînera toute sa vie[23], sauf s'il trouve des solutions pour les résoudre. **Ce livre vous donne justement les clés pour résoudre ces difficultés** et bien d'autres, comme vous le verrez.

---

20. L'énurésie se manifeste par une émission d'urine non volontaire de l'enfant pendant son sommeil.

21. L'encoprésie est l'émission de selles involontaire due à un trop plein dans le rectum chez les enfants de plus de 4 ans.

22. Les conduites dissociantes sont des conduites à risques et de mises en danger (de soi-même ou d'autrui) : que ce soit sur la route ou dans le sport, lors de rapports sexuels non protégés, des jeux dangereux, de la délinquance, des violences contre soi-même comme des automutilations, des violences contre autrui, etc. Nous détaillerons ces conduites et leur rôle pour l'individu un peu plus loin dans ce chapitre.

23. « Le traumatisme est le grand illusionniste qui se cache derrière beaucoup de maladies et de « mal-être ». On peut probablement faire l'hypothèse qu'une majorité des maladies de l'homme moderne est due à des traumatismes non résolus. » Peter Lévine (23)

En attendant, ces attitudes, ces comportements, ces qualités et défauts, seront assimilés à des traits de caractère immuables et gravés dans le marbre. L'enfant est ainsi. Point. Vous êtes ainsi. Point. En nous imaginant individus aux caractéristiques figées, au comportement immuable, c'est notre trajectoire de vie tout entière qui est fixée à l'avance.

Mais cet ouvrage et ce chapitre servent à vous donner les clés pour vous percevoir autrement, définir une nouvelle identité plus satisfaisante et vous permettre de vous épanouir dans un corps sain, musclé et épanoui.

Nos propos signifient donc que ce qui semblait être le fruit d'un héritage génétique ou du « hasard » sont en fait les conséquences d'un certain type d'éducation. En raison de certaines relations familiales, l'enfant a été amené à se comporter d'une certaine façon : il est le fruit des relations entretenues dans le cercle familial. Et cet environnement sera propice à la création d'une mémoire traumatique.[24]

Mémoire traumatique car on parle effectivement ici de traumatismes qui vont s'engrammer dans le système nerveux de l'enfant.

Pour bien comprendre cela, intéressons-nous à ce qui se passe dans le cerveau d'un enfant lorsqu'il subit des violences , mêmes les plus anodines, en apparence, ou les plus socialement admises (6).

« C'est toujours ce qui éclaire qui demeure dans l'ombre. »
Edgar Morin (25)

24. Nous n'oublions ni ne nions l'impact de l'environnement au sens large. Cependant, une violence subie au sein du foyer, par un parent (ou les deux), aura des conséquences plus importantes que la même violence perpétrée par quelqu'un d'extérieur. Dans le second cas, si la famille constitue un lieu d'accueil et de sécurité, l'enfant pourra être aidé et éventuellement guérir des blessures psychiques qu'il aura subies. Quand la famille constitue elle-même une menace, il n'y a plus aucun endroit de réellement sûr pour l'enfant, qui est censé compter sur le foyer familial pour sa sécurité et sa survie.
« L'effet durable du trauma provient de l'absence d'un environnement bienveillant, compréhensif et éclairant. » Sàndor Ferenczi (24)

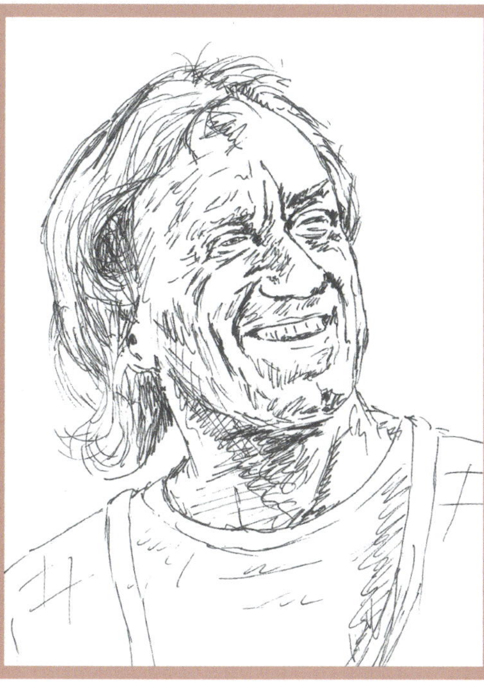

« De savoir cela sur vous, maintenant, qu'est-ce que cela va changer pour votre prochaine étape ? »

Michael White

II. DU TRAUMATISME

A. CE QUE LES NEUROSCIENCES NOUS DISENT

Aujourd'hui, les neurosciences vont plus loin en nous aidant à comprendre ce qui se passe dans le cerveau d'un enfant qui vit une situation perçue comme violente pour lui. Et les occasions sont fréquentes et répétées. Tout ce qui entraîne une rupture du lien d'attachement avec le parent sera assimilé à un risque de mort : la survie de l'enfant dépendant du parent, dès que l'enfant ressent un éloignement voire une coupure du lien avec le parent, son amygdale cérébrale va s'activer : un danger est détecté.

Le « signal d'alarme » retentit et son organisme va réagir à ce stress par la production de deux hormones liées à l'état de stress : l'adrénaline et le cortisol. Ces hormones sont très utiles pour réagir en cas de danger : elles permettent d'activer l'organisme et de le rendre prêt au combat ou à la fuite.

Mais que se passe-t-il dans une situation où le combat et la fuite sont impossibles ? Car un enfant ne peut pas combattre ou fuir lorsque ses parents le mettent dans une situation où il se sent agressé, attaqué ou en danger. Un enfant ne peut pas combattre son parent qui le fesse ou le met au coin. Un enfant ne peut pas fuir son parent qui lui ordonne de se taire, de cesser de pleurer, de cesser de rire. Il ne le peut pas.

Le rapport de force est bien trop inégal. C'est comme si une personne faisant trois à quatre fois la taille d'un adulte lui criait dessus, le giflait, lui donnait la fessée ou pire encore le battait comme plâtre. L'adulte serait terrorisé et impuissant dans une telle situation, complètement à la merci de son agresseur qui pourrait disposer de sa vie comme il l'entend. Il en va de même pour le petit enfant, celui que nous avons tous été, soumis aux violences physiques ou psychiques des parents ou d'autres adultes.

Faible, vulnérable, incapable de réguler ses émotions, de prendre du recul et de se calmer seul, à cause de l'absence de maturation de son cortex cérébral, l'enfant est dépassé par la situation, il n'y a aucune issue possible pour lui.

Et les taux hormonaux d'adrénaline et de cortisol montent en flèche. Il ne peut pas lutter. Il ne peut pas fuir. Il ne peut pas se calmer. L'enfant est dans une situation de stress très intense qu'il ne peut résoudre seul.

Sans rétroaction négative[25], les concentrations sanguines d'adrénaline et de cortisol augmentent et deviennent dangereuses pour lui. Ces hormones, en grandes quantités, sont respectivement cardio-toxique et neurotoxique. Impuissant, l'état de stress est tel que sa vie est réellement en danger. Il risque désormais de mourir de stress.

Et le parent, ne connaissant bien souvent pas les mécanismes biologiques que nous exposons ici, ne réalise pas la portée réelle de ses actes. N'ayant pas connu les gestes, les mots et les comportements adaptés à la situation de la part de ses parents lorsqu'il était lui-même enfant, il ne peut bien souvent ni anticiper les conséquences profondes de son comportement punitif, ni apporter le soutien affectif adéquat lorsque la situation a dégénéré malgré lui.

Pour empêcher le drame d'arriver chez l'enfant, des rétroactions brutales vont finalement se produire au niveau cérébral. Son organisme va « disjoncter ». Un cocktail d'hormones très puissantes, les endorphines et les enképhalines[26] sont sécrétées pour bloquer en urgence la montée du stress (26). C'est un véritable court-circuit qui se fait dans le corps de l'enfant qui va être totalement anesthésié. Il ne ressentira plus rien, il sera totalement insensible à ce qui lui arrive et se trouvera alors en état de dissociation traumatique (27).

25. Une rétroaction négative tend à réduire les écarts et à faire revenir une variable à sa valeur de consigne.

26. Les endorphines et les enképhalines sont des neurotransmetteurs sécrétés principalement dans le Système Nerveux Central et ils sont de puissants modulateurs des sensations douloureuses en provenance de la périphérie (voir Sensibilisations et douleurs dans le chapitre 09, Prophylaction, p. 483.)

La montée du stress est bloquée, l'amygdale cérébrale, le signal d'alarme, se désactive, la vie de l'enfant est sauvée.
Mais à quel prix ?

En apparence, la situation qui a causé une véritable tempête émotionnelle chez l'enfant est passée. L'enfant a traversé un épisode douloureux, son état interne a été bouleversé mais « tout est bien qui finit bien ».

Cependant, il nous faut revenir sur un point essentiel de la dissociation traumatique : l'**amygdale cérébrale**. Sa fonction de signal d'alarme est désactivée[27] mais ce n'est pas tout. Durant la dissociation traumatique, l'**hippocampe**, région du cerveau impliquée dans la création de notre mémoire autobiographique, ce qui permet de nous souvenir d'événements passés et de les verbaliser, va également être inhibé en partie. Les connexions de l'hippocampe avec les zones du cerveau liées à la conscience seront désactivées temporairement.

Alors, que va-t-il se passer si l'on ne peut pas intégrer consciemment l'événement traumatisant à son vécu autobiographique ? Celui-ci va-t-il simplement « échapper à l'enregistrement » ?

L'événement va être mémorisé mais sous la forme d'une autre mémoire, la mémoire traumatique. Celle-ci va se stocker[28] dans l'amygdale cérébrale de façon totalement inconsciente. Comme nous l'avons dit l'amygdale cérébrale est censée servir de signal d'alarme lorsqu'un danger, ou du moins lorsque quelque chose de perçu comme un danger survient.

Mais si les événements traumatisants laisse une trace mémorielle dans notre hippocampe sans que l'on en garde un souvenir conscient[29], c'est notre cerveau lui-même qui

27. En neurologie, nous dirions plus précisément « inhibée ».

28. Le stockage d'informations au niveau nerveux se fait par de nouvelles connexions entre deux ou plusieurs structures cérébrales. L'amygdale crée de nouvelles synapses avec d'autres structures du système limbique (Thalamus, hippocampe, ...) et ce sont ces nouvelles connexions synaptiques qui seront le support matériel de la mémoire traumatique.

29. Plus les événements traumatisants seront nombreux dans les premières années de la vie, plus l'amygdale cérébrale va établir de connexions nerveuses avec les autres structures voisines du système limbique sans régulation possible par le cortex cérébral puisqu'il est encore immature. Ces connexions nerveuses non-modulables par l'activité nerveuse consciente seront le support matériel de la mémoire traumatique. Plus elles seront nombreuses, plus la mémoire traumatique sera importante et plus elle pourra perturber voire bouleverser le comportement de l'individu de l'enfance jusqu'à la mort.

La sortie de la zone de confort est synonyme de destruction de soi. Et un organisme sain ne se rue pas sur ce qui le détruit plutôt que sur ce qui le construit[33].

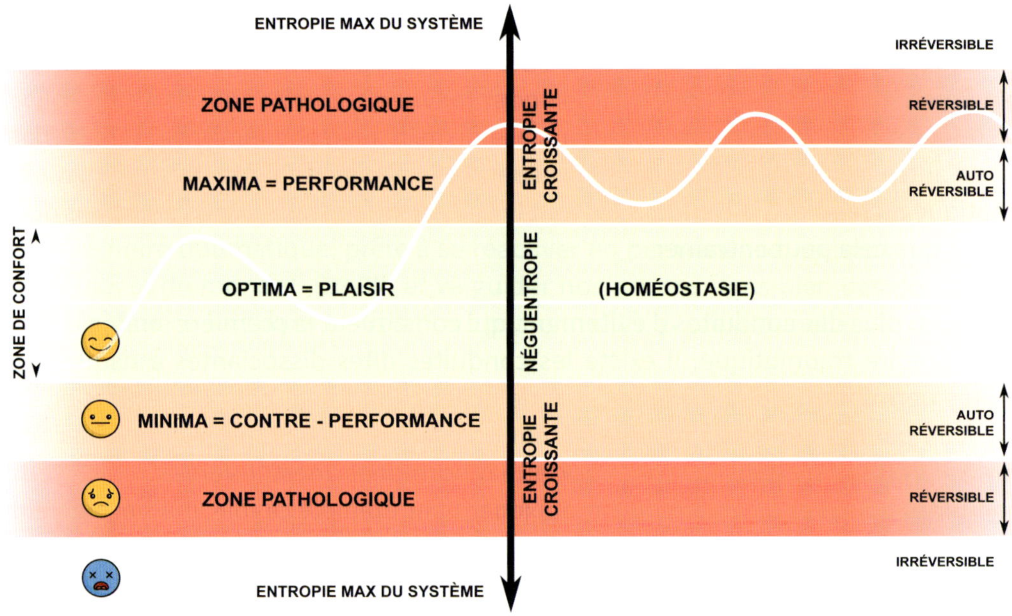

C'est pourquoi il n'est pas rare de voir le cas de personnes anorexiques sortir de l'anorexie pour passer au sport intensif. Et si ce changement de comportement semble positif, il ne l'est qu'en apparence. Et il est vu comme étant un changement souhaitable, et même comme pouvant servir de modèle, car il est socialement accepté.
Mais un comportement validé socialement n'est en aucun cas une garantie que ce comportement soit bon pour les individus.

33. « Sans vent, pas de tempête, sans traumatismes infantiles, pas de dépression, pas de phobies, pas de perversions. Aucun système pulsionnel naturel n'est capable à lui seul d'engendrer de la violence sans être soumis à une contrainte violente (abus, forçage, emprise, pression) venant de l'entourage… L'homo sapiens n'a pas d'instinct de destruction ni de pulsion de mort, pas plus qu'aucun animal vivant sur terre. Il a seulement un instinct de construction qui est réversible en son contraire sous l'effet d'un choc traumatique. Le dispositif psychique que j'appelle instinct de construction (de soi et du monde) est réversible en son contraire (en instinct de destruction) sous l'effet de perturbations environnementales graves qu'on appelle traumatismes infantiles. Le terme de perversion décrit bien ce processus d'inversion, qui est un processus dynamique (et non une propriété naturelle de perversité), mais la plupart du temps on ne rattache pas le comportement violent ou pervers à la violence qui l'a généré, et ceci faute d'une théorisation valable du processus, et aussi en raison de la loi du silence qui pèse encore sur ce type de violences cachées. » Patrick Dupuis, psychothérapeute.

Dans les deux cas, anorexie ou sport intensif[34], ce qui pousse la personne à s'auto-détruire, est toujours là, présent en elle, la maintenant constamment hors de sa zone de confort et peut la conduire à la stagnation voire à la blessure, et l'éloigne donc toujours plus du plaisir de vivre.

> **« Comme mon système (mon corps) sait ce qui est arrivé, bien que, aussi longtemps que les sentiments demeurent bloqués, je n'en ai aucun souvenir conscient, je suis poussé à reproduire, sans m'en apercevoir, les crimes (destruction de la vie) commis à mon égard. En maltraitant mes propres enfants, en combattant avec cruauté de prétendus ennemis, en détruisant la vie partout où je la vois fleurir, à travers tous ces actes, je peux élever un monument à mes parents et leur démontrer ma fidélité. » Alice Miller (32)**

B. APOLOGIE DU TRAUMATISME

1. Traumatisme et société

Si ces traumatismes engendrés par les parents chez leurs enfants étaient le cas de quelques personnes rares dans une société globalement saine, équilibrée, ce serait juste un problème mineur à résoudre une fois le traumatisme détecté chez les rares enfants touchés.

Mais ce n'est malheureusement pas le cas.

Les données statistiques à notre disposition sont catégoriques : le nombre d'enfants subissant ou ayant subi de la maltraitance est faramineux. Des jeunes enfants aux personnes âgées d'aujourd'hui, c'est la très grande majorité de notre société qui a connue des violences psychiques et physiques dans son enfance. Olivier Maurel, président fondateur de l'OVEO (Observatoire sur les Violences Éducatives Ordinaires) rapporte que 67% des parents en France admettent utiliser la fessée sur leurs enfants[35]. Ce chiffre ne prend bien sûr pas en compte l'ensemble des violences pouvant exister et notamment les violences psychologiques dont nous avons vu plus haut les terribles conséquences

34. Souvent accompagné de dopage.

35. D'après un sondage SOFRES de 2009.

Ces violences subies depuis le plus jeune âge, de mille et une manières, vont engendrer des générations de traumatisés. Et si l'on est censé pouvoir guérir des traumatismes[39], tout sera fait pour ne surtout pas s'en occuper.

Les mécanismes naturels de guérison du corps humain vont effectivement être inhibés par tout un tas de contraintes sociales : l'idéologie dominante nous indique que pleurer est un signe de faiblesse (surtout pour l'Homme), qu'il faut savoir encaisser, ne pas s'apitoyer sur soi-même et être fort en permanence. Et il n'y a rien d'étonnant à cela : l'idéologie dominante est déterminée par les individus qui la constituent. La société formate dès la naissance ces individus (via la cellule familiale, la télévision, l'école, les films, la musique, etc...) qui deviendront alors eux-mêmes les porte-paroles et l'incarnation des valeurs de la société en vigueur. Le système social peut ainsi se maintenir en place et se perpétuer génération après génération.

C'est ce qu'Edgar Morin appelle un processus récursif : les individus produisent la société qui produit les individus qui produisent la société, qui produit les individus, etc.

Dans ces conditions, quel autre discours pourrait émerger d'une société qui formate et qui est formatée en retour par des individus traumatisés, à qui l'on a interdit l'expression des émotions et enseigné l'amour de la souffrance ?

Un des exemples les plus connus de cette idéologie est incarné par la philosophe Ayn Rand[40]. Par ses écrits, elle défend « l'égoïsme rationnel », la prédation au nom de l'amour et le rejet des faibles, valeurs très prégnantes dans la culture américaine.

> **« La force d'Ayn Rand vient de ce qu'elle a, sans relâche, montré du doigt ces ennemis de la force de la nation. Elle a répété sans fin les mots « parasites », « pilleurs », « mendiants à la petite semaine », « poux », « imitations d'humains », « lie », « vermine » ou « zombies » pour décrire tous ceux qui ne produisent pas la richesse mais en vivent. » Nicole Morgan (35)**

39. « La guérison naturelle est inhérente à la structure et à la fonction de tout organisme vivant. Un doigt coupé se guérira, un os cassé se réparera, une infection disparaîtra spontanément. Un corps n'est pas comme une bulle qui, lorsqu'elle a éclaté, ne peut être reconstituée. Dans ses limites, le destin du corps est de rétablir son intégrité et de se protéger des traumatismes et lésions infligés par l'environnement. » Alexander Lowen (19)

40. Plus de 25 millions de ces ouvrages ont été vendus en 2007, avec 800.000 livres supplémentaires vendus chaque année (données du Ayn Rand Institute)

C'est ainsi que, par l'intermédiaire des parents, vecteurs des valeurs de la socio-culture instituée, l'enfant devra nier ses émotions et ravaler son mal-être. Il va devoir les refouler de force avec les conséquences sur sa santé et sa croissance que l'on a vues plus tôt. Et ceci avec l'espoir de bien s'intégrer dans la société, voire de « réussir » dans la vie.

Ainsi, pour ne surtout pas être rejeté et continuer de recevoir la protection et « l'amour » de ses parents, il acceptera de renoncer à une partie de lui-même pour rentrer dans le moule forgé par eux. Il revêtira alors le masque de l'enfant sage et docile et fera son possible pour s'intégrer dans les carcans de la société, voire de « réussir » dans la vie. Tout cela pour continuer à satisfaire les diktats familiaux et sociaux et ne plus jamais vivre les instants de terreur qu'il a connus lorsqu'il a fallu le faire rentrer dans le moule.
Dans une société matérialiste où la réussite se mesure à la richesse du compte en banque, au nombre de nos conquêtes, à la surface de la maison, au prix de la voiture ou encore à une performance sportive réussie sous dopage, ceux qui « réussissent » selon ces codes sont effectivement érigés en modèles (19).

Et, puisqu'il est plus valorisant de se montrer comme un héros que comme une victime, ces modèles nous conteront le récit héroïque de leur réussite dans l'adversité la plus totale. Lorsqu'ils évoquent leurs souffrances c'est pour montrer comme cela les a renforcés et « construits ». C'est pour montrer comme ils ont su rebondir et utiliser les difficultés de la vie pour se hisser et s'élever jusqu'aux plus hautes sphères de la société.

Et finalement, ces modèles ne font que nous montrer comment ils ont obtenu du pouvoir grâce à tout cela. Car le pouvoir, c'est ce qui compte dans notre société actuelle.

> **On n'enseigne pas l'Amour de soi et des autres[41].**
> **On enseigne l'amour de la souffrance.**
> **On enseigne l'amour du pouvoir.**
> **On enseigne l'amour de la souffrance pour obtenir le pouvoir.**

L'Amour, le vrai, lui, est laissé au second plan, car on ne peut aimer ce qu'on combat...

Ainsi les gens ne savent pas aimer et ne sont pas aimés. Quand ils disent aimer, ou qu'on dit les aimer, ce n'est pas un amour véritable ou il ne dure jamais longtemps[42]. C'est de l'amour de consommation, qui ne sait résister à la lutte pour la dominance (dominer les autres ou résister à leur envie de nous dominer).

41. « Nous vivons dans une société qui a institué la frustration et l'insécurité jusqu'au cœur du couple. Nous sommes le plus souvent bloqués dans nos tentatives d'obtenir une dominance accrue. Nos victoires sont relatives, nos défaites certaines. » Olivier Lafay (36)

42. L'arme la plus efficace dont dispose un parent pour contrôler son enfant est le retrait de son amour ou la menace du retrait de cet amour » Alexander Lowen (19)

L'amour oublié, foulé aux pieds, c'est autant l'amour de soi que l'amour des autres. Aussi, nous n'apprenons pas à aimer nos enfants. Nos parents n'ont pas appris. Nous sommes seulement dressés pour le combat. Et nous grandissons sans savoir nous aimer nous-même, puisque nous avons besoin de l'amour de nos parents pour parvenir à nous aimer nous-mêmes.

« Un adulte ne peut vivre ses sentiments que si, enfant, il a eu des parents, ou des substituts parentaux, attentifs à ses besoins. Comme l'individu maltraité dans son enfance n'a pas connu cela, il ne peut se laisser surprendre par des sentiments, car seuls trouvent accès en lui des sentiments que la censure intérieure, successeur des parents, autorise et approuve. » Alice Miller (37)

Ainsi, la société de dominance produit des enfants traumatisés, qui vont se faire souffrir les uns les autres tout au long de leurs vies d'enfants et d'adultes (ce qui ajoutera des traumatismes à ceux déjà existants depuis l'enfance : inhibitions, usures, souffrance). Ils feront des enfants, sans avoir pansé les plaies de leur mémoire traumatique et ne sauront donc pleinement les aimer. Ce qui engendrera de nouvelles générations de traumatisés, qui entretiendront la structure inégalitaire et violente de cette société.

C'est un cercle vicieux infernal.[43]

« Dès la naissance l'individu se trouve pris dans un cadre socioculturel dont le but essentiel est de lui créer des automatismes d'actions et de pensée indispensables au maintien de la structure hiérarchique de la société à laquelle il appartient. » Henri Laborit (39)

43. « Je suis effrayé par les automatismes qu'il est possible de créer à son insu dans le système nerveux d'un enfant. Il lui faudra dans sa vie d'adulte une chance exceptionnelle pour s'évader de cette prison, s'il n'y parvient jamais. » Henri Laborit (33)
« Nous ne sommes pas des dieux qui créeraient ex-nihilo les conditions de leur existence. Nous ne sommes pas « libres ». Nos valeurs, nos pensées, nos actes sont les fruits d'une histoire, elle-même générée et encadrée par des programmes culturels. Et nous pensons, et nous agissons, toujours sur la base de présuppositions généralement inconscientes. Celles-ci sont constituées de nos expériences passées et de nos apprentissages. A l'arrière-plan de la conscience, rangées dans des cases, se trouvent des informations sur ce que l'on doit ou ne doit pas faire ; et comment le faire. » Olivier Lafay (38)

Entrevoir l'éducation des enfants (et donc, notre propre éducation) sous un autre angle, c'est se laisser la possibilité de concevoir l'humain sous un jour nouveau. Loin des humiliations, des menaces, et des guerres incessantes qui favorisent la perpétuation d'une société malade de sa violence.

Tous les membres de la famille gagneraient au change si la vision des enfants et leur éducation était revue. Et la cellule familiale pourrait devenir un lieu où chacun est vraiment respecté, compris, entendu, aimé. Ce qui rejaillira positivement sur la vie de chacun des membres de cette famille : une croissance (en muscles, en performances, ou dans tous les domaines de la vie) et une bonne vie durable pour tous seront ainsi facilitées (nous y reviendrons). C'est ce que l'on appelle un jeu à somme non-nulle[44].

Et c'est la société, qui, pas à pas, se modifierait silencieusement vers une société plus douce, plus aimante, plus proche de ce qui nous fonde dans notre humanité.

2. Lutte pour la dominance et prise de conscience

« Quand deux individus ont des projets différents ou le même projet et qu'ils entrent en compétition pour la réalisation de ce projet, il y a un gagnant, un perdant. Il y a établissement d'une dominance de l'un des individus par rapport à l'autre. La recherche de la dominance dans un espace qu'on peut appeler le territoire est la base fondamentale de tous les comportements humains, et ceci, en pleine inconscience des motivations. » Henri Laborit[45]

Il faut bien comprendre que la lutte pour la dominance est un phénomène naturel, mais il peut être géré avec plus ou moins de recul, avec plus ou moins d'amour. Vouloir vivre, se gratifier, se reproduire... sont des choses normales. Mais vivre comment ? Se gratifier comment ? Par le combat permanent contre les autres, jusqu'au sein du couple et même de la relation avec l'enfant ?

Sans amour, sans compréhension des conséquences néfastes de la lutte pour la dominance, et donc sans volonté d'apaisement et de gestion réfléchie de cette lutte, les effets sont multiples et souvent très sévères.

44. Un jeu à somme non-nulle est un jeu où les joueurs du jeu gagnent tous (ou perdent tous). Il n'y a pas un gagnant et un perdant comme c'est le cas pour les jeux à somme nulles.

45. Propos d'Henri Laborit tirés du film Mon oncle d'Amérique, 1980.

La lutte pour la dominance durant l'enfance : le parent voit généralement toute résistance de l'enfant comme un combat qu'il doit impérativement gagner. N'ayant, bien souvent, appris à voir le monde qu'à travers le prisme des rapports de force, le parent n'entrevoit sa relation avec l'enfant que sous cet angle. Quand il était enfant, ses propres parents ont considéré les différentes manifestations de son être et de sa spontanéité naturelle comme autant d'affronts et de tentatives de prendre le pouvoir sur eux.
Parce que lorsqu'on n'a pas connu soi-même l'amour véritable enfant, on est incapable d'envisager que notre enfant n'est pas animé d'intentions malveillantes, qu'il ne fomente pas des plans et manipulations pour prendre le pouvoir et détruire notre autorité parentale.

L'enfant n'est pas un rival, il a juste des besoins qu'il doit assouvir, exprimer, et qu'il ne peut encore contrôler, étant trop immature pour cela[46]. Un parent qui comprend qu'il n'a pas à considérer son enfant comme un ennemi saura recevoir et diriger les tensions présentes en lui sans l'opprimer (et donc sans créer en lui des traumatismes qui pourront abîmer et gâcher sa vie entière).

La lutte pour la dominance à l'âge adulte : l'enfant apprend par l'exemple[47] et lorsque ses relations familiales sont minées par les luttes de pouvoir dans lesquelles l'adulte l'instrumentalise de force, il se retrouvera à percevoir le monde et les autres par le prisme de la lutte pour la dominance.[48]

Une fois adulte, il passera son temps à donner des coups et à en recevoir, au sens propre comme au figuré, renforcé dans sa propre conception du monde et ses actions par l'idéologie sociale dominante qui prône, telles des vertus, la compétition et le culte de la performance : pour réussir il faut se battre, contre les autres et contre soi-même. La compétition est permanente, la loi du plus fort prévaut et les plus faibles sont destinés à subir un destin mérité puisqu'ils n'ont su s'imposer. Ils ont perdu, ils doivent se soumettre.

46. « Tant que le cerveau n'a pas atteint sa pleine maturité, les processus de gestion des émotions, des affects ne sont pas totalement fonctionnels. Cela explique les difficultés que l'enfant peut avoir pour contrôler, maîtriser ses réactions émotionnelles ou affectives. [...] Ces considérations sur le développement et la maturité du cerveau de l'enfant permettent de comprendre que le petit enfant n'a pas, physiologiquement, la capacité de gérer l'ensemble des situations et des émotions auxquelles il est confronté. » (40)

47. On peut également parler « d'apprentissages vicariants », vous trouverez davantage de détails au chapitre motivation p. 467, dans la sous-partie 1.L'influence des modèles.

QR CODE
note : 48

48. Comme l'explique très bien le docteur Gerald Hüther, Neurobiologiste, ici : https://youtu.be/IGQ9i-xdruc

Mais pour celui qui refuse de se soumettre ou qui veut continuer à grimper l'échelle sociale, l'abandon est interdit. Il n'est pas question de se reposer, de prendre soin de soi et de flâner trop longtemps. Celui qui se repose sur ses lauriers risque de perdre sa place et ses bénéfices au profit de celui qui cherche à rentrer en compétition avec lui, de manière directe ou indirecte.

Et pour celui qui a déjà acquis ou hérité d'une place avantageuse dans la société, les week-ends et les vacances sont aussi un moyen d'exposer à son entourage son statut social et sa fortune tout en rechargeant les batteries avant de retourner dans l'arène de la lutte institutionnalisée de tous contre tous.

Mais si l'on ne peut se reposer par manque de moyen car nous sommes au bas de l'échelle ou parce que notre réussite personnelle, l'accumulation sans fin de richesses sont devenues de véritables obsessions, alors quel temps nous est-il laissé pour vivre nos véritables désirs, et établir des relations saines et gratifiantes ?

Aucun.

Nous ne prenons pas le temps de penser à ce qui nous anime réellement au fond de nous, nos vrais désirs sont souvent bridés par la pression sociale et nous finissons par les oublier, prisonnier de l'engrenage d'un monde qui poursuit sa course infernale quoi qu'il arrive.Nous ne prenons pas le temps d'établir des relations profondes et enrichissantes avec nos semblables, la majorité de nos échanges sociaux sont superficiels. Nous jugeons inconsciemment très rapidement si notre interlocuteur se situe au-dessus ou en-dessous de nous dans la hiérarchie sociale. Nous fréquentons de manière grégaire les gens de notre classe socio-professionnelle ou de notre rang social et cela nous économise l'effort de confronter notre vision du monde à celle des autres, souvent bien différente. Enfin lorsqu'on s'allie à d'autres individus, c'est bien souvent dans le but d'accaparer des richesses ou un pouvoir supplémentaire au détriment d'autrui. L'alliance est précaire et intéressée. Au fond peu importe de savoir qui est réellement la personne en face de moi tant qu'elle peut satisfaire mon narcissisme et ma cupidité.

Et l'on a beau sentir l'arnaque des slogans qui nous indiquent que nous sommes des individus libres, que notre volonté nous permettra d'accéder à tous nos rêves, on a beau voir l'écart entre les injonctions de la société et la réalité du quotidien, on ne trouve pas ce qui cloche, on ne le voit pas et les solutions semblent manquer.

Et dans notre société malade, ceux qui prétendent apporter des solutions pour rendre tous les individus de cette planète heureux et millionnaires (un pléonasme pour certains) sont des bonimenteurs. Car si les très nombreux livres de développements personnels vendus à des millions d'exemplaires dans le monde depuis des dizaines d'années permettaient réellement au plus grand nombre de changer en bien, les sociétés humaines ne continueraient pas ainsi à créer toujours plus d'inégalités, d'injustices, de violences et de malheurs.

Alors, arrivés à ce point de notre réflexion, on comprendra **qu'il est nécessaire de se mettre en position de gérer nos traumatismes infantiles et les effets sur nous de la compétition sociale** pour retrouver, non seulement un véritable bien-être, mais aussi un authentique plaisir à vivre notre vie.

« Nous sommes dans une crise de l'humanité qui ne parvient pas à accéder à l'humanité. » Edgar Morin (25)

Et ceci passera nécessairement par une reconnexion à soi à travers les attitudes dites « Efficientes » que nous allons développer plus loin dans ce chapitre, et qui faciliteront votre développement physique.

3. Auto-destruction programmée

La lutte pour la dominance passée et actuelle (de l'enfance à aujourd'hui) fait de nous des êtres envahis de tensions causés par les inhibitions d'hier et d'aujourd'hui. Et comme nous sommes des systèmes biologiques en état d'équilibre dynamique, des écosystèmes où notre corps et notre esprit sont les deux revers d'une même médaille, notre organisme cherche à maintenir ses équilibres internes. Que ceux-ci soient bons ou néfastes pour lui à long terme.
Nous mettons en place des comportements compensatoires qui permettent de maintenir ces équilibres malgré les épreuves que nous avons traversé. La mémoire traumatique nous pousse à adopter des comportements compensatoires. Et moins la finalité[49] de ces comportements ne sera pensée et comprise, plus leurs conséquences pourront être violentes et dangereuses pour nous même ou les autres.
L'attitude No Pain No Gain dans la musculation classique ou dans le sport est un comportement qui vise à compenser les conséquences internes de notre mémoire traumatique par la force, la violence dans l'effort et l'intensité.

49. Pour en savoir plus sur la notion de Finalité, consultez le chapitre Motivation p.445. Une question récurrente à se poser lorsqu'on analyse nos comportements et réactions est la suivante : « Quelle est la fonction de ce comportement dans mon système ? » Ou dit autrement : « Qu'est ce qui me pousse à agir de telle façon dans cette situation précise ? »

Elle nous sert d'exutoire à la rage refoulée : on investit cette rage dans des séances dans lesquelles l'intensité prime, les poids doivent être toujours plus lourds, et les bonnes douleurs, comme il y a eu un jour les bonnes fessées, nous indiquent que l'on a bien fait.

La sensation de plaisir apparaissant après une séance intense est censée confirmer le bien-fondé de notre action. Pourtant, comme nous l'avions vu plus haut, cet état de stress généré par le sport intense est préjudiciable et le plaisir ressenti est illusoire et non durable.

Non durable car il s'estompe très vite pour laisser à mesure que le temps passe, une place de plus en plus grande aux douleurs, tensions, appréhensions et souffrances.
Illusoire puisqu'il est le fruit de la sécrétion de drogues anesthésiantes qui sont produites en raison du fort stress imposé à l'organisme. Alors que durant notre enfance il s'agissait d'un mécanisme de survie destiné à être activé de manière très ponctuelle, nous reproduisons inconsciemment les conditions d'apparition de ce mécanisme en nous stressant fortement.

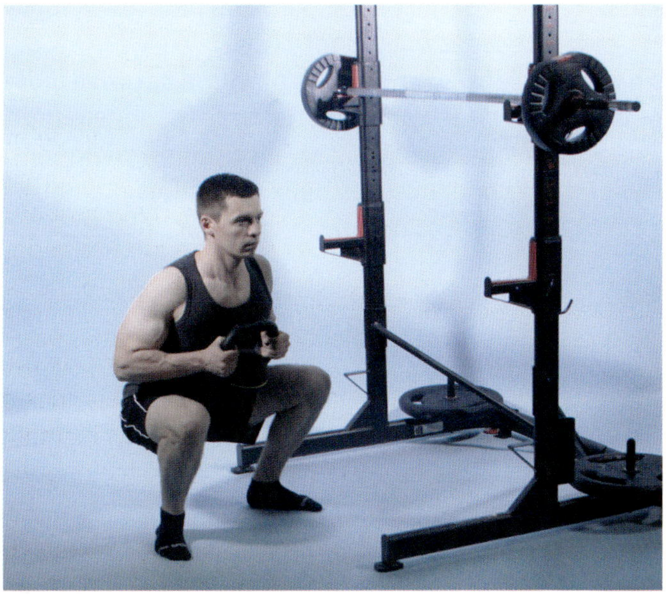

Ces hormones capables de couper les sensations douloureuses et de produire une sensation de plaisir immense valident ce que l'on a appris toute notre vie : douleur et plaisir sont liés. L'un ne peut aller sans l'autre. Si en plus on progresse, au moins pendant un temps, souffrances et progrès sont également liés. Alors notre stratégie est confirmée comme étant valable, et, forcément, la meilleure possible.
Et, alors que l'on pensait rechercher le bien-être, nous n'étions en fait qu'en recherche de moyens d'apaiser nos souffrances et de refouler nos démons intérieurs, de les faire taire au moins un peu.

A bien y réfléchir, si nous recherchions réellement le bien-être, nous n'accepterions même pas de passer par une phase de souffrance à l'entraînement, nous ne tolérerions pas l'appréhension, les brûlures et des douleurs en distinguant les bonnes douleurs des mauvaises douleurs.

Non, rien de tout cela ne serait tolérable.

Mais ce que l'on souhaite en fait est devenir aussi fort que l'on s'est senti fragile. Si l'on devient fort, ou si l'on développe l'apparence d'une grande force, alors plus rien ne pourra nous atteindre.
Telle est l'illusion qu'entretien l'univers guerrier et viril de la musculation classique à travers slogans, photographies soigneusement mises en scène, vidéos de motivation et discours destinés à associer dans nos esprits l'image de la force à la sécurité, au succès, à la réussite et pourquoi pas au bonheur…

Malheureusement, tout ceci est factice.

Dans le combat perpétuel contre soi-même et les autres, les blessures et l'usure prématurée sont inévitables. Elles sont considérées comme faisant partie du parcours sportif classique, et même si l'on nous assène que « ce qui ne tue pas rend plus fort », force est d'admettre que la fragilisation du corps n'est pas une bonne chose.
En fait, nous nous usons, nous nous blessons à travers une pratique sportive violente et destructrice qui nous permet d'échapper à l'expression de nos émotions refoulées. Nous cherchons inconsciemment à nous stresser physiquement pour provoquer la libération cérébrale d'endorphines et d'enképhalines, ces deux hormones qui nous permettent la dissociation entre le corps et l'esprit, la disparition temporaire des douleurs psychiques qui nous hantent.
Sans elles, nous sentons au quotidien le poids de nos inhibitions peser sur nos épaules, nous souffrons de toutes nos tensions corporelles qui sont le reflet de nos traumatismes passés.

Nous sommes, de plus, contraints de nous inhiber régulièrement (de retenir nos émotions, sentiments) que ce soit en gestes ou en paroles. Car les contraintes relationnelles (ou non) sont nombreuses (travail, amour, deuils, accidents, maladies). Et ces répressions d'émotions, ces humiliations subies, au quotidien, nous minent et renforcent notre mémoire traumatique.
L'usure en musculation, les blessures, le chant des sirènes du dopage ou simplement l'abandon face aux difficultés et aux blessures vont dans ce sens. En effet, cette mémoire traumatique est intimement liée à la perte d'estime de soi, à la dépréciation de soi.[50]

50. L'enfant étant traité comme un être mauvais et malfaisant, il finit alors par se considérer comme tel. Les coups n'ont pas seulement un impact sur le corps de l'enfant, mais également sur son estime de soi.

Tout ce qui participe, à l'âge adulte, à la dépréciation de soi va renforcer ce sentiment très ancien (acquis durant l'enfance).

Ainsi, plus le temps passe, quand on est prisonnier des affres de la lutte pour la domination, plus on se raidit, se sclérose, s'abîme, s'use ; plus on est malheureux. Le chemin pour revenir à soi devient long, pénible, d'apparence insurmontable, et parfois celui qui est allé trop loin (trop d'usure) n'a plus aucune chance de revenir en arrière et de se reconstruire. Comme nous l'explique le psychiatre Bessel van der Kolk (41), les traumas vécus précocement, dans l'enfance sont bien souvent le facteur déterminant des addictions aux drogues, des tentatives de suicide et des dépressions.[51]

D'où l'importance d'agir dès que possible. D'ouvrir les yeux et de comprendre qu'on se laisse bercer d'illusion, manipuler à notre insu, par une idéologie inadéquate, mortifère, et par une mémoire traumatique implacable.

C. LES ÉMOTIONS : UN DÉNI MORTEL

> **« J'ai failli mourir des larmes que je n'avais pas versées » Robert Fisher (42)**

Nous sommes, après nos traumatismes vécus, très souvent envahis de tensions dont nous n'avons pas conscience. L'enfant est sidéré par la violence du parent (que ce soit un coup, des cris, ou le rejet, les humiliations, car tout ce qui rompt le lien d'amour crée en lui une immense souffrance qu'il doit impérativement gérer pour survivre, et il y arrive en dissociant) cf. p.51 (A. Ce que les neurosciences nous disent). Donc, l'enfant s'inhibe, et des tensions, jouant sur sa posture, son fonctionnement corporel, s'inscrivent en lui, sans qu'il en ait conscience. De même, l'adulte qui ne peut ni fuir ni combattre une situation stressante (qui le touche dans son corps visible et/ou affectivement) va aussi succomber à l'inhibition de l'action.[52]

QR CODE
note : 51

---

51. « Plus le trauma dans l'enfance a été élevé, plus on va fumer et maltraiter son corps. » Bessel van der Kolk (https://www.youtube.com/watch?v=4xRilY9chIY&t=7s)

52. « Nous avons pu montrer que le système inhibiteur de l'action, permettant ce qu'il est convenu d'appeler l'évitement passif, est à l'origine de la réaction endocrinienne de « stress » (Selye, 1936) et de la réaction sympathique vaso-constrictrice d'attente de l'action. La réaction adrénalinique qui vasodilate au contraire la circulation pulmonaire, cardiaque et cérébrale est la réaction de fuite ou de lutte ; c'est la réaction d' « alarme », elle permet la réalisation de l'action. Il résulte de ce schéma que tout ce qui s'oppose à une action gratifiante, celle qui assouvit le besoin inné ou acquis, mettra en jeu une réaction endocrino-sympathique, préjudiciable, si elle dure, au fonctionnement des organes périphériques. Elle donne naissance au sentiment d'angoisse, et se trouve à l'origine des affections dites « psychosomatiques. » Henri Laborit (33)

« Lorsque l'individu ne peut assurer sa victoire sur la sollicitation, sur l'événement, lorsqu'il ne peut dominer la situation, l'énergie mobilisée pour le combat ou la fuite se retourne contre lui. Étant bloqué par la situation, ne pouvant plus agir, il conserve en lui la formidable énergie, non déchargée, mobilisée à l'origine pour fuir ou combattre. Saturé d'anxiété, il éprouve alors un sentiment de rage et d'impuissance. Si le combat a échoué, c'est la rage qui domine en lui. Si c'est la fuite qui a échoué, c'est le sentiment d'impuissance qui prévaut. Si l'individu n'est pas en mesure d'évacuer ce stress, s'il reste trop longtemps tendu, figé, si l'inhibition persiste, alors les répercussions sur l'organisme se feront sentir. » Olivier Lafay (36)

Nous sommes dans le déni de ces tensions, et donc des souffrances qui les ont provoquées.

Soit de manière totalement inconsciente, car il y a, dans tout notre être, la peur intense du retour de la douleur des traumatismes passés[53] (comme une explosion de soi suite à l'irruption d'immenses douleurs réprimées). **En effet, la mémoire traumatique est une fuite** : on a fui une douleur trop forte qui aurait pu nous tuer. Elle est donc refoulée, mise à l'écart en nous, oubliée de force, car c'est une question de survie.
Le mécanisme biologique qui a conduit à la création de cette mémoire traumatique nous enchaîne aussi à elle : nous lui restons soumis tant que nous n'avons pas su la conscientiser et tenté de l'exprimer, de la dépasser, en intégrant les événements traumatisants dans notre mémoire autobiographique.

Soit de manière semi-consciente, en sentant la douleur en soi, les tensions corporelles et en proclamant alors des phrases toutes faites : il ne faut pas s'écouter, il faut mettre de côté, tel un vrai homme, un héros, nos pensées tristes, paralysantes, nos peines passées, et AVANCER, toujours, à coups de volonté, vers un paradis de l'Avoir (la réussite matérielle, sportive), toujours remis à demain. On a mal, on le dit parfois quand c'est prêt à déborder, mais on clame simultanément qu'il ne faut pas baisser les bras. On proclame que la douleur fait partie de la vie, que c'est inévitable de se blesser, d'être blessé. On mène chaque jour un combat frontal contre soi afin d'éviter d'exploser.

Nécessairement, le déni empêche le refoulé de s'exprimer et donc maintient les tensions. Et comme ces tensions créent un stress dans l'organisme, on s'use, on se blesse,

53. On appelle flashback ces retours du refoulé qui envahissent totalement une personne traumatisée au point qu'elle confonde intégralement passé et présent. C'est associé à une terreur sans nom. Le passé douloureux envahit le présent et s'y substitue.

on vieillit trop vite, on accélère notre entropie[54]. C'est comme si le trauma originel avait émoussé notre faculté de vivre et d'aimer la vie (puisqu'on ne s'aime pas soi-même et qu'on veut se transformer par la force, à coups de volonté). Nous sommes devenus moins solides, plus fragiles, car notre élan vital a été brisé. Nous ne nous respectons plus et nous avons tendance à nous faire du mal, beaucoup de mal, pour exister.
Nous disons fièrement qu'il faut être constructif, mais nous passons notre temps à nous autodétruire : à la fois par le maintien (déni) des tensions ancrées en nous, et aussi en agissant violemment contre nous (le cas de la musculation classique est un bon exemple car parmi tous ceux qui prétendent vouloir se construire, combien finissent complètement usés et brisés par toutes les blessures et les douleurs qu'ils ont accumulé lors de leur pratique ?)[55].

Un dos tendu d'inhibitions à cause de la colère refoulée, par exemple, fera que nos mouvements vont creuser le chemin des pathologies vertébrales (hernies discales, arthrose, ...). La nuque tendue par la peur des autres, de nos parents, dans une société où nous sommes assaillis par le stress, va être plus facilement atteinte par l'arthrose (36).

Le déni de l'impact des émotions sur le système biologique que nous sommes, conduit donc à la souffrance physique et psychologique, et les conditions sociales dans lesquelles nous vivons aggravent progressivement notre autodestruction. C'est donc très DANGEREUX pour chacun de nous.
Voulons-nous vraiment finir impotents, brisés et malheureux, avec, très tôt, ce sentiment atroce qui anime la grande majorité des gens de notre espèce : « ma vie est entièrement gâchée. » ?

Parvenus à ce point de notre réflexion, nous avons pris conscience qu'il va falloir :

- Sortir du déni (nous avons été traumatisés et nous continuons chaque jour à l'être car nous vivons dans une société qui provoque cela) ;
- Apprendre à ressentir les zones de tension (comprendre le corps, y être plus attentif, chercher consciemment à retrouver sa sensibilité totale) ;
- Prendre conscience des émotions refoulées qui sont liées à ces zones de tension ;
- Décharger progressivement les tensions par divers moyens que nous verrons plus loin ;
- Exprimer nos émotions profondes, mettre des mots sur le ou les traumatismes vécus (il nous faut nécessairement un amour authentique, des amis éclairés et lucides

54. Entropie : tendance qu'a tout système à se désorganiser. C'est ce qu'énonce le second principe de la thermodynamique.

55. Notons que l'appellation « bodybuilding » veut dire « construction du corps ». Il est paradoxal d'aboutir, par ignorance de nos motivations profondes, à la destruction de celui-ci en cours de route !

ou un thérapeute professionnel pour permettre l'expression des émotions, car nos zones d'ombre, notre déni fondamental, déni de sauvegarde de soi, bien ancré, nous empêche d'être pleinement lucide quant à ce qu'on a réprimé – on ne peut donc avancer seul sur ce chemin) ;

Avancer dans la complexification de soi, pour croître et apprendre à s'aimer soi-même, les autres et le monde.

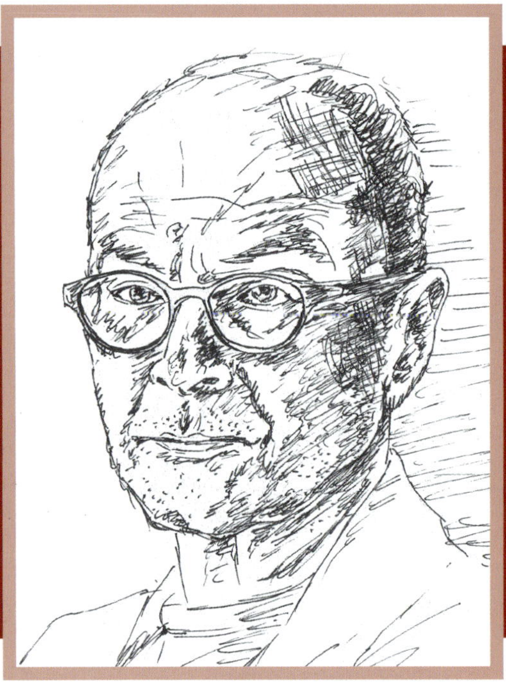

« Enjoint de décider et d'agir en permanence dans sa vie privée comme professionnelle, l'individu conquérant est en même temps un fardeau pour lui-même. Tendu entre conquête et souffrance, l'individualisme présente ainsi un double visage. »

Alain Ehrenberg

III. DU PLAISIR

A. À LA RECHERCHE DU PLAISIR PERDU

« Quand les sociétés fourniront à chaque individu, dès le plus jeune âge, puis toute sa vie durant, autant d'informations sur ce qu'il est, sur les mécanismes qui lui permettent de penser, de désirer, de se souvenir, d'être joyeux ou triste, calme ou angoissé, furieux ou débonnaire, sur les mécanismes qui lui permettent de vivre en résumé, de vivre avec les autres, quand elles lui donneront autant d'informations sur cet animal curieux qu'est l'Homme, qu'elles s'efforcent depuis toujours de lui en donner sur la façon la plus efficace de produire des marchandises, la vie quotidienne de cet individu risquera d'être transformée. » Henri Laborit (33)

Ces éléments de compréhension de nous-mêmes, fondés sur les connaissances accumulées par la science au cours des dernières décennies, doivent nous permettre de mieux comprendre et prendre en charge nos besoins fondamentaux. Nous sommes programmés pour le don, l'empathie et l'intérêt porté à autrui[56]. Ces aptitudes, que nous pourrions qualifier de prosociales, ont été sélectionnées au cours des millénaires pour leurs vertus adaptatrices. Comme l'explique l'anthropologue Sarah Blaffer Hrdy (8), l'apparition des soins partagés aux enfants, ce qu'elle nomme la « reproduction communautaire », a nécessité et sélectionné de fortes aptitudes à lire les pensées d'autrui chez les petits humains pour deviner leurs intentions, ou tenter de le faire, et s'y adapter[57].

Ceux qui ne disposaient pas de ces aptitudes ne pouvaient obtenir une attention suffisante de la part des pourvoyeurs de soins, et leur survie dans un environnement aussi hostile que celui du Pléistocène[58] était fortement compromise. C'est ainsi que ces aptitudes ont pu se conserver et se transmettre au fil des millénaires.

56. Des études ont montré que, dès 14 mois, les bébés viennent spontanément en aide aux autres et ce, sans en attendre la moindre récompense (43). Un désir d'entraide chez les jeunes enfants se développe donc suite à l'apparition de la capacité à l'empathie émotionnelle.

57. On parle alors de « théorie de l'esprit ». Cette expression nous vient de deux éthologues : David Premack et Guy Woodruff, et date de 1978. La théorie de l'esprit est ce qui nous permet de nous représenter les états mentaux des autres et de prédire et expliquer leurs comportements.

58. Période préhistorique qui s'est terminé en -11700 ans avant JC.

« Dès l'âge le plus tendre, et sans qu'un entraînement spécifique ait été nécessaire, les humains modernes sont capables de s'identifier à d'autres humains qui sont en détresse et, avant qu'on ne leur demande quoi que ce soit, ils se proposent pour aider, pour partager ce qu'ils possèdent, même avec des étrangers. À cet égard, notre lignée de singes constitue une classe à elle seule. » Sarah Blaffer Hrdy (8)

Toutefois, avec l'apparition de la sédentarisation, l'accumulation des ressources et le contrôle des naissances pour la transmission de l'héritage, la violence a pris une place de plus en plus importante dans les sociétés humaines (44). Les violences faites aux enfants sont devenues peu à peu une norme « éducative », avec les conséquences que nous venons de détailler sur le plan neurobiologique, affectif et comportemental.

Cependant, le développement des sciences et des techniques, permis par une plus grande maîtrise de la nature, a amené un autre regard sur l'Homme, une meilleure compréhension de son fonctionnement, dont Sybernetics est le témoin. Nous pouvons alors, armés de ces éléments, devenir acteur de nos propres pulsions prosociales, les reconnaître, les comprendre et dégager des outils pour y répondre. Là où, du temps des chasseurs-cueilleurs, seule l'adaptation était possible, il nous est aujourd'hui possible, par le savoir, de transformer notre environnement afin que celui-ci réponde au mieux à nos pulsions prosociales. Pas seulement survivre, mais vivre intensément, dans la joie. **En bref, développer une prosociabilité de second ordre**[59]. Dans les chapitres « Motivation » p. 445 et « Musculation méditative » p. 305, vous trouverez les éléments vous permettant de nourrir et entretenir ce processus : retrouver sa zone de confort, mais également l'élargir le plus possible afin d'accroître votre plaisir de vivre.

Cela aura un impact positif sur notre organisme, par le dénouement des tensions et l'accroissement de notre longévité. En effet, il a été montré qu'une activité physique raisonnée couplée à une alimentation équilibrée et une bonne régulation émotionnelle, avait une influence positive sur la taille des télomères.

59. Contrairement aux chasseurs-cueilleurs dont la prosociabilité était construite dans et pour la survie, la prosociabilité de second ordre est un mode d'être qui n'est plus tourné vers la survie. C'est une prosociabilité qui n'est donc plus construite pour la survie mais qui sert les intérêts bien compris de chacun.

« Les télomères se trouvent à l'extrémité des chromosomes et protègent notre patrimoine génétique. Avec l'âge, ils se raccourcissent, entraînant un risque accru de maladies liées au vieillissement. Notre manière de vivre - alimentation, activité physique, réactions émotionnelles, niveau d'exposition au stress - les influence de façon positive ou négative. Il nous appartient donc d'agir de façon concrète sur certaines de nos habitudes pour protéger nos télomères et ceux de nos enfants, et ce, dès leur plus jeune âge. » Élizabeth Blackburn [60]

Par ailleurs, notre système immunitaire sera également plus performant, nous permettant de nous prémunir contre de nombreuses maladies (infectieuses, tumorales etc.) [61].

B. LA ZONE DE CONFORT : LE PLAISIR RETROUVÉ

Un organisme sain est un organisme qui fonctionne principalement sous le régime du plaisir : il évolue dans la zone de plaisir qui, comme l'explique Alexander Lowen, va du bien-être à l'extase.

Nous savons que la douleur est un signal d'alarme[62], destiné à nous écarter de ce qui peut nous détruire. Un être humain constamment dans la zone de douleur signale sa propre destruction : il est peu à peu détruit. Car la douleur signifie que le stress n'est pas supporté par l'organisme.

Ainsi donc, pour croître, mais aussi durer, il va nous falloir privilégier le plaisir et éviter la douleur.

60. Dr Elizabeth Blackburn a reçu le prix Nobel de médecine pour sa découverte de la configuration moléculaire des télomères. Elle est actuellement présidente de l'institut de recherches scientifiques, le Salk Institute, et professeur émérite à l'université de San Francisco en Californie. Ses domaines de recherches sont le stress, le vieillissement et l'obésité. Elle est l'auteure de l'ouvrage intitulé « L'effet télomère » (45)

61. En mesurant les télomères des cellules sanguines, « vous faites en réalité un bilan fonctionnel des cellules souches immunitaires » nous dit Matt Kaeberlein, qui étudie les bases moléculaires du vieillissement à l'Université de Washington. « Ce que cela peut en réalité nous fournir comme information est que le système immunitaire est peut-être très sensible à notre style de vie et aux facteurs environnementaux ». (46)

62. Pour plus d'informations sur les signaux d'alarmes du corps et de la douleur, voir le chapitre Prophylaction p.479.

Ce qui est un défi considérable puisque nos conditionnements (sociaux et familiaux) nous poussent à éviter le plaisir, à le refouler et à suivre une voie dure et douloureuse, celle qui mènera, nous dit-on, à la réussite, la vraie, celle que l'on mérite en récompense des souffrances endurées. Ce qui est obtenu dans la facilité et le plaisir ne peut alors qu'être considéré comme suspect...

Et que le lecteur ne s'y trompe pas !

Quand on parle de plaisir, il ne s'agit pas de ce qui correspond actuellement à la définition de « se faire plaisir » comme : s'alcooliser régulièrement pour décompresser, prendre de la drogue pour se détendre, chercher à se faire du bien par des actes de consommation ou pratiquer une activité physique intense comme nous avons pu le voir plus haut. Tous ces comportements signalent une tentative maladroite de compenser et masquer les souffrances du quotidien et permettent tout juste de continuer à fonctionner sur cet équilibre précaire : ils participent à la poursuite de la destruction de soi.
Et celui qui confond plaisir et douleur a perdu le sens de son propre fonctionnement. Il ne sait se protéger. Il est très vulnérable au stress.

Nous devons apprendre à distinguer le stress qui détruit du stress qui peut être intégré par l'organisme et alimenter notre croissance[63]. Ce qui demande d'apprendre à connaître le fonctionnement du stress, ses effets et aussi notre propre fonctionnement. C'est un véritable chemin de connaissance de soi...
S'écarter du stress destructeur, en gérer les effets quand on ne peut lui échapper, et aussi doser savamment le stress pour qu'il nous construise, qui l'a appris ?

La zone de fonctionnement optimal de l'organisme est donc celle où le bien-être et le plaisir sont constants. Le bien-être est la forme la plus simple du plaisir : c'est le sentiment qui nous habite quand tout fonctionne, c'est être en situation de « ronronnement » : tout baigne !
Dès qu'une gêne ou une douleur apparaît, cela signale un dysfonctionnement.

Et nous l'avons vu, les tensions constantes auxquelles nous sommes soumis deviennent pour la plupart totalement inconscientes et nous rendent insensibles à nos dysfonctionnements.

Ainsi, Olivier Lafay a théorisé une nouvelle vision, physiologique, de la zone de confort en précisant qu'il ne fallait surtout pas en sortir ou le moins possible. **C'est à partir de cette zone de confort que la croissance doit être réalisée, il s'agit de la zone de fonctionnement optimal de l'organisme.**

63. Selye parle d'eustress pour désigner le bon stress, le stress qui va permettre d'évoluer positivement, en générant une croissance musculaire par exemple.

Le stress qu'on va générer pour croître va être contrôlé afin de perturber l'organisme, sans le désorganiser inutilement, en évacuant toute action qui pourrait, à court ou moyen terme, nous faire entrer dans la pathologie. On parle de « perturbations contrôlées ». LDMT[64] a développé ces notions dans des articles et des vidéos notamment disponible sur la Chaîne Youtube Effi-Sciences Lafay (voir QR code)

QR CODE

L'écart est grand entre cette conception et celle qui revendique la sortie indispensable de sa zone de confort pour s'affirmer, réussir, exister, se développer… conception menant finalement à l'autodestruction.

Ainsi, l'athlète que nous nous proposons de fabriquer, l'être efficient, doit avant tout œuvrer pour :

Exprimer sa mémoire traumatique afin de ne plus être victime de sa propre répression émotionnelle.

Privilégier l'Être (plaisir de simplement vivre) à l'Avoir (quête sans fin du pouvoir, du statut, de la consommation d'objets). Une vision claire des priorités.

Combattre les effets du stress. Actions de rétablissement de la mobilité. Respect des rythmes sains de l'organisme. Souplesse. Activités de décharge des tensions. Thérapies. Exercice physique qui construit et régénère (efficace, mais le moins stressant possible, le moins intense possible). Alimentation bien pensée.

Rechercher une vie non pas intense (dans la tension constante), mais palpitante (joyeuse).

Vivre dans l'amour et la tendresse. Apprendre à aimer, et à savoir se faire aimer. Cultiver en soi l'idée d'amours inconditionnels (dans notre couple, avec nos amis et nos enfants). L'amour, qu'il soit ou non sexuel, nous gratifie, gratifie les autres et régénère notre moëlle épinière[65].

64. LDMT : entreprise La Douceur Mène à Tout

65. « Les découvertes récentes en neurobiologie montrent qu'établir une relation amicale avec quelqu'un favorise la sécrétion de beaucoup de neuromédiateurs euphorisants. [...] Le corps médical voit trop souvent le médicament comme la baguette magique. La vérité est que la relation sociale guérit plus vite et plus sûrement » Boris Cyrulnik, entretien pour Le Point, 10 décembre 2009.

« Si l'on ne te caresse pas, ta moelle épinière se flétrira. » Éric Berne (47)

Apprendre à jouir esthétiquement du monde (Bateson), car le beau nous donne du plaisir et donc favorise notre santé, et nous régénère. S'intéresser à l'art, à la beauté de la nature. Ne pas avoir peur de vouloir être beau, mais d'une beauté non pas superficielle, de simple apparence, mais d'une beauté comme résultante d'un fonctionnement sain.

« L'amour porte en lui une fantastique vertu qui demande à sortir de ses entraves, à déborder la sphère de la vie privée dans laquelle il est actuellement limité et intensifié, à s'étendre à l'espèce et au monde...» Edgar Morin (48)

Ces nouveaux commandements que nous vous proposons peuvent rentrer en conflit avec nombres de vos apprentissages antérieurs, comme nous l'avons développé au cours de ce chapitre. Comprendre ce qui vous dirige à votre insu, c'est apprendre à relativiser et mieux savoir vous dirigez dans la vie. Cela produit une plus grande souplesse adaptative. **Le but de Sybernetics est de vous donner des outils pour penser la commande de la commande**[66], c'est-à-dire d'apprendre ce qui peut vous détruire et vous construire, sans même que vous le sachiez, et donc de savoir mieux s'adapter. Sans cela, vos comportements risquent d'aller contre vos propres intérêts, par ignorance de comment vous avez été construits et tout ce qui vous influence dans vos choix.

Vous trouverez dans la préface des lecteurs p. 14 et le chapitre Motivation p.445 plus d'informations sur la commande de la commande.
En bref, il faut œuvrer pour retrouver notre **zone de confort** (si on l'a connue puis perdue), la trouver (si on ne l'a jamais connue comme c'est le cas de la majorité d'entre nous). Ce doit être notre objectif primordial, fondamental ! **Et l'entraînement de musculation, l'entraînement sportif, doit donc servir cet objectif, lui être entièrement subordonné.**

La vie devient tout autre lorsqu'on envisage nos pensées et actions comme reliées nécessairement à la zone de confort.

Une fois trouvée ou retrouvée notre zone de confort, il nous faut l'élargir pour croître. Ce sont les perturbations contrôlées qui vont nous permettre de croître en douceur avec le

66. La commande, c'est la volonté de faire, dire, exister d'une certaine façon. On pense qu'on est libre et n'interroge donc pas ce qui nous conditionne et détermine. La commande de la commande, c'est ce qui nous pousse à agir, penser, vouloir d'une façon et pas d'une autre.

stress le plus faible possible[67].

Il existera alors deux temps successifs dans la croissance.

Le premier temps est celui du retour progressif dans la zone de confort avec un développement simultané, effectué en douceur. On se développe tout en évitant ce qui pourrait nous empêcher d'atteindre notre zone de confort. Tout ce qui pourrait nous en éloigner. En engrangeant des expériences de réussite, nous renforçons alors notre confiance en nous-mêmes et nos capacités à atteindre plus rapidement la zone de confort (voir chapitre Motivation p.445). Le simple fait de sentir en soi une croissance douce, contrôlée, nous y rapproche.

Le second temps est celui de la croissance depuis la zone de confort, avec un élargissement de cette zone nettement plus simple à appréhender, et un développement encore plus rapide, car effectué dans les meilleures conditions que puisse connaître l'organisme.

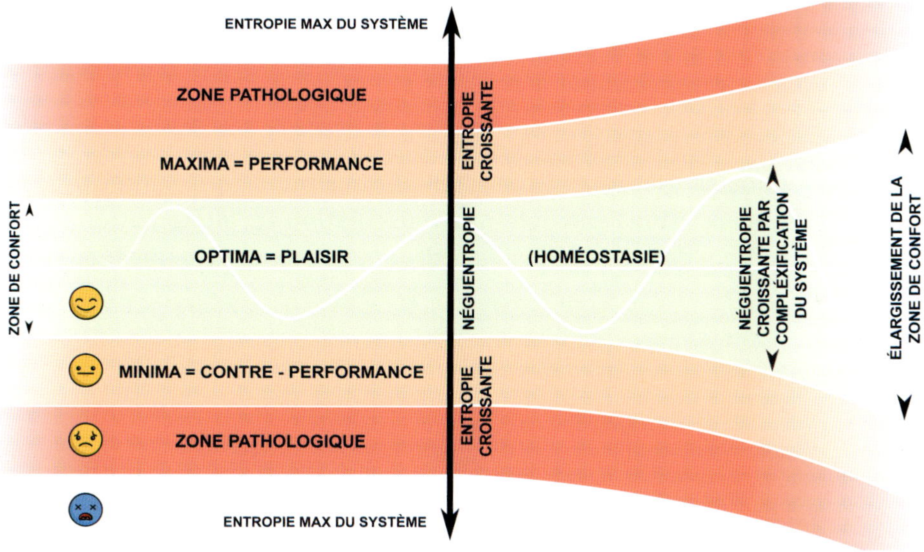

67. Il y aura bien sûr toujours des stress dans la vie, dont certains seront forts, très forts, destructeurs. Il faut donc éviter de s'imposer des stress supplémentaires qui nous useront et nous fragiliserons pour faire face aux stress qu'on ne pourra éviter. Se construire avec le moins de stress possible permet de se renforcer et d'être plus solide en cas de stress imprévu et violent au cours de notre vie. « Par exemple, pour qu'un malade puisse résister à sa maladie, il faut que beaucoup de ses variables physiologiques soient poussées vers des valeurs spéciales et même extrêmes (maximales et minimales). Il se trouve donc en état de « stress ». Nous nous montrerons avisés en le gardant au chaud, à l'intérieur, afin qu'il ne soit pas l'objet d'un stress supplémentaire. La logique qui sous-tend cette protection se fonde sur l'idée qu'il existe une quantité finie de changements potentiels que le corps est capable de réaliser, et que, lorsqu'il a réalisé un certain changement adaptatif, sa capacité d'en réaliser d'autres se trouve ainsi réduite. Sa souplesse est réduite. Il existe, si vous voulez, une économie de la souplesse. » Gregory Bateson (49)

Bien sûr, vu l'étendue des traumatismes que peut connaître un humain depuis sa naissance (et même avant[68],[69]), on peut se dire qu'il doit être très difficile pour certains d'atteindre pleinement leur zone de confort. Et c'est vrai. Cela va demander du temps à beaucoup d'entre nous, et une dose d'efforts indispensables[70].
Dans certains cas extrêmes, certains n'y parviendront peut-être jamais. Mais, au moins, après une prise de conscience les ayant conduits à considérer l'importance de prendre soin d'eux-mêmes, ils vont s'en rapprocher grâce aux outils présentés dans Sybernetics. Avec le temps, ils pourront être bien plus heureux qu'ils n'auraient jamais osé espérer l'être.

On comprendra alors encore mieux l'importance d'une enfance ayant lieu dans les conditions les plus douces, joyeuses, non-violentes, non-humiliantes possibles. Un enfant ayant bénéficié d'une éducation bienveillante et d'un amour inconditionnel saura, une fois adulte, veiller naturellement à sa santé, son bien-être. Il connaîtra alors le plaisir du dépassement de soi intelligent, doux et constructeur. **La meilleure croissance possible, il faut l'envisager avant même la naissance de son enfant.**

C. MUSCULATION : UN RENVERSEMENT IDÉOLOGIQUE

Avant tout, il faut favoriser tout ce qui régénère et tout ce qui permet la croissance du système humain dans sa globalité. Et écarter au maximum tout ce qui use, stresse, frustre, peine, crée et accentue l'entropie[71]. La musculation et l'alimentation font partie, des éléments qui composent cette nouvelle attitude, au même titre que bien d'autres.

68. De plus le nouveau-né va développer lui aussi une mémoire traumatique liée aux violences auxquelles sa mère a été exposée lorsqu'il était fœtus. Dès le troisième trimestre de la grossesse, l'amygdale cérébrale est active et se charge de la mémoire émotionnelle des ce qu'il ressent dans le ventre de sa mère. Il peut naître avec des modifications épigénétiques des gènes de régulation du stress NR3C1 transmises par ses parents du fait des violences qu'ils ont subies dans leur enfance, qui le rendra encore plus sensible et vulnérable au stress (50)

69. « Leur amygdale cérébrale étant fonctionnelle dès la naissance, et même lors du 3e trimestre de la grossesse pour le fœtus, les nouveau-nés, les nourrissons traumatisés peuvent développer une mémoire traumatique. » Muriel Salmona (5)

70. C'est pourquoi il faut bien choisir ses combats, et éviter de gaspiller son énergie en efforts inutiles ou autodestructeurs.

71. L'entropie, pour rappel, correspond à la tendance de tout système à la désorganisation. Au niveau du système humain, cela correspond à l'usure, la vieillesse, la dégénérescence et, en définitive, à la mort.

Ce serait une erreur de croire que nous trouverons l'accomplissement et la libération dans le seul exercice physique, réalisé intensément ou pas. Quelle que soit l'approche, « No Pain No Gain », « Less Pain More Gain[72] », ou même douce comme le Yoga, la focalisation sur l'entraînement physique restera sans issue[73].

Un être humain, pour s'accomplir et être non seulement en paix, mais heureux de vivre, doit pour cela se libérer de ce qui entrave son action. Il doit exprimer les tensions, les réduire, les faire disparaître. Prévenir au lieu de guérir, autant que possible…

L'angoisse que l'on ressent à vivre, même en jouissant d'un certain confort, provient d'un système corps-esprit rigidifié. Par conséquent, une complexification globale[74] est nécessaire pour que l'individu retrouve sa souplesse adaptative.

Ce processus de libération/complexification ne peut se faire au hasard, mais bien selon un protocole défini, qui tient compte de notre biologie, de la mémoire traumatique, des effets de notre culture et de la manière dont croissent et dégénèrent les machines cybernétiques vivantes que nous sommes (voir chapitre musculation méditative p. 305).

Cela ne peut certainement pas se faire à travers l'usage d'un entraînement dont l'idéologie considère que tout succès est lié à l'oubli, à la non-écoute, à la compartimentation de soi et à la souffrance que l'on s'impose. Ce genre d'approche est biologiquement et éco-systémiquement non viable, et s'y complaire nous conduit à l'usure, à la perte de plaisir, à l'absence d'amour pour soi et les autres, et donc à une mort physique et relationnelle prématurée : usure, souffrance, dégénérescence, faiblesse, mensonge, haines, laideur, …

Un corps esthétique et puissant ne se présente pas comme une cuirasse musculaire rigide et tendue. Mais bien plutôt comme un organisme souple détendu et délié, rempli de grâce animale. La véritable puissance réside dans la détente (51). La véritable beauté réside dans la grâce.

72. Le « LPMG » correspond au fait d'utiliser de nouveaux moyens (diététique, méditation, auto-massages, …) pour se régénérer afin de mieux continuer à se détruire à l'entraînement. La recherche est toujours celle de la performance exclusivement, et la santé est réfléchie dans ce sens - moyen de continuer à faire augmenter ses performances - car le savoir-quoi, la finalité de la pratique n'est toujours pas interrogée.

73. « La méditation permet de mieux se focaliser sur un objectif, peu importe s'il est destructeur ou auto-destructeur. Elle permet de se régénérer en se déconnectant du stress ambiant. Mais elle ne permet pas une régénération basée sur la connaissance du fonctionnement de son propre corps, car elle ne nous apprend pas ce fonctionnement. Apprendre ce fonctionnement, comme nous le faisons avec Sybernetics, modifie nos objectifs, les rendant plus sains, plus en accord avec notre nature, et change donc notre vision de la fonction et de la place de la méditation. » Olivier Lafay

74. « Pour nous, la cause primordiale de l'angoisse c'est donc l'impossibilité de réaliser l'action gratifiante, en précisant qu'échapper à une souffrance par la fuite ou par la lutte est une façon aussi de se gratifier, donc d'échapper à l'angoisse. » Henri Laborit (33)

Nous devons nous muscler afin de répondre aux besoins de notre nature animale. Nous devons avoir suffisamment de volume pour être forts, endurants, résistants, gracieux et sûrs de nous. Notre santé (système immunitaire notamment) dépend d'un volume musculaire conséquent et de stocks graisseux peu importants.[75] Mais cela ne peut se faire n'importe comment : il existe une voie royale et des voies à éviter absolument[76], ce qui est le cas de celles majoritairement promues en musculation depuis toujours.

Un corps tendu, contracté, prêt à bondir est comme celui de l'animal en conflit, qui veut impressionner un adversaire, saisir une proie, paraître toujours plus massif. Tout son mode d'être ne pense donc plus qu'au combat. Ce faisant, les postures prolongées de défense et de protection accentue nos tensions déjà existantes. Cela amenuise à la fois notre puissance, notre virilité et notre grâce (donc notre beauté), à moyen ou long terme, selon l'intensité du stress auquel on est soumis. Bien sûr, nous cherchons à sauver les apparences par tous les moyens et nous dépensons , tous les jours, une énergie folle, consciemment ou non, pour masquer les défauts grandissant de notre cuirasse

75. « J'en profite pour insister sur l'importance des muscles. Dans la salle d'urgence de n'importe quel hôpital, quand on voit arriver une personne gravement blessée — à la suite d'un accident de la route, par exemple — on peut prédire ses chances de s'en sortir à l'état de ses muscles. C'est que notre organisme se constitue des réserves afin d'avoir accès aux ressources dont il a besoin pour résister à un stress. En simplifiant un peu, disons que le foie entrepose des glucides, le tissu adipeux entrepose des lipides et les muscles entreposent des acides aminés, qui sont les constituants indispensables des protéines. Or, quand vous êtes blessé ou malade, vous avez besoin de quantités énormes de protéines pour que votre système immunitaire fonctionne, pour cicatriser, pour vous défendre contre l'infection. L'importance des muscles est telle, que je consacre un chapitre entier à ce sujet dans mon livre. Et pour avoir de bons muscles, évidemment, il faut faire de l'activité physique. » Dr Michel de Lorgeril - Extrait de l'entrevue «Risque d'infarctus, le cholestérol n'est pas coupable» par Passeport Santé.
(Extrait de: http://www.passeportsante.net/fr/Actualites/Entrevues/Fiche.aspx?doc=delorgeril_m_20071001_ent).

76.« La recherche sur les télomères suggère que pratiquer des sports à l'excès n'est pas forcément un moyen de vivre mieux et plus longtemps » Elizabeth Blackburn (45)

musculaire, pour corriger notre posture.[77]

Cet imaginaire du combattant valeureux, du prédateur toujours en tension, sur le qui-vive, doit donc être rejeté, pour laisser la place à un imaginaire constitué à partir de savoirs implacables sur ce qui peut conduire à la joie de vivre ou nous en écarter.
La nouvelle attitude, dite Efficiente, ou Stratégique, consistera donc en :

- **La complexification du système ;**
- **La lutte contre les effets du stress (6 piliers, souplesse, tai-chi, yoga, shiatsu, massages, repos, etc.) ;**
- **Une sexualité épanouie, joyeuse ;**
- **Un travail constant sur les relations, avec des outils adaptés ;**
- **Une musculation méditative ;**
- **Les perturbations contrôlées (en sport, au travail, dans les relations, en amour) ;**
- **Un processus de transformation de la mémoire traumatique en mémoire autobiographique ;**
- **Une alimentation optimale mais non obsessionnelle ;**
- **Une conception aiguisée de la notion de Zone de confort, qui permet de réaliser, au quotidien, un dosage juste entre tous ces éléments, et la nécessaire hiérarchie du moment entre les outils à utiliser.**

Par exemple, le sexe et l'amour doivent être considérés comme des outils au service de notre bien-être, sans jamais oublier l'altruisme, la générosité, l'amour de l'autre. On établit des priorités, on discute, on négocie, on sait aussi être affectueux et tendre. On voit le besoin immédiat et l'avenir des besoins, l'avenir des relations.

Mais avant de détailler l'ensemble de ces points, et pour bien les saisir et les mettre en œuvre efficacement, il faut intégrer une conséquence logique des propos tenus jusqu'à

77.« Le ventre est alors bombé et nous devons, si nous voulons paraître élégants, penser consciemment à le rentrer. Ce qui, bien entendu, camoufle un symptôme sans résoudre le problème qui l'a engendré. Cette volonté de camoufler le symptôme va même accentuer les tensions déjà existantes : un ventre rentré volontairement va faire pression sur le diaphragme, ce muscle fortement impliqué dans la respiration et dont la sensibilité aux émotions douloureuses est certaine, puisque les chocs et traumatismes le figent. L'enraidissement du diaphragme, suite à la suractivation des mécanismes d'inhibition de l'action, gêne la respiration. Le thorax ne s'ouvre pas suffisamment. La capacité respiratoire est nettement diminuée. En rentrant volontairement le ventre, on va accentuer ces problèmes, entraver davantage notre respiration. L'étirement du transverse (le ventre bombé) permettait de compenser le manque à l'inspiration. Cette solution se voit condamnée par notre volonté de paraître élégant. Le ventre est plat, mais le blocage respiratoire est plus prononcé, accentuant ainsi notre manque d'air. La sensation de fatigue, de faiblesse, sera alors plus présente et nourrira notre sentiment d'impuissance, renforçant ainsi les mécanismes d'inhibition de l'action. » Olivier Lafay (36)

présent : vous n'êtes pas libre. Votre libre-arbitre n'existe pas. Les décisions que vous prenez ne se font pas ex nihilo et sont toujours le résultat de processus neuro-hormonaux résultant des informations, en provenance de votre milieu extérieur ou intérieur et du contenu de vos différentes mémoires.

Nous sommes au contraire, nous l'avons vu au cours de cet exposé, des individus dont la vision du monde et les choix, les comportements, sont déterminés et conditionnés : déterminismes biologiques, conditionnements socio-culturels, mémoire traumatique... De plus, les inhibitions et traumatismes depuis le plus jeune âge nous ont rigidifiés, nous avons perdu de notre souplesse adaptative.

C'est pourquoi compter sur la seule volonté, un hypothétique libre-arbitre pour vous changer en profondeur est totalement vain. En effet, cette volonté de changement, si elle est perçue comme un libre-arbitre, se heurte violemment à tous vos déterminismes, vos conditionnements, votre mémoire traumatique, vos résistances naturelles au changement. En conséquence, se reposer sur la volonté pour changer, c'est se fourvoyer lourdement et s'engager dans un absurde combat contre soi-même.

« En cherchant à être un vainqueur, nous créons aussi un vaincu. Mais le vaincu, c'est toujours soi. Cela ne peut être sans conséquences... Tactiques et stratégies guerrières soumettent et détruisent le soi vaincu pour satisfaire l'égo du soi vainqueur. » Olivier Lafay (52)

Ainsi donc, déterminés, conditionnés, sans liberté, avec pour seule perspective un combat contre soi-même, un combat perdu d'avance par sa nature même, il peut sembler que nous soyons dans une impasse.

Mais il ne faut pas pour autant tomber dans un pessimisme déresponsabilisant : nous ne sommes pas sans aucune possibilité d'action, nous ne sommes pas des êtres uniquement soumis aux modelages de l'environnement et de nos relations, sans aucune prise sur notre avenir, sans aucune perspective d'évolution.

Nous sommes des individus qui nous situons dans un contexte (social, culturel, économique...) pris dans des relations avec d'autres individus, avec notre environnement. Nous sommes des systèmes (corps-esprit) en relation avec d'autres systèmes, intégrés dans des systèmes (25).

Se penser comme des êtres se situant au sein de nombreuses relations, ayant des moyens d'agir sur ces relations et son environnement, c'est précisément ce qui nous permet de sortir de l'impasse dans laquelle nous étions apparemment tombés plus haut. Nous pourrons en effet, en conscience, produire le cadre dans lequel nous allons pouvoir évoluer. Nous pourrons transformer notre environnement, agir sur nos relations, de sorte que cela rétroagisse sur notre système-individu et participe, de manière souple et efficace, à le diriger (et le maintenir) vers sa zone de confort[78].
Et cela avec très peu d'effort « de volonté ».

Pour ce faire, il ne s'agit pas de modifier son environnement et d'intégrer des rituels rigides, qui auront pour but de nous forcer à agir dans un sens, contre toutes nos résistances. Faire cela, c'est garder un environnement avec lequel nous entrerons inévitablement en conflit[79], ce qui n'est pas souhaitable.

Utiliser l'environnement pour se combattre soi-même (ses résistances, conditionnements, sa mémoire traumatique), ce n'est jamais la solution pour croître durablement. Il faut être respectueux de son écologie personnelle (ses besoins, ses résistances...) et modifier l'environnement en douceur, pour que le changement ne soit pas forcé, mais découle simplement des modifications effectuées[80].

Le mode d'être sybernétique permet, en décentralisant la commande de la commande (cf. p. 471 du chapitre Motivation), en n'étant plus autant autocentré, d'être en harmonie avec l'environnement et nos relations. De sorte que notre système-individu, c'est-à-dire nous-même, n'a plus qu'à agir spontanément, à être lui-même, et se laisser porter et diriger par les fluctuations du milieu extérieur, sans vouloir imposer quoi que ce soit.
Il peut abandonner l'état qui le pousse à *faire* en permanence, il n'est plus forcé *d'être dans le faire.* Il peut simplement *être*.

Y parvenir implique d'être à la fois stratège et cultivé[81].

QR CODE
note : 78

78.Voir, à ce sujet, l'article « Changement et autonomie », par Olivier Lafay (2018) : https://olivier-lafay.com/2018/09/25/changement-et-autonomie/

79. Conflit = stress = auto-destruction et destruction de soi par l'environnement.

80. C'est cela l'attitude stratégique. D'où le sous-titre du livre : Musculation stratégique.

81. « Je pense que faire œuvre de culture, c'est donner au citoyen la capacité de briser, de transgresser les frontières et les compartiments de plus en plus clos entre les différents domaines du savoir. » Edgar Morin (53)

1. La complexification du système

En effet, c'est l'apprentissage de nouveaux savoirs qui va nous permettre d'avoir à notre disposition un grand nombre de réponses possibles pour répondre aux défis du quotidien. Il s'agit ensuite d'appliquer ses savoirs afin d'arrêter de foncer tête baissée pour atteindre ses objectifs. L'opposition frontale pour résoudre un problème est la stratégie la plus pauvre car elle nécessite généralement beaucoup de ressources (énergie, temps, stress, santé, ...) et la réussite est donc souvent coûteuse (efficacité).

Alors qu'en se cultivant, on apprend quels sont nos besoins réels et donc comment créer un environnement adapté à ces besoins[82] afin de les combler avec le moins d'efforts possibles (efficience).
Et se cultiver participe, justement, au premier point de l'attitude efficiente indiqué plus haut : se complexifier et donc prendre soin de sa zone orbito-frontale. **La zone orbito-frontale (ZOF), c'est une aire du cerveau impliquée dans la capacité à raisonner, à trouver des solutions aux problèmes en utilisant son imagination et sa créativité.** En prendre soin, c'est donc améliorer sa capacité à prendre des décisions, mais aussi à réguler ses émotions, à pouvoir s'écouter, donc à écouter ses besoins et pouvoir les respecter et les faire respecter.

Complexifier votre ZOF, c'est vous ouvrir de nouveaux horizons de pensée, de nouvelles façons d'envisager le monde et les situations du quotidien et donc de nouvelles manières d'y répondre. C'est se cultiver pour être en mesure de comprendre notre fonctionnement et pouvoir s'observer agir, développer un recul critique vis-à-vis de ses pensées et ses actions[83].

82. Se créer un environnement qui a pour but de se forcer à devenir une personne qui « réussit », selon les critères de l'idéologie dominante, c'est créer un environnement qui entre en contradiction avec nos besoins profonds. Et il faudra toujours user de volonté et rester dans le combat contre soi-même, pour parvenir à ses fins. Des fins qui ne satisferont jamais le besoin d'aimer et d'être aimé.

83. « L'apprentissage de l'auto-observation fait partie de l'apprentissage de la lucidité. L'aptitude réflexive de l'esprit humain, qui le rend capable en se dédoublant de se considérer lui-même, cette aptitude que certains auteurs comme Montaigne ou Maine de Biran ont admirablement exercée, devrait être chez tous encouragée et stimulée. Il faudrait enseigner de façon continue comment chacun produit le mensonge à lui-même ou self-deception. Il s'agirait d'exemplifier sans cesse comment l'égocentrisme auto-justificateur et la bouc-émissarisation d'autrui conduisent à cette illusion, et comment y concourent les sélections de la mémoire qui éliminent ce qui nous gêne et enjolivent ce qui nous avantage (ce pourrait être par l'incitation à tenir un journal quotidien et à y réfléchir sur les événements vécus.). » Edgar Morin (54)

Se cultiver, c'est intégrer des informations nouvelles dans son système. Ces informations doivent notamment vous permettre de mieux comprendre votre fonctionnement personnel, celui des autres, mais aussi vous donner des outils théoriques et pratiques pour prendre de meilleures décisions au quotidien.
En effet, puisque nous ne sommes pas libres, pour augmenter notre souplesse adaptative et nous libérer de nos conditionnements et modes de pensée délétères, il faut engranger de l'information.
Plus nous aurons d'informations bien intégrées à notre disposition dans notre système, plus nous augmentons nos chances de prendre des décisions justes, adaptées à notre situation[84].

Mais il ne suffit pas d'avaler l'information de manière boulimique comme un vulgaire consommateur compulsif. Ces nouvelles informations, il faut les digérer et les assimiler pour qu'elles nous soient réellement utiles. C'est pourquoi la pensée complexe d'Edgar Morin est si importante pour nous, car elle nous donne une méthode, une grille de lecture apte à engranger un grand nombre de connaissances et de savoirs pour servir notre quête d'Efficience. Il s'agit en effet de mettre en ordre, de relier, de hiérarchiser les différentes informations entre elles pour qu'elles puissent servir à améliorer notre quotidien.

Des listes de livres dans lesquelles vous pourrez puiser, vous seront données tout au long de cet ouvrage.

Et compte tenu de ce que l'on a dit plus haut, celui qui a des difficultés à se mettre à la lecture, devrait chercher non pas comment se forcer à lire, mais comment mettre en place un environnement propice à la lecture[85].
En attendant, notez que ce livre (dont ce chapitre) participe à vous in-former, à vous donner les bonnes informations pour agir mieux, et vous permettre de retrouver, et d'élargir, votre zone de confort.
Déjà en lisant ceci et en appliquant nos conseils (y compris en musculation, nous y reviendrons plus loin), vous participez à prendre soin de votre zone orbito-frontale.

84. Sous réserve de mettre en place les autres solutions qui constituent l'attitude efficiente/stratégique, et notamment d'exprimer sa mémoire traumatique.
Se cultiver énormément mais ne pas agir, et donc toujours fuir sa mémoire traumatique, ce n'est pas suffisant.

85. Par exemple, si vous êtes accroc au smartphone, laissez-le dans une pièce ou un meuble loin de vous, hors de votre portée immédiate. Ceci permet d'éviter d'être déconcentré et attiré par le smartphone. Il existe de nombreuses choses que vous pouvez éloigner, voire retirer, et d'autres mettre en vue (comme des livres, justement). Soyez imaginatifs.

Prendre soin de sa ZOF, c'est aussi participer à restaurer une zone du cerveau qui a été impactée durant l'enfance par les différents traitements négatifs subis. Une ZOF endommagée empêche la bonne régulation des émotions et du stress, entre autres. **Or, les difficultés à réguler le stress génère de multiples dysfonctionnements dans notre organisme[86] : acidification de l'organisme, système immunitaire déprimé, hypertension artérielle, augmentation de la production de radicaux libres (55).**

Nous sommes à la fois plus sensibles au stress et à ses conséquences et, par manque de souplesse adaptative et de réponses possibles face aux situations données, nous nous mettons plus souvent en situation d'être stressés.

Tout ceci tend à éloigner notre organisme de sa zone de fonctionnement optimale.

2. La lutte contre les effets du stress

C'est pourquoi il convient d'apprendre à lutter contre les effets du stress. Pour cela, il existe tout une gamme d'outils très utiles pour décharger le corps des tensions emmagasinées, et lui permettre de retrouver un fonctionnement optimal[87].

Pour ce faire, l'Entraînement Stratégique (p. 133) vous permettra de vous décharger d'une partie de vos inhibitions et de votre stress. Il faudra toutefois compléter cette approche par d'autres outils, présents dans cet ouvrage et réalisables n'importe où, comme l'exercice des 6 piliers de la santé, mais aussi les étirements (p.211).

Ces outils permettent de lutter efficacement contre les effets du stress, mais peuvent ne pas suffire. Aussi est-il possible d'utiliser les massages ou encore le shiatsu, qui permettent d'évacuer les tensions également.
Ajoutons aussi l'importance des thérapies manuelles (ostéopathie, étiopathie, chiropraxie...) qui permettent aussi de rééquilibrer l'organisme, d'en normaliser le fonctionnement (Voir Chapitre 09 : Prophylaction p. 479).

86. « Le métabolisme oxydatif est considérablement augmenté en cas d'inhibition de l'action prolongée. Cela entraîne une production de nombreux radicaux libres, qui s'en prennent à nos cellules, engendrant des lésions. Nous souffrons alors d'inflammations, de vieillissement accéléré et nous risquons davantage l'infarctus. » Olivier Lafay (36)

87. Si l'on peut permettre au corps de retrouver un fonctionnement optimal, en compensant les effets du stress, quand celui-ci ne dépasse votre capacité à pouvoir le gérer, il faut tout de même chercher, le plus possible, à se libérer de vos inhibitions.

3. Une sexualité épanouie et joyeuse

Un autre outil de décharge fondamental pour notre santé, puisqu'il permet à la fois de se décharger des tensions, mais aussi d'avancer sur le chemin de la reconnexion à soi, c'est le sexe.

Des relations sexuelles régulières, tendres, en étant à l'écoute de soi et de son/sa partenaire, c'est répondre à l'un des déterminismes biologiques les plus profondément inscrits en nous, en tant qu'être vivant. Nous sommes programmés au plus profond de notre être pour transmettre nos gènes à travers la reproduction. Le plaisir et l'extase qui en émergent témoignent de cette nécessité vitale (56). L'orgasme plein, complet, permet non seulement une décharge des tensions accumulées, mais nous rapproche également de nous-même en répondant à l'un de nos besoins innés les plus essentiels.

Dans l'orgasme complet, impliquant l'ensemble du corps, et non seulement les organes génitaux, notre conscience se dissout temporairement et l'on se sent faire partie de l'univers, inclus dans le grand mouvement du monde, à notre place. L'orgasme complet élimine les tensions entre soi et le monde. Il amène la paix.

Pour y parvenir, il y aura donc un double mouvement. Un premier mouvement vers un travail général de reconnexion à soi, un travail pour ouvrir son cœur[88], qui mènera à plus de jouissance sexuelle.
Un second mouvement, par un travail de prise en compte de l'autre, de ses sensations, sans tension. Il s'agit aussi de se laisser aller lors de l'acte sexuel, autant que possible.

Se reconnecter à son sexe, son ventre, et apprendre à faire de l'acte sexuel un jeu. Ne pas être obsédé par la performance, le fait de « prouver » sa valeur. Cette reconnexion sexuelle aura des répercussions sur le travail général de reconnexion à soi.

88. « Si l'on est comblé dans le présent, la perte d'un amour dans l'enfance n'est qu'un souvenir sans charge émotionnelle, mais reconnaissons qu'elle peut nous amener, en geste d'auto-défense, à fermer nos cœurs, et qu'alors n'étant pas capables d'aimer, nous resterons non-aimés. Après tout, ne sommes-nous pas tristes que notre cœur se soit fermé ? » Alexander Lowen (19)

4. Un travail constant sur les relations

Ce travail avec notre partenaire sexuel s'intègre dans le cadre plus vaste d'un travail sur les relations : à soi, aux autres, au monde.

> **« Ce qui ne soigne pas tue, surtout dans les relations. Soit vos demandes - et le style que vous utilisez pour les formuler - conduisent à la coopération, soit elles conduisent à la guerre ; et, si vous êtes en guerre, n'attendez pas de clémence de la part de votre adversaire. »**
> **Jean-Jacques Wittezaele (57)**

Il faut se cultiver à la fois pour comprendre son fonctionnement, et celui des autres, mais aussi afin de pouvoir en discuter et méta-communiquer.[89] La méta-communication permet de discuter avec l'autre de la communication et des règles de la relation que l'on entretient avec lui. D'identifier les jeux et les rôles que chacun joue dans la relation (47,58–61).
La méta-communication nécessite, pour être salvatrice, de tenir compte des besoins de chacun, de ses désirs, ainsi que de la direction que l'on souhaite faire prendre à la relation. Dans le chapitre Motivation (p. 461), nous vous donnons des indications pour mieux entretenir vos ressources relationnelles.

5. Un processus de transformation de la mémoire traumatique en mémoire autobiographique

Notre travail sur les relations ne pourra que bénéficier d'un travail parallèle sur la mémoire traumatique, dont nous avons parlé tout au long de ce chapitre. En effet, les réactions de stress mémorisées dans l'ensemble des réseaux neuronaux qui se sont établis entre l'amygdale cérébrale et d'autres régions de votre cerveau, se manifestent inconsciemment au quotidien, par des réactions anxieuses ou de fuite (cf. p. 51), et ce même en l'absence de stimuli stressants.

89. « L'approche relationnelle affirme que c'est à travers la communication que les individus se construisent. La bonne gestion des phénomènes de communication entre l'individu et son milieu permet aux personnes de se sentir bien. Par contre, une relation difficile avec notre entourage peut perturber notre esprit, modifier notre perception de l'environnement, l'image que nous avons du monde et de nous-mêmes, et même nous faire douter, au plus profond de nous, de notre identité ; bref, la communication est la matrice de la santé mentale. » Jean-Jacques Wittezaele (57)

Il nous faudra donc remettre à leur juste place ces événements, dans notre passé, afin qu'ils ne nous hantent plus dans le présent. Pour cela, les traces mémorisées devront migrer de l'amygdale vers l'hippocampe, structure cérébrale siège de notre mémoire autobiographique, celle-ci étant constitué de tous les évènements connectés entre eux et formant la trame de notre mémoire autobiographique.

Verbaliser vos émotions face à un « témoin lucide » vous sera très utile dans cette quête. Ce terme désigne une personne éclairée quant à l'impact des violences subies, disposée à vous écouter, vous comprendre et accueillir vos émotions.

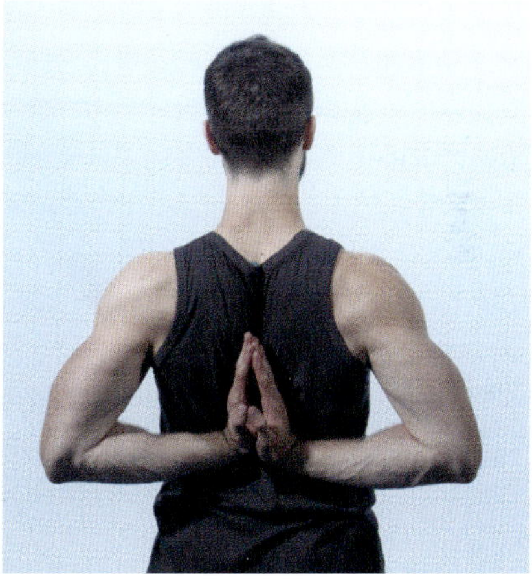

Si vous êtes seul pour faire ce travail, vous pouvez aussi exprimer votre vécu, et chercher à verbaliser vos émotions, vos ressentis, via l'écriture, qui peut être d'une très grande aide. Cela peut vous aider à avancer, en attendant de rencontrer une personne susceptible de vous aider à continuer sur ce chemin.

Par ailleurs, la lecture des ouvrages de Alice Miller (33) ainsi que ceux d'Alexander Lowen (19) vous aidera à retrouver le contact avec votre enfant intérieur.

Si ces informations nouvelles vous ont laissé de marbre, ne vous inquiétez pas. Il sera possible, si vous vous lancez dans ce travail, éventuellement accompagné d'un professionnel, de sortir du refoulement des émotions associées à un vécu douloureux.[90]

Il faut donc que celui-ci ne soit pas prêt à nier vos émotions, vos souffrances, ni à les relativiser ou qu'il vous propose comme objectif de pardonner à vos parents pour tout cela.[91] Questionnez-le sur le sujet avant d'entamer une thérapie ![92]

90. Et justifier l'absence d'émotions par le fait d'avoir eu une enfance « normale », ou estimer que cette enfance fut heureuse, c'est probablement l'expression d'une fuite de votre mémoire traumatique (par le déni des violences subies, donc de vos souffrances). Les enfances « normales » sont parsemées de violences comme nous le démontrions plus haut, avec des conséquences implacables. Et même dans d'excellentes circonstances, il paraît peu probable que vous ayez échappé à tout durant toute votre vie.

QR CODE
note : 91

91. https://olivier-lafay.com/2016/12/03/ne-pardonnez-pas-a-vos-parents/

QR CODE
note : 92

92. Le thérapeute doit être averti du poids des traumatismes dans nos sociétés actuelles, notamment au sein des familles. Cf. étude portant sur 25.000 sujets américains, détaillée par le psychiatre Bessel van der Kolk dans cette vidéo
https://www.youtube.com/watch?v=4xRilY9chIY

6. Une alimentation optimale mais non obsessionnelle

A ce stade de notre exposé, nous n'avons pas encore abordé l'importance de l'alimentation, et le lecteur doit commencer à comprendre pourquoi. Bien entendu, l'alimentation joue un rôle considérable si l'on veut se régénérer au mieux, mais elle ne sera pleinement efficace que dans le « ronronnement » d'un organisme/système biologique/écosystème fonctionnant au mieux de ses capacités (63).

La meilleure alimentation possible ne fera que limiter la casse si nous ne savons nous rapprocher de notre zone de confort, l'atteindre et nous y maintenir. C'est pourquoi un précédent ouvrage d'Olivier Lafay, Méthode de nutrition, (64) consacre un chapitre entier au recul nécessaire quant à l'alimentation. Chacun doit prendre du recul, et concevoir l'alimentation équilibrée comme un des éléments d'une vie « bonne » mais pas le plus fondamental. Une alimentation conçue avec une grande rigueur, voire une obsession constante, ne saurait compenser les effets dévastateurs d'un manque d'amour de soi, des autres, du monde.
L'alimentation doit être comprise comme un des éléments favorisant une régénération optimale (voir Chapitre Nutrition p .385). De même que la musculation, elle aussi, doit être subordonnée à d'autres paramètres comme la gestion ultra-prioritaire du stress, la guérison de nos pathologies chroniques, la gestion de notre mémoire traumatique, la complexification de notre zone orbito-frontale et l'enrichissement de nos relations sociales et amoureuses.

Plus notre organisme fonctionne mal, plus il sera susceptible de mal assimiler les nutriments apportés, ou de réagir fortement et mal à l'ingestion de certains aliments. En fonction du stress et de nos inhibitions, il est possible que des aliments que l'on digérait correctement à un moment, posent des problèmes par la suite.
A l'inverse, l'amélioration de notre état de stress, notamment la gestion de notre mémoire traumatique, peut faire disparaître des symptômes d'intolérance ou des troubles alimentaires sans changement particulier de l'alimentation (si celle-ci est déjà saine et équilibrée).

Une fois cette logique bien comprise, on peut à la fois s'occuper de son alimentation convenablement mais sans entrer dans une logique de contrôle obsessionnel qui s'apparenterait à une conduite d'évitement de sa mémoire traumatique. Le contrôle obsessionnel de l'alimentation génère, de plus, un stress au quotidien, qui crée souvent un isolement social et entrave donc les possibilités de s'épanouir.

L'alimentation dans le cadre de l'attitude Efficiente, devient ainsi un outil simple à utiliser au service de sa santé : en se libérant des pressions inutiles qu'un hyper-contrôle engendrerait et de contraintes inutiles pour constamment hyper-optimiser son alimen-

tation, celle-ci devient un outil de libération et d'épanouissement. L'alimentation devient guidée par un principe de plaisir bien compris, qui non seulement n'exclut pas la santé, mais en plus la favorise.
Nous y reviendrons plus en détail dans le chapitre dédié à la nutrition (voir p. 385).

7. Une musculation méditative

De même que la gestion de l'alimentation doit être dépassionnée, il nous faut faire de même avec la musculation. Cette musculation, c'est la musculation méditative, à laquelle nous consacrons un chapitre entier (voir p. 305).

Le but conscient recherché n'est plus la performance athlétique ou le volume musculaire pour lui-même. Ici, les transformations corporelles, seront les produits d'une musculation tournée vers le Soi, et qui participe à la reconnexion à soi.

« Il nous faut un formidable effort d'accommodation. Il faut abandonner à jamais la pseudo-mission de maîtriser la conquête de la nature que Descartes comme Marx avaient assignée à l'humanité, comme si nous étions totalement étrangers à cette nature. Il ne s'agit plus de domination de la planète, mais d'aménager un condominium où coopèrent les puissances organisatrices et régulatrices inconscientes de la nature et les aptitudes organisatrices conscientes de l'Homme. Il nous faut un double pilotage homme-nature. » Edgar Morin (65)

En se reconnectant à soi-même et en exprimant le refoulé, on permet au corps-esprit que nous sommes, de croître de nouveau, aisément[93], le fonctionnement de l'organisme revenant dans sa zone de confort redevient optimal.

8. Des perturbations contrôlées

Tous les éléments que nous vous avons révélés jusqu'à présent sont en réalité des perturbations que vous pouvez mettre à profit afin de nourrir votre développement.

93. « Celui qui renonce à son but conscient au profit d'un «pilotage processif» trouve naturellement, inconsciemment et involontairement, l'action juste. » Dany Gerbinet (66)

Contrôler ces perturbations consiste alors à adopter une approche progressive et stratégique, comme le propose chacun des chapitres de cet ouvrage. Les sept méthodes dispensées dans Sybernetics vous permettront de gérer finement ces différentes perturbations : entraînement, souplesse, alimentation, motivation, endurance, gestion des douleurs et construction de soi.

En utilisant ces perturbations contrôlées, que ce soit à l'entraînement mais également en dehors, la croissance n'a plus à être forcée. Le combat contre soi-même n'a plus lieu d'être.
Nous profitons alors des vagues de croissance spontanées de l'organisme, et nous apprenons à en créer. Il n'y a plus qu'à surfer ces vagues, en douceur, et une alimentation hyper-protéinée gargantuesque ainsi que les entraînements très intenses perdent leur nécessité pour prendre du muscle.
Générer des vagues de croissance c'est donc optimiser au maximum les réactions anaboliques de croissance pour avoir le moins d'efforts inutiles à fournir à l'entraînement ou dans le contrôle de sa diète.
En surfant ces vagues de croissance, la croissance musculaire et la performance athlétique viendront d'elles-mêmes, comme un effet produit, simplement, grâce à la mise en place des conditions de la réussite.

9. Une conception aiguisée de la zone de confort

Le mode d'être sybernétique, que nous vous proposons dans cet ouvrage, vous invite ainsi à tenir compte des contextes (le contexte d'aujourd'hui n'est pas celui de demain), à mettre en place les conditions de votre réussite en transformant votre environnement, et à vous laisser porter. Les effets positifs émergeront d'eux-mêmes, sans avoir à recourir à des efforts permanents de volonté, de focalisation, d'obsessions constantes, ni avoir à forcer les processus (se forcer soi, les autres, le monde).

Le mode d'être sybernétique décentralise la commande au profit de commandes multiples. Ces commandes se trouvent autour de nous (famille, culture, religion, idéologies, déterminismes biologiques) et déterminent nos comportements à notre insu. Si nous voulons qu'elles nous servent et qu'elles respectent notre écologie personnelle, ainsi que notre zone de confort, il va être nécessaire de les explorer et de s'appuyer sur celles qui sont favorables à notre épanouissement.

Sybernetics, par les savoirs et les prescriptions qu'il contient, vous guide pas à pas sur ce chemin du retour vers votre zone de confort et d'un mode de vie plus en phase avec vos fonctionnements biologiques profonds. Ceci afin de favoriser une vie belle et bonne pourvoyeuse d'une croissance optimale.

Nous entrons alors en symbiose avec ces commandes, de telle sorte que le système corps-esprit que nous sommes n'a plus qu'à se laisser gouverner par ces commandes.

« Plus un système vivant est autonome, plus il est dépendant à l'égard de l'écosystème ; en effet, l'autonomie suppose la complexité, laquelle suppose une très grande richesse de relations de toutes sortes avec l'environnement, c'est-à-dire dépend d'interrelations, lesquelles constituent très exactement les dépendances qui sont les conditions de la relative indépendance. » Edgar Morin (25)

En nous reposant sur des bases scientifiques solides, nous avons les moyens de produire un environnement qui servira notre construction. Nous pouvons donc nous reposer sur des commandes extérieures, sachant que celles-ci serviront notre croissance intégrale.

Ainsi nous vous proposons une Méthode. La Méthode des Méthodes.

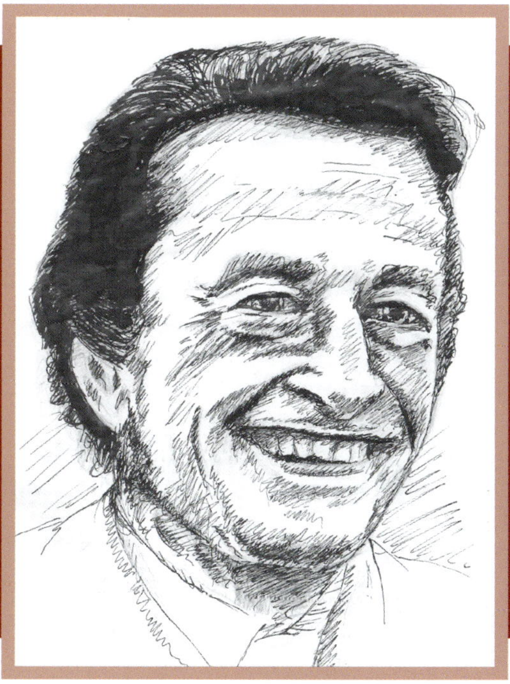

« Tant qu'on n'aura pas diffusé très largement à travers les hommes de cette planète la façon dont fonctionne leur cerveau, la façon dont ils l'utilisent et tant que l'on n'aura pas dit que jusqu'ici que cela a toujours été pour dominer l'autre, il y a peu de chance qu'il y ait quoi que ce soit qui change. »

Henri Laborit

Références bibliographiques

1. **Morin E.** *Introduction à la pensée complexe.* Points; 2014. 160 p.
2. **Nardone G.** *Chevaucher son tigre. ou comment résoudre des problèmes compliqués avec des solutions simples.* Paris: Le Seuil; 2008. 128 p.
3. **Kaufmann J-C.** *L'invention de soi : Une théorie de l'identité.* Paris: Fayard/Pluriel; 2010. 352 p.
4. **White M, Epston D, Bourse J-F.** *Les moyens narratifs au service de la thérapie.* Bruxelles: Satas; 2009. 233 p.
5. **Salmona M.** *Châtiments corporels et violences éducatives-Pourquoi il faut les interdire en 20 questions réponses.* Dunod; 2016. 288 p.
6. **Romano H.** *L'enfant face au traumatisme.* Dunod; 2013. 192 p.
7. **Bowlby J.** *Attachement et perte. : Volume 1, L'attachement.* Presses Universitaires de France - PUF; 2002. 540 p.
8. **Hrdy SB, Hublin P de J-J, Martin T de M.** *Comment nous sommes devenus humains, les origines de l'empathie.* 1ère édition. L'Instant Présent; 2016. 381 p.
9. **Gueguen C.** *Pour une enfance heureuse : repenser l'éducation à la lumière des dernières découvertes sur le cerveau.* Paris: Pocket; 2015. 368 p.
10. **Salovey P.** *Emotional Development and Emotional Intelligence : Educational Implications.* The Perseus Books Group; 1997.
11. **Gershoff ET, Grogan-Kaylor A.** *Spanking and child outcomes: Old controversies and new meta-analyses.* Journal of Family Psychology. 2016;30(4):453-69.
12. **Scott MJ, Stradling SG.** *Post-traumatic stress disorder without the trauma.* British Journal of Clinical Psychology. 1 févr 1994;33(1):71-4.
13. **Baranello M.** *Introduzione al concetto di trauma.* 2001;
14. **Berceli D, Gurret J-M, Wauthier Y.** *La Méthode T.R.E pour se remettre d'un stress extrême.* Vergèze: Thierry Souccar; 2014. 176 p.
15. **Levine PA, Kline M, Dégranges D, Mourabit J, Francesco CD.** *Comment aider son enfant à faire face aux épreuves de la vie : Petits et grands traumatismes.* DE BOECK UNIVERSITE; 2015. 236 p.
16. **Reich W, Sinelnikov C.** *La Révolution sexuelle.* Nouv éd rev. et corr. Paris: Christian Bourgois Editeur; 2003. 340 p.
17. **Morin E.** *La Méthode tome 6 - Ethique.* Paris: Le Seuil; 2004. 256 p.
18. **Eisenberger NI.** *The neural bases of social pain: Evidence for shared representations with physical pain.* Psychosom Med. févr 2012;74(2):126-35.
19. **Lowen A.** *La peur de vivre.* Enrick B. Editions; 2017. 274 p.
20. **Damasio AR.** *Spinoza avait raison. Joie et tristesse, le cerveau des émotions.* Paris: Odile Jacob; 2003. 346 p.
21. **Brown DW, Anda RF, Tiemeier H, Felitti VJ, Edwards VJ, Croft JB, et al.** *Adverse Childhood Experiences and the Risk of Premature Mortality.* American Journal of Preventive Medicine. 1 nov 2009;37(5):389-96.
22. **Lanius RA, Vermetten E, Pain C.** *The Impact of Early Life Trauma on Health and Disease: The Hidden Epidemic.* First Edition. Cambridge, UK ; New York: Cambridge University Press; 2010. 329 p.
23. **Levine P.** *Guérir par-delà les mots - Comment le corps dissipe le traumatisme et restaure le bien-être.* InterEditions; 2014. 432 p.

24. **Ferenczi S, Sausse SK, heron C.** *Le traumatisme.* Paris: Payot; 2006. 170 p.
25. **Morin E.** *Le Paradigme perdu : la nature humaine.* Points; 2016. 256 p.
26. **Lanius RA, Vermetten E, Loewenstein RJ, Brand B, Schmahl C, Bremner JD, et al.** *Emotion Modulation in PTSD: Clinical and Neurobiological Evidence for a Dissociative Subtype.* American Journal of Psychiatry. juin 2010;167(6):640-7.
27. **Coutanceau R, Smith J, Lemitre S, Collectif, Senon J-L.** *Trauma et résilience - Victimes et auteurs.* Dunod; 2012. 480 p.
28. **Finkelhor D, Turner H, Ormrod R, Hamby SL.** *Violence, Abuse, and Crime Exposure in a National Sample of Children and Youth.* Pediatrics. 1 nov 2009;124(5):1411-23.
29. **Scheeringa MS, Myers L, Putnam FW, Zeanah CH.** *Diagnosing PTSD in Early Childhood: An Empirical Assessment of Four Approaches.* J Trauma Stress. août 2012;25(4):359-67.
30. **LeDoux J, Kaldy P.** *Neurobiologie de la personnalité.* Odile Jacob; 2003. 493 p.
31. **Felitti VJ, Anda RF, Nordenberg D, Williamson DF, Spitz AM, Edwards V, et al.** *Relationship of Childhood Abuse and Household Dysfunction to Many of the Leading Causes of Death in Adults: The Adverse Childhood Experiences (ACE) Study.* American Journal of Preventive Medicine. 1 mai 1998;14(4):245-58.
32. **Miller A, Vandevoorde P.** *Ta vie sauvée enfin.* Paris: Flammarion; 2008. 321 p.
33. **Laborit H.** *Éloge de la fuite.* Paris: Folio; 1985. 192 p.
34. **Maurel O, Miller A.** *La fessée - Questions sur la violence éducative.* édition revue et augmentée. Tressan: La Plage; 2015. 160 p.
35. **Morgan N.** *Haine froide. A quoi pense la droite américaine?* Paris: Le Seuil; 2012. 264 p.
36. **Lafay O.** *Méthode de musculation - Tome 2 : L'espace stratégique - Optimisez votre fonctionnement pour un rendement athlétique supérieur.* Paris: AMPHORA; 2014. 272 p.
37. **Alice M.** *L'avenir du drame de l'enfant doué* PUF 2002. PUF Le fil rouge; 1970.
38. **Lafay O.** *La construction d'un modèle alternatif (autorégulation, boucle, efficience) Part I [Internet].* Méthode Lafay. 2012 [cité 9 déc 2018].
39. **Laborit H.** *La nouvelle grille.* Paris: Folio; 1986. 352 p.
40. **Belsky J, Haan M de.** *Annual Research Review: Parenting and children's brain development: the end of the beginning. Journal of Child Psychology and Psychiatry.* 1 avr 2011;52(4):409-28.
41. **Kolk BV der, Weil A.** *Le Corps n'oublie rien: Le cerveau, l'esprit et le corps dans la guérison du traumatisme.* Albin Michel; 2018. 592 p.
42. **Fisher R, Petit B.** *Le Chevalier à l'armure rouillée.* Ambre Editions; 2016. 126 p.
43. **Warneken F, Hare B, Melis AP, Hanus D, Tomasello M.** *Spontaneous Altruism by Chimpanzees and Young Children.* PLoS Biol [Internet]. juill 2007 [cité 9 déc 2018];5(7).
44. **Hayden B.** *Naissance de l'inégalité. L'invention de la hiérarchie.* Paris: Cnrs; 2013. 166 p.
45. **Blackburn E, Epel E, Wiart Y.** *L'effet télomère : Une approche révolutionnaire pour allonger sa vie et ralentir les effets du vieillissement.* Guy Trédaniel éditeur; 2017. 400 p.
46. **Kaeberlein M, Martin G.** *Handbook of the Biology of Aging.* 8e éd. Amsterdam: Academic Press; 2015. 576 p.
47. **Berne É.** *Des jeux et des hommes.* Stock. Paris: Stock; 1984. 214 p.
48. **Morin E.** *Introduction à une politique de l'Homme.* Nouv. éd. [augm.]. Paris: Seuil; 1999. 175 p.
49. **Bateson G.** *Une unité sacrée. Quelques pas de plus vers une écologie de l'esprit.* Paris: Le Seuil; 1996. 464 p.

50. **Perroud N, Paoloni-Giacobino A, Prada P, Olié E, Salzmann A, Nicastro R, et al.** *Increased methylation of glucocorticoid receptor gene (NR3C1) in adults with a history of childhood maltreatment: a link with the severity and type of trauma.* Transl Psychiatry. déc 2011;1(12):e59.
51. **Dürckheim KG, Vic C.** *HARA : Centre vital de l'Homme.* 14e édition. Paris: Courrier du Livre; 2005. 256 p.
52. **Lafay O.** *De l'efficacité à l'efficience : la nouvelle voie du muscle.* 2012.
53. **Cyrulnik B, Morin E.** *Dialogue sur la nature humaine.* La Tour D'aigues: Nouvelles éditions de l'Aube; 2010. 77 p.
54. **Morin E.** *La Tête bien faite : Penser la réforme, reformer la pensée.* Paris: Seuil; 1999. 153 p.
55. **Laborit.** *L'inhibition de l'action : biologie, physiologie, psychologie, sociologie.* Paris ; New York: Masson; 2000.
56. **Reich W.** *La Fonction de l'orgasme.* 2e édition revue et corrigée. Paris: L'Arche éditeur; 1997. 304 p.
57. **Wittezaele J-J.** *L'Homme relationnel.* Paris: Seuil; 2003. 352 p.
58. **Beavin JH, Jackson DD, Watzlawick P.** *Une logique de la communication.* Points; 2014. 288 p.
59. **Berne E.** *Que dites-vous après avoir dit bonjour ?* S.l.: Sand & Tchou; 1989. 371 p.
60. **Watzlawick P, Weakland J-H.** *Sur l'interaction, Palo Alto : 1965-1974, une nouvelle approche thérapeutique.* Paris: Points; 2004. 544 p.
61. **Watzlawick P.** *Le langage du changement. Eléments de communication thérapeutique.* Paris: Points; 2014. 192 p.
62. **Miller A, Marcou L.** *Notre corps ne ment jamais.* Paris: Flammarion; 2004. 203 p.
63. **Lowen A.** *Spiritualité du corps - Pratique de la bioénergie.* St-Jean-De-Braye: Dangles; 1999. 230 p.
64. **Lafay O.** *Méthode de Nutrition : Gérer l'équilibre - L'alimentation maîtrisée au service de vos projets : Esthétique, Bien-être, Performance.* Paris: AMPHORA; 2010. 336 p.
65. **Morin E, Lemieux E.** *Ecologiser l'Homme : La nature du futur et le futur de la nature.* Paris: Lemieux Editeur; 2016. 136 p.
66. **Dany G, Piquet E, JAVARY CJ-D.** *Le thérapeute et le philosophe : Atteindre un but par le non-agir.* Paris: Enrick B. Editions; 2017. 272 p.

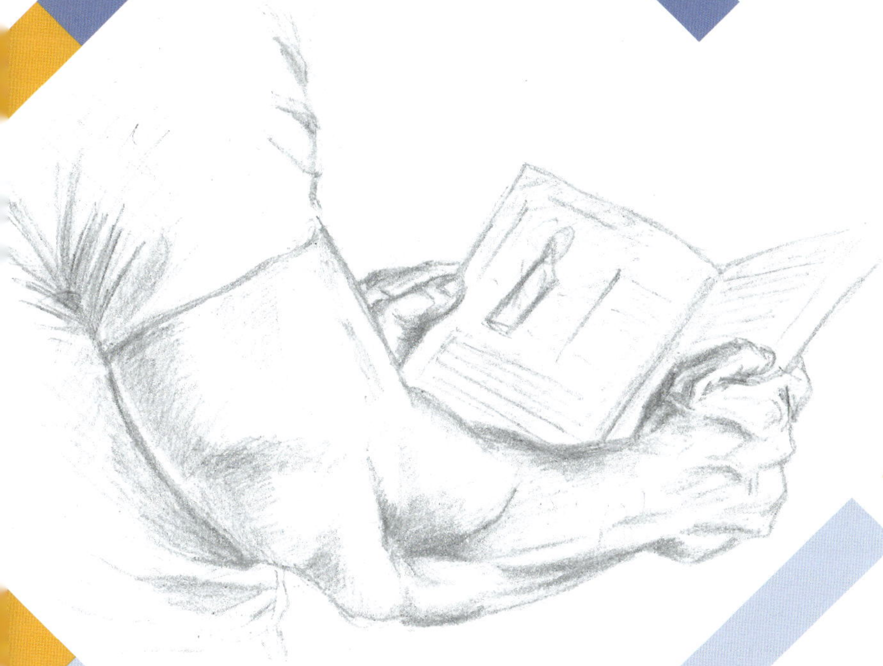

CHAPITRE II

LES BASES

Pour bien commencer la musculation stratégique

« Un écosystème climax est souvent moins divers, mais plus organisé qu'un écosystème de transition où l'on trouve à la fois les reliques de l'ancien et les arrivants du nouveau. »

Edgar Morin (1)

INTRODUCTION

La première partie de ce chapitre s'adresse aux personnes qui n'ont jamais fait de musculation et qui ne connaissent pas le vocabulaire et les principes de progression de base liés à cette activité. Ce vocabulaire et ces principes sont essentiels pour comprendre les instructions d'entraînement données dans le chapitre 3 L'entraînement – Stratégique, progressif, dirigé p. 133.

Si vous avez déjà pratiqué la musculation ou êtes familier du vocabulaire associé à la pratique de cette activité physique, vous pouvez vous diriger p. 111 de ce chapitre, ou au chapitre suivant.

I. NOTIONS FONDAMENTALES

Voici un exemple d'instruction que vous pourrez trouver au chapitre 3 :

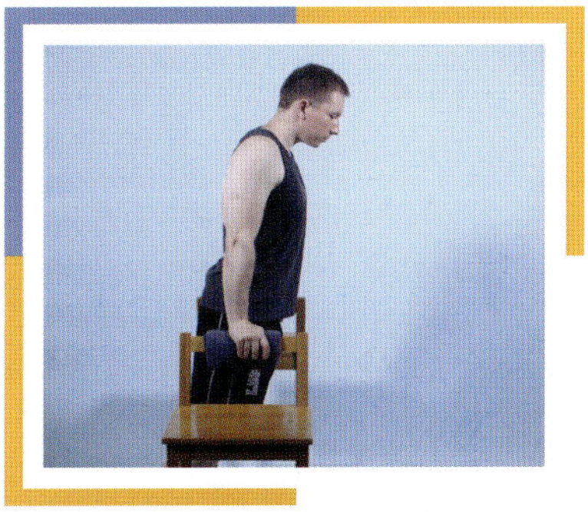

« Exercice 1 : dips à amplitude complète. Six séries de 5 répétitions avec 25 secondes de repos. Adoptez un rythme normal. »

Voici la signification de ces instructions[1] :

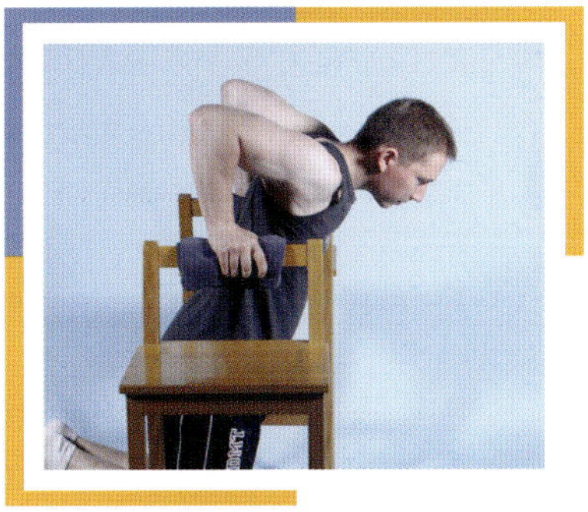

- <u>« Exercice 1 : dips »</u> : l'exercice, c'est le mouvement que vous allez effectuer. Le numéro à côté donne la place de l'exercice dans la séance.

  Ici le « 1 » signifie que cet exercice sera le premier exercice de votre séance[2].

  A côté de « *Exercice 1* », vous trouvez le nom de

1. Toutes les consignes que vous pourrez lire ici sont expliquées aussi en vidéo en scannant ce QR code (https://www.youtube.com/channel/UCTZs7ebvJTHmHNNg_xoDGgA)

QR CODE
note : 1

2. Après vous être échauffé bien sûr (voir p. 106).

l'exercice. Dans l'exemple présent, il s'agit de l'exercice des dips dont vous trouverez une description complète p.521 pour chaque exercice de votre séance, la page où vous trouverez les consignes d'exécution pour bien le réaliser sera notée.

- <u>*« Amplitude complète »*</u> : L'amplitude complète indique que votre mouvement devra être entier. L'amplitude peut être partielle, des précisions seront alors disponibles.
  Pour les dips en amplitude complète, il s'agit de fléchir les bras au maximum, puis de remonter (mais ne pas claquer les coudes en haut du mouvement).

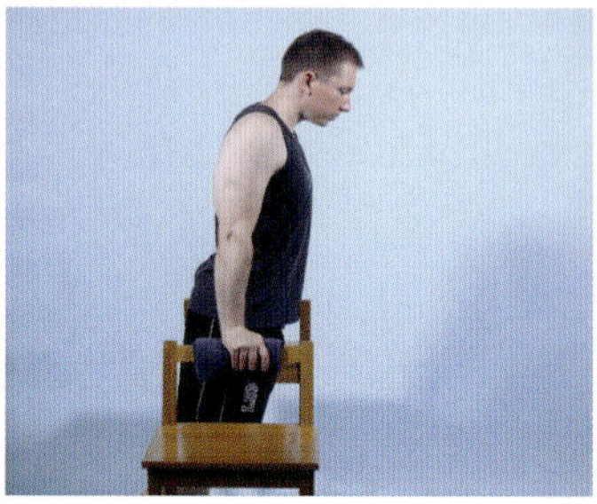

  Toujours pour les dips, une demi-amplitude consiste à ne pas descendre totalement et à arrêter la descente lorsque le bras est parallèle au sol. Il faut ensuite remonter totalement (mais ne pas claquer les coudes en haut du mouvement).

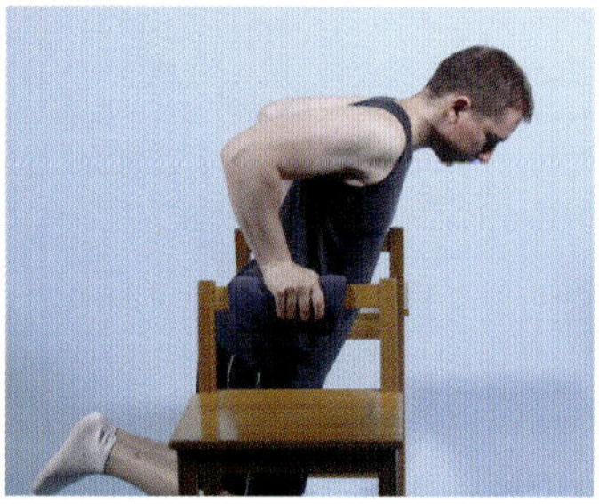

  Lisez bien les consignes, les amplitudes peuvent être totales ou partielles selon l'entraînement et l'exercice choisis.

- <u>*« Six séries de 5 répétitions »*</u> : Une série, c'est un ensemble de répétitions. Une répétition consiste en l'exécution d'un mouvement de musculation une fois.

  Sur les dips : pour faire une répétition, on doit faire la descente (flexion) et la remontée (extension) de l'exercice.

  Quand vous faites plusieurs répétitions de cet exercice, vous avez réalisé une série.

  Six séries de cinq répétitions signifie ici qu'il faudra réaliser 5 répétitions de l'exercice, six fois. Soit un total de 30 fois le même mouvement.

  Si on vous a dit que vous deviez faire, par exemple, encore 8 fois le mouvement, essayez de le faire.

Entre chaque série, un temps de repos défini sera donné.

- *« 25 secondes de repos »* : Quand vous avez terminé une série de dips, mettez en route un chronomètre. Une fois 25 secondes écoulées, remettez-vous en position et réalisez une nouvelle série de dips.

- *« Adoptez un rythme normal »* : Le rythme de chaque exercice vous sera donné. Le rythme peut être rapide, moyen ou lent.

  Un rythme normal signifie qu'une répétition complète se réalise en 1 à 2 secondes. Pour les dips, la flexion et l'extension durent au total 1 à 2 secondes.

  A un rythme rapide, le mouvement complet peut s'effectuer en une seconde voire moins.
  A un rythme lent, la flexion et l'extension sont contrôlés de sorte que le mouvement complet dure environ 10 secondes au total. (5 secondes de flexion, 5 secondes d'extension).

  Avec le temps et l'expérience, il vous sera possible de créer vos propres rythmes, avec des flexions lentes par exemple et des extensions rapides, ou l'inverse.

  Vous êtes maintenant en mesure de comprendre les consignes d'entraînement de chaque niveau.

Reprenons la consigne prise en exemple plus haut :

[*Exercice 1 : dips à amplitude complète (voir p. 521). Six séries de 5 répétitions avec 25 secondes de repos. Adoptez un rythme normal.*]

Lorsque vous vous entraînerez, vous serez confronté à des difficultés pour atteindre vos objectifs. Ici, les 6 séries de 5 répétitions vous paraîtront peut-être difficiles. Si c'est le cas, vous aurez le choix entre le fait d'adopter des *pauses courtes* ou non.

Une *pause courte* consiste en une pause réalisée pendant la série, sans quitter la position de l'exercice. Par exemple, vous faites 4 répétitions puis, avant de faire la 5°, vous restez en position haute, bras tendus et sans poser les pieds au sol, pendant quelques secondes pour récupérer, avant de réaliser cette dernière répétition.

Les *pauses courtes* peuvent vous aider à franchir un cap et atteindre un objectif. Elles peuvent être utilisées de manière ponctuelle.

Toutefois, l'abus de pauses courtes est fortement déconseillé.[3]

Si vous devez en faire à chaque séance et en grands nombres, les pauses courtes deviendront un frein à votre progression.

Gardez à l'esprit que chaque entraînement doit se faire en cherchant à revenir dans votre zone de confort puis à l'élargir progressivement, et non pas en cherchant à en sortir si vous souhaitez progresser sur le long terme (voir Chapitre 1 - Pour une beauté athlétique durable p. 27). Si vous appréhendez vos séances et que vous vous démotivez, le fait de fournir trop d'efforts à l'entraînement, en faisant de nombreuses pauses courtes par exemple, peut en être responsable.

Sachez levez le pied si vous souhaitez durer. Et apprenez à mieux vous connaître, mieux vous ressentir afin de parvenir à dépenser juste l'énergie nécessaire pour progresser (voir chapitre 8 - Motivation - Ressources et sentiment d'efficacité personnelle p. 445).

A. CHOIX DE LA SÉANCE

Une séance de musculation est constituée d'exercices qui travailleront les muscles du corps. Certains exercices mettront en jeu les muscles de la poitrine, d'autres du dos, des cuisses, etc. Les séances de cet ouvrage seront divisées en « blocs » : chaque bloc correspondra à une partie du corps à exercer. Ainsi le « bloc cuisses » sera composé d'exercices ayant pour but d'entraîner les cuisses.

Dans Sybernetics, la possibilité vous est offerte de réaliser des séances en entier, en réalisant l'ensemble des blocs qui constituent une séance, ou en n'exerçant que certains blocs.

Vous aurez donc différents types de séances possibles : du **fullbody**, du **split**, ou du **supersplit**.

> **Une séance fullbody consiste en le fait d'exercer l'ensemble de votre corps en une seule séance. La séance dure plus longtemps qu'une séance dite « splittée », mais permet de s'entraîner moins fréquemment.**

3. Nous nous attarderons sur ce point plus loin dans ce chapitre à la p. 111. II. L'Approche Stratégique.

Si vous optez pour le **fullbody** votre semaine ressemblera alors à ça :

Lundi	Mardi	Mercredi	Jeudi	Vendredi	Samedi	Dimanche
Bloc buste + Bloc dos + Bloc cuisses + Bloc bras + Bloc abdominaux	Repos	Bloc buste + Bloc dos + Bloc cuisses + Bloc bras + Bloc abdominaux	Repos	Bloc buste + Bloc dos + Bloc cuisses + Bloc bras + Bloc abdominaux	Repos	Repos

Les jours présentés dans ce tableau ne sont bien sûr qu'une possibilité (vous pouvez également vous entraînez Mardi-Jeudi-Samedi par exemple). L'important à retenir ici est qu'il faut au moins 1 jours de repos entre chaque séance effectuée en **fullbody** (avec 2 jours de repos d'affilés dans votre semaine).

> **Une séance en split consiste à diviser votre séance en deux parties : vous exercez le haut du corps (bloc poitrine, bloc dos, bloc bras) une journée, et vous exercez le bas du corps (bloc cuisses et bloc abdominaux) le lendemain.**

Si vous optez pour le **split** votre semaine ressemblera alors à ça :

Lundi	Mardi	Mercredi	Jeudi	Vendredi	Samedi	Dimanche
Bloc buste + Bloc dos + Bloc bras	Bloc cuisses + Bloc abdominaux	Bloc buste + Bloc dos + Bloc bras +	Bloc cuisses + Bloc abdominaux	Bloc buste + Bloc dos + Bloc bras +	Bloc cuisses + Bloc abdominaux	Repos

Les jours présentés dans ce tableau ne sont bien sûr qu'une possibilité (vous pouvez également vous entraîner Mardi-Mercredi-Jeudi-Vendredi-Samedi-Dimanche par exemple). L'important à retenir à ici est qu'il ne faut pas entraîner la même partie du corps 2 jours de suite et conserver au moins 1 jours de repos dans votre semaine.

> **Le supersplit consiste quant à lui à diviser totalement la séance, bloc par bloc. Vous exercez alors un bloc par jour, jour après jour. Prenez ensuite une journée de repos et recommencez.**
> **Les séances sont ainsi très courtes. En contrepartie, vous vous entraînerez plus souvent.**

Si vous optez pour le **supersplit** votre semaine ressemblera alors à ça :

Lundi	Mardi	Mercredi	Jeudi	Vendredi	Samedi	Dimanche
Bloc buste	Bloc dos	Bloc cuisses	Bloc bras	Bloc abdominaux	Repos	Bloc buste

Lundi	Mardi	Mercredi	Jeudi	Vendredi	Samedi	Dimanche
Bloc dos	Bloc cuisses	Bloc bras	Bloc abdominaux	Repos	Bloc buste	Bloc dos

Et ainsi de suite...

Comment choisir entre une organisation Fullbody, en split ou en supersplit ?

Il vous suffit de choisir celle qui correspond le mieux à votre emploi du temps et à vos contraintes. Si vous avez peu de temps par jour pour vous entraîner, optez pour le split ou le supersplit.

Si pendant votre semaine vous avez davantage de temps certains jours mais que d'autres jours vous n'avez pas de temps à consacrer à l'entraînement, optez alors pour le fullbody.

Retenez que le choix pour l'une ou l'autre de ces organisations n'est pas fixe, vous pouvez passer de l'une à l'autre au fil des semaines, si vous le souhaitez, sans aucun problème.

Le but de cet ouvrage est justement de vous permettre d'avoir une adaptabilité maximale à votre emploi du temps et à vos contraintes personnelles. Ce livre vous donne les clés pour que vos séances d'entraînement ne soient pas une contrainte trop prenante pour vous (en temps, en énergie) mais qu'au contraire, elles s'adaptent à vous et à votre vie. L'organisation en fullbody, split ou supersplit en fonction de vos besoins, participe à cette adaptabilité constante.

B. L'ÉCHAUFFEMENT

Votre entraînement doit impérativement débuter par un échauffement.

Un bon échauffement se caractérise par une augmentation du rythme cardiaque et respiratoire, il permet de préparer la ou les parties du corps qui vont être exercées lors de la séance.

Voici un exemple d'échauffement simple, qui permet de préparer l'ensemble du corps à une séance complète :

1. Commencez par étirer vos muscles en douceur (voir p. 251). Tenez chaque position 5 à 10 secondes maximum.

2. Ensuite, réalisez des rotations :
   - de la nuque,
   - des bras,
   - des poignets,
   - des hanches,
   - des genoux,
   - des chevilles.

   La vitesse des rotations doit être lente pour la nuque et normale pour le reste. Faites des rotations dans un sens, puis dans le sens inverse, toujours en douceur.

3. Si vous disposez d'un vélo elliptique, vélo d'appartement, tapis de course, ou de la possibilité de faire de la corde à sauter ou encore de courir : échauffez-vous de cette manière pendant une durée de 5 minutes environ.

   Si vous n'avez pas cette possibilité, réalisez des flexions à 2 jambes sur place (voir p. 530).

4. Réalisez ensuite des séries de 5 à 10 pompes au sol, en alternance avec des séries de 15 à 20 flexions à 2 jambes.

   Faites cela 3 fois.

5. Ensuite, réalisez quelques répétitions du premier exercice de votre séance puis, prenez 3 à 5 minutes de repos, avant de commencer votre entraînement.

Nous vous invitons à adapter les répétitions et la difficulté des exercices à votre niveau. Si des pompes au sol sont trop difficiles, placez les mains sur une chaise ou une table pour vous échauffer sans vous fatiguer.

Comment faire ?

- Procurez-vous un cahier, de préférence en grand format,
- Prenez vos mensurations et notez-les,
- Notez la date et les exercices de votre séance d'entraînement, et inscrivez les répétitions au fil de votre séance,
- Notez vos ressentis et vos sensations corporelles sur les exercices que vous réalisez.

Entretenir correctement votre carnet d'entraînement, c'est vous aider très facilement dans la poursuite de vos objectifs.

Si vous constatez que les performances ou les mensurations n'augmentent pas dans le temps, vous pourrez analyser vos choix d'entraînement et tester de nouvelles techniques pour progresser.

A l'inverse, si vous constatez une évolution positive, vous pourrez voir que vos actions fonctionnent et votre motivation s'en trouvera renforcée.

Dans les deux cas vous augmentez votre maîtrise et le sentiment de contrôle de votre progression, grâce à la tenue d'un carnet d'entraînement (voir chapitre Motivation- La réussite passe par le SEP, p. 445)

Avec ces informations en votre possession, vous pouvez vous rendre à présent au chapitre Entraînement p. 133. Si ces informations sont totalement ou en partie nouvelles pour vous, ne lisez pas la suite avant d'avoir au minimum 2 semaines d'entraînement.

Si ces informations vous sont déjà connues et que vous souhaitez en savoir plus sur les manières de contourner la stagnation, ainsi que sur les phases musculaires à l'entraînement, vous pouvez lire la suite de ce chapitre dès à présent.

E. LA STAGNATION

Nous avons vu plus haut comment progresser et comment mesurer sa progression. Néanmoins, la progression en musculation n'est pas strictement linéaire et chaque pratiquant fera face, tôt ou tard, à la stagnation.

La stagnation survient lorsque vous ne parvenez plus à progresser.

Elle peut être physique et/ou psychologique :

- Physiquement : elle se manifeste par une impossibilité d'ajouter des répétitions ou d'augmenter les charges sur un ou plusieurs exercices.

- Malgré vos efforts, le **total de répétitions** ou **les charges déplacées** n'augmentent plus. Une régression peut même survenir.

- Psychologiquement : cela peut s'exprimer par une lassitude, une appréhension, une diminution de la motivation (voir à ce sujet le chapitre motivation p. 445).

Les deux types de stagnation ne sont bien sûr pas strictement séparés dans la pratique. Si la stagnation est quelque chose de normal pour tout pratiquant de musculation, pour l'éviter le plus possible, et la contourner efficacement, il va falloir mettre en place une Approche Stratégique.

II. L'APPROCHE STRATÉGIQUE

L'Approche Stratégique constitue la singularité de l'entraînement de Sybernetics et n'est proposée nulle part ailleurs. Elle consiste en une approche de l'entraînement qui permet :

- De retarder l'apparition de la stagnation,
- De la contourner efficacement lorsqu'elle apparaît : il s'agit du Contournement Opérationnel.

En devenant le Stratège de votre entraînement, vous serez même en mesure de progresser sans plus faire face à la stagnation. Vous saurez repérer son apparition et adapter votre entraînement immédiatement de sorte de ne jamais buter sur un obstacle.

Les approches classiques de l'entraînement, qu'elles soient fidèles à la devise « No pain No gain », ou moins extrêmes, prônant le « Less pain more gain » ou le « Low pain, big Gain », ou encore « la sortie de la zone de confort » ne remettent jamais en question l'idée de souffrance à l'entraînement.[4]

4. Pour plus de détails sur l'explication de ces devises, vous pouvez consulter ces articles :
https://olivier-lafay.com/2012/07/10/no-pain-no-gain-une-phrase-remarquee/
https://olivier-lafay.com/2012/01/19/only-the-strong-survives/
https://olivier-lafay.com/2012/01/31/no-pain-no-gain-vs-peu-defforts-beaucoup-deffets/

QR CODE
note : 4

En cela, ces approches sont toutes communes et ne résolvent pas les problèmes que cause un entraînement qui mène le sportif à souffrir pour progresser. S'il y a souffrance à l'entraînement, c'est que l'effort demandé est trop important pour votre organisme, ce qui va l'impacter négativement en rendant la récupération plus coûteuse en énergie, donc en entravant le développement et la croissance du corps.

Or, ce que nous devrions désirer, c'est produire l'effort juste, celui qui permet de progresser en utilisant le moins d'énergie possible. Pourquoi ?

Car il faut en fait tenir compte de 2 choses capitales :

- *Vous disposez d'une quantité limitée de ressources à fournir en séance.*
- *Vos ressources disponibles varient en fonction de votre condition physique mais aussi des perturbations de l'environnement.*

Puisque vos ressources sont limitées, vous ne pouvez vous offrir le luxe de les dépenser à tout-va. Ce faisant, vous gaspilleriez des ressources précieuses : tout ce que vous avez fourni en séance ne pourra pas servir votre récupération et votre croissance ensuite.

Plus vous vous épuisez en séance, plus les efforts pour récupérer et progresser par la suite devront être importants.
Or, nous ne voulons pas que l'entraînement nous impacte négativement et empiète sur d'autres aspects de notre vie.

C'est pourquoi vous devez à la fois fournir vos efforts de manière intelligente, et les économiser le plus possible : il faut être efficient en séance. Atteindre une performance ne suffit pas en soi. Il faut l'atteindre en respectant votre zone de confort et, pour ne pas en sortir, ne pas fournir des efforts trop intenses.

« Pourquoi continuer à forcer alors que l'on a atteint le point où l'effort est suffisamment productif ? Pourquoi penser que la progression ne se fera que si l'épuisement est total ? N'est-ce pas une attitude superstitieuse ? » Olivier Lafay (2)

L'effort juste, c'est l'effort qui sera le plus productif pour votre progression. En ne fournissant que ce qui est nécessaire à votre progression, pas plus, pas moins, vous vous assurez de garder un maximum d'énergie pour votre récupération, votre croissance, et les autres aspects de votre vie.

Plus vous serez connecté à vous-même, plus vous vous ressentirez vous-même et serez en capacité de fournir l'effort juste. Emotions et sensations sont une boussole sur laquelle vous pourrez compter en permanence. Moins vous pourrez compter dessus, plus vous forcerez au hasard.

Ayant cela en tête, détaillons à présent les 2 points capitaux évoqués plus haut :

A. LA GESTION DES RESSOURCES PHYSIQUES

Votre énergie et les efforts que vous pourrez fournir ne sont pas illimités.

C'est pourquoi il est indispensable de saisir que la dilapidation de vos ressources dès le premier exercice ne peut que conduire à des séances difficiles et éprouvantes. Vous ne devez donc pas « tout donner », exercice après exercice.

Si vous procédez ainsi, les progrès seront difficiles à obtenir et votre motivation sera sans cesse perturbée : il est bien difficile de rester motivé sur le long terme quand les entraînements sont épuisants, comme nous l'expliquons dans le chapitre Motivation – La réussite passe par le S.E.P p. 445.

Vous serez, en séance, le gestionnaire de vos efforts et devrez apprendre à ne pas forcer beaucoup sur chaque exercice de votre entraînement. Puisque forcer et progresser partout à la fois n'est pas possible, vous allez devoir concentrer vos efforts sur certains exercices, et récupérer sur d'autres. Il s'agit d'être stratégique. Si vous voulez progresser, vous devrez chercher à progresser étape par étape, sur certains exercices dans un premier temps, puis sur d'autres dans un second temps.

De plus, votre état de forme n'est pas constant et linéaire. Parfois vous serez en forme. Parfois moins. Parfois un peu fatigué. Parfois très fatigué.

Parfois, pour réaliser une performance en séance, cela vous demandera plus d'efforts qu'un autre jour et ne pas en tenir compte peut vous amener à sortir trop fortement de votre zone de confort, et donc à dépenser plus de ressources que vous ne devriez raisonnablement en dépenser.

Prenons un exemple pour illustrer cela :

- Vous réalisez des séries de 10 répétitions sur le premier exercice de votre séance.

- Vous prévoyez de faire des séries de 11 répétitions à la séance suivante.
- Malheureusement, un événement imprévu génère un stress important qui nuit à votre sommeil pendant plusieurs jours. Vous décidez de faire votre séance.
- La fatigue accumulée crée un manque d'énergie. L'idée de réaliser des séries de 11 répétitions amène à l'apparition d'une appréhension de l'effort à fournir.
- Cette appréhension indique que vous n'êtes pas prêt à fournir un tel effort.
- **Ceci est valable même si vous pensiez être en mesure de réaliser facilement cette performance quelques jours auparavant.**

De manière générale, tout effort à venir générant une appréhension devrait être réduit pour faire disparaître cette appréhension. L'appréhension peut aussi être trompeuse : un Contournement intelligent pourra permettre de passer l'appréhension en douceur et battre vos records, alors que vous ne le « sentiez pas » avant de commencer votre séance.

C'est là que les techniques anti-stagnation (3) font leur apparition. Elles vous permettront de moduler vos efforts de manière fine, précise, pour qu'ils soient constamment adaptés à vous et vos capacités du moment, tout en vous permettant de progresser dans le temps.

EN RESUME

- Vos ressources sont limitées à chaque séance.
- Vos ressources varient plus ou moins d'une séance à l'autre.

Ce qu'il ne faut pas faire	Ce qu'il faut faire
Tout donner à chaque exercice	Répartir ses efforts entre les exercices
Chercher à progresser partout à la fois	Agir par étape et concentrer ses efforts sur certains exercices
Ne pas tenir compte de la fatigue et du stress	Moduler ses efforts en fonction du contexte de vie
Forcer malgré les appréhensions	S'écouter et tenir compte des appréhensions
Ne jamais réduire les répétitions	Utiliser la Mini-boucle régulièrement
Terminer une séance épuisé	Avoir économisé ses ressources et être en forme en fin de séance

B. LES TECHNIQUES ANTI-STAGNATION

Ces techniques doivent vous permettre d'adapter votre entraînement en permanence, à vos objectifs et votre état de forme. Il s'agit de rechercher le *Contournement Opérationnel.* A la place de vous acharner à résoudre les problèmes de progression de manière frontale et directe, nous vous invitons à contourner les obstacles.

Le *Contournement Opérationnel* vous permet, en trouvant le chemin de moindre résistance, de parvenir à progresser en économisant vos efforts, votre énergie et donc votre santé.

Utilisez-les pour aborder votre entraînement avec bienveillance et respect pour vous-même (voir Chapitre Musculation Méditative – L'ultime connexion p. 305).

Nous allons d'abord vous présenter les différentes techniques anti-stagnation que vous pourrez utiliser, puis nous allons illustrer l'utilisation de chacune de ces techniques sur des exercices grâce à des exemples concrets. Enfin nous vous présenterons comment les utiliser dans le cadre de vos séances, pour vous assurer ainsi une progression aisée, où les efforts que vous fournirez seront au plus près de ce qu'il vous est nécessaire de faire pour progresser durant vos séances.

1. La Mini-Boucle

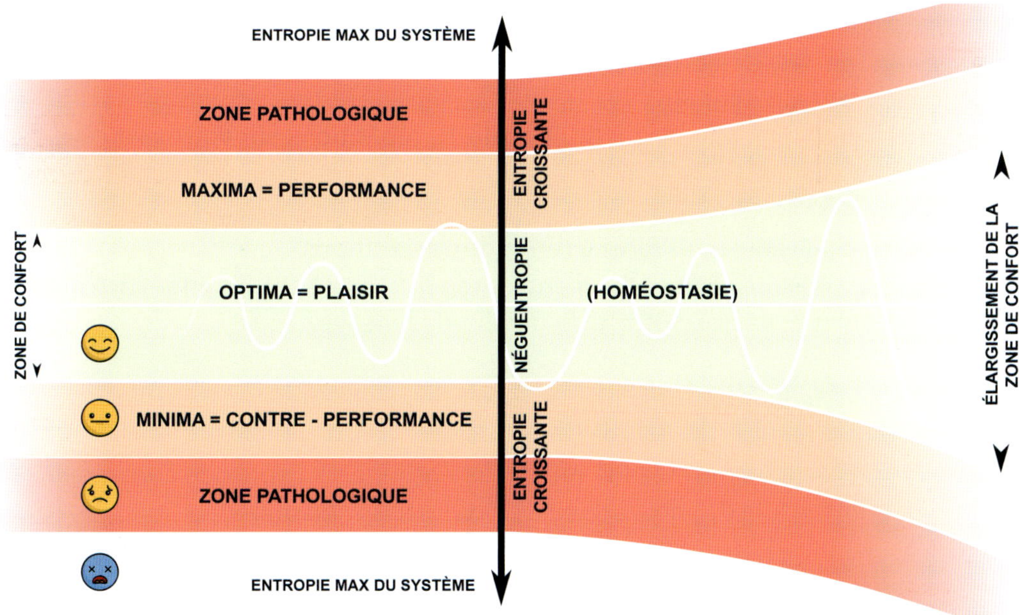

La première, la plus simple à mettre en œuvre se nomme la **Mini-Boucle.** Comme les autres techniques, elle est utile pour éviter et contourner la stagnation, qu'elle se manifeste psychologiquement ou physiquement car, rappelons-le, la stagnation ne se résume pas à l'absence de progression des répétitions.

QR CODE

Au lieu de chercher à rajouter des répétitions et à « forcer la progression », la Mini-Boucle consiste en une réduction temporaire du nombre de répétitions réalisées.
(http://methode.lafay.free.fr/index.php?2012/03/08/613-efficience-et-mini-boucle-comprendre-la-logique)

Illustrons nos propos par un exemple :

- Stagnation psychologique :
  Vous avez réalisé 6 séries de 9 répétitions sur un exercice. Vous prévoyez à la séance suivante de réaliser des séries de 10 répétitions.

  Vous pensez être en mesure d'y parvenir, quitte à fournir d'importants efforts, mais vous ressentez une appréhension de l'effort à venir.

  Au lieu de ne pas tenir compte de cette appréhension, vous allez l'écouter et réduire votre nombre de répétitions sur l'exercice à la séance suivante et revenir à 6 séries de 5 répétitions, par exemple.

- Stagnation physique :
  Ici, vous ne ressentez pas nécessairement d'appréhension, mais vos performances n'augmentent plus.
  Par exemple, vous bloquiez à 6 séries de 10 répétitions sur votre exercice, sans parvenir à augmenter le total de répétitions.

  A la séance suivante vous ferez 6 séries de 6 répétitions.
  Augmentez ensuite progressivement les répétitions de séance en séance pour atteindre, voire dépasser, votre ancien point de blocage.

2. La Double-Boucle

Revenez sur un exercice plus facile si vous vous entraînez au poids de corps, ou diminuez le poids soulevé lors de votre exercice si vous utilisez du matériel.

Par exemple, si vous faisiez 6 séries de 10 répétitions aux dips avec 10 kilos de lest, vous allez réduire le lest pour, par exemple, revenir à 5kg de lest.

Une fois le lest réduit, deux choix s'offrent à vous :

1) Vous ajoutez des répétitions avec ce poids plus léger, pour atteindre 6 séries de 12 répétitions (ou plus si vous le pouvez).

Une fois les 6 séries de 12 répétitions atteintes, vous augmentez votre lest de 1kg.

A la séance suivante, vous retentez 6 séries de 12 répétitions avec ce kilo de lest supplémentaire.

Vous recommencez ainsi jusqu'à travailler de nouveau avec vos 10 kilos de lest, ou plus si c'est possible.

2) Vous allez, en plus de la charge, moduler le nombre de répétitions.

Ici vous allez revenir sur un nombre de répétitions plus faible, avec le lest de 5kg.

De séance en séance, augmentez les répétitions jusqu'à ne plus pouvoir augmenter votre total de répétitions.

Réalisez une Mini-Boucle (réduction des répétitions) en ayant augmenté légèrement la charge.

Recommencez autant de fois que nécessaire pour, petit à petit, dépasser votre ancien point de blocage.

Ce principe de progression peut être adapté sur certains exercices à poids de corps comme les pompes ou l'exercice d'isolation des triceps décrit p. 535 Vous réduirez la difficulté de l'exercice en diminuant la hauteur des pieds sur les pompes, ou en augmentant la hauteur des mains sur l'exercice de triceps.

Il suffira ensuite d'augmenter progressivement la difficulté de l'exercice, ce qui revient à soulever une charge de plus en plus lourde au fil du temps.

A noter : la Double-Boucle s'applique également dans le cas d'un passage temporaire sur une variante **plus difficile d'un exercice.** Il s'agit, dans ce cas, d'aller sur un exercice plus difficile si vous vous entraînez au poids de corps, ou d'augmenter la charge soulevée lors de votre exercice si vous utilisez du matériel. Vous allez alors gagner en force sur ces nouvelles variantes plus difficiles et, lors de votre retour sur l'exercice initial, vous dépasserez plus facilement vos anciens points de blocages.

3. L'Occupation du terrain

L'occupation du terrain est une technique qui consiste à maintenir le nombre de répétitions par série d'un exercice pendant plusieurs séances. Cette technique est très utile lorsque l'on a du mal à progresser sur un exercice, ou que l'augmentation des répétitions génère en nous une appréhension constante.

Exemple :

- Vous réalisez 6 séries de 15 répétitions aux dips à amplitude complète. Cette performance n'est pas réalisée aisément, et l'idée d'augmenter les répétitions vous rebute.
- Vous pouvez décider de maintenir votre performance à 15 répétitions par série, pendant plusieurs séances.
- De séance en séance, il vous sera de plus en plus facile de réaliser les 15 répétitions par série.
- Lorsque vous vous sentirez prêt, vous pourrez passer à 16 répétitions par série.

4. L'Ascension

Cette technique consiste à continuer à augmenter les répétitions d'un exercice, même si vous ne parvenez plus à réaliser le même nombre de répétitions à chaque série.

Exemple :

- Vous essayez de faire 6 séries de 10 répétitions.
- Vous faites : 10-10-10-10-10-7 Soit un total de 57 répétitions.
- A la séance suivante, essayez de réaliser des séries de 11 répétitions.
- Vous ferez peut-être : 11-11-11-11-9-7 Soit un total de 60 répétitions.
- Votre total de répétitions ayant augmenté, vous avez progressé.
- Continuez tant que vous progressez comme cela.

Quand vous bloquez, utilisez la Mini-Boucle pour récupérer sur l'exercice pendant plusieurs séances.

5. La Boucle

La Boucle consiste à revenir à un niveau précédent, pour y réaliser de nouveaux progrès et relancer votre progression.

Exemple :

- Vous stagnez[5] à la phase 5. Il est possible de revenir à la phase 2.
- En procédant ainsi, vous relancerez votre progression et votre motivation aisément.
- En revenant au niveau précédent, votre objectif sera de battre les scores de votre premier passage.
- Ensuite, vous pouvez passer les niveaux.
- Utilisez cette technique autant de fois que nécessaire.

Les outils proposés ici sont conçus pour être souples et adaptables. Leur utilisation même approximative, aura des effets bénéfiques par rapport à une approche classique, frontale, de l'entraînement.

En évitant la stagnation, en apprenant à ne pas buter sur les obstacles et à tenir compte de vos appréhensions, vous éviterez de vous épuiser inutilement et d'entamer votre motivation (voir chapitre Motivation – p. 445).

Cependant, pour devenir véritablement le Stratège de votre entraînement, il nous faut préciser la façon de s'approcher de l'effort juste en séance.

Le lecteur pressé d'apprendre directement comment choisir la technique anti-stagnation à utiliser en fonction de ses difficultés pourra directement se rendre à la p. 121 - 1. La séance.

Mais il est préférable de bien saisir le cadre théorique de l'action efficiente pour que l'utilisation des techniques puisse être la plus fine et précise possible. C'est pourquoi il nous faut maintenant aborder la notion d'effort juste.

C. L'EFFORT JUSTE

Ayant quitté notre zone de confort, la zone de fonctionnement optimale de notre organisme, depuis notre plus jeune âge, comme nous l'exposions dans le chapitre Pour une beauté athlétique durable p. 27, il est difficile savoir situer où se trouve notre zone de

5. La définition de la stagnation est évoquée p. 110.

confort à l'entraînement. Nous ne savons plus ce que c'est, et si l'on peut comprendre l'idée de forcer « juste ce qu'il faut », mettre en pratique cette idée se révèle compliqué.

Au vu des messages de la société, qui incite fortement à se dépasser de manière frontale, à ne « jamais abandonner » face aux difficultés, le principal défaut du sportif est de trop en faire. C'est pourquoi nous avons jusqu'ici insisté sur l'importance de réduire l'intensité de ses efforts.

Face à cela, beaucoup seront perdus ne pouvant déterminer à quel point il faut réduire les efforts. Est-ce un peu, beaucoup… est-ce qu'être dans sa zone de confort est synonyme d'absence d'efforts ?

Plus vous serez reconnecté à vous-même grâce aux ressources de cet ouvrage, plus vous arriverez à produire en permanence les bons efforts, ceux qui seront productifs pour vous et n'entraveront pas votre déploiement dans le monde.

En attendant, il nous faut préciser notre propos pour vous permettre, grâce au bon usage des outils donnés ici, de savoir comment progresser de manière Efficiente.

Commençons par dire qu'il ne s'agit pas d'éviter absolument tout effort.

Une fois que l'on a saisi comment employer la Mini-Boucle et d'autres techniques pour éviter la douleur, les appréhensions et autres signes qui démontrent que l'entraînement est trop intense, il nous faut à présent vérifier que l'on force suffisamment en séance.

En effet, produire moins d'efforts ou peu d'efforts et ne pas progresser *c'est très simple et ce n'est pas suffisant.*

Pour vérifier si vous n'en faites pas trop peu, il vous suffit de faire ceci : observez l'évolution de vos performances et éventuellement de vos mensurations.

Si celles-ci n'évoluent pas, c'est, comme dans le cas où vous n'évolueriez pas malgré d'importants efforts, que votre gestion de l'effort n'est pas adaptée. Il nous faut donc voir à présent comment fournir des efforts parfois importants, sans pour autant en fournir trop et risquer les effets négatifs dus à un investissement physique trop intense.

Mais d'abord, récapitulons.

A ce stade de votre lecture, vous avez appris plusieurs choses.

Vous avez appris que vos ressources physiques ne sont pas illimitées et nécessitent à ce titre d'être dépensées de manière juste et économique pour votre organisme. Il n'est pas souhaitable d'en gaspiller dans des efforts qui seront peu productifs et qui par là-même entraveront votre récupération et votre développement.

Cela nous a amené à expliquer qu'il n'était donc pas possible de forcer et progresser sur tous les exercices d'une séance, à chaque séance, et en permanence.

C'est pourquoi à force d'augmenter les répétitions sur l'ensemble des exercices de votre séance vous allez vous heurter à des difficultés à progresser dans le temps.

Vous avez appris comment la Mini-Boucle et d'autres techniques anti-stagnation permettaient de contourner aisément ces difficultés à l'entraînement, pour progresser sans vous faire de mal. Elles vous permettent d'adapter vos efforts en permanence en fonction de votre état de forme, votre fatigue, vos appréhensions.

A présent, il est temps d'aller plus loin dans la bonne gestion de l'effort. La **Mini-Boucle** est un outil de base très utile pour éviter de trop forcer. Il est possible de progresser petit à petit en l'utilisant très régulièrement.

Mais cette gestion de l'effort reste encore basique et il est temps à présent de mieux saisir comment produire l'effort juste, dans le but d'élargir sa zone de confort en douceur et pour croître et durer.

Cette gestion de l'effort doit être vue sous deux aspects :

- L'aspect intra-séance : comment gérer l'effort en séance en fonction des exercices.
- L'aspect extra-séance : comment gérer l'effort en séance en fonction de sa fréquence d'entraînement.

> **En étant méthodique, progressif et stratégique, vous vous assurez de pouvoir progresser sur l'ensemble de votre séance. Vous n'entamerez pas votre motivation et serez capable d'ajuster en permanence vos efforts de la façon la plus juste qui soit.**

1. La séance

Lors de votre entraînement de musculation, pour progresser, il faudra procéder par étapes. Puisque vous n'aurez pas la possibilité de forcer sur tous les exercices en même temps, vous allez devoir choisir sur quels exercices fournir des efforts, parfois importants, et sur quels exercices moins forcer pendant ce temps.

Vos séances sont réparties en blocs constitués chacun d'un ou plusieurs exercices. Vous devrez, à chaque séance, répartir vos efforts de façon à ne pas vous épuiser durant un ou plusieurs blocs.

Comment faire en pratique ?

Commencez par augmenter les répétitions, d'une répétition par série, de séance en séance. Vous vous trouverez plus ou moins vite dans le cas de figure où vous rencontrerez des difficultés sur un ou plusieurs exercices.

a) Si le premier exercice d'un bloc devient difficile :

- Utilisez de manière privilégiée l'**Ascension**. La bonne utilisation de cette technique vous permettra d'augmenter votre total de répétition rapidement et facilement sur le ou les exercices employés.

  Pendant une Ascension : limitez vos efforts sur les autres exercices du bloc à l'aide de la Mini-Boucle, de la Double-Boucle ou de l'Occupation du Terrain.

- Quand vous bloquez à la fin de votre Ascension, utilisez la **Mini-Boucle** sur l'exercice : réduire les répétitions vous permettra d'avoir plusieurs séances sans forcer sur l'exercice.

  De manière mécanique, vous aurez plus d'énergie pour faire progresser les exercices suivants.

Il est possible d'utiliser plusieurs Ascensions au cours d'une même séance si vous avez suffisamment d'énergie pour cela. Néanmoins, veillez à ne pas vous épuiser. Mieux vaut réaliser une Ascension à la fois et progresser, que de vouloir en faire plusieurs absolument et rendre les efforts peu ou improductifs.

L'Ascension est déconseillée sur les exercices suivants du bloc.

Enfin, retenez que l'Ascension **n'est pas** obligatoire. Comme chaque technique, elle doit être utilisée au bon moment. Si vous appréhendez l'effort à venir, que vous ne vous sentez pas prêts à réaliser une ascension, préférez utiliser la Mini-Boucle, ou la Double-Boucle, par exemple. Vous réaliserez votre Ascension quand vous vous sentirez prêt à fournir les efforts, importants, que requiert cette technique.

b) Si les exercices deviennent difficiles :

Pour le premier exercice de chaque bloc, nous avons vu que la technique à privilégier était l'Ascension. Néanmoins, d'autres techniques s'offrent à vous et le choix entre l'une ou l'autre des techniques va dépendre de votre matériel, de votre niveau, votre forme et de vos objectifs.

La technique la plus simple à utiliser est la Mini-Boucle mais il peut s'avérer que cette technique ne soit pas la plus indiquée selon la situation.

Vous bloquez sur des séries de 10 répétitions ou moins :

Vous avez des difficultés à franchir le cap des 8 répétitions par série. Une Mini-Boucle ne vous donne que peu l'occasion de récupérer sur l'exercice qui devient rapidement difficile de nouveau : votre marge de manœuvre est faible.

Vous aurez tout intérêt à utiliser la Double-Boucle : vous allez rendre votre exercice plus facile de l'une des manières suivantes, selon votre matériel et votre exercice :

- Vous délester à l'aide d'un élastique,
- Diminuer la charge de travail en retirant des poids,
- Diminuer la charge de travail en remplaçant l'exercice (par exemple, les tractions verticales peuvent être remplacées par des tractions horizontales),
- Diminuer la charge de travail en modifiant le dénivelé sur votre exercice (par exemple : surélever les mains sur les exercices de pompes, pour rendre l'exercice plus facile),
- Travailler sur une amplitude réduite plutôt qu'une amplitude complète.

Ces quelques techniques, qui peuvent parfois être combinées, vous permettront d'allonger la longueur de vos séries aisément. Travailler sur des séries longues, vous aidera à dépasser les points de blocage qu'un exercice trop difficile vous empêchait de passer.

Une fois que vous aurez trouvé une charge de travail ou un exercice vous permettant de faire des séries de 12 répétitions ou plus, vous pourrez, progressivement, rendre l'exercice plus difficile, pour revenir petit à petit à l'exercice que vous réalisiez initialement. Vous vous apercevrez qu'en procédant ainsi, vous dépasserez votre ancien point de blocage.
Si votre objectif est de perdre de poids, vous avez tout intérêt à utiliser cette technique pour travailler sur des séries de 15 répétitions et plus, même si cela implique de travailler sur des exercices qui peuvent sembler très faciles pendant un temps. Dès que vous parvenez à réaliser 15 répétitions ou plus : augmentez la difficulté de l'exercice. Une fois la charge de travail augmentée, diminuez les répétitions puis, de séance en séance, essayez d'atteindre de nouveau des séries de 15 répétitions ou plus, si vous y parvenez.

Si votre objectif est de développer votre volume musculaire, vous pouvez vous exercer sans dépasser des séries de 15 répétitions. Augmentez la difficulté de l'exercice progressivement pour cela.

Vous bloquez sur des séries de plus de 10 répétitions :

A ce stade, votre marge de manœuvre est plus élevée. Vous pourrez utiliser différentes techniques selon vos objectifs.

La Mini-Boucle reste la technique la plus simple à utiliser. Pour récupérer après un exercice sur lequel vous avez fourni un effort important, ou pour libérer la progression des exercices suivants, elle est toujours très utile.

La Double-Boucle peut être utilisée aussi, soit pour rendre l'exercice plus facile comme dans le cas précédent, soit pour rendre l'exercice plus difficile pendant un temps, avant de diminuer la charge de nouveau.

Les moyens à votre disposition pour durcir la difficulté d'un exercice seront fonction de votre matériel et de vos exercices, encore une fois. Vous pourrez, par exemple, baisser la hauteur des mains sur un exercice au poids de corps ou, tout simplement, augmenter les poids sur des exercices de fonte.

Jusqu'ici nous n'avons que peu parlé de l'Occupation du terrain. Cette technique sera à employer pour tout exercice sur lequel vous voulez soit récupérer pendant plusieurs séances, pendant que vous réalisez une Ascension sur un exercice précédent, soit réaliser une progression très douce, qui s'inscrit dans la durée. Cela peut être très utile pour tout exercice qui peut poser des difficultés particulières pour progresser.

Lorsque les Mini-Boucles ne suffisent pas à débloquer une situation, l'Occupation du terrain est tout indiquée, notamment sur un exercice comme les tractions.
En utilisant stratégiquement ces techniques, vous parviendrez à atteindre vos objectifs. Néanmoins à ce stade de notre exposé, ces considérations générales doivent encore être affinées en abordant à présent le sujet de l'échec sur les séries d'exercices.

Echec simple/ échec ultime

L'échec simple consiste à cesser une série d'exercice une fois que vous ne pouvez plus ajouter de répétitions.

L'échec ultime quant à lui, consiste à réaliser le maximum de répétitions possibles en utilisant des pauses, durant lesquelles la position de travail est maintenue, en cours de série.

Ces pauses, que l'on appelle « pauses courtes » peuvent durer de 1 à 5 secondes environ, et permettent d'ajouter des répétitions. Néanmoins, cela demande plus d'énergie que de s'arrêter à l'échec simple.

L'usage excessif des pauses courtes est énergivore. Il faut donc les utiliser avec intelligence durant votre séance.

L'idéal, c'est de progresser sans avoir à utiliser des pauses courtes. Tant que vous arrivez à ajouter des répétitions sans avoir à en employer, mieux c'est : vous limitez vos dépenses d'énergie, notamment d'énergie nerveuse, tout en atteignant vos objectifs. Inutile d'en faire plus dans ce cas, continuez à progresser.

En revanche, vous aurez parfois l'utilité de réaliser une ou plusieurs pauses courtes pour atteindre vos objectifs. Ceci n'est pas à proscrire dans l'absolu mais celles-ci devront répondre à plusieurs conditions :

- Ne pas en utiliser sur chaque exercice,
- L'effort pour rajouter une ou plusieurs répétitions après une pause courte ne doit pas être excessif.

Ceci veut dire que prendre une pause courte pour ajouter une répétition dont l'exécution va durer 5 secondes ou plus est à éviter. La répétition réalisée après une pause courte doit se faire aussi vite que possible, en bloquant la respiration le moins longtemps possible.

Il arrive un moment où la pause courte ne permettra d'ajouter des répétitions qu'au prix de coûteux efforts : vous vous sentez épuisé. Vous ne progressez plus. Vous vous faites mal (vous avez mal). L'investissement en énergie ne sera plus intéressant et il faudra cesser d'utiliser les pauses courtes.

Une légère augmentation des répétitions, soit sur la séance entière, soit sur des exercices ciblés (par exemple cibler les efforts sur le bloc 1 (le buste) le lundi, puis focaliser les efforts sur le bloc 3 (les cuisses) le vendredi), permet une excellente progression si on sait utiliser tous les outils de la progression : Boucle, Mini-Boucle, Occupation du Terrain, travail sur soi pour la reconnexion, attention portée aux sensations.

Donc, il faudra très peu d'échecs ultimes (c'est mieux au niveau de la récupération et de la préservation de soi) et un peu d'échec simple bien placé, qui sera productif si vous arrivez à cibler vos efforts sur vos séances comme préconisé par l'Approche Stratégique.

Nota : il est plus facile et moins épuisant d'utiliser des pauses courtes sur des exercices d'isolation, comme le curl pour les biceps, que sur des exercices impliquant de plus grands groupes musculaires, comme lors des tractions. Notez, lors de vos entraînements, quels exercices vous demandent le plus d'efforts lors de l'ajout de pauses courtes, et ceux pour lesquels c'est le plus facile.

L'amplitude utilisée lors des exercices est également à prendre en compte : l'impact de pauses courtes sur des dips en amplitude réduite n'est pas le même que sur des dips en amplitude complète. En effet, un travail en amplitude complète étant plus difficile, l'usage de pauses courtes sera moins épuisant sur une amplitude partielle que lors d'un travail sur des amplitudes complètes.

Tous ces paramètres sont à prendre en compte lorsque vous décidez d'employer des pauses courtes.

Enfin, plus vous engagerez d'efforts en séance, plus vous utiliserez de pauses courtes, plus vous imposez un stress important à votre organisme. Plus votre condition athlétique sera importante, plus vous serez à-même de supporter un stress qui autrefois aurait été négatif pour vous. Néanmoins, quelle que soit votre condition physique actuelle, vous devez également prendre en considération votre fréquence d'entraînement.

2. Gestion de l'entraînement

La séance de musculation est un stress qui est imposé à l'organisme. Ce stress peut être constructeur et donc positif, ou être négatif s'il est trop important (voir p. 75 dans le chapitre Pour une Beauté Athlétique Durable sur les stress positif/négatif). Plus vous fournirez des efforts importants avec des Ascensions, plus vous userez de pauses courtes et irez à l'échec ultime, plus le stress envers votre organisme sera élevé.

Cependant, vous devrez prendre en compte à la fois vos capacités athlétiques, vos objectifs et votre fréquence d'entraînement dans la gestion de vos efforts.

a) Les capacités athlétiques :

Plus votre condition physique sera élevée, plus vous serez en mesure de récupérer rapidement d'une séance de musculation. Vous pourrez plus facilement aller à l'échec et utiliser des pauses courtes sur des exercices, sans porter atteinte à votre progression.

Cela étant dit, comme d'habitude, rappelons que l'idéal, que notre condition physique le permette ou non, est de progresser en évitant le plus possible l'usage des pauses courtes. Il faut avoir le souci d'économiser ses efforts le plus possible.

b) Vos objectifs :

Lorsque l'on a pour objectif de développer son volume musculaire, il faut être particulièrement attentif à l'échec en série et à l'usage des pauses courtes. Celles-ci, en grand nombre, peuvent entraver la récupération et le développement de vos muscles. Cela se traduit généralement par des bras récalcitrants, parfois même le développement de vos pectoraux, votre dos et vos épaules, pour ce qui est du haut du corps, et une prise de gras localisée au niveau de la taille dès que vous vous suralimentez, ne serait-ce qu'un peu.

Ce résultat peut être d'autant plus frustrant que la sensation de fournir d'importants efforts pour peu voire pas de résultats est grande.

QR CODE
Groupe d'échanges

Si vous vous trouvez dans ce cas, il y a fort à parier, si votre alimentation est équilibrée, que vous fournissez tout simplement trop d'efforts. Revoyez votre stratégie d'entraînement, apprenez à moins forcer car, paradoxalement, c'est ainsi que vous vous autoriserez à croître, en vous autorisant à vous faire du bien, et à vous respecter à l'entraînement.

QR CODE
Page officielle

Ces difficultés pouvant entamer votre motivation, pensez aussi à demander de l'aide à la communauté Sybernetics via [https://www.facebook.com/groups/17045653093/ ou https://www.facebook.com/MethodeLAFAY/] comme nous l'indiquons dans le chapitre Motivation- La réussite passe par le S.E.P. p. 445.

c) La fréquence d'entraînement :

Cet ouvrage propose différents types d'entraînement permettant de s'entraîner plus ou moins fréquemment. Il est ainsi possible de s'entraîner 1 fois tous les 5 jours avec la séance Sybernétique, comme il est possible de s'entraîner 2 à 3 fois par semaine si vous choisissez l'entraînement progressif par phases.

Plus votre fréquence d'entraînement sera élevée, plus vous devrez être attentif aux efforts fournis en séance, afin d'éviter une fatigue excessive qui rendrait plus délicate votre progression à la séance suivante.

A l'inverse, si vous vous entraînez avec la séance Sybernétique, vous pourrez réaliser des efforts plus importants, puisque vous aurez plus de temps de repos avant la séance suivante.

Néanmoins, ce n'est pas parce que vous vous entraînez moins que cela autorise à fournir des efforts sans limites en attendant la séance suivante.
Avec le temps, vous saurez produire l'effort juste à chaque séance : juste celui qu'il faut pour progresser régulièrement un peu partout. Il faut penser plutôt à forcer un peu plus à chaque séance avec la Séance Sybernétique (et la Séance Express), plutôt que de forcer beaucoup dès les premières séances ; et tenter de réduire la dose d'efforts si cela se passe mal. Comme toujours, en faire plus n'est pas synonyme de mieux.

Dans tous les cas, il s'agit de trouver le bon équilibre et celui-ci ne se trouve jamais dans l'excès. Vous devriez toujours finir votre séance dans de bonnes dispositions, même lorsque vous fournissez des efforts importants. C'est ainsi que vous pourrez vous rapprocher de l'état méditatif qu'une séance de musculation méditative, parfaitement gérée grâce à l'Approche Stratégique, vous autorise. C'est ainsi que vous aurez les meilleurs progrès pour ***Croître et Durer***.

Voilà pourquoi, aussi, nous vous invitons à mieux vous connaître par un passage suffisamment long dans l'entraînement progressif par phase (p. 145) afin de mieux conscientiser vos besoins en pauses courtes, et la manière de progresser sans échec ultime.

L'entraînement progressif par phase permet de progresser avec plus de fréquence (donc plus de stress total sur une semaine), mais bien moins de stress en séance, contrairement à la séance Sybernétique, qui demande de mieux jauger ses efforts sur la semaine pour en retirer tous les bénéfices athlétiques. Quand vous saurez progresser[6] aisément avec un stress minimal, vous saurez intuitivement comment l'augmenter à peine pour bénéficier au maximum du potentiel de la séance Sybernétique.

QR CODE
note : 6

6. Retrouvez nos exemples de progression ci-contre
https://olivier-lafay.com/exemples-de-progression/

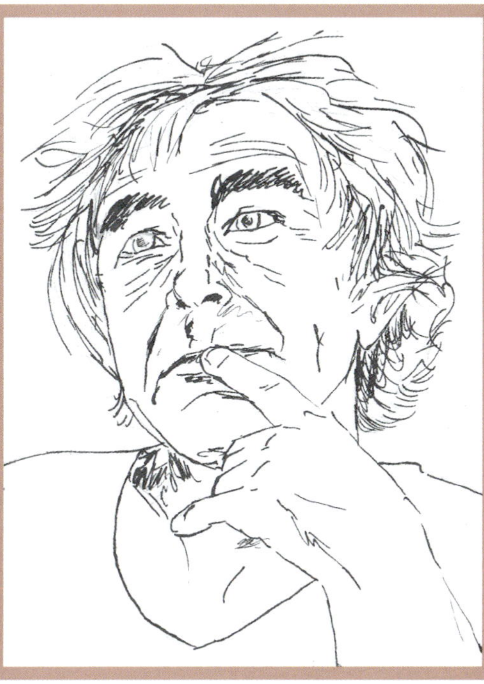

« La stratégie est le contraire de l'héroïsme, les Grecs le savaient déjà. »

François Jullien

ANNEXE : LES PHASES MUSCULAIRES

L'allongement ou le raccourcissement d'un muscle peut s'effectuer de deux manières :

1) De manière passive : lorsque le muscle ne participe pas lui-même à la modification de sa longueur. C'est, par exemple lorsque vous relâchez votre bras, quand quelqu'un prend votre main et vient la placer vers votre épaule sans que ne contractiez le moindre muscle, ou à l'inverse lorsque vous ou une aide vous permet d'allonger un muscle sans que vous contractiez son antagoniste.

Les étirements passifs sont une forme de mouvement passif (voir le chapitre Souplesse, p. 224).

2) De manière active : lorsque le muscle participe lui-même à la modification de sa longueur et donc de son tonus. Il y a différents modes de contractions :

- **Contraction concentrique :** Quand un muscle se contracte et qu'il rapproche ses deux extrémités l'une de l'autre, lorsqu'il ferme un angle articulaire, on parle de contraction concentrique. Par exemple, lorsque vous prenez un objet sur une table et que vous le portez à votre bouche ou votre nez via la contraction de vos muscles fléchisseurs de l'avant-bras, vous fermez l'angle de votre coude et vous effectuez un effort concentrique.

- **Contraction excentrique :** Quand un muscle se décontracte activement et qu'il éloigne ses deux extrémités progressivement l'une de l'autre, lorsqu'il ouvre un angle articulaire, on parle de contraction excentrique. Par exemple, lorsque vous portez une charge modérée dans une main avec le bras fléchi et que vous laissez doucement descendre cette charge en laissant l'angle de votre coude s'ouvrir, vous fournissez un effort excentrique.

- **Contraction isométrique :** Quand un muscle se contracte mais sans mouvement de ses extrémités, ni modification de l'angulation articulaire, juste pour maintenir une position donnée, on parle de contraction isométrique.
  L'exercice de gainage qu'on appelle la planche est un effort isométrique.

- **Contraction pliométrique :** La contraction pliométrique est l'association d'une phase excentrique d'étirement du muscle avec une phase concentrique de raccourcissement du muscle. Lorsque vous fléchissez les genoux et les chevilles avant un bond sur place, vous effectuez une contraction pliométrique. L'avantage de cette contraction est d'emmagasiner une énergie mécanique élastique lors de la phase excentrique (flexion des genoux et des chevilles) et de la redistribuer lors de la phase concentrique (extension des genoux et chevilles).

Muscles agonistes et muscles antagonistes.

- Un muscle *agoniste* est un muscle qui effectue le mouvement lors d'un exercice physique.
- Un muscle *antagoniste* est un muscle capable d'effectuer le mouvement inverse du muscle agoniste.

Par exemple, dans l'exercice du curl (voir p. 536), lorsque les muscles biceps et brachial antérieurs se contractent pour fléchir le coude, on parle de ces muscles comme les muscles *agonistes* du mouvement. Le triceps brachial est alors le muscle *antagoniste*. Son inhibition permettra le mouvement alors que son excitation et donc sa contraction empêcheront le mouvement de flexion.

Dans la contraction concentrique, le muscle antagoniste est inhibé pour permettre la contraction du muscle agoniste.

Dans la contraction excentrique, le muscle agoniste se décontracte progressivement et le muscle antagoniste pourra se contracter activement ou passivement.

Dans la contraction isométrique, la contraction simultanée des muscles agonistes et antagonistes d'une articulation empêche le mouvement de l'articulation. Les muscles sont contractés mais ils ne produisent aucun mouvement, ils maintiennent une position donnée.

Dans la contraction pliométrique, il y a une succession d'excitation et d'inhibition des muscles agonistes et antagonistes des différentes articulations nécessaires au mouvement.

Références bibliographiques

1. **Morin E.** *La méthode 2. La vie de la vie.* Paris: Points; 2014. 480 p.
2. **Lafay O.** *L'Efficience: surprenant mais compréhensible* [Internet]. Méthode Lafay. 2013 [cité 23 déc 2018]. Disponible sur: https://olivier-lafay.com/2013/09/05/lefficience-surprenant-mais-comprehensible/
3. **Lafay O.** *Méthode de musculation - Tome 2: L'espace stratégique - Optimisez votre fonctionnement pour un rendement athlétique supérieur.* Paris: AMPHORA; 2014. 272 p.
4. **Lafay O.** *Boucle et Mini Boucle, Reloaded* [Internet]. Méthode Lafay. 2012 [cité 23 déc 2018]. Disponible sur: https://olivier-lafay.com/2012/05/07/boucle-et-mini-boucle-reloaded/
5. **Lafay O.** *Efficience et Boucle: bien comprendre la logique* [Internet]. Méthode Lafay. 2012 [cité 23 déc 2018]. Disponible sur: https://olivier-lafay.com/2012/02/17/efficience-et-boucle-bien-comprendre-la-logique/
6. **Lafay O.** *La mini boucle selon Roman V.* [Internet]. Méthode Lafay. 2011 [cité 23 déc 2018]. Disponible sur: https://olivier-lafay.com/2011/02/05/la-mini-boucle-selon-roman-v/
7. **Lafay O.** *La Double Boucle* [Internet]. Méthode Lafay. 2010 [cité 23 déc 2018]. Disponible sur: https://olivier-lafay.com/2010/05/03/la-double-boucle/
8. **Lafay O.** *Atteindre l'efficience: du bon usage de l'anti-stagnation et des Mini boucles* [Internet]. Méthode Lafay. 2012 [cité 23 déc 2018]. Disponible sur: https://olivier-lafay.com/2012/03/08/atteindre-lefficience-du-bon-usage-de-lanti-stagnation-et-des-mini-boucles/

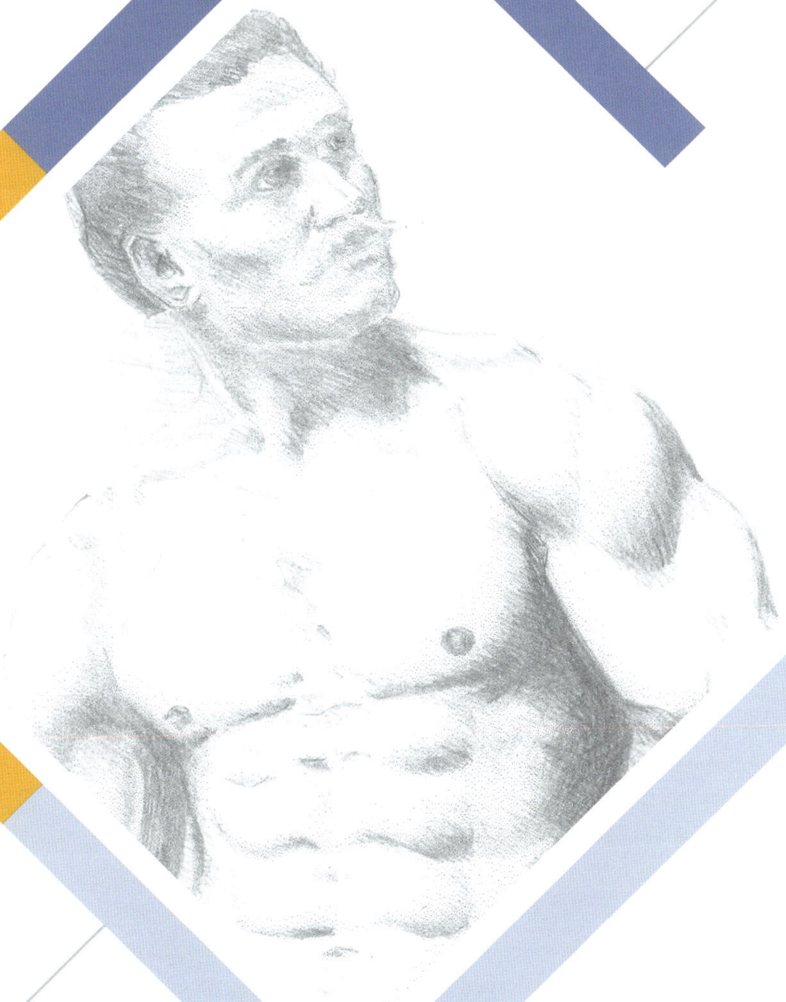

CHAPITRE III

ENTRAÎNEMENT

Stratégique, progressif, dirigé

« Ainsi, aux programmes rigides et stéréotypés de comportement tendent à se substituer les stratégies créatrices utilisant les perturbations et aléas. »

Edgar Morin (1)

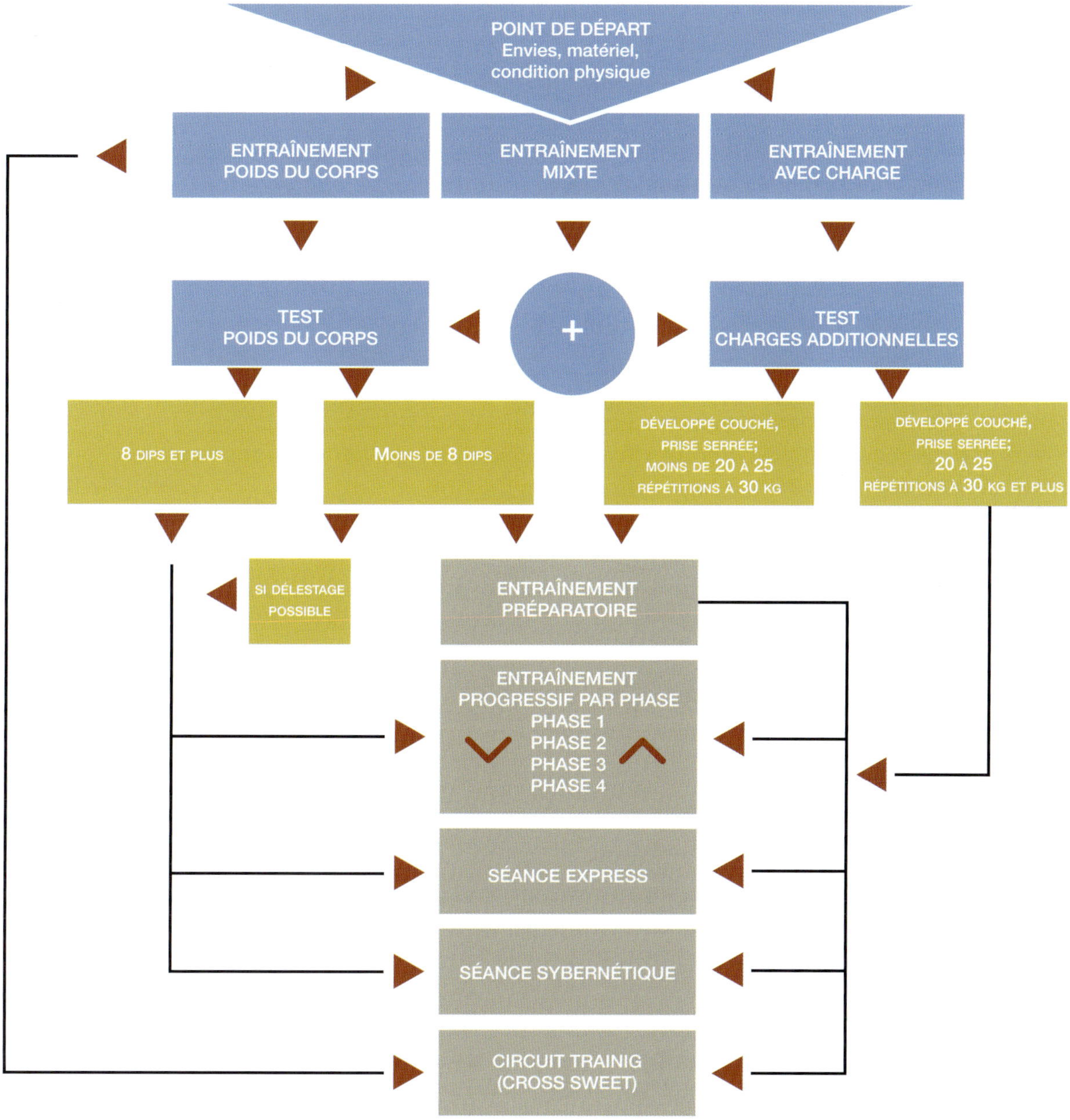

I.CHOIX DU TYPE D'ENTRAÎNEMENT

4 APPROCHES DE LA MUSCULATION :

- Séance Express (SE)
- Séance Sybernétique (SS)
- Entraînement Progressif par Phases (EPP)
- Circuit Training (CT)

Vous allez bientôt pouvoir commencer l'entraînement !

Mais avant cela, nous allons déterminer ensemble le type de séance qui vous convient le mieux, en fonction de **vos envies, votre condition physique et le matériel à votre disposition.**

Vous pouvez tout à fait choisir une approche pendant quelques mois, puis changer pour une autre dès que vous le souhaitez.

- Si vous êtes très pressé de débuter (profil Taureau du Mode d'emploi, p.8), consultez uniquement le Tableau 1 pour choisir votre entraînement.
- Si vous souhaitez prendre du recul et obtenir plus d'informations avant de choisir votre approche (profils Loup et Aigle du Mode d'Emploi, p. 8-9), **consultez les Tableaux 1 et 2.**

Dans un cas comme dans l'autre, quelle que soit l'approche choisie, vous réaliserez ensuite un test de capacités au poids du corps et/ou un test de capacités avec charges additionnelles.

Et après cela, c'est parti pour l'entraînement !

> Remarque importante :
> L'enchaînement des blocs et les temps de repos **ont été spécialement étudiés** afin de vous offrir **un entraînement optimal.**
> Néanmoins, pour les pratiquants **s'entraînant en salle de musculation**, il reste possible d'intervertir les blocs et d'assouplir les temps de repos, en fonction de la disponibilité des machines, ou si vous souhaitez pratiquer **avec un partenaire**.

Bref, l'entraînement est conçu de manière à s'adapter à vos contraintes ![1]

Comment commencer ? C'est très simple : choisissez votre entraînement puis testez-vous !

1. EXEMPLE : Si vous arrivez dans la salle et que les postes pour la poitrine sont occupés, vous pouvez très bien commencer par les exercices du bloc cuisses ou par ceux du bloc dos.

TABLEAU 1 : INFORMATIONS ESSENTIELLES POUR COMMENCER AU PLUS VITE L'ENTRAINEMENT					
TYPE DE SEANCE	OBJECTIFS PHYSIQUES	PUBLIC CONCERNE	MATERIEL	FREQUENCE	DUREE D'UNE SEANCE
Séance Express (SE) p.163.	Force Volume Endurance	Si vous avez peu de temps à consacrer à la musculation	Poids du corps, Fonte Ou Mixte	1 séance tous les 5 jours	Séance complète : 40 min
				2 à 6 séances par semaine	Split : 20 min
					Super Split : 10 min
Séance Sybernétique (SS) p.170.	Force Volume Endurance	Vous voulez travailler le corps entier mais avez peu de temps OU Vous voulez tendre vers une Musculation Méditative	Poids du corps, Fonte Ou Mixte	1 séance tous les 5 jours	Séance complète : De 1h05 à 2h00
				2 à 6 séances par semaine	Split : 30min à 1h
					Super Split : 20 à 30min
Entraînement Progressif Par Phases (EPP) p.145.	Force Volume Endurance Progression plus rapide	Si vous souhaitez transformer rapidement votre apparence	Poids du corps, Fonte Ou Mixte	2 à 3 fois par semaine	Séance complète : 1h15
				3 à 4 fois par semaine	Split : 35-40min
				5 à 6 fois par semaine	Super Split : 20min
Circuits-Training « Cross Sweet » (CT) p.180.	Cardio Puissance Explosivité Perte de graisse	Vous pratiquez un art martial ou un sport de combat OU Vous êtes un sportif multi-activités	Poids du corps essentiellement + Petit matériel (lest, élastique, haltères)	1 à 3 séances par semaine	Séance Complète :De 15 min à 30min

TABLEAU 2 : INFORMATIONS COMPLEMENTAIRES POUR AFFINER VOTRE CHOIX				
TYPE DE SEANCE	INDICATIONS	GROUPES MUSCULAIRES PRINCIPAUX SOLLICITES		EVOLUTION /PROGRESSION
Séance Express (SE) p.163.	Permet d'acquérir un physique athlétique et performant avec un temps de pratique réduit	Poitrine Cuisse	Dos Abdominaux	Prépare à SS et EPP
Séance Sybernétique (SS) p.170.	Excellent entraînement de routine quand on ne peut pas faire EPP Entraînement construit pour une musculation méditative ultime (cf. p.305)	Poitrine Epaules Dos Bras	Fessiers Cuisses Mollets Avant-bras	Devient la séance idéale lorsque l'on a au moins un an de pratique d'EPP De nouveaux progrès sont possibles en passant de la SS à l'EPP
Entraînement Progressif Par Phases (EPP) p.145.	Permet d'intégrer en douceur les éléments de la musculation méditative (cf. p.305)	Poitrine Epaules Dos Bras	Fessiers Cuisses Mollets Avant-bras	Prépare à la SS quand on désire atteindre ensuite un haut niveau de performance athlétique
Circuits Training « Cross Sweet » (CT) p.180.	Peut constituer votre seule et unique façon de vous entraîner Ou Peut être pratiqué en complément d'une autre activité physique principale	Sollicitation fonctionnelle des principaux groupes musculaires sans prise de volume. Idéal pour perdre du gras et dessiner sa silhouette		Peut varier ou compléter votre entraînement en étant intercalé entre SE et SS, entre SS et EPP, entre deux périodes de SS, etc. Utile lorsque l'on souhaite travailler son cardio sans faire une activité d'endurance spécifique.

II. TESTS DE CAPACITÉS

Ces tests ont été conçus pour vous guider au mieux dans votre entraînement en fonction de vos envies, de votre condition physique et du matériel de musculation à votre disposition. Ils vont vous permettre de déterminer facilement :

- **Votre niveau athlétique actuel** qui servira de référence pour évaluer vos progrès futurs
- **Votre point de départ** dans l'Entraînement Sybernetics
- **Les charges de départ** à utiliser si vous voulez pratiquer des exercices avec charges additionnelles

Vous ne devez pas réaliser les tests de capacités avant chaque séance.
Si vous les avez passés récemment, allez directement à la partie correspondante du chapitre Entraînement !

Dans Sybernetics, l'entraînement constitue un pivot autour duquel s'articulent les chapitres Motivation, Souplesse et Musculation Méditative. Intégrer les notions qui y sont présentées et leurs liens vous permettra des résultats plus rapides, une santé préservée et un bien-être croissant. Vos objectifs (esthétique, performance) dépendront principalement de 3 critères : la fréquence d'entraînement, l'alimentation et la reconnexion à soi.

- Faites votre choix d'exercices dans le tableau ci-dessous et testez-vous ! Les exercices du bloc Poitrine détermineront si vous devez passer par un entraînement Préparatoire avant de vous lancer dans EPP (p.145), SE (p.163), SS (p.170) ou CT (p. 180).
- Echauffez-vous avant de commencer le test (conseils voir p. 106).
- **Ne forcez jamais, vous risqueriez de vous blesser ! Ne repoussez pas vos limites, écoutez-vous.**

Liste des exercices pour les Tests de Capacités en fonction du choix d'entraînement			
	BLOC POITRINE	**BLOC CUISSES**	**BLOC DOS**
Test de capacités au Poids du Corps	Dips OU/ET Pompes	Flexion sur jambes (Squat amplitude variable)	Tractions Verticales en prise supination OU Tractions Horizontales
Test de capacités avec de la Fonte	Développé Couché Serré	Flexion sur jambes (Squat deux jambes demi amplitude)	Tirage à la poulie haute, mains en supination OU Rowing d'un bras avec haltère OU Rowing horizontal à la poulie
Test de capacités Mixte	Dips OU Pompes OU/ET Développé Couché Serré	Flexion sur jambes	Choisir un exercice au poids du corps ou fonte

Si vous ne savez pas encore comment faire votre choix, réalisez le Test de Capacités au poids du Corps et celui avec charges additionnelles (fonte). Ainsi, vous testerez différents exercices et pourrez ensuite orienter vos choix suivants vos préférences. Afin de ne pas être trop affecté par les efforts fournis lors du Test de Capacités au Poids du Corps, vous avez deux solutions avant de débuter celui spécifique pour la Fonte :

- Prendre une pause d'au moins 10 minutes puis commencer le deuxième Test (il faudra faire un léger échauffement avant de le commencer) ;
- Réaliser le deuxième Test le lendemain.

Indications pour les tests : Choisissez d'abord les exercices dans la liste, puis suivez les consignes de réalisation du tableau ci-dessous. Lorsque vous n'arrivez pas à faire le nombre de répétitions demandées, le test se termine pour l'exercice, sauf si une indication vous guidant vers une variante plus facile est écrite.

Entre deux exercices ou entre deux variantes du même exercice, vous prenez 2 minutes de repos. Ecrivez dans votre carnet d'entraînement (voir p. 109) les résultats obtenus pour chaque exercice.

Vous verrez, dans quelques mois, vous apprécierez observer votre progression.

Tableau explicatif des consignes, objectifs et modes de progression pour les exercices des tests de capacité	
Exercices	**Consignes, objectifs et modes de progression**
Dips, amplitude complète (p. 521)	**Faites un maximum de répétitions sur une série.**
Pompes prise serrée (p. 523)	
1ère étape : mains écartées de 40 cm et posées sur un **support haut d'environ 1m**. Pieds au sol	**Faites une série de 20-25 répétitions** Si vous n'y arrivez pas, posez vos mains sur un support assez haut pour vous permettre de faire entre 20 et 25 répétitions. Notez la hauteur du support dans votre carnet. ● Si vous y arrivez, passez à l'étape 2
2ème étape : mains écartées de 40 cm et posées sur un **support haut de 45cm**. Pieds au sol	**Faites une série de 20-25 répétitions** ● Si vous y arrivez, passez à l'étape 3
3ème étape : mains écartées de 40 cm et posées sur un **support de 45 cm de hauteur.** Pieds sur un **support de 45 cm de haut**[2] ou **mains et pieds au sol**	**Faites une série de 20-25 répétitions** ● Si vous y arrivez, passez à l'étape 4
4ème étape : mains écartées de 40 cm et posées sur un **support de 45 cm de haut**. Pieds sur un **support de 80 cm de haut**	**Faites une série de 20-25 répétitions** ● Le test pour cet exercice se termine ici.
Squats au poids du corps (p. 530)	
1ère étape : 2 jambes, 1/2 amplitude (vous descendez jusqu'à ce que vos cuisses soient parallèles au sol, puis vous remontez) (p. 530)	**Faites une série de 20-25 répétitions** ● Si vous y arrivez, passez à l'étape 2
2ème étape : 1 jambe, 1/3 amplitude (vous descendez à peine sur une seule jambe, puis vous remontez) (p. 531)	**Faites une série de 20-25 répétitions. Exercez la jambe droite, prenez 2 minutes de repos, puis exercez la jambe gauche.** ● Si vous y arrivez, passez à l'étape 3
3ème étape : 1 jambe, 1/2 amplitude (vous descendez jusqu'à ce que votre cuisse soit parallèle au sol, puis vous remontez) (p. 531)	**Faites une série de 20-25 répétitions. Exercez la jambe droite, prenez 2 minutes de repos, puis exercez la jambe gauche.** ● Si vous y arrivez, passez à l'étape 4
4ème étape : 1 jambe, amplitude complète (descendez le plus bas possible en pliant une seule jambe. L'autre ne touche pas le sol) (p. 531)	**Faites une série de 20-25 répétitions. Exercez la jambe droite, prenez 2 minutes de repos, puis exercez la jambe gauche.** ● Le test pour cet exercice se termine ici.
Tractions verticales en amplitude complète, prise supination (p.526)	**Faites un maximum de répétitions sur une série.**

2. Cette variante est conseillée afin de préserver votre dos.

Tractions horizontales (p .527) Remarque importante : en flexion, la poitrine arrive au niveau des mains	
1ère étape : mains accrochées à 150 cm de haut, pieds au sol	**Faites une série de 20-25 répétitions** ● Si vous y arrivez, passez à l'étape 2
2ème étape : mains accrochées à 130 cm de haut, pieds au sol	**Faites une série de 20-25 répétitions** ● Si vous y arrivez, passez à l'étape 3
3ème étape mains accrochées à 100 cm, pieds au sol	**Faites une série de 20-25 répétitions** ● Si vous y arrivez, passez à l'étape 4
4ème étape mains accrochées à 100 cm du sol, pieds posés sur un support de 45 cm de haut.	**Faites une série de 20-25 répétitions** ● Si vous y arrivez, passez à l'étape 5
5ème étape mains accrochées à 150 cm du sol, pieds posés sur un support de 1 m de haut.	**Faites une série de 20-25 répétitions** ● Le test pour cet exercice se termine ici.
Développé couché serré (40cm d'écart entre les mains) (p .524) **Squats deux jambes demi amplitude (p. 532)** **Tirage à la poulie haute, mains en supination (p. 528)** **Rowing horizontal à la poulie (p. 529)**	**La logique de progression pour le test est identique pour ces exercices :** **1ère étape :** Vous débutez avec une charge initiale de 10kg. Essayez d'effectuer une série 25 répétitions. ● Si vous y arrivez, prenez 2 minutes de repos comme expliqué plus haut et passez à l'étape 2 **2ème étape :** Ajoutez 10 kg. Essayez d'effectuer une série de 25 répétitions. ● Si vous y arrivez, prenez 2 minutes de repos et passez à l'étape 3 **3ème étape :** Ajoutez à nouveau 10 kg. Essayez d'effectuer une série de 25 répétitions. ● Si vous y arrivez, prenez 2 minutes de repos, et suivez cette logique en ajoutant régulièrement 10kg. Dès que vous n'êtes plus capable de faire 25 répétitions, avec une charge qui est devenue de plus en plus lourde, le test est terminé pour cet exercice. Vous pouvez vous rendre à l'interprétation des résultats. Pour l'exercice des squats, la première série devra être exécutée sans aucune charge.
Rowing d'un bras avec haltère (p. 530)	Testez-vous d'abord entièrement sur le bras droit, puis exercez directement le bras gauche. **1ère étape :** Vous débutez avec une charge initiale de 4kg. Essayez d'effectuer une série 25 répétitions. ● Si vous y arrivez, prenez 2 minutes de repos comme expliqué plus haut et passez à l'étape 2 **2ème étape :** Ajoutez 2 kg. Essayez d'effectuer une série de 25 répétitions. ● Si vous y arrivez, prenez 2 minutes de repos et passez à l'étape 3 **3ème étape :** Ajoutez à nouveau 2 kg. Essayez d'effectuer une série de 25 répétitions. ● Si vous y arrivez, prenez 2 minutes de repos, et suivez cette logique en ajoutant régulièrement 2kg. Dès que vous n'êtes plus capable de faire 25 répétitions, avec une charge qui est devenue de plus en plus lourde, le test est terminé pour cet exercice. Vous pouvez vous rendre à l'interprétation des résultats.

Vous avez effectué, lors du test, SOIT 8 répétitions et plus au dips, OU 25 répétitions et plus aux pompes prise serrée, mains et pieds sur des supports de 45cm (3ème étape des pompes prise serrée), OU 25 répétitions et plus à 30 kg au développé couché serré.

- Vous allez pouvoir commencer votre entraînement : **l'EPP (p. 145), la SE (p. 163), la SS (p. 170) ou les CT (p. 180).** Mais avant tout, il vous faut connaître votre point de départ, que cela soit avec charges ou au poids du corps. C'est ce que nous allons voir ci-dessous.
- Si **vos performances sont inférieures à celles indiquées ci-dessus**, vous devez nécessairement passer par un Entraînement Préparatoire **(p. 143).** Vous devez également connaître votre point de départ.

Votre point de départ :

- Nous allons vous donner quelques exemples. Vous avez réussi à faire entre 20 et 25 répétitions avec une barre de 30 kg au squat demi-amplitude. Mais vous n'avez pas réussi 20 répétitions à 40 kg. Votre poids de départ, que ce soit pour EPP, SE, SS ou CT, sera donc de 35 kg.Un autre exemple : vous avez réussi entre 20 et 25 répétitions à 20 kg au développé couché mains écartés de 40 cm. Mais vous n'avez pas réussi au moins 20 répétitions à 30 kg. Votre point de départ sera donc de 25 kg.
- Un dernier exemple : Vous avez réussi 25 pompes pieds et mains sur des supports de 45 cm. Mais vous n'avez pas réussi au moins 20 pompes les mains sur un support de 45 cm et pieds sur un support de 80 cm. Votre point de départ sera les pompes mains et pieds sur des supports de 45 cm.
- Appliquez cette logique aux exercices des blocs Poitrine, Dos et Cuisses que vous avez sélectionnés. Vous aurez ainsi vos points de départ.
- Vous avez donc vos points de départ pour l'Entraînement Préparatoire si vous n'avez pas atteint les performances exigées aux tests pour passer à EPP, SE, SS ou CT.
- Vous avez donc vos points de départ si vous avez atteint les performances demandées aux tests pour passer à EPP, SE, SS ou CT.

Remarque :

- **Si vous êtes impatient de passer à l'Approche de votre choix,** pratiquez durant quelques semaines l'Entraînement Préparatoire. Repassez régulièrement le test (toutes les trois semaines, en dehors d'un jour d'entraînement), jusqu'à répondre aux exigences demandées.

Note aux pratiquants qui désirent se tourner vers la pratique des **circuits-trainings** : Si seule la pratique au poids du corps vous intéresse, le test aux pompes sera le seul déterminant. Réussissez 25 pompes et allez directement à la page des Circuits Training (p. 180).

III. L'ENTRAÎNEMENT PRÉPARATOIRE

Choisissez un ou deux exercices du Bloc Poitrine, un ou deux exercices du Bloc Cuisses et un ou deux exercices du Bloc Dos dans le tableau des Tests de Capacités.

A/ Première semaine

Vous allez faire deux séries par exercice. Vous prenez deux minutes de repos entre chaque série et entre chaque exercice.
Vous faites un maximum de 25 répétitions à la première série de chaque exercice, et vous essayez de faire 25 répétitions à la deuxième. Vous vous entraînerez 2 à 3 fois cette première semaine (par exemple : lundi, mercredi et vendredi).

B/ Deuxième semaine

Vous allez faire trois séries par exercice. Vous prenez deux minutes de repos entre chaque série et entre chaque exercice.
A chaque série, vous faites au maximum 25 répétitions. Vous vous entraînerez 2 à 3 fois cette deuxième semaine (par exemple : lundi, mercredi et vendredi).
Si à la 3ème série d'un exercice, vous faites au moins 20 répétitions, augmentez la charge lors de la séance suivante s'il s'agit d'un exercice avec charges. Optez pour une variante plus difficile si c'est un exercice au poids du corps (voir les étapes expliquées dans le tableau des tests).

C/ Troisième semaine

Vous allez faire quatre séries par exercice. Vous prenez deux minutes de repos entre chaque série et entre chaque exercice.
A chaque série, vous faites au maximum 25 répétitions. Vous vous entraînerez 2 à 3 fois cette troisième semaine (par exemple : lundi, mercredi et vendredi).
Si à la 3ème série d'un exercice, vous faites au moins 20 répétitions, augmentez la charge lors de la séance suivante s'il s'agit d'un exercice avec charges. Optez pour une variante plus difficile si c'est un exercice au poids du corps (voir les étapes expliquées dans le tableau des tests).

D/ Quatrième semaine

Vous allez faire cinq séries par exercice. Vous réduisez les temps de repos à 1 minute 30 entre chaque série et entre chaque exercice.

A chaque série, vous faites au maximum 25 répétitions. Vous vous entraînerez 2 à 3 fois cette quatrième semaine (par exemple : lundi, mercredi et vendredi).
Si à la 3ème série d'un exercice, vous faites au moins 20 répétitions, augmentez la charge lors de la séance suivante s'il s'agit d'un exercice avec charges. Optez pour une variante plus difficile si c'est un exercice au poids du corps (voir les étapes expliquées dans le tableau des tests).

> **A tout moment, si vous sentez que vous êtes capable de repasser les tests avec succès, n'hésitez pas.**
> **Faites le test à distance de l'entraînement : soit quelques heures plus tard, soit le lendemain.**

E/ Cinquième semaine

Vous allez faire six séries par exercice. Vous prenez 1 minute 30 de repos entre chaque série et entre chaque exercice.
A chaque série, vous faites au maximum 25 répétitions. Vous vous entraînerez 2 à 3 fois cette cinquième semaine (par exemple : lundi, mercredi et vendredi).
Si à la 3ème série d'un exercice, vous faites au moins 20 répétitions, augmentez la charge lors de la séance suivante s'il s'agit d'un exercice avec charges. Optez pour une variante plus difficile si c'est un exercice au poids du corps (voir les étapes expliquées dans le tableau des tests).

F/ Sixième semaine

Vous allez faire six séries par exercice. Vous prenez 1 minute 30 de repos entre chaque série et entre chaque exercice.
Faites au maximum 25 répétitions à chaque série. Vous vous entraînerez 2 à 3 fois cette sixième semaine (par exemple : lundi, mercredi et vendredi).
Vous allez augmenter la charge de 10kg pour les exercices avec charges. Vous passerez à une variante plus difficile pour les exercices au poids du corps (voir les étapes expliquées dans le tableau des tests).

A partir de la 7ème semaine, vous allez augmenter les charges de 10 kg dès que la dernière série de chaque exercice atteindra 6 répétitions. De même, vous passerez à une variante plus difficile dès que la dernière série des exercices au poids du corps atteindra les 6 répétitions.
S'il vous est difficile de progresser en augmentant la charge de 10 kg, augmentez-la seulement de 1 ou 2 kg dès que vous êtes plus à l'aise.
Si pour un exercice au poids du corps, le passage à une variante supérieure vous semble difficile, voire inaccessible, imaginez une variante intermédiaire. Par exemple, si vous êtes à l'aise avec des pompes pieds et mains sur des supports de 45 cm, mais que vous êtes en difficulté si vous mettez vos pieds à 80 cm, alors, passez par une variante à 60 cm.
Si les temps de repos vous paraissent trop longs, que vous avez une bonne condition physique, et que vous récupérez vite entre les séries, vous pouvez tenter de réduire les temps de repos à 1 minute. Vous prenez 1 minute 30 de repos entre chaque série et entre chaque exercice. Vous pouvez appliquer la réduction des temps de repos à certains exercices, et pas à d'autres, selon vos sensations.

IV. L'ENTRAÎNEMENT PROGRESSIF PAR PHASES

Si vous avez réussi les tests aux pompes ou au développé couché serré, mais que vous êtes trop lourd pour atteindre les 8 dips, vous pouvez tout de même suivre un entraînement avec des dips en vous délestant. Pour cela, utilisez des bandes élastiques (voir p. 207).

L'Entraînement Progressif par Phases est organisé en 4 Phases successives, elles-mêmes divisées en 5 blocs.

PHASE 1 ->	PHASE 2 ->	PHASE 3 -> PHASE 4 ->
Chaque bloc est composé de plusieurs exercices et va solliciter spécifiquement une partie de votre corps :		
BLOC 1	« Bloc Poitrine »	Pectoraux, Epaules, Triceps, ...
BLOC 2	« Bloc Dos »	Grands dorsaux, Rhomboïdes, Trapèze, Biceps, ...
BLOC 3	« Bloc Cuisses »	Fessiers, Quadriceps, Mollets, ...
BLOC 4	« Bloc Bras »	Triceps, Biceps et Avant-Bras, ...
BLOC 5	« Bloc Abdominaux »	Transverse, Obliques, Grands droits, ...
Les 5 blocs réunis exercent ainsi l'intégralité de votre musculature.		

A chaque changement de phase, le contenu de ces blocs va évoluer progressivement.

Remarque générale : Notez vos performances pour chaque exercice dans le carnet d'Entraînement (voir p. 109). Vous pouvez également noter vos ressentis (voir p. 323 du chapitre Musculation Méditative).

A. PHASE 1

Dans chaque bloc qui compose la séance se trouvent un ou plusieurs exercices que vous choisirez pour créer votre séance.

- **En vert,** vous trouverez les exercices réalisables sans matériel de musculation (au poids du corps), ou éventuellement avec du petit matériel pour se lester (gilet ou ceinture de lest, élastiques,) ou se délester (élastiques).
- **En bleu**, vous trouverez les exercices nécessitant du matériel spécifique de musculation pour être réalisés (barres, haltères, machines de musculation, kettlebells...)

Le choix des exercices est simple et intuitif, et se fera en fonction de vos envies et de vos possibilités. Dans tous les cas, vous aurez un entraînement équilibré vous permettant d'atteindre vos objectifs (performance athlétique, volume musculaire).
Vous pourrez ainsi facilement suivre les tableaux pour réaliser un entraînement entièrement personnalisé.

Les indications qui suivent sont valables pour toutes les Phases.

FRÉQUENCE DE L'ENTRAÎNEMENT				
Type de séance	Nombre de séances	Durée de la séance	Nombre de blocs entraînés par séance	Exemple
Full Body	2 à 3 fois par semaine	1h15 à 1h30	5 blocs sur 5	Lundi-Vendredi ou Lundi-Mercredi-Vendredi
Split	3 à 4 fois par semaine	35 à 45min	2 à 3 blocs sur 5	Lundi-Mercredi-Vendredi
Supersplit	5 à 6 fois par semaine	20min	1 à 2 blocs sur 5	Du lundi au vendredi ou du Lundi au Samedi

PRINCIPES ÉLÉMENTAIRES DE PROGRESSION (POUR PLUS DE DÉTAIL, VOIR P.188)		
LES ÉTAPES :	EXEMPLES :	EVOLUTION :
1) Ajoutez une répétition sur chaque série de chaque exercice à chaque séance	**1ère séance :** 5-5-5-5 (=20) **2ème séance** 6-6-6-6 (=24) **3ème séance :** 7-7-7-7 (=28)	Tant que **le nombre total de répétition d'un exercice augmente** facilement, continuez. Quand le **nombre total de répétitions d'un exercice commence à stagner** sur 2 à 3 séances, passez à l'étape 2)
2) En cas de stagnation sur un exercice, utilisez la Mini-Boucle. (voir p115) NB : Plus tard, quand vous maîtriserez la Mini-Boucle, vous pourrez essayer d'autres Techniques Anti-Stagnation (voir p.115)	**8ème séance :** 13-13-10-7 (=43) **9ème séance** 13-13-11-6 (=43) **10ème séance** Mini-boucle à 4x5 (=20)	**Recommencez le processus décrit en 1) :** +1 répétition par série à chaque séance sur l'exercice jusqu'à un nouveau point de blocage sur l'exercice. **Normalement vous avez dépassé le nombre total de répétitions de votre premier point de blocage.**
3) Lorsque vous stagnez sur la majorité des exercices de votre Entraînement et que les mini-boucles ne fonctionnent plus, passez à la Phase suivante.	**24ème séance** 16-15-13-10 (=54) **25ème séance** 16-16-14-7 (=53) **26ème séance** Passage à la Phase 2	**Lorsque vous changez de phase,** mini-bouclez sur les exercices qui stagnaient ou régressaient. **Vous pouvez conserver votre mode actuel** sur les exercices qui progressent encore.

Au bout de quelques semaines de pratique, quand vous aurez bien intégré ces principes élémentaires, vous pourrez consulter les parties suivantes de cet ouvrage pour optimiser au mieux votre Entraînement et avancer sur la Voie de l'Efficience :

- Les Principes Spécifiques de progression de l'EPP, p. 190.
- Les Compensations à apporter à l'Entraînement en fonction de vos choix d'exercice, p. 204.
- Les Techniques Anti-Stagnation, p. 115
- L'Approche Stratégique, p. 111

Il est maintenant temps de composer votre première séance de la Phase 1 à partir des tableaux ci-dessous :

Pour chaque bloc, notez dans votre **carnet d'entraînement** quels exercices vous choisissez parmi ceux proposés. Par exemple, pour le bloc poitrine, si vous voulez faire un entraînement mixte (poids du corps et charges additionnelles), vous pourrez choisir parmi tous les exercices proposés, contrairement à celui qui veut faire un entraînement uniquement au poids du corps, qui sera restreint aux exercices en vert.

Exemple de Bloc Poitrine mixte :

- Exercice 1.1 : Dips PDC
- Exercice 1.2 : Développé Couché Serré
- Exercice 1.3 : Pompes larges (Note : si j'avais choisi l'exercice Développé Couché Large, j'aurais dû rajouter un exercice supplémentaire, l'Exercice 1.4)

Charges et variantes des exercices au poids du corps : votre point de départ.

Une fois que vous avez déterminé l'agencement de votre séance bloc par bloc. C'est-à-dire une fois que vous aurez déterminé l'ordre des exercices, le nombre de séries et les temps de repos, il ne vous manque plus qu'une chose : **savoir avec quelle résistance vous allez commencer pour chaque exercice.**
Autrement dit, vous avez besoin de **savoir quelles charges** vous allez employer (par exemple, au squat et au Développé Couché). De même, vous avez besoin de savoir avec quelle variante de pompes vous allez réaliser votre premier entraînement.
Le besoin d'avoir un point de départ précis existe bien entendu pour tous les exercices de tous les blocs.

Les points de départ pour votre toute première séance sont vos points d'arrivés lors du test pour les blocs Poitrine, Dos et Cuisses. Si cela vous semble peu clair, relisez la page de tests et regardez dans votre carnet d'entraînement les charges les plus lourdes que vous avez utilisées lors des tests et les variantes des exercices au poids du corps les plus difficiles que vous avez utilisées.
Ainsi, vous aurez vos charges et variantes de départ pour votre toute première séance d'EPP.
Par exemple : Votre séance se compose de dips délestés avec élastiques, puis de développé couché serré et de développé couché large. Si vous avez réussi 25 x 40 kg au développé couché serré lors du test, alors la charge que vous emploierez au développé couché serré et au développé couché large sera de 40 kg pour votre première séance.
Si on vous dit, que pour le développé couché serré, lors de votre première séance, il faut faire 6 séries de 5 répétitions avec 30 secondes de repos, alors, il faudra faire 6 séries de 5 répétitions avec 40 kg.

En ce qui concerne les blocs qui étaient absents lors du test (Blocs Bras et Epaules), procédez de manière intuitive. Choisissez une charge qui soit assez facile à manœuvrer pour votre première séance.

Cette approche intuitive est valable aussi pour les exercices au poids du corps qui n'étaient pas présents lors des tests : choisissez une variante qui soit assez facile pour votre première séance. Vous pouvez consulter les différentes variantes au chapitre Exercices p. 519. Il vous faudra quelques séances seulement pour trouver la bonne charge ou la bonne variante.

N'oubliez pas de lire les principes de progression qui sont décrits dans la section Principes de Progression à l'entraînement, p. 188.

RIS : Repos inter-série // RIE : Repos inter-exercice

BLOC 1 - POITRINE - PHASE 1				RIS	RIE
Exercice 1.1	PDC	Dips (PDC, lestés[3] ou délestés)	6 séries de 5 répétitions	30s	30s
	Fonte	Développé Décliné			
Exercice 1.2	PDC	Pompes Prise Serrée	2 séries de 5 répétitions	30s	30s
	Fonte	Développé Couché Serré			
Exercice 1.3	PDC	Pompes Larges	8 séries de 5 répétitions	30s	
	Fonte	Développé Couché Haltères			
	Fonte	Développé Couché Large (DCL)	6 séries de 5 répétitions	30s	30s
Si DCL en Exercice 1.3 : Ajoutez Exercice 1.4	PDC	Pompes sur trois supports	2 séries de 5 répétitions	30s	
	Fonte	Développé Couché Haltères			
	Fonte	Ecarté Haltères			
Repos : 3 à 5 min avant prochain bloc					

3. Prérequis pour les Dips Lestés, arriver à faire 6 séries de 15 Dips à amplitude complète.

BLOC 2 - DOS - PHASE 1				RIS	RIE
Exercice 2.1	PDC	Tractions horizontales ou verticales* en prise pronation ou supination	4 séries de 5 répétitions Demi-Amplitude	30s	3min
	Fonte	Tirage poulie haute (prise supination ou pronation)			
	Fonte	Rowing buste penché à la barre	4 séries de 8 répétitions		
Si Tirage ou Tractions en Exercice 2.1 : Exercice 2.1 bis	PDC / Fonte	Garder le même exercice que choisi en 2.1	3 séries de 5 répétitions Amplitude 2/3 : ne tendez pas les bras totalement	2min	
Si Rowing en Exercice 2.1 : Exercice 2.2	PDC	Tractions horizontales ou verticales* en prise pronation ou supination	3 séries de 5 répétitions Amplitude 2/3 : descendez, ne tendez pas les bras totalement	2min	2min
	Fonte	Tirage poulie haute (prise supination ou pronation)			
Optionnel : Exercice 2.3*	Fonte	Développé Haltère à un bras**	3 séries de 12 répétitions par bras	1min 30s	
Repos : 3 à 5 min avant prochain bloc					

*** Le choix entre tractions horizontales ou verticales** se fait en fonction de vos résultats aux tests de capacité et/ou de votre niveau actuel (et également du matériel à votre disposition).
Si vous êtes faibles aux tractions verticales, préférez les tractions horizontales pour progresser plus facilement.

**** Le Développé Haltère** est disponible en exe cice supplémentaire dans le Bloc Dos uniqueme si vous avez déjà atteint une fois la Phase 4 une fo et avez décidé de boucler à la Phase 1 (voir Ajo d'exercices pour l'EPP, p. 192).

BLOC 3 - CUISSES - PHASE 1				RIS	RIE
Optionnel : Exercice 3.0*	Fonte	Kettlebell Swing*	5 séries de 15 répétitions	30s	1min 30s
Exercice 3.1	PDC	Flexion une jambe**	4 séries de 5 répétitions par jambe** Demi-amplitude	30s	2min
	Fonte	Squat à la barre	4 séries de 5 répétitions		
	Fonte	Presse à cuisse			
Si Flexion une jambe en Exercice 3.1 : Exercice 3.1bis	PDC	Flexion une jambe***	3 séries de 5 répétitions par jambe** Amplitude complète : tenez-vous	2min ***	2min
Exercice 3.2****	PDC	Bondissements sur place	4 séries de 5 répétitions	15s	
	Fonte	Leg Extension			
Repos : 3 à 5 min avant prochain bloc					

*** Le Kettlebell Swing** est disponible en exercice supplémentaire dans le Bloc Cuisse uniquement si vous avez déjà atteint une fois la Phase 4 et avez décidé de boucler à la Phase 1 (voir Ajout d'exercice pour l'EPP, p. 193).
** Note : Flexion une jambe : Faites d'abord toutes les séries de la jambe droite, prenez 1 à 2 min de repos puis toutes les séries de la jambe gauche. Vous alternez la première jambe exercée à chaque séance. Donc vous commencerez par la jambe gauche à la suivante
*** Règle spéciale : Pour l'exercice 3.1bis, faites un Superset, vous devez procéder de la façon suivante :
1) Faites une série de la jambe droite,
2) Lancer le chrono,
3) Au bout de 30 secondes, faites une série de la jambe gauche,
4) Quand 2min se sont écoulées depuis la fin de votre série sur la jambe droite, recommencez, jusqu'à avoir réalisé 3 séries par jambe.
**** Note : Si vous voulez développer le volume de vos muscles Quadriceps, choisissez le Leg Extension (exercice d'isolation). Si vous voulez un exercice fonctionnel et cardio, choisissez les Bondissements sur place (sollicitation des chaînes musculaires d'extension).

BLOC 4 - BRAS - PHASE 1				RIS	RIE
Exercice 4.1	PDC	Flexion-Extension des triceps au sol	4 séries de 8 répétitions	1min	1min
	Fonte	Extension des triceps à la poulie, prise neutre			
Optionnel Exercice 4.2*	PDC	Curl avec sangle (Curl Lafay)	4 séries de 8 répétitions	1min	
	Fonte	Curl à la barre			
	Fonte	Curl Concentré**	4 séries de 8 répétitions par bras	1min	
Repos : 3 à 5 min avant prochain bloc					

***Note Exercice 4.2 :** Attendez d'être capable de réaliser 15 tractions à pleine amplitude OU de réaliser votre première Boucle après avoir validé la Phase 4 (voir p. 192) avant d'ajouter cet exercice.
** Règle spéciale : Pour l'exercice 4.2, si vous avez choisi le Curl Concentré, faites un Superset. Vous devez procéder de la façon suivante :
1) Faites une série du bras droit,
2) Lancer le chrono,
3) Faites immédiatement une série du bras gauche,
4) Quand 1 minute s'est écoulée sur le chronomètre depuis la fin de votre série du bras droit, recommencez, jusqu'à avoir réalisé 4 séries par bras.

BLOC 5 - ABDOMINAUX - PHASE 1				RIS	RIE
Exercice 5.1	PDC	Crunch normal	6 séries de 5 répétitions	30s	1min
	Fonte	Crunch à la poulie haute			
Exercice 5.2	PDC	Abdominaux statiques (voir p. 539)	1 fois chaque exercice	20s	1min
Optionnel Exercice 5.3	PDC	Gainage*	3 séries de 20s (voir note ci-dessous*)	30s à 1min	
Fin de séance					

***Note Gainage :** Si vous avez choisi 1 ou 2 exercices de Développé Couché dans votre bloc Poitrine, ajoutez 1 à 3 séries de gainage à votre séance

Notez tous les exercices que vous avez sélectionnés pour votre Entraînement. A chaque séance, reportez les résultats obtenus dans votre **carnet d'entraînement** (voir p. 109).

Pour rappel, les **principes élémentaires de progression** d'une séance à l'autre ont été exposés plus haut.

Quand changer de Phase ?

- **Lorsque vous arrivez à la stagnation physique et/ou psychologique :** lorsque vous n'arrivez plus à faire évoluer le nombre de répétitions, ou que vous êtes lassé de la Phase en cours, passez à la suivante.

B. PHASE 2

Suivez les instructions présentes dans les tableaux ci-dessous pour faire évoluer votre séance de la Phase 1 à la Phase 2.

RIS : Repos Inter-Série // RIE : Repos Inter-Exercice

BLOC 1 - POITRINE - PHASE 2				RIS	RIE
Exercice 1.1 *(Gardez l'exercice choisi et la charge acquise lors de la Phase 1)*	PDC	Dips (PDC, lestés ou délestés)	6 séries de 5 répétitions *Demi-amplitude*	30s	30s
	Fonte	Développé Décliné			
Exercice 1.2 *(Gardez l'exercice choisi, le dénivelé ou la charge acquise et le nombre de séries réalisées lors de la Phase 1)*	PDC	Pompes Prise Serrée	2, 3, 4, 5 ou 6 séries de 5 répétitions* *Amplitude partielle : ne descendez pas à fond, et ne remontez pas à fond*	30s	30s
	Fonte	Développé Couché Serré			
Exercice 1.3 *(Gardez l'exercice choisi, le dénivelé ou la charge acquise et le nombre de séries réalisées lors de la Phase 1)*	PDC	Pompes Larges	8, 7 ou 6 séries de 5 répétitions* *Amplitude partielle : ne descendez pas à fond, et ne remontez pas à fond*	30s	
	Fonte	Développé Couché Haltères			
	Fonte	Développé Couché Large (DCL)		30s	30s

* Pour connaître le nombre de séries à faire sur les exercices 1.2 et 1.3, consultez la logique de progression p.191 et le tableau du bloc poitrine p.193

Si DCL en Exercice 1.3, ajoutez Exercice 1.4 *(Gardez l'exercice choisi, le dénivelé ou la charge acquise et le nombre de séries réalisées lors de la Phase 1)*	PDC	Pompes sur trois supports	2 séries de 5 répétitions *Amplitude partielle :ne descendez pas à fond, et ne remontez pas à fond*	30s	
	Fonte	Développé Couché Haltères			
	Fonte	Ecarté Haltères			
Repos : 3 à 5 min avant prochain bloc					

BLOC 2 - DOS - PHASE 2				RIS	RIE
Exercice 2.1 *(Gardez l'exercice choisi et la charge acquise lors de la Phase 1)*	PDC	Tractions en prise supination ou pronation	6 séries de 5 répétitions *Demi-Amplitude*	30s	3min
	Fonte	Tirage poulie haute (prise supination ou pronation)			
	Fonte	Rowing buste penché à la barre	4 séries de 8 répétitions		
Si Tirage ou Tractions en Exercice 2.1 : Exercice 2.1 bis	PDC / Fonte	Garder le même exercice que choisi en 2.1	1 série du maximum de répétitions *Amplitude 2/3 : ne tendez pas les bras totalement*	-	
Si Rowing en Exercice 2.1 : Exercice 2.2	PDC	Tractions en prise supination ou pronation	1 série du maximum de répétitions *Amplitude 3/4 : ne tendez pas les bras totalement*	-	2 min
	Fonte	Tirage poulie haute (prise supination ou pronation)			
Optionnel : Exercice 2.3	Fonte	Développé Haltère à un bras (seulement après avoir atteint la Phase 4 une fois)	3 séries de 12 répétitions par bras	1min 30s	
Repos : 3 à 5 min avant prochain bloc					

BLOC 3 - CUISSES - PHASE 2				RIS	RIE
Optionnel : Exercice 3.0	Fonte	Kettlebell Swing (seulement après avoir atteint la Phase 4 une fois)	5 séries de 15 répétitions	30s	1min 30s
Exercice 3.1 *(Gardez l'exercice choisi et la charge acquise lors de la Phase 1)*	PDC	Flexion une jambe (faites une jambe, puis l'autre. Alternez à chaque séance)	6 séries de 3 répétitions par jambe Amplitude complète : tenez-vous	30s	2min
	Fonte	Squat à la barre	6 séries de 8 répétitions Demi-amplitude		
	Fonte	Presse à cuisse			
Exercice 3.2 *(Gardez l'exercice choisi et la charge acquise lors de la Phase 1)*	PDC	Bondissements sur place	4 séries de 5 répétitions	30s	
	Fonte	Leg Extension			
Repos : 3 à 5 min avant prochain bloc					

BLOC 4 - BRAS - PHASE 2				RIS	RIE
Exercice 4.1 *(Gardez l'exercice choisi, le dénivelé ou la charge acquis lors de la Phase 1)*	PDC	Flexion-Extension des triceps au sol	4 séries de 5 répétitions	1min	1min
	Fonte	Extension des triceps à la poulie, prise neutre			
Optionnel Exercice 4.2* *(Gardez l'exercice choisi, la longueur de sangle ou la charge acquise lors de la Phase 1)*	PDC	Curl avec sangle (Curl Lafay)	4 séries de 8 répétitions	1min	
	Fonte	Curl à la barre			
	Fonte	Curl Concentré (en Superset)	4 séries de 8 répétitions par bras	1min	
Repos : 3 à 5 min avant prochain bloc					

***Prérequis po l'Exercice 4.2** avoir déjà atte et bouclé la Pha 4 ou être capab de faire une sé de 15 Tractio Verticales à plei amplitude

BLOC 5 - ABDOMINAUX - PHASE 3				RIS	RIE
Exercice 5.1	PDC	Crunch normal	4 séries de 5 répétitions	30s	1min
	Fonte	Crunchs à la poulie haute			
Exercice 5.2	PDC	Enroulements de bassin à la barre fixe	4 séries de 5 répétitions	30s	45s
Exercice 5.3	PDC	Abdominaux statiques (voir p. 539)	1 fois chaque exercice	20s	1min
Optionnel Exercice 5.4	PDC	Gainage (à ajouter si vous faites 1 ou 2 exercices de Développé Couché dans le Bloc Poitrine)	2 séries de 20s	30s à 1min	
Fin de séance					

Pour rappel, les **principes élémentaires de progression** d'une séance à l'autre ont été exposés plus haut dans un tableau (p. 147).

Quand changer de Phase ?

- **Lorsque vous arrivez à la stagnation physique et/ou psychologique :** lorsque vous n'arrivez plus à faire évoluer le nombre de répétitions, ou que vous êtes lassé de la Phase en cours, passez à la suivante.

C. PHASE 3

Suivez les instructions présentes dans les tableaux ci-dessous pour faire évoluer votre séance de la Phase 2 à la Phase 3.

RIS : Repos Inter-Série // RIE : Repos Inter-Exercice

BLOC 1 - POITRINE - PHASE 3				RIS	RIE
Exercice 1.1 *(Gardez l'exercice choisi et la charge acquise lors de la Phase 2)*	PDC	Dips (PDC, lestés ou délestés)	6 séries de 5 répétitions Demi-amplitude Rythme rapide	30s	30s
	Fonte	Développé Décliné			
Exercice 1.2 *(Gardez l'exercice choisi, le dénivelé ou la charge acquise et le nombre de séries réalisées lors de la Phase 2)*	PDC	Pompes Prise Serrée	2, 3, 4, 5 ou 6 séries de 5 répétitions* Amplitude partielle : ne descendez pas à fond, et ne remontez pas à fond	30s	30s
	Fonte	Développé Couché Serré			
Exercice 1.3 *(Gardez l'exercice choisi, le dénivelé ou la charge acquise et le nombre de séries réalisées lors de la Phase 2)*	PDC	Pompes Larges	8, 7 ou 6 séries de 5 répétitions* Amplitude complète	30s	
	Fonte	Développé Couché Haltères			
	Fonte	Développé Couché Large (DCL)		30s	30s
Si DCL en Exercice 1.3 : Exercice 1.4 *(Gardez l'exercice choisi, le dénivelé ou la charge acquise et le nombre de séries réalisées lors de la Phase 2)*	PDC	Pompes sur trois supports	2 séries de 5 répétitions Amplitude complète	30s	
	Fonte	Développé Couché Haltères			
	Fonte	Ecarté Haltères			
Repos : 3 à 5 min avant prochain bloc					

*Pour connaître le nombre de séries à faire sur les exercices 1.2 et 1.3, consultez la logique de progression p.191 et le tableau du bloc poitrine p.193

BLOC 2- DOS - PHASE 3				RIS	RIE
Exercice 2.1	PDC	Tractions Larges verticales à la poitrine ou à la nuque[4]	4 séries de 5 répétitions	30s	30s
	PDC	Tractions Larges horizontales en prise pronation			
	Fonte	Tirage à la poulie haute en prise large : barre à la poitrine ou à la nuque			
	Fonte	Rowing buste penché à la barre			
Exercice 2.2	PDC	Tractions en prise supination ou pronation ou neutre	4 séries de 5 répétitions	30s	3min
	Fonte	Tirage à la poulie haute en prise supination ou pronation ou neutre			
	Fonte	Tirage horizontal en prise neutre			
Exercice 2.3	PDC	Tractions Larges verticales à la poitrine ou à la nuque	2 séries du maximum de répétitions Amplitude partielle : faites-les 2/3 du mouvement	2min	2min
	PDC	Tractions Larges horizontales en prise pronation			
	Fonte	Tirage à la poulie haute en prise large : barre à la poitrine ou à la nuque			
	Fonte	Rowing buste penché à la barre			
Exercice 2.4	PDC	Tractions en prise supination ou pronation ou neutre	2 séries du maximum de répétitions Amplitude partielle : faites les 2/3 du mouvement	2min	1min 30s*
	Fonte	Tirage à la poulie haute en prise supination ou pronation ou neutre			
	Fonte	Tirage horizontal en prise neutre			
Optionnel : Exercice 2.5	Fonte	Développé Haltère à un bras (seulement après avoir atteint la Phase 4 une fois)	3 séries de 12 répétitions par bras	1min 30s	
Repos : 3 à 5 min avant prochain bloc					

4. Si les tractions larges verticales à la poitrine ou à la nuque vous causent des douleurs, consultez l'Annexe p. 208 « Tractions larges et ceinture scapulaire »

BLOC 3 - CUISSES - PHASE 3				RIS	RIE
Optionnel : Exercice 3.0	Fonte	Kettlebell Swing (seulement après avoir atteint la Phase 4 une fois)	5 séries de 15 répétitions	30s	1min 30s
Exercice 3.1 *(Gardez l'exercice choisi et la charge acquise lors de la Phase 2)*	PDC	Flexion une jambe sans charge (faire une jambe, puis l'autre. Alternez à chaque séance)	4 séries de 3 répétitions par jambe* Amplitude complète : tenez-vous	30s	2min
	Fonte	Squat à la barre	6 séries de 8 répétitions Demi-amplitude		
	Fonte	Presse à cuisse			
Si Flexion une jambe en Exercice 3.1 : Exercice 3.1bis	PDC	Flexion une jambe sans charge (en Superset)	3 séries de 5 répétitions par jambe Amplitude complète : sans se tenir	2min	2min
Exercice 3.2 *(Gardez l'exercice choisi et la charge acquise lors de la Phase 2)*	PDC	Bondissements sur place	4 séries de 5 répétitions	30s	
	Fonte	Leg Extension			
Repos : 3 à 5 min avant prochain bloc					

BLOC 4- BRAS - PHASE 3					RIS	RIE
Option 1	Exercice 4.1 *(Gardez l'exercice choisi, le dénivelé ou la charge acquis lors de la Phase 2)*	PDC	Flexion-Extension des triceps au sol	4 séries de 8 répétitions	1min	1min
		Fonte	Extension des triceps à la poulie, prise neutre			
	Optionnel Exercice 4.2* *(Gardez l'exercice choisi, la longueur de sangle ou la charge acquise lors de la Phase 2)*	PDC	Curl avec sangle (Curl Lafay)	4 séries de 8 répétitions	1min	
		Fonte	Curl à la barre			
		Fonte	Curl Concentré (en Superset)	4 séries de 8 répétitions par bras	1min	
	Repos : 3 à 5 min avant prochain bloc					
Option 2			Découvrez le Protocole Bras LDMT sous forme d'ebook gratuit : https://olivier-lafay.com/ebook-bras			
	Repos : 3 à 5 min avant prochain bloc					

*** Prérequis pour l'Exercice 4.2 :** avoir déjà atteint et bouclé la Phase 4 ou être capable de faire une série de 15 Tractions Verticales à pleine amplitude

BLOC 5 - ABDOMINAUX - PHASE 3				RIS	RIE
Exercice 5.1 *(Gardez l'exercice choisi et la charge acquise lors de la Phase 2)*	PDC	Crunch normal	4 séries de 5 répétitions	30s	1min
	Fonte	Crunchs à la poulie haute			
Exercice 5.2	PDC	Enroulements de bassin à la barre fixe	4 séries de 5 répétitions	30s	45s
Exercice 5.3	PDC	Abdominaux statiques (voir p. 539)	1 fois chaque exercice	20s	1min
Exercice 5.4	PDC	Gainage (à ajouter si vous faites 1 ou 2 exercices de Développé Couché dans le Bloc Poitrine)	2 séries de 20s (voir note ci-dessous*)	30s à 1min	
Fin de séance					

Pour rappel, les **principes élémentaires de progression** d'une séance à l'autre ont été exposés plus haut.

Quand changer de Phase ?

- **Lorsque vous arrivez à la stagnation physique et/ou psychologique :** passez à la Phase suivante

D. PHASE 4

Suivez les instructions présentes dans les tableaux ci-dessous pour faire évoluer votre séance de la Phase 3 à la Phase 4.

RIS : Repos Inter-Série // RIE : Repos Inter-Exercice

BLOC 1- POITRINE - PHASE 4				RIS	RIE
Exercice 1.1 *(Gardez l'exercice choisi et la charge acquise lors de la Phase 3)*	PDC	Dips (PDC, lestés ou délestés)	6 séries de 5 répétitions	30s	30s
	Fonte	Développé Décliné			
Exercice 1.2 *(Gardez l'exercice choisi, le dénivelé ou la charge acquise et le nombre de séries réalisées lors de la Phase 3)*	PDC	Pompes Prise Serrée	2, 3, 4, 5 ou 6 séries de 5 répétitions*	30s	30s
	Fonte	Développé Couché Serré			
Exercice 1.3	PDC	Pompes claquées**	2 séries de 5 répétitions	30s	30s
	Fonte	Développé Couché Large (DCL)	4 séries de 8 répétitions	30s	30s
Si Pompes Claquées en Exercice 1.3 : Exercice 1.4 *(Gardez l'exercice choisi, le dénivelé ou la charge acquise lors de l'Exercice 1.3 de la Phase 3)*	PDC	Pompes Larges	4 séries de 5 répétitions***	30s	
	Fonte	Développé Couché Haltères			
Si DCL en Exercice 1.3 : Exercice 1.4 *(Gardez l'exercice choisi, le dénivelé ou la charge acquise lors de l'Exercice 1.3 de la Phase 3)*	PDC	Pompes Larges	2 séries de 5 répétitions***	30s	
	Fonte	Développé Couché Haltères			
	Fonte	Ecarté Haltères			
Repos : 3 à 5 min avant prochain bloc					

* Pour connaître le nombre de séries à faire sur l'exercice 1.2, consultez la logique de progression p.191 et le tableau du bloc poitrine p. 193

** Principe de progression des Pompes claquées : p. 199

*** Pour la Phase 4, l'ajout des Pompes Claquées ou du DCL en exercice 1.3 impose de bloquer le nombre de série à 4 ou 2 sur l'exercice 1.4.
Seul l'exercice 1.2 conserve le nombre de séries de la Phase 3.

BLOC 2- DOS - PHASE 4				RIS	RIE
Exercice 2.1 *(Gardez l'exercice choisi et la charge acquise lors de la Phase 3)*	PDC	Tractions Larges verticales à la poitrine ou à la nuque[5]	4 séries de 5 répétitions	30s	30s
	PDC	Tractions Larges horizontales en prise pronation			
	Fonte	Tirage à la poulie haute en prise large : barre à la poitrine ou à la nuque			
	Fonte	Rowing buste penché à la barre			
Exercice 2.2 *(Gardez l'exercice choisi et la charge acquise lors de la Phase 3)*	PDC	Tractions en prise supination ou pronation ou neutre	4 séries de 5 répétitions	30s	3min
	Fonte	Tirage à la poulie haute en prise supination ou pronation ou neutre			
	Fonte	Tirage horizontal en prise neutre			
Exercice 2.3 *(Gardez l'exercice choisi et la charge acquise lors de la Phase 3)*	PDC	Tractions Larges verticales à la poitrine ou à la nuque	2 séries du maximum de répétitions Amplitude partielle : descendez aux 2/3 du mouvement	2min	2min
	PDC	Tractions Larges horizontales en prise pronation			
	Fonte	Tirage à la poulie haute en prise large : barre à la poitrine ou à la nuque			
	Fonte	Rowing buste penché à la barre			
Exercice 2.4 *(Gardez l'exercice choisi et la charge acquise lors de la Phase 3)*	PDC	Tractions en prise supination ou pronation ou neutre	2 séries du maximum de répétitions Amplitude partielle : descendez aux 2/3 du mouvement	2min	2min*
	Fonte	Tirage à la poulie haute en prise supination ou pronation ou neutre			
	Fonte	Tirage horizontal en prise neutre			
Optionnel : Exercice 2.5	Fonte	Développé Haltère à un bras (seulement après avoir atteint la Phase 4 une fois)	3 séries de 12 répétitions par bras	1min 30s	
Repos : 3 à 5 min avant prochain bloc					

5. Si les tractions larges verticales à la poitrine ou à la nuque vous causent des douleurs, consultez l'annexe p. 208 « Tractions larges et ceinture scapulaire »

BLOC 3-CUISSES - PHASE 4				RIS	RIE
Optionnel : Exercice 3.0	Fonte	Kettlebell Swing (seulement après une 1ère Boucle à la Phase 5)	5 séries de 15 répétitions	30s	1min 30s
Exercice 3.1 *(Gardez l'exercice choisi et la charge acquise lors de la Phase 3)*	PDC	Flexion une jambe sans charge (exercez une jambe, puis l'autre, alternez à chaque séance)	4 séries de 5 répétitions par jambe Amplitude complète : tenez-vous	30s	2min
	Fonte	Squat à la barre	6 séries de 8 répétitions Demi-amplitude		
	Fonte	Presse à cuisse			
Si Flexion une jambe en Exercice 3.1 : Exercice 3.1bis	PDC	Flexion une jambe sans charge (en Superset)	3 séries de 5 répétitions par jambe Amplitude complète : sans se tenir	2min	2min
Exercice 3.2 *(Gardez l'exercice choisi et la charge acquise lors de la Phase 3)*	PDC	Bondissements sur place	4 séries de 5 répétitions	30s	3min
	Fonte	Leg Extension			
Exercice 3.3	PDC	Exercice des ischio-jambiers	3 séries de 5 répétitions par jambe	1min	
	Fonte	Leg Curl			
Repos : 3 à 5 min avant prochain bloc					

BLOC 4- BRAS - PHASE 4					RIS	RIE
Option 1	Exercice 4.1	PDC	Curl avec sangle (Curl Lafay)	8 séries de 5 répétitions	1min	1min
		Fonte	Curl à la barre			
		Fonte	Curl concentré (en Superset)	8 séries de 5 répétitions par bras	1min	1min
	Exercice 4.2	PDC	Flexion-Extension des triceps au sol	3 séries de 8 répétitions	1min	1min
		Fonte	Extension des triceps à la poulie, prise neutre	7 séries de 8 répétitions	1min	
	Si Flexion-Extension des triceps au sol en Exercice 4.2 : Exercice 4.3	PDC	Exercice de flexion-extension des triceps contre un mur/une table/une chaise/avec une barre	4 séries de 8 répétitions	1min	
	Repos : 3 à 5 min avant prochain bloc					
Option 2	Sélectionnez un exercice Biceps	PDC	Curl avec sangle (Curl Lafay)	Superset : Faites 7 fois le cycle suivant : 1 série de l'exercice Biceps, prenez 1 minute de repos, puis 1 série de l'exercice Triceps. Même nombre de répétitions que pour les exercices équivalent de l'Option 1	1 min	-
		Fonte	Curl à la barre			
	Sélectionnez un exercice Triceps	PDC	Flexion-Extension des triceps au sol		1 min	
		Fonte	Extension des triceps à la poulie, prise neutre			
	Repos : 3 à 5 min avant prochain bloc					
Option 3			Découvrez le Protocole Bras LDMT sous forme d'ebook gratuit : https://olivier-lafay.com/ebook-bras			
	Repos : 3 à 5 min avant prochain bloc					

BLOC 5- ABDOMINAUX - PHASE 4					RIS	RIE
Superset 1	Exercice 5.1	PDC	Crunch normal	Superset 1 Faites 1 série de l'Exercice 5.1 puis 1 série de l'Exercice 5.2 4 Cycles	0s	-
		Fonte	Crunchs à la poulie haute			
	Exercice 5.2	PDC	Enroulements de bassins à la barre fixe			-
Superset 2	Exercice 5.3	PDC	Lombaires debout	Superset 2 Faites 1 série de l'Exercice 5.3 puis 1 série de l'Exercice 5.4* 4 Cycles	0s	-
		Fonte	Lombaires sur appareil			
	Exercice 5.4	PDC	Obliques			1min
	Exercice 5.5	PDC	Exercice du Pont	10 répétitions	-	
	Fin de séance					

*** Note : Superset 2 :** à chaque cycle, alternez de côté pour l'Exercice 5.4. Vous ferez donc : 1 série de lombaire, 1 série d'obliques à droite, 1 série de lombaires, une série d'obliques à gauche, et ainsi de suite. A chaque séance, vous alternerez le côté exercé en premier. Si vous avez commencé par une série d'obliques à droite, commencez par la gauche à votre prochaine séance. Et ainsi de suite.

Pour rappel, les **principes élémentaires de progression** d'une séance à l'autre ont été exposé plus haut (p. 147)

Lorsque vous arrivez à la stagnation physique et/ou psychologique en Phase 4, deux options s'offrent à vous :
Faire une boucle et recommencer à la Phase 1 en apportant des modifications à votre entraînement. En savoir plus, en consultant Après la Phase 4, p. 192.
Passer à la Séance Sybernétique, p. 170.

Dans les deux cas, l'aventure Sybernetics est loin d'être finie !

V .LA SÉANCE EXPRESS

«Si vous avez réussi les tests aux pompes ou au développé couché serré, mais que vous êtes trop lourd pour atteindre les 8 dips, vous pouvez tout de même suivre un entraînement avec des dips en vous délestant. Pour cela, utilisez **des bandes élastiques** (voir p. 207).»

Cette séance est composée de 4 blocs : poitrine, dos, cuisses et abdominaux. Ces exercices ont été soigneusement sélectionnés pour assurer votre progression : en vous entraînant à la fréquence d'une séance tous les 5 jours, l'heure de musculation demandée pour réaliser cette séance représentera une goutte d'eau dans votre quotidien.

Les plus pressés pourront même diviser cette Séance Express en deux, pour s'entraîner 2 fois trente minutes (Split p. 169).

Nous vous rappelons qu'en fonction de vos choix d'exercices, ainsi que de votre niveau athlétique et votre niveau de stress et d'inhibition, vous devrez réaliser des ajustements à votre séance. Consultez la partie Compensation, p. 204 pour en savoir plus
Composez votre séance !

Dans chaque bloc qui compose la séance se trouvent un ou plusieurs exercices que vous choisirez pour créer votre séance.

- **En vert,** vous trouverez les exercices réalisables sans matériel de musculation (au poids du corps), ou éventuellement avec du petit matériel pour se lester (gilet ou ceinture de lest, élastiques,) ou se délester (élastiques).
- **En bleu**, vous trouverez les exercices nécessitant du matériel spécifique de musculation pour être réalisés (barres, haltères, machines de musculation, kettlebells...)

Le choix des exercices est simple et intuitif, et se fera en fonction de vos envies et de vos possibilités. Dans tous les cas, vous aurez un entraînement équilibré vous permettant d'atteindre vos objectifs (performance athlétique, volume musculaire…).
Vous pourrez ainsi facilement suivre les tableaux pour réaliser un entraînement entièrement personnalisé.

Il est maintenant temps de composer votre première séance à partir des tableaux ci-dessous :

Pour chaque bloc, notez dans votre **carnet d'entraînement** quels exercices vous choisissez parmi ceux proposés. Par exemple, pour le bloc poitrine, si vous voulez faire un entraînement mixte (poids du corps et charges additionnelles), vous pourrez choisir, vous pourrez choisir les Dips en P.1, le Développé Couché Serré en P.2, le Développé Couché Large en P.3 et les Pompes sur Trois Supports en P.4

Remarque importante : pour construire une bonne séance, avec les bonnes compensations, consultez la p. 204, avant de vous lancer.

Charges et variantes des exercices au poids du corps : votre point de départ.

Une fois que vous avez déterminé l'agencement de votre séance bloc par bloc. C'est-à-dire une fois que vous aurez déterminé l'ordre des exercices, le nombre de séries et les temps de repos, il ne vous manque plus qu'une chose : savoir avec quelle résistance vous allez commencer pour chaque exercice.
Autrement dit, vous avez besoin de savoir quelles charges vous allez employer (par exemple, au squat et au Développé Couché). De même, vous avez besoin de savoir avec quelle variante de pompes vous allez réaliser votre premier entraînement.

Le besoin d'avoir un point de départ précis existe bien entendu pour tous les exercices de tous les blocs.

Les points de départ pour votre toute première séance sont vos points d'arrivés lors du test pour les blocs Poitrine, Dos et Cuisses. Si cela vous semble peu clair, relisez la page de tests et regardez dans votre carnet d'entraînement les charges les plus lourdes que vous avez utilisées lors des tests et les variantes des exercices au poids du corps les plus difficiles que vous avez utilisées.

Ainsi, vous aurez vos charges et variantes de départ pour votre toute première séance de SE.

Par exemple : Votre séance se compose de dips délestés avec élastiques, puis de développé couché serré et de développé couché large. Si vous avez réussi 25 x 40 kg au développé couché serré lors du test, alors la charge que vous emploierez au développé couché serré et au développé couché large sera de 40 kg pour votre première séance.

Si on vous dit, que pour le développé couché serré, lors de votre première séance, il faut faire 6 séries de 5 répétitions avec 30 secondes de repos, alors, il faudra faire 6 séries de 5 répétitions avec 40 kg.

En ce qui concerne les blocs qui étaient absents lors du test (Blocs Bras et Epaules), procédez de manière intuitive. Choisissez une charge qui soit assez facile à manœuvrer pour votre première séance.

Cette approche intuitive est valable aussi pour les exercices au poids du corps qui n'étaient pas présents lors des tests : choisissez une variante qui soit assez facile pour votre première séance. Vous pouvez consulter les différentes variantes au chapitre Exercices p. 519. Il vous faudra quelques séances seulement pour trouver la bonne charge ou la bonne variante.

N'oubliez pas de lire les principes de progression qui sont décrits dans la section Principes de Progression à l'entraînement, p. 188.

A. ENTRAÎNEMENT

BLOC 1 - POITRINE – SEANCE EXPRESS				RIS	RIE
Exercice P.1	PDC	Dips (PDC, lestés ou délestés)	6 séries de 5 répétitions Amplitude partielle : ne descendez pas à fond, ne remontez pas à fond	30s	30s
Exercice P.2	PDC	Pompes Prise Serrée	8 séries de 5 répétitions	35s	30s
	Fonte	Développé Couché Serré			
Exercice P.3	PDC	Pompes Larges	6 séries de 5 répétitions	30s	
	Fonte	Développé Couché Large (DCL)	4 séries de 5 répétitions	30s	30s
Si DCL en Exercice P.3 : Exercice P.4	PDC	Pompes sur trois supports	2 séries de 5 répétitions	30s	
	Fonte	Développé Couché Haltères			
	Fonte	Ecarté Haltères			
Repos : 3 min avant prochain bloc					

Si vous pratiquez le Super Split, votre séance pour la poitrine s'arrête ici.
Sinon, passez au bloc suivant.

BLOC 2- DOS - SÉANCE EXPRESS				RIS	RIE
Exercice D.1	PDC	Tractions Larges verticales à la poitrine ou à la nuque[6]	4 séries de 5 répétitions	30s	3min
	PDC	Tractions Larges horizontales en prise pronation			
	Fonte	Tirage à la poulie haute en prise large : barre à la poitrine ou à la nuque			
	Fonte	Tirage horizontal en prise neutre			
	Fonte	Rowing buste penché à la barre			
Exercice D.2	PDC	Tractions en prise supination	2 séries du maximum de répétitions Amplitude 2/3 : ne tendez pas totalement les bras	2min	2min
	Fonte	Tirage à la poulie haute en prise supination			
Exercice D.3	PDC	Tractions en prise pronation	1 série du maximum de répétitions Amplitude 2/3 : ne tendez pas totalement les bras	-	
	Fonte	Tirage à la poulie haute en prise pronation			
Repos : 3 min avant prochain bloc					

6. Si les tractions larges verticales à la poitrine ou à la nuque vous causent des douleurs, consultez l'annexe « Tractions larges et ceinture scapulaire » p. 208.

Si vous pratiquez le Super Split, votre séance pour le dos s'arrête ici.
Si vous splittez votre séance en 2 parties (cf. p. 178), votre séance s'arrête ici également.
Sinon, reposez-vous 3 à 5 minutes avant de passer au bloc suivant.

BLOC 3- CUISSES - SÉANCE EXPRESS				RIS	RIE
Exercice C.1	PDC	Flexion une jambe sans charge*	6 séries de 5 répétitions *Amplitude réduite : descendez jusqu'à ce que vos cuisses soient parallèles au sol, puis remontez*	30s	
	Fonte	Squat à la barre			
	Fonte	Presse à cuisse			
Repos : 3 min avant prochain bloc					

*** Note : Flexion une jambe :** 6 séries d'un côté, 1 à 2min de repos, puis 6 séries de l'autre côté. Alternez la première jambe exercée à chaque séance. Si vous avez commencé par la jambe droite, commencez par la gauche à la séance suivante, et ainsi de suite de séance en séance.

Nota : Il est indispensable de vous assurer d'exercer votre souplesse, et notamment la souplesse du bassin sous tous les angles (cf. Chapitre Souplesse, p. 211) .
Ne vous contentez pas de faire des squats en demi-amplitude sans travailler votre souplesse : votre santé est en jeu ici.

Nous vous conseillons également, bien que ce soit facultatif, d'ajouter l'exercice des flexions à une jambe à pleine amplitude du bloc additionnel cuisses p. 176.

Si vous pratiquez le Super Split, votre séance de cuisses s'arrête ici.
Sinon, reposez-vous 3 à 5 minutes avant de passer au bloc suivant.

BLOC 4- ABDOMINAUX - SÉANCE EXPRESS				RIS	RIE
Exercice A.1	PDC	Crunch normal	6 séries de 5 répétitions	30s	1min 30s
	Fonte	Crunchs à la poulie haute			
Exercice A.2	PDC	Crunchs pieds au sol	6 séries de 1 répétition	30s	
	PDC	Enroulements de bassins à la barre fixe			
Optionnel*: Exercice A.3	PDC	Gainage	3 séries de 20 secondes	30s	
Fin de séance					

*** Note Exercice A.3 :** Cet exercice ne sera à faire dans votre Bloc Abdominaux que si vous faites un ou deux exercices de développé-couché pendant votre bloc poitrine, ou si vous faites peu de répétitions aux pompes. Prenez 1 minute de repos après l'Exercice A.2, puis effectuez l'Exercice A.3.

Pour découvrir les principes de progression de chaque bloc, rendez-vous p. 195.

B. ORGANISATION DE LA SEMAINE

1. Full Body

Le principe du Full Body est de réaliser la totalité des 4 blocs le même jour, en espaçant chacune de vos séances de 4 jours de repos.
Votre emploi du temps se présentera alors de cette façon :

SÉANCE FULLBODY - SEMAINE 1						
Lundi	Mardi	Mercredi	Jeudi	Vendredi	Samedi	Dimanche
Bloc Dos	Repos	Repos	Repos	Repos	Bloc Dos	Repos
Bloc Poitrine					Bloc Poitrine	
Bloc Cuisses					Bloc Cuisses	
Bloc Abdominaux					Bloc Abdominaux	

SÉANCE FULLBODY - SEMAINE 2						
Lundi	Mardi	Mercredi	Jeudi	Vendredi	Samedi	Dimanche
Repos	Repos	Repos	Bloc Dos	Repos	Repos	Repos
			Bloc Poitrine			
			Bloc Cuisses			
			Bloc Abdominaux			

Et ainsi de suite...

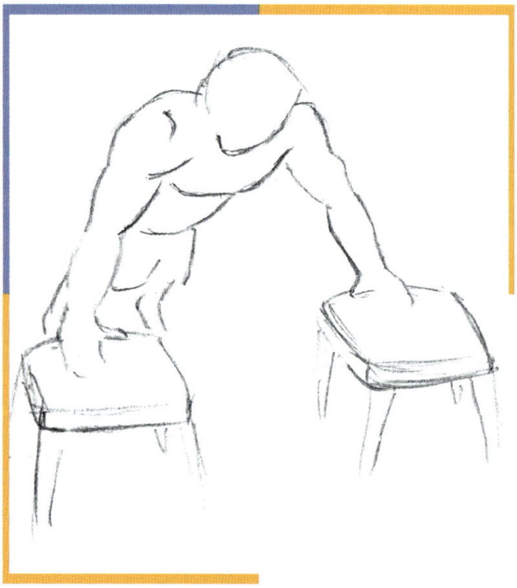

Durant ces 4 jours de repos vous avez alors du temps pour vous reposer, vous assouplir (voir Chapitre Souplesse p. 211), profiter de vos proches, faire des exercices d'endurance (voir p. 347), bâtir des relations sociales, affectives et gratifiantes. En bref, vous avez le temps de profiter de la vie et de favoriser la reconnexion à vous-même.

Et ce, tout en développant vos muscles, votre force, votre endurance, pour seulement 1 séance de musculation tous les 5 jours !

2. Split

Si vous manquez de temps chaque jour, vous pouvez couper votre séance en deux. Votre emploi du temps de la semaine se présentera alors de cette façon.

SÉANCE SPLIT - SEMAINE 1						
Lundi	Mardi	Mercredi	Jeudi	Vendredi	Samedi	Dimanche
Bloc Poitrine Bloc Abdominaux	Repos	Bloc Dos Bloc Cuisses	Repos	Bloc Poitrine Bloc Abdominaux	Repos	Repos

SÉANCE SPLIT - SEMAINE 2						
Lundi	Mardi	Mercredi	Jeudi	Vendredi	Samedi	Dimanche
Bloc Dos Bloc Cuisses	Repos	Bloc Poitrine Bloc Abdominaux	Repos	Bloc Dos Bloc Cuisses	Repos	Repos

3. Super-Split

Si vous voulez passer encore moins de temps chaque jour à l'entraînement. Il est possible de passer en *Super-Split*. Ce *Super-Split* signifie tout simplement que vous réalisez un seul bloc par jour.
Votre emploi du temps de la semaine se présentera alors de cette façon (l'ordre des blocs dans la semaine n'a pas d'importance) :

SÉANCE SUPER-SPLIT - SEMAINE 1						
LUNDI	MARDI	MERCREDI	JEUDI	VENDREDI	SAMEDI	DIMANCHE
Bloc Poitrine	Bloc Dos	Bloc Cuisses	Bloc Abdominaux	Repos	Bloc Poitrine	Bloc Dos

SÉANCE SUPER-SPLIT - SEMAINE 2						
LUNDI	MARDI	MERCREDI	JEUDI	VENDREDI	SAMEDI	DIMANCHE
Bloc Cuisses	Bloc Abdominaux	Repos	Bloc Poitrine	Bloc Dos	Bloc Cuisses	Bloc Abdominaux

SÉANCE SUPER-SPLIT - SEMAINE 3						
LUNDI	MARDI	MERCREDI	JEUDI	VENDREDI	SaMEDI	DiMANCHE
Repos	Bloc Poitrine	Bloc Dos	Bloc Cuisses	Bloc Abdominaux	Repos	Bloc Poitrine

Et ainsi de suite...

Avec cette organisation, vos séances de musculation dureront 15 à 20 min maximum chaque jour (plus le temps d'échauffement).

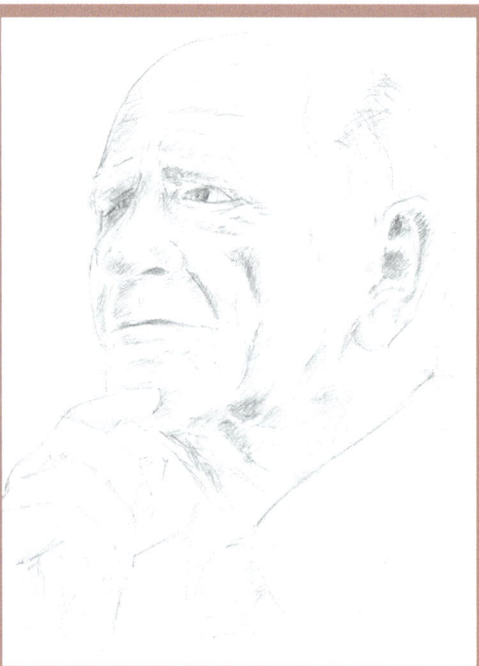

« Seul celui qui pratique en étant conscient du sens et des limites de l'exercice ne risque pas d'emprunter un mauvais chemin. Le débutant devra donc d'abord savoir ce qu'il cherche à atteindre à travers l'exercice, autrement dit quel est le sens de ce dernier, de même qu'il devra connaître les conditions qu'implique l'accomplissement de ce but. »

Karlfried Graf Durckheïm

VI. LA SÉANCE SYBERNÉTIQUE

Si vous avez réussi les tests aux pompes ou au développé couché serré, mais que vous êtes trop lourd pour atteindre les 8 dips, vous pouvez tout de même suivre un entraînement avec des dips en vous délestant. Pour cela, utilisez des bandes élastiques (voir p. 208).

La séance Sybernétique est la séance idéale vers laquelle chaque pratiquant devrait tendre.

Précisons d'ores et déjà qu'il ne s'agit pas d'une séance figée à répéter inlassablement dans le temps : l'originalité de cette séance est d'être un programme **évolutif**.

Pour cela, vous allez partir de la Séance Express détaillée p. 163, et ajouter différentes branches sur ce tronc, en fonction de vos objectifs et contraintes. Chaque branche vous permettra d'exercer de manière plus spécifique un groupe musculaire. Plus vous ajouterez de branches, plus vous vous dirigerez vers la Séance *Sybernétique Idéale* (voir schéma de l'architecture générale de la séance Sybernétique p. 172).

La Séance Sybernétique, c'est donc la Séance Express à laquelle vous ajouterez des blocs additionnels.

Pas d'inquiétude**, tout ceci est très simple à suivre**, comme vous le verrez. Vous serez entièrement guidé ici aussi. Chaque étape de l'évolution de ce programme sera expliquée en détail et vous saurez exactement quoi faire et quand.

Mais l'originalité de cette séance ne réside pas uniquement dans sa structure évolutive, ou le temps qu'elle nécessite. L'originalité de cette séance réside aussi dans son intérêt dans la reconnexion à soi et la pratique d'une musculation méditative.

En effet, pour progresser durablement avec cette séance, il faudra être capable de gérer son effort de manière optimale pour ne produire que l'effort juste, le plus possible. C'est une séance qui donne une grande latitude au pratiquant quant à l'effort fourni[7].
Aussi, pour que l'entraînement ne devienne pas une séance de torture, encore faut-il être suffisamment reconnecté à soi pour à la fois ni trop, ni trop peu forcer, mais aussi obtenir des résultats.

Que cela ne décourage pas le débutant de s'essayer à la Séance Sybernétique !

Elle peut être abordée de différentes manières. Pour le débutant, c'est un apprentissage qui est permis par la séance Sybernétique.

C'est un apprentissage de l'effort à fournir, et les résultats obtenus constituent une mesure de son niveau de reconnexion à soi : plus on s'épuise sans résultats, moins l'on est connecté à soi-même. Plus l'on obtient de résultats sans s'épuiser, et même quasiment sans fatigue (ou alors une douce sensation de fatigue en fin d'entraînement), mieux c'est.

Et lorsqu'après quelques semaines d'entraînement il y a stagnation, malgré les évolutions de la séance, alors il faudra se tourner vers la Phase 1 de l'Entraînement Stratégique p. 146.

7. Toute l'originalité de Sybernetics réside dans sa politique de gestion de l'effort. Le pratiquant doit se focaliser sur un point crucial : produire l'effort le plus petit possible pour une progression constante. Il vous faudra toujours vous demander : « est-ce que je n'en fais pas trop ? ». Gardez en tête cette idée. Faites-en une « seconde nature ». L'idée est de « vaincre sans combattre », ou presque… Il s'agit donc de développer en vous une habileté stratégique, qui vous servira d'ailleurs dans la vie de tous les jours.

De la sorte, de nouveaux progrès seront permis dans un cadre où l'effort est plus nettement dirigé et moins laissé à l'appréciation du pratiquant. Le contraste entre ces deux modes d'entraînement constituera une « différence qui fait la différence » pour le pratiquant qui apprendra mieux la manière de diriger son effort pour élargir sa zone de confort en douceur.

Le pratiquant plus expérimenté pourra lui rester à sa guise sur la séance Sybernétique de manière indéfinie. Celle-ci constituera une mesure de son niveau de reconnexion à soi.

Schéma représentant l'architecture générale de la Séance Sybernétique

SEANCE SYBERNETIQUE	
BLOCS PRINCIPAUX (LE TRONC) = SEANCE EXPRESS	BLOCS SECONDAIRES (LES BRANCHES)
Bloc Poitrine	Bloc Poitrine bis Bloc Bras Bloc Épaule
Bloc Dos	Bloc Dos bis
Bloc Cuisses	Bloc Cuisses bis
Bloc Abdominaux	Bloc Abdominaux bis

LE TRONC :

Se situe à gauche en **bleu** : il représente l'axe central de la séance Sybernétique.

Ce sont les blocs à faire au minimum pour développer son corps de façon globale. En suivant les exercices et les protocoles de progression indiqués à la page correspondant à chaque bloc, vous développerez Force /volume/endurance etc.

LES BRANCHES :

En **orange** : ce sont des blocs additionnels (optionnels) pour tendre vers la Séance Sybernétique Idéale, en fonction de vos **objectifs/envies** etc.

Ces blocs ne sont pas obligatoires contrairement aux blocs du tronc en bleu.

- Chaque bloc exerce une partie du corps de façon complète, et permet de respecter la santé et l'intégrité du corps.
- Chaque bloc représente aussi une segmentation possible de vos séances : si vous manquez de temps, ne faites qu'un seul bloc.
- Le lendemain, vous ferez un autre bloc, et ainsi de suite.

Le contenu du TRONC de la Séance Sybernétique étant déjà détaillé p. 166 dans la Séance Express, nous allons maintenant vous décrire les branches additionnelles pouvant être ajoutées à cette base. **Nous vous rappelons qu'en fonction de vos choix d'exercices, ainsi que de votre niveau athlétique et votre niveau de stress et d'inhibition, vous devrez réaliser des ajustements à votre séance. Consultez la partie Compensations, p. 204.**

Par la suite, vous trouverez les principes de progressions à appliquer p. 195.

A. BRANCHES

Les branches additionnelles dans lesquelles vous pouvez piocher pour compléter la Séance Express sont les suivants :

- Poitrine Bis : p. 173.
- Dos Bis : p. 174.
- Épaules : p. 174.
- Bras : p. 175.
- Cuisses Bis : p. 176.
- Avant-Bras : p. 177.
- Abdominaux Bis : p. 177.

1. Poitrine Bis

Après votre Bloc Poitrine, reposez-vous 3 minutes, puis effectuez le Bloc Poitrine Bis.

BLOC POITRINE BIS - SÉANCE SYBERNETIQUE				RIS	RIE
Exercice PB.1	PDC	Pompes Claquées*	2 séries	1min 30s	
Repos : 3 min avant prochain bloc					

* Pour le principe de progression des Pompes Claquées, voir p.199.

2. Dos Bis

Après votre Bloc Dos, reposez-vous 3 minutes, puis effectuez le Bloc Dos Bis (principes de progression p.199).

<table>
<tr><th colspan="4">BLOC DOS BIS - SÉANCE SYBERNETIQUE</th><th>RIS</th><th>RIE</th></tr>
<tr><td rowspan="3">Exercice DB.1</td><td>Fonte</td><td>Tirage horizontal en prise neutre</td><td rowspan="2">3 séries</td><td rowspan="2">1min</td><td rowspan="2"></td></tr>
<tr><td>Fonte</td><td>Tirage à la T-Barre</td></tr>
<tr><td>Fonte</td><td>Rowing Haltère à un bras*</td><td>3 séries par bras</td><td>1min 30s</td><td></td></tr>
<tr><td colspan="6">Repos : 3 min avant prochain bloc</td></tr>
</table>

*** Note : Rowing Haltère à un bras :** Procédez de la façon suivante :
1) Faites une série du bras droit,
2) Lancer le chrono,
3) Au bout de 30 secondes (ou quand vous êtes prêt), faites une série du bras gauche,
4) Quand 1min30s se sont écoulées depuis votre série avec le bras droit, recommencez.
5) Alternez le premier bras exercé à chaque séance. Si vous avez commencé par le bras droit, commencez par le gauche à la séance suivante, et ainsi de suite de séance en séance.

3. Épaules

- Si vous faites une séance complète, le Bloc Epaules s'ajoutera après le Bloc Cuisses.
- Si vous splittez (voir p. 104), le Bloc Epaules sera placé après le travail de la poitrine.

Reposez-vous 3 minutes après le bloc tronc précisé ci-dessus, puis commencez le Bloc Epaules (principe de progression p.200).

<table>
<tr><th colspan="4">BLOC EPAULES - SÉANCE SYBERNETIQUE</th><th>RIS</th><th>RIE</th></tr>
<tr><td rowspan="2">Exercice E.1</td><td>Fonte</td><td>Développé d'un bras avec haltère</td><td rowspan="2">2 séries par bras*</td><td rowspan="2">1min 30s*</td><td rowspan="2">2min</td></tr>
<tr><td>Fonte</td><td>Développé d'un bras avec kettlebell</td></tr>
<tr><td>Exercice E.2</td><td>Fonte</td><td>Elevations latérales</td><td>1 série de 100 répétitions</td><td>-</td><td></td></tr>
<tr><td colspan="6">Repos : 3 min avant prochain bloc</td></tr>
</table>

*** Note : Exercice E.1 :** *Faites les 2 bras en alternance :*
Vous exercez le bras droit. A la fin de votre série, enclenchez le chronomètre, et exercez le bras gauche. Quand votre chronomètre indique 1min30, exercez de nouveau le bras droit.
Alternez le premier bras exercé à chaque séance. Si vous avez commencé par le bras droit, commencez par le gauche à la séance suivante, et ainsi de suite de séance en séance.

4. Bras

Prenez 3 à 5 minutes de repos après le Bloc Poitrine, puis commencez le Bloc Bras. (principe de progression p.200)

3 options se présentent à vous :

BLOC BRAS - SÉANCE SYBERNETIQUE					RIS	RIE
Option 1	Exercice B.1	PDC	Curl avec sangle (Curl Lafay)	8 séries	1min	1min
		Fonte	Curl à la barre			
	Exercice B.2	PDC	Flexion-Extension des triceps au sol	3 séries	1min	1min
	Exercice B.3	PDC	Flexion-Extension des triceps contre un mur ou avec une barre	3 séries	1min	
	Repos : 3 min avant prochain bloc					
Option 2	Exercice B.1	PDC	Flexion-Extension des triceps au sol	2 séries	1min	1min
	Exercice B2	PDC	Flexion-Extension des triceps contre un mur ou avec une barre	2 séries	1min	
	Repos : 3 min avant prochain bloc					
Option 3			Découvrez le Protocole Bras LDMT sous forme d'ebook gratuit : https://olivier-lafay.com/ebook-bras			
	Repos : 3 min avant prochain bloc					

5. Cuisses Bis (principes de progression p.201)

BLOC CUISSES BIS - SÉANCE SYBERNETIQUE				RIS	RIE
Exercice Cb.0[a]	Fonte	Leg Extension	4 séries par jambe[b]	0s	2min
	PDC	Exercice de la Chaise	4 séries	1min	
	PDC	Bondissements sur place			
-	-	**Bloc Cuisses**	-	-	3 à 4 min[c]
Optionnel : Exercice Cb.1[d]	PDC	Flexions à une jambe	2 séries par jambe[e] Amplitude complète ou 3/4	1min 30s	2min
Exercice Cb.2	PDC	Exercice des ischio-jambiers	3 séries	1min	2min
	Fonte	Leg Curl			
	Fonte	Kettlebell Swingg[f]			
Exercice Cb.3	PDC	Extension des mollets	4 séries	30s	
	Fonte	Extension des mollets à la machine			
Repos : 3 à 5 min avant prochain bloc					

Notes :

a)Exercice Cb.0 : Cet exercice est à réaliser avant de réaliser le Bloc Tronc Cuisses dans votre séance. Après avoir réalisé cet Exercice Cb.0, vous prendrez 2 minutes de repos puis commencerez le Bloc Tronc Cuisses.

b) Leg extension : Exercez une jambe à la fois en alternance, sans temps de repos. 4 séries par jambes, soit un total de 8 séries.

Alternez la première jambe exercée à chaque séance. Si vous avez commencé par la jambe droite, commencez par la gauche à la séance suivante, et ainsi de suite de séance en séance.

c) Si vous faîtes l'Exercice Cb.1 optionnel, prenez 3 minutes de repos. Sinon, prenez 4 minutes de repos.

d) Après avoir terminé votre Bloc Tronc Cuisses, vous reprendrez le Bloc Cuisses Bis à l'Exercice optionnel Cb.1 ou à l'Exercice Cb.2

Faites 2 séries de flexions en amplitude complète ou ¾ sur une jambe, en alternance, avec 1 min 30 de repos entre chaque jambe. Alternez la première jambe exercée à chaque séance. Si vous avez commencé par la jambe droite, commencez par la gauche à la séance suivante, et ainsi de suite de séance en séance.

e) Pour faire vos flexions à une jambe sans descendre totalement, vous pouvez vous placer dos à un escalier, ou placer un support peu haut derrière vous.

f) Le kettlebell swing peut être difficile à réaliser à ce stade de la séance. Utilisez un poids suffisamment léger pour le réaliser correctement ou placez l'exercice en premier exercice de votre Bloc Tronc Cuisses. Dans ce cas, votre Bloc Tronc Cuisses commencera par cet exercice et vous prendrez de 1 minute 30 de repos avant de passer à la suite.

6. Avant-Bras

Ce Bloc Avant-Bras se réalise soit après le Bloc Bras si vous l'avez ajouté, soit en toute fin de séance (principes de progression p.203).

BLOC AVANT-BRAS - SÉANCE SYBERNETIQUE				RIS	RIE
Exercice Ab.1	Fonte	Curl en prise pronation	1 série	-	1min
Exercice Ab.1 bis	Fonte	Curl en prise pronation	1 série avec un poids plus lourd	-	1min
Exercice Ab.2	Fonte	Flexion du poignet en supination à la barre	2 séries	1min	1min
Exercice Ab.3	Fonte	Flexion du poignet en pronation à la barre	2 séries	1min	2min
Repos : 3 min avant prochain bloc					

7. Abdominaux Bis

Si vous faites vos séances en Super-Split, ce Bloc Abdominaux Bis doit être ajouté à votre séance.
Si vous faites vos séances en Full Body ou en Split, ce Bloc Abdominaux Bis est facultatif.
Ce bloc est à effectuer à la suite du Bloc Abdominaux du Tronc.

BLOC ABDOMINAUX BIS – SÉANCE SYBERNETIQUE					RIS	RIE
Superset	Exercice Abb.1	PDC	Lombaires debout	-	-	-
		Fonte	Lombaires sur appareil			
	Exercice Abb.2	PDC	Obliques	-	-	-
	Superset		Faites 1 série de l'Exercice Abb.1 puis 1 série de l'Exercice Abb.2*	4 cycles	0s	1min
	Fin de séance ou Repos : 3 à 5 min avant prochain bloc					

*** Note :** A chaque cycle, alternez de côté pour l'Exercice Abb.2. Vous ferez donc : 1 série de lombaire, 1 série d'obliques à droite, 1 série de lombaires, une série d'obliques à gauche, et ainsi de suite.
A chaque séance, vous alternerez le côté exercé en premier. Si vous avez commencé par une série d'obliques à droite, commencez par la gauche à votre prochaine séance. Et ainsi de suite.

B. ORGANISATION DE LA SEMAINE

1. Full Body

L'organisation sera la même que pour la Séance Express, avec une séance tous les 5 jours (p. 163). Simplement, votre séance sera plus longue, étant donné que vous l'aurez complété avec des branches additionnelles.

2. Split

Si vous manquez de temps chaque jour, vous pouvez couper votre séance en deux. Voici un exemple de planning, dans le cas où vous auriez ajouté le Bloc Bras.

<table>
<tr><th colspan="7">SÉANCE SPLIT - SEMAINE 1</th></tr>
<tr><th>LUNDI</th><th>MARDI</th><th>MERCREDI</th><th>JEUDI</th><th>VENDREDI</th><th>SAMEDI</th><th>DIMANCHE</th></tr>
<tr><td>Bloc Poitrine</td><td rowspan="3">Repos</td><td>Bloc Dos</td><td rowspan="3">Repos</td><td>Bloc Poitrine</td><td rowspan="3">Repos</td><td rowspan="3">Repos</td></tr>
<tr><td>Bloc Bras (facultatif)</td><td rowspan="2">Bloc Cuisses</td><td>Bloc Bras (facultatif)</td></tr>
<tr><td>Bloc Abdominaux</td><td>Bloc Abdominaux</td></tr>
</table>

<table>
<tr><th colspan="7">SÉANCE SPLIT - SEMAINE 2</th></tr>
<tr><th>LUNDI</th><th>MARDI</th><th>MERCREDI</th><th>JEUDI</th><th>VENDREDI</th><th>SAMEDI</th><th>DIMANCHE</th></tr>
<tr><td>Bloc Dos</td><td rowspan="3">Repos</td><td>Bloc Poitrine</td><td rowspan="3">Repos</td><td>Bloc Dos</td><td rowspan="3">Repos</td><td rowspan="3">Repos</td></tr>
<tr><td rowspan="2">Bloc Cuisses</td><td>Bloc Bras (facultatif)</td><td rowspan="2">Bloc Cuisses</td></tr>
<tr><td>Bloc Abdominaux</td></tr>
</table>

3. Super-Split

Dans cette organisation, vous réalisez chaque jour un bloc du tronc principal, que vous pouvez compléter avec les branches ou blocs additionnels.

Voici un exemple, dans le cas où vous auriez uniquement choisi d'ajouter le Bloc Abdominaux Bis.

SÉANCE SUPER-SPLIT - SEMAINE 1						
LUNDI	MARDI	MERCREDI	JEUDI	VENDREDI	SAMEDI	DIMANCHE
Bloc Poitrine	Bloc Dos	Bloc Cuisses	Bloc Abdominaux Bloc Abdominaux Bis	Repos	Bloc Poitrine	Bloc Dos

SÉANCE SUPER-SPLIT - SEMAINE 2						
LUNDI	MARDI	MERCREDI	JEUDI	VENDREDI	SAMEDI	DIMANCHE
Bloc Cuisses	Bloc Abdominaux Bloc Abdominaux Bis	Repos	Bloc Poitrine	Bloc Dos	Bloc Cuisses	Bloc Abdominaux Bloc Abdominaux Bis

SÉANCE SUPER-SPLIT - SEMAINE 3						
LUNDI	MARDI	MERCREDI	JEUDI	VENDREDI	SAMEDI	DIMANCHE
Repos	Bloc Poitrine	Bloc Dos	Bloc Cuisses	Bloc Abdominaux Bloc Abdominaux Bis	Repos	Bloc Poitrine

VII. LE CIRCUIT TRAINING « CROSS-SWEET »

Particularité : entraînements caractérisés par la répétition d'une séquence d'exercices séparés par des temps de repos courts ou sans temps de repos.

Objectifs physiques : accent mis sur le développement des capacités cardio-vasculaire.
Principe « Cross-Sweet » : Sybernetics vous propose un système doux, progressif, personnalisé et personnalisable, vous permettant d'ajuster l'intensité des séances à vos capacités et votre forme physique, tout en progressant aisément.
Nous ne vous enjoignons pas à vous mettre « dans le rouge ».
Avec ou sans matériel, en tout lieu (chez vous, à la salle, à l'extérieur, etc.)**,** « Cross-Sweet » est **adapté à ceux qui ont peu de temps libre.**
Conçu également pour les clubs d'arts martiaux/sports de combat, Cross-Sweet peut se pratiquer **en groupe**.
En fonction de vos envies et de vos possibilités matérielles, créez vos propres circuits-training (voir p. 187) !

Consignes générales

- Nous vous conseillons de débuter par le niveau 1.
- Les niveaux sont classés par difficulté croissante. Lorsque que vous atteignez les objectifs d'un niveau ou que vous stagnez, passez au niveau suivant.
- Comme pour l'entraînement par Phases (voir p. 145), vous pourrez Boucler (voir p. 119) les niveaux pour progresser.

Fréquence d'entraînement : 1 à 3 fois par semaine. Au minimum une journée complète de repos entre chaque
Temps de repos entre chaque exercice : entre 30 secondes et 1 minute 30
Temps de repos entre chaque séquence : entre 1 et 5 minutes

Les temps de repos sont laissés à votre libre appréciation. Le sportif expérimenté pourra en effet les réduire voire les supprimer très rapidement. Si vous avez des difficultés, ne les réduisez que de manière très progressive.
En outre, nous vous déconseillons de prendre des temps de repos courts, ou de les supprimer, ***si cela signifie réaliser une séance (très) intensive et qui vous épuise.***
Prenez le temps qu'il vous faut pour réaliser l'ensemble des exercices dans les meilleures conditions.

Un exercice est trop difficile, que faire ?

- Si un exercice se révèle trop difficile en séance, passez simplement à l'exercice suivant. Lors de votre prochaine séance, vous remplacerez l'exercice par une variante plus facile, ou en utilisant une charge plus légère, s'il s'agit d'un exercice avec charges additionnelles.
- Utilisez toujours une charge de travail vous permettant de réaliser le nombre de répétitions demandé sans vous épuiser.

A. NIVEAUX

1. Niveau 1

Avant de débuter, échauffez-vous (voir p. 106).

- **Réalisez 3 fois** la séquence d'exercices proposée dans le tableau ci-dessous. Chronométrez la durée totale de votre séance et notez vos résultats, vous pourrez ainsi mesurer votre progression de séance en séance.

Votre séance se termine après ceci.

NIVEAU 1 - CROSS-SWEET			
Exercice 1	PDC	Burpees : amplitude réduite*	10 répétitions *Amplitude spéciale*
Exercice 2	PDC	Tractions en prise supination	5 répétitions
	Fonte	Rowing à la barre buste penché	10 répétitions
Exercice 3	PDC	Dips entre deux chaises, pieds au sol	10 répétitions
Exercice 4	PDC	Gainage	15 secondes
Exercice 5	PDC	Flexion-Extension des triceps contre un mur	10 répétitions
Exercice 6	PDC	Flexions à deux jambes	15 répétitions

*** Exécution de l'exercice 1 - Burpees en amplitude réduite :**
1°) Mettez-vous en position de pompe droit, puis relevez-vous.
2°) Ne faites pas le mouvement de pompe avec les bras
3°) Ramenez rapidement les deux pieds au niveau des mains d'un seul mouvement
4°) Relevez-vous et sautez sur place à pieds joints
5°)Posez ensuite à nouveau vos mains au sol et remettez-vous en position de pompe d'un seul mouvement
6°) Recommencez à l'étape 2°)

Evolutions des séances :

ETAPE	MODE DE PROGRESSION	OBJECTIFS
Etape 1	Augmentez progressivement le nombre de répétitions ou la durée des exercices, de séance en séance, suivant vos capacités.	Réaliser 15 à 20 répétitions sur chaque exercice. Tenir 40 secondes sur l'exercice 4. Passez ensuite à l'étape 2
Etape 2	Diminuez les temps de repos de manière progressive.	Parvenir à réaliser 3 séquences du niveau 1, sans temps de repos.
CHANGEMENT DE NIVEAU		
Lorsque vous n'arrivez plus à progresser ou que vous êtes lassé de ce niveau, passez au niveau 2, même si vous n'arrivez pas à atteindre l'objectif de suppression des temps de repos.		

2. Niveau 2

Avant de débuter, échauffez-vous (voir p. 106).

- **Réalisez 3 fois** la séquence d'exercices proposée dans le tableau ci-dessous. Chronométrez la durée totale de votre séance et notez vos résultats, vous pourrez ainsi mesurer votre progression de séance en séance.

▶Votre séance se termine après ceci.

NIVEAU 2 - CROSS-SWEET			
Exercice 1	PDC	Burpees : amplitude réduite	10 répétitions *Amplitude spéciale*
Exercice 2	PDC	Tractions en prise supination	3 répétitions *Amplitude spéciale : 2/3 du mouvement*
	Fonte	Rowing à la barre buste penché	10 répétitions
Exercice 3	PDC	Dips entre deux chaises, pieds au sol	10 répétitions
Exercice 4	PDC	Crunchs	5 répétitions
Exercice 5	PDC	Flexion-Extension des triceps contre un mur	10 répétitions
Exercice 6	PDC	Bondissements sur place	8 répétitions
Exercice 7	PDC	Gainage	15 secondes
Exercice 8	PDC	Flexions à deux jambes	10 répétitions

Evolutions des séances :

ETAPE	MODE DE PROGRESSION	OBJECTIFS
Etape 1	Augmentez progressivement le nombre de répétitions ou la durée des exercices, de séance en séance, suivant vos capacités.	Réaliser 12 à 15 répétitions sur chaque exercice. Tenir 40 secondes sur l'exercice 5. Passez ensuite à l'étape 2
Etape 2	Diminuez les temps de repos de manière progressive.	Parvenir à réaliser 3 séquences du niveau 1, sans temps de repos.
CHANGEMENT DE NIVEAU		
Lorsque vous n'arrivez plus à progresser ou que vous êtes lassé de ce niveau, passez au niveau 3, même si vous n'arrivez pas à atteindre l'objectif de suppression des temps de repos.		

3. Niveau 3

Avant de débuter, échauffez-vous (voir p. 106).

- Réalisez 3 fois la séquence d'exercices proposée dans le tableau ci-dessous. Chronométrez la durée totale de votre séance et notez vos résultats, vous pourrez ainsi mesurer votre progression de séance en séance.

▶ Votre séance se termine après ceci.

NIVEAU 3 - CROSS-SWEET			
Exercice 1	PDC	Burpees : amplitude réduite	5 répétitions
Exercice 2	PDC	Dips entre deux chaises, pieds au sol	10 répétitions
Exercice 3	PDC	Crunchs	5 répétitions
Exercice 4	PDC	Bondissements sur place	8 répétitions
Exercice 5	PDC	Tractions en prise supination	5 répétitions *Demi-amplitude*
	Fonte	Rowing à la barre buste penché	10 répétitions
Exercice 6	PDC	Gainage	15 secondes
Exercice 7	PDC	Pompes Prise Serrée	5 répétitions
Exercice 8	PDC	Flexion-Extension des triceps contre un mur	10 répétitions
Exercice 9	PDC	Flexions à deux jambes	10 répétitions
Exercice 10	PDC	Gainage	15 secondes
Exercice 11	PDC	Crunchs avec rotation	3 répétitions par côté

Notes Exercice 11
Crunchs avec rotation :
3 répétitions par côté, en alternance (une répétition à droite, une répétition à gauche, une répétition à droite, etc.) pour un total de 6 répétitions.

Evolutions des séances :

ETAPE	MODE DE PROGRESSION	OBJECTIFS
Etape 1	Augmentez progressivement le nombre de répétitions ou la durée des exercices, de séance en séance, suivant vos capacités.	Atteindre 10 répétitions sur les exercices 1 et 7. Ne dépassez pas 15 répétitions sur les autres exercices. Tenir 40 secondes sur l'exercice 9. ► Passez ensuite à l'étape 2
Etape 2	Diminuez les temps de repos de manière progressive.	Parvenir à réaliser 3 séquences du niveau 3, sans temps de repos.
CHANGEMENT DE NIVEAU		
Lorsque vous n'arrivez plus à progresser ou que vous êtes lassé de ce niveau : Revenez au niveau 2 : dans ce cas, ajoutez une 4 séquence d'exercices. Vous pourrez augmenter le nombre de séquences au fil des Boucles ou à votre initiative si votre motivation et votre condition physique le permettent. Ou Passez au niveau 4, même si vous n'arrivez pas à atteindre l'objectif de suppression des temps de repos.		

► 4. Niveau 4

Avant de débuter, échauffez-vous (voir p. 106).

- **Réalisez 3 fois** la séquence d'exercices proposée dans le tableau ci-dessous. Chronométrez la durée totale de votre séance et notez vos résultats, vous pourrez ainsi mesurer votre progression de séance en séance.

► Votre séance se termine après ceci.

NIVEAU 4 - CROSS-SWEET			
Exercice 1	PDC	Burpees - amplitude complète*	8 répétitions
Exercice 2	PDC	Crunchs	5 répétitions
Exercice 3	PDC	Step sur chaise, jambe droite	8 répétitions
Exercice 4	PDC	Tractions en prise supination	3 répétitions *Amplitude 2/3*
	Fonte	Rowing à la barre buste penché	10 répétitions
Exercice 5	PDC	Step sur chaise, jambe gauche	8 répétitions
Exercice 6	PDC	Gainage de face	15 secondes
Exercice 7	PDC	Pompes prise serrée	Maximum de répétitions- Arrêtez-vous avant l'échec Amplitude spéciale : ne remontez ni ne descendez à fond.

*** Exécution de l'exercice 1 - Burpees en amplitude complète :**
1°) Mettez-vous en position de pompe
2°) Faites un mouvement de pompe avec les bras
3°) Ramenez rapidement les deux pieds au niveau des mains d'un seul mouvement
4°) Relevez-vous et sautez sur place à pieds joints
5°)Posez ensuite à nouveau vos mains au sol et remettez-vous en position de pompe d'un seul mouvement
6°) Recommencez à l'étape 2°)

Exercice 8	PDC	Flexions-extension des triceps contre un mur	10 répétitions
Exercice 9	PDC	Bondissements sur place	5 répétitions
Exercice 10	PDC	Gainage, côté droit puis côté gauche	15 secondes
Exercice 11	PDC	Flexions à 2 jambes	10 répétitions
Exercice 12	PDC	Curl Lafay	10 répétitions
	Fonte	Curl à la barre	

Evolutions des séances :

ETAPE	MODE DE PROGRESSION	OBJECTIFS
Etape 1	Augmentez progressivement le nombre de répétitions ou la durée des exercices, de séance en séance, suivant vos capacités.	Atteindre 10 répétitions sur les exercices 1 et 7. Ne dépassez pas 15 répétitions sur les autres exercices. Tenir 40 secondes aux exercices 6 et 10. ► Passez ensuite à l'étape 2
Etape 2	Diminuez les temps de repos de manière progressive.	Parvenir à réaliser 3 séquences du niveau 1, sans temps de repos.
CHANGEMENT DE NIVEAU		
Lorsque vous n'arrivez plus à progresser ou que vous êtes lassé de ce niveau : Revenez au niveau 2 ou 3 : dans ce cas, ajoutez une 4° séquence d'exercices. Vous pourrez augmenter le nombre de séquences au fil des Boucles ou à votre initiative si votre motivation et votre condition physique le permettent. Ou Passez au niveau 5, même si vous n'arrivez pas à atteindre l'objectif de suppression des temps de repos.		

▶ 5. Niveau 5

Avant de débuter, échauffez-vous (voir p. 106).

- **Réalisez 3 fois** la séquence d'exercices proposée dans le tableau ci-dessous. Chronométrez la durée totale de votre séance et notez vos résultats, vous pourrez ainsi mesurer votre progression de séance en séance.

▶Votre séance se termine après ceci.

NIVEAU 5 - CROSS-SWEET			
Exercice 1	PDC	Burpees – Mouvement complet à réaliser	5 répétitions
Exercice 2	PDC	Crunchs	5 répétitions
Exercice 3	PDC	Step sur chaise, jambe droite	8 répétitions
Exercice 4	PDC	Tractions en prise supination	3 répétitions *Amplitude 2/3*
	Fonte	Rowing à la barre buste penché	10 répétitions
Exercice 5	PDC	Step sur chaise, jambe gauche	8 répétitions
Exercice 6	PDC	Gainage de face	15 secondes
Exercice 7	PDC	Pompes prise serrée	Maximum de répétitions- Ne pas aller à l'échec. *Amplitude spéciale : ne pas re-monter ni descendre à fond.*
Exercice 8	PDC	Fente au poids du corps (jambe droite puis gauche)	8 répétitions par jambe
	Fonte	Kettlebell Swing	15 répétitions
Exercice 9	PDC	Flexions-extension des triceps contre un mur	10 répétitions
Exercice 10	PDC	Bondissements sur place	5 répétitions
Exercice 11	PDC	Gainage, côté droit puis côté gauche	15 secondes
Exercice 12	PDC/ Fonte	Superset : -Flexions à 2 jambes -Développé Haltère un bras (côté droit) -Flexions à 2 jambes -Développé Haltère un bras (côté gauche)	10 répétitions 12 répétitions 10 répétitions 12 répétitions
Exercice 13	PDC	Curl Lafay	10 répétitions
	Fonte	Curl à la barre	

Evolutions des séances :

ETAPE	MODE DE PROGRESSION	OBJECTIFS
Etape 1	Augmentez progressivement le nombre de répétitions ou la durée des exercices, de séance en séance, suivant vos capacités.	Atteindre 15 répétitions sur l'exercice 1. Atteindre au moins 7 répétitions sur l'exercice 4. Atteindre 10 à 15 répétitions sur l'ensemble des autres exercices. Atteindre une durée de 1 minute sur l'exercice 6.
Etape 2	Diminuez les temps de repos de manière progressive.	Parvenir à réaliser 3 séquences du niveau 1, sans temps de repos.
Etape 3	Continuez sur ce niveau tant que vous progressez, et ajoutez de nouveaux tours à votre circuit	
APRÈS LE NIVEAU 5		
Lorsque vous n'arrivez plus à progresser ou que vous êtes lassé de ce niveau : Revenez à l'un des niveaux précédents : dans ce cas, ajoutez une 4ème séquence d'exercices. Vous pourrez augmenter le nombre de séquences au fil des Boucles ou/ et dès que votre motivation et votre condition physique le permettront. Ou Remplacez ou ajoutez de nouveaux exercices à votre circuit en suivant les conseils donnés dans la section Modifications des circuits-training ci-après.		

B. MODIFICATIONS DES CIRCUITS-TRAINING

Des pistes pour modifier vos circuits sont présentées ci-dessous, inspirez-vous-en et composez des circuits à l'infini[8] !

Dans ce tableau, chacun des exercices peut en remplacer un autre (référez-vous aux indications ci-dessous) dans un enchaînement ou être ajouté à la fin de votre séquence d'exercices. Dans l'idéal, évitez d'avoir plus de 2 exercices ciblant une même partie du corps à la suite.

8. En fonction de votre environnement, votre matériel, vos objectifs… Par exemple, si vous vous entraînez en extérieur, vous pouvez insérer des séquences de course à pied entre vos exercices (comme courir sur une distance de 50 mètres ou pendant 2 minutes).
Les pratiquants d'arts martiaux peuvent intégrer des séquences comprenant des coups. Par exemple, à chaque flexion sur jambes, vous vous relevez en portant un coup de pied de face avant de redescendre.

	Dips (voir p. 521)	Tractions pronation (voir p. 526)	Curl Lafay (voir p. 535) ou Curl à la barre (voir p. 536)	Flexions à une jambe (voir p. 531)	Fentes (voir p. 533)	La chaise (voir p. 531)	Kettlebell swing (voir p. 534)
En remplacement de :	Dips pieds au sol ou entre deux chaises	Tractions en supination		Step sur chaise			Flexions à 2 jambes
En ajout, en fin d'une séquence d'exercices			Dès le niveau 1			Dès le niveau 1, (avant le Curl)	
Indications	Phase 1: amplitude partielle Phase 2: amplitude complète	Suivez les amplitudes propres à chaque niveau	La charge utilisée doit vous permettre de faire 10 répétitions facilement	Phase 1: amplitude partielle Phase 2: amplitude complète	Poids du corps/ haltères/ kettlebell Immobile ou à chaque pas	Débutez par 15 secondes puis augmentez la durée	

VIII. PRINCIPES DE PROGRESSION DE L'ENTRAÎNEMENT

A. PRINCIPES GÉNÉRAUX DE PROGRESSION

Progresser en musculation consiste à ajouter du **volume d'entraînement :** faire plus de répétitions, de séries, augmenter vos charges de travail, font partie de vos objectifs. Notez également que plus votre volume d'entraînement sera élevé sur un temps réduit, plus vous serez fort.

Nous vous donnons dans cette partie des indications d'ordre général. Si une consigne spécifique vous est donnée sur un ou plusieurs exercices dans une Phase, la consigne particulière prend le pas sur ces considérations générales. Vous les trouverez dans la partie sur les principes de l'Entraînement Progressif par Phases p. 145.

A présent, voici comment procéder en pratique :

	Mode de progression	Objectifs	Augmentez la difficulté	
Pour Chaque Exercice	Ajouter une répétition par série à chaque séance	Atteindre **entre 12 et 15 répétitions** par série	Quand l'objectif est atteint, faites une **mini-boucle** en augmentant la difficulté sur l'exercice :	
Exemple général	Séance 1 : 4 séries de 5 répétitions (4x5) Séance 2 4 séries de 6 répétitions (4x6) Séance 3 4 séries de 7 répétitions (4x7)	Quand 4x15 atteint, faites une mini-boucle à 4x5 en augmentant la difficulté de l'exercice	Au poids de corps	**Augmentez ou diminuez le dénivelé de 10cm** quand c'est possible. (Hauteur des mains ou des pieds) Ou **Augmentez les amplitudes** du mouvement Ou **Utilisez du Lest (+1 à 2kg)**
			Avec charges	**Ajouter des poids (1 à 5kg)** sur vos barres et machine.

Exemples spécifiques		Objectif atteint	Augmentation de la difficulté	
			Nombre de répétitions	Difficulté / Charges
Exercice au PDC - dénivelé non modifiable	Flexion à une jambe en demi-amplitude	4x15 en demi-amplitude	Mini-Boucle à 4x5	Amplitude : 2/3 du mouvement
Exercice au PDC - dénivelé modifiable	Pompes sur support, pieds surélevés	4x15 avec les pieds à 80cm	Mini-Boucle à 4x5	Hauteur des pieds : +10cm
Exercice au PDC lesté	Dips lestées	6x12 à 4kg de lest	Mini-Boucle à 6x5	Lest : +1 ou 2kg
Exercice avec charges additionnelles	Développé couché serré à la barre	4x12 à 40kg	Mini-Boucle à 4x5	Charges : +2 à 5kg
Exercice au PDC Avec délestage	Tractions verticales avec élastique	4x12 avec élastique très résistant	Mini-Boucle à 4x8	Prendre élastique moins résistant ou augmenter l'amplitude

En suivant ces principes de progression, il arrivera un moment où vous n'arriverez plus à évoluer sur un ou plusieurs exercices.
Il faudra alors utiliser des Techniques Anti-Stagnations (Voir p. 115).
Nous présentons dans le tableau ci-dessous les trois stratégies les plus courantes pour vaincre la stagnation. Ces stratégies font parties du **Contournement Opérationnel.**

	1ère Stratégie : Reculez pour mieux sauter	2ème Stratégie : Stockez les répétitions	3ème Stratégie : Ciblez les efforts
Principe	Réduire le nombre de répétition sur l'exercice concerné	Réduire la charge ou la difficulté sur l'exercice concerné pour progresser sur le nombre de répétitions.	Réduire le nombre de répétitions, la charge ou la difficulté sur l'exercice précédent du même bloc.
Techniques conseillées	La Mini-Boucle (p. 115)	Le Délestage (ajout d'élastiques) (p. 206) La Double-Boucle (p. 116)	La Mini-Boucle L'Occupation du Terrain (ODT) (p. 118)
Exemples	Vous n'arrivez pas à dépasser 4x13 aux dips pleine amplitude ? Faites une mini-boucle à 4x5	Vous n'arrivez pas à passer 4x7 aux Tractions Verticales pleine amplitude ? Délestez-vous avec un élastique ou double-bouclez sur les Tractions Horizontales.	Vous n'arrivez pas à passer 4x8 au 2ème exercice d'un bloc ? Faites une mini-boucle puis une ODT sur le 1er exercice pour débloquer votre progression sur le 2ème exercice.

ALLER PLUS LOIN : LES SERIES LONGUES:

- De manière générale, lorsque vous êtes devenu très fort et endurant sur un ou plusieurs exercices et qu'il devient difficile d'augmenter la difficulté (en ajoutant du poids ou en passant à des variantes plus dures), il faut alors chercher à allonger vos séries le plus possible.
- Pour cela, n'hésitez pas à viser 20, 30 ou 40 répétitions, voire plus, par série. Il est d'ailleurs préférable pour votre santé de réaliser des séries très longues sur des exercices avec une difficulté modérée, plutôt que des séries courtes sur des exercices très difficiles.

- Les séries longues vous apporteront force, endurance, santé, et volume si vous adoptez une alimentation adaptée, et que vous utilisez les autres Méthodes présentes dans Sybernetics.

B. PRINCIPES SPÉCIFIQUES DE PROGRESSION POUR L'ENTRAÎNEMENT PROGRESSIF PAR PHASES

En plus des Principes Généraux de Progression ci-dessus, nous vous donnons ici les principes de progression ciblés sur certains exercices des différentes phases de l'Entraînement Progressif par Phases.

1. De la Phase 1 à la Phase 4

BLOC 1 : POITRINE	Progression	Objectifs :	Augmentez la difficulté par palier :	
Exercice 1.1	Ajout d'une répétition par série et par séance	2x12 répétitions puis mini-boucle à 2x5 en augmentant la difficulté.	Au PDC	Hauteur des pieds : +10cm
			Avec Charges	Charge : + 1 à 2kg
Exercice 1.2 variante	Ajout d'une répétition par série et par séance	2x12 répétitions puis mini-boucler à 3x5. Vous ajoutez donc une série à l'exercice 1.2 et vous en retirez une à l'exercice 1.3	Au PDC	Hauteur des pieds : +10cm
			Avec Charges	Charge : + 1 à 2kg
Exercice 1.3	Ajout d'une répétition par série et par séance	8x 12 répétitions puis mini-boucle à 8x4 en augmentant la difficulté. (ou 7x12 quand 3 séries sur Exercice 1.2)	Au PDC	Hauteur des pieds : +10cm
			Avec Charges	Charge : + 1 à 2kg

BLOC 2 : LE DOS	Progression	Objectifs :	Augmentez la difficulté par palier :	
Exercice 2.1	Ajout d'une répétition par série et par séance	4x12 répétitions puis mini-boucle à 4x5 en augmentant la difficulté	Au PDC	Passez à une variante plus dure
			Avec Charges	Charge : + 1 à 2kg
Exercice 2.1 bis variante	Ajout d'une répétition par série et par séance	4x8 répétitions puis mini-boucle à 4x5 en augmentant la difficulté	Au PDC	Passez à une variante plus dure
Exercice 2.2			Avec Charges	Charge : + 1 à 2kg

BLOC 3 : LES CUISSES	Progression	Objectifs :	Augmentez la difficulté par palier :	
Exercice 3.1	Ajout d'une répétition par série et par séance	4x15 répétitions puis mini-boucle à 4x5 en augmentant la difficulté	Au PDC	Lest +1 ou 2kg
			Avec Charges	+2 à 5kg
Exercice 3.1bis	Ajout d'une répétition par série et par séance	3x8 répétitions puis mini-boucle à 3x5 en augmentant la difficulté	Au PDC	Lest +1 ou 2kg
Exercice 3.2	Ajout d'une répétition par série et par séance	Jusqu'à 4*7 répétitions	15 secondes de repos	
		De 4*8 à 4*10 répétitions	20 secondes de repos	
		De 4*11 à 4*14 répétitions	25 secondes de repos	
		A partir de 4*15 répétitions	30 secondes de repos	

Pour les blocs bras et abdominaux, suivez les Principes Généraux de progression, p. 188.

Dès que votre total de répétitions sur un exercice stagne, utilisez les techniques anti-stagnation décrites p. 115 pour relancer la progression en douceur.
Pour l'exercice 2.1 du Bloc Dos, commencez par faire une mini-boucle à 60% de vos performances actuelles sur cet exercice. Cela vous permettra de progresser plus facilement sur l'exercice 2.2.
Si cela n'est pas suffisant pour progresser, vous allez chercher à allonger les séries (4x12, 4x15, ...) en diminuant l'intensité de l'effort : diminuez les charges, délestez-vous avec une bande élastique ou passer à une variante plus simple de l'exercice (Exemple : passez des tractions verticales aux tractions horizontales).

2. Après la Phase 4

Une fois que vous atteignez la stagnation sur la majorité des exercices de la Phase 4, vous avez deux possibilités :

Faire une boucle et reprendre l'Entraînement Progressif par Phase à la Phase 1 (p. 146)
Passer à la Séance Sybernetics (p. 170)

Mais avant cela, pensez à **réaliser à nouveau les Tests de capacité** pour évaluer votre progression.

Si vous décidez de faire une boucle à la Phase 1, plusieurs options s'offrent à vous :

- **Recommencez avec les mêmes exercices** et cherchez à battre vos records sur chaque phase.
- **Recommencez en essayant de nouveaux exercices.** Si vous avez fait votre premier passage au poids du corps, pourquoi ne pas essayer maintenant des exercices avec charges additionnelles par exemple ?
- Si vous voulez plus d'exercices dans vos séances, recommencez en ajoutant des **exercices supplémentaires. Consultez la partie suivante.**

Quelle que soit l'option choisie, prenez le temps de consulter la partie Approche Stratégique (p. 111) pour améliorer votre gestion de l'effort et vos capacités à prendre les bonnes décisions à l'Entraînement.
En bref, cultivez l'Efficience et devenez le Stratège de votre Entraînement.

3. Ajout d'exercices dans l'Entraînement Progressif par Phases lors d'une boucle

Nous vous proposons ci-dessous des modifications et exercices à ajouter à chaque bloc de l'entraînement. En fonction de votre niveau actuel, de votre motivation et de votre envie de travailler spécifiquement un bloc pour augmenter vos performances ou combler un retard, vous pouvez faire une ou plusieurs modifications.

Nous vous conseillons de respecter notre logique de progression par étape. Lors de votre première boucle, rajoutez seulement un changement ou un exercice sur un bloc. Privilégiez alors un bloc qui vous semble en retard ou que vous aimeriez développer encore plus.

Plus vous aurez d'expérience au fil des boucles, plus vous pourrez rajouter d'exercices à chaque bloc jusqu'à composer vos séances vous-mêmes (voir la partie **Personnalisez vos séances** ci-dessous).

BLOC POITRINE	
Exercice 1.1 : les dips	Si vous arrivez facilement à faire 6x15 répétitions aux Dips amplitude complète,[9] vous pouvez maintenant choisir de vous lester. Vous pouvez aussi continuez à allonger vos séries en visant 6x20, 6x30 ou bien plus !
Exercices 1.2 & 1.3	A chaque nouvelle boucle, vous ajouterez une série sur l'exercice 1.2 et vous en retrancherez une sur l'exercice 1.3 jusqu'à atteindre 6 séries sur les deux exercices. Il faudra viser des séries d'au moins 12 répétitions en augmentant progressivement la difficulté de l'exercice (passage à des variantes plus difficiles ou ajout de charges). Pour la Phase 4, l'ajout des Pompes Claquées ou du DCL en exercice 1.3 impose de bloquer le nombre de séries à 4 ou 2 sur l'exercice 1.4. Seul l'exo 1.2 conserve le nombre de série de la Phase 3. Le nombre total de séries sur le Bloc Poitrine de l'EPP ne doit pas excéder 18.

BLOC DOS	
Pour accentuer le travail sur vos épaules :	Ajout du Développé **Haltère à un Bras** (exercice 2.3) (voir p. 543) Exercice à placer en dernière position du Bloc Dos. Utiliser une charge qui vous permet de faire 12 répétitions lors de la première série.
Objectif	Viser 3 séries de 20 répétitions par bras avant de mini-boucler en augmentant la charge de 0,5 à 1kg. Pour progresser l'utilisation des mini-boucles et double-boucles sera primordiale.
Exécution :	Pratiquez les deux bras en Superset. Faites une série du bras droit, lancez un minuteur sur 1min30 et faites une série du bras gauche. Quand les 1min30 se sont écoulés, recommencez le processus deux fois jusqu'à avoir fait trois séries par bras.

9. Nous vous déconseillons de vous lester sur les dips tant que vous ne maîtrisez pas les amplitudes complètes. En effet, quand votre épaule manque de souplesse, la pratique des dips lestées peut accroître la raideur de l'articulation. Si vous voulez progresser sur les dips à pleine amplitude, il faut assouplir cette articulation avant tout !

Remarque	Si les tensions dans vos épaules sont trop importantes ou que vous observez une régression aux exercices du haut du corps (Poitrine, Dos et Bras), alors retirez cet exercice, prenez soin de vos épaules, et retentez plus tard avec un poids plus faible, si vous le désirez. Voir dans le chapitre Souplesse les Six Piliers de la Santé, p. 244 et les étirements de l'épaule (p. 271 & p. 296).

BLOC CUISSES	
Découvrez de nouvelles sensations	Placez l'exercice 3.2 (Leg Extension ou Bondissements sur place) en premier exercice du Bloc Cuisses. Si vous ajoutez également le Kettlebell Swing (Exercice 3.0), celui-ci reste en première position. L'enchaînement des exercices est alors 3.0 -> 3.2 -> 3.1
Intensifier le Bloc Cuisse :	Ajout du **Kettlebell Swing** (voir p. 533) Exercice de pré-fatigue à placer en 1ère position du Bloc Cuisses Exercice balistique qui sollicite les chaînes musculaires postérieures des membres et du dos. Utilisez une charge qui vous permet de faire facilement 15 répétitions sur la première série.
Objectif :	5 séries de 25 répétitions (ou plus) avant de mini-boucler à 3x15 en augmentant le poids de la Kettlebell ou de l'haltère de 1 ou 2kg.
Exécution :	Voir le Chapitre Exercices, p. 519.
Remarque :	L'ajout de cet exercice aura des impacts sur les exercices suivants du Bloc Cuisses. Surveillez l'évolution de vos performances et/ou du développement esthétique de votre corps pour déterminer s'il est intéressant de conserver ou non sa réalisation. L'une des erreurs les plus fréquentes sur cet exercice est de soulever une charge trop lourde. Il est important d'utiliser une charge qui vous permette de faire des séries longues

BLOC BRAS	BLOC ABDOMINAUX
Vous pouvez choisir de **conserver les blocs bras et abdomiaux de la Phase 4** quand vous bouclez à la Phase 1.	

4. Personnalisez votre séance

Lorsque vous aurez déjà réalisé plus d'une boucle sur l'Entraînement Progressif par Phases, vous pourrez réaliser des modifications plus profondes dans les Blocs de la séance à condition :

- D'avoir déjà un bon niveau général en musculation et plus d'un an de pratique de Sybernetics
- D'avoir intégré les principes de l'Approche Stratégique (p. 111) et la majorité des concepts de cet ouvrage liée à l'Entraînement Stratégique
- D'avoir une bonne exécution des mouvements de musculation et de connaître les rudiments de votre anatomie musculaire.
- De connaître l'intérêt des principaux exercices de musculation

Soyez honnête avec vous-même : sans toutes ces connaissances, il est encore trop tôt pour personnaliser votre séance.

Si vous estimez être compétent pour réaliser votre propre séance sur la trame de l'Entraînement Progressif par Phases, alors en avant !

Mais rappelez-vous que ces modifications doivent être progressives : prenez le temps d'observer l'évolution et les conséquences d'une modification avant d'en expérimenter de nouvelles. Notez dans votre carnet d'entraînement l'évolution de vos performances, de vos mensurations et de votre motivation.
Faites aussi attention à vos sensations et à l'éventuelle apparition de douleurs ou de déséquilibres posturaux.

Si vous opérez des modifications et que vous ne progressez plus ou vous sentez perdu, reprenez l'entraînement de base, tel que décrit dans l'ouvrage. En faisant ainsi, et en utilisant à bon escient les techniques de progression de ce livre, vous relancerez votre progression et votre motivation très rapidement.
Une fois que vous aurez retrouvé le chemin de la progression, vous pourrez de nouveau, et toujours progressivement, faire des modifications dans votre entraînement.

C. PRINCIPES SPÉCIFIQUES DE PROGRESSION POUR LA SÉANCE EXPRESS ET LA SÉANCE SYBERNÉTIQUE

1. Le Tronc

a) Bloc Poitrine

Ce tableau vous indique comment progresser sur les 2 premiers exercices de votre Bloc Poitrine. Le premier exercice évoluera en fonction de votre progression sur le second exercice, comme vous allez le voir.

<table>
<tr><th colspan="4">Principes de progression Bloc Poitrine – Séance Express / Sybernétique</th></tr>
<tr><th colspan="3">Exercice P.2</th><th>Exercice P.1</th></tr>
<tr><th colspan="4">Etape 1</th></tr>
<tr><th>Nombre de séries</th><th>Mode de progression</th><th>Objectif</th><th>Instructions P.1</th></tr>
<tr><td>Faites 8 séries de l'exercice P.2</td><td>Arrêtez votre 1° série à 10 répétitions.

Augmentez la charge de travail (dénivelé ou poids sur la barre), progressivement, à chaque série : +10cm/+1 à 2kg, c'est très bien.

A la 3° série, vous devez avoir une difficulté vous permettant de réaliser 8 répétitions maximum.

Sur les 3 dernières séries, vous ne ferez pas plus de 4 répétitions avec 1 à 2 pauses courtes pour y parvenir.</td><td>Commencez votre exercice avec une charge de travail de plus en plus lourde, de séance en séance.

Lorsque vous ne progressez plus, passez à l'étape 2.</td><td>Amplitude partielle : Descendre et remonter en-dessous et au-dessus de la parallèle

Mini-Boucles régulières pour ne pas bloquer la progression de l'exercice P.2.</td></tr>
<tr><th colspan="4">Etape 2</th></tr>
<tr><th>Nombre de séries</th><th>Mode de progression</th><th>Objectif</th><th>Instructions P.1</th></tr>
<tr><td>Supprimez 1 série de l'exercice P.2.

► Vous ne ferez plus que 7 séries d'exercice ici.</td><td>Comme lors de l'étape précédente, vous augmentez votre charge de travail (dénivelé ou poids sur la barre) progressivement, de série en série. Cette fois-ci, vous finirez la dernière série avec 8 répétitions.
L'augmentation de la charge de travail sera donc différente de l'étape 1, pour atteindre cet objectif.</td><td>Restez au minimum 1 mois sur cette étape avant de passer à l'étape 3.

Quand vous stagnez, passez à l'étape suivante.</td><td>Amplitude partielle : Descendre et remonter en-dessous et au-dessus de la parallèle. L'amplitude est plus grande qu'à l'étape 2.

Mini-Boucles régulières pour ne pas bloquer la progression de l'exercice P.2.</td></tr>
</table>

Etape 3			
Nombre de séries	**Mode de progression**	**Objectif**	**Instructions P.1**
Supprimez une nouvelle série de l'exercice P.2. Vous ne ferez donc plus que 6 séries. Réduisez aussi les temps de repos de 35 à 25 secondes.	Option 1 : Privilégier l'augmentation du nombre de répétition ► Augmenter d'une répétition par série par séance, jusqu'à atteindre 15 répétitions par série. ► A ce stade, augmentez la hauteur de vos pieds ou le poids sur la barre puis revenez à 6 séries de 10 répétitions. ► Recommencer l'opération autant de fois que possible. Option 2 : Privilégier l'augmentation de la charge de travail ► Restez à 6 séries de 10 répétitions. ► Augmentez la hauteur de vos pieds ou le poids sur votre barre, à chaque séance, progressivement. 10 à 15 cm/+1 à 2kg à la fois, cela suffira amplement. ► Dès que vous faites facilement les 6 séries de 10 répétitions augmentez de nouveau la difficulté de l'exercice.	L'étape 3 se termine quand vous stagnez physiquement ou psychologiquement (lassitude). Ensuite, retournez à l'étape 1.	L'amplitude sera maintenant presque complète, voire complète. Si vous faites des séries d'au moins 12 répétitions, vous pouvez envisagez de vous lester de manière progressive (+2kg à chaque fois, pas plus). Utilisez les Mini-Boucles régulièrement, comme lors des étapes précédentes.

b) Bloc Dos

Principes de progression Bloc Dos - Séance Express / Sybernétique				
Exercice	**D.1**		**D.2**	**D.3**
Mode d'entraînement	Poids du corps	Fonte	Poids du corps ou fonte	Poids du corps ou fonte
Mode de progression	Travaillez en amplitude très réduite et allongez vos séries, en ajoutant 1 répétition par série à chaque séance. Progressez le plus possible en amplitude réduite avant d'augmenter l'amplitude progressivement	Augmentez la longueur de vos séries en ajoutant 1 répétition par série à chaque séance.	Augmentez la longueur de vos séries en ajoutant 1 répétition par série à chaque séance.	Augmentez la longueur de vos séries en ajoutant 1 répétition par série à chaque séance.

Objectif	Travailler sur des amplitudes complètes, avec des séries de plus en plus longues. Ne vous lestez jamais ici.	Quand vous parvenez à réaliser des séries de 15 répétitions, augmentez votre charge de travail (voir principe de progression p. 188).	Atteignez 8 à 10 répétitions à la première série avant de vous lester. Augmentez doucement la charge de travail : pas plus de 2kg à chaque fois. Si vous ne voulez ou ne pouvez pas vous lester aux Tractions, vous continuerez d'augmenter le nombre de répétitions.	Augmentez le plus possible la longueur de vos séries. Ne vous lestez jamais sur cet exercice.

c) Bloc Cuisses

Exercice C.1 : Flexions à une jambe
Commencez l'exercice avec une amplitude réduite, en réalisant 5 répétitions par série. Ajoutez une répétition à chaque série, à chaque séance. Progressez le plus possible ainsi.

Quand vous parvenez à faire au moins 6 séries de 12 répétitions, augmentez l'amplitude de travail en descendant un peu plus bas.
A terme, vous travaillerez à pleine amplitude sur cet exercice, avec pour objectif de faire des séries de plus en plus longues.

Vous pourrez encore renforcer la difficulté de l'exercice en utilisant un gilet de lest, des chaînes, ou encore en cessant de vous tenir pour réaliser l'exercice en équilibre.

d) Bloc Abdos

Principes de progression Bloc Abdominaux - Exercice A.3 Gainage - Séance Express / Sybernétique		
Mode de progression	**Objectif**	**Augmentation de la difficulté de l'exercice**
Commencez par tenir la position 20 secondes par série. Augmentez la durée de l'exercice de 5 secondes par série à chaque séance.	Atteindre 1min30 avec une position parfaite sur votre première série.	Une fois l'objectif atteint : 1) Augmentez la hauteur de vos pieds de 10 à 15cm (vos coudes restent au sol), OU utilisez un lest de 1 à 2 kg pour rendre l'exercice plus difficile. 2) Revenez alors à 15 sec de temps sous tension, puis ajoutez 5 secondes de temps sous tension en plus par série à chaque séance. 3) Une fois l'objectif de nouveau atteint, retournez au point 1).

Conseil supplémentaire :

- Si vous utilisez un disque de fonte, ne le placez jamais sur le bas du dos. Le corps doit rester droit durant tout l'exercice. Si l'utilisation d'une charge vous oblige à cambrer, réduisez la durée de l'exercice ou diminuez la charge.

2. Les Branches

a) Poitrine Bis

Principes de progression Bloc Poitrine Bis – Séance Sybernétique			
Exercice Pb.1 : Pompes claquées			
Mode de progression	**Objectif**	**Augmentation de la difficulté de l'exercice**	**Recommandations**
Commencez par des séries de 5 répétitions. Ajoutez une répétition par série à chaque séance.	Essayez d'atteindre 2 séries de 20 répétitions.	Arrivé à cette performance, cherchez à sauter de plus en plus haut. Utilisez la Mini-Boucle (p. 115) quand vous stagnez.	Gardez vos mains et pieds au sol sur cet exercice, ne cherchez pas à modifier le dénivelé. Ne vous lestez pas non plus ! Faîtes particulièrement attention à bien amortir le retour au sol, pour préserver vos poignets, coudes et épaules

b) Dos Bis

Principes de progression Bloc Dos Bis – Séance Sybernétique	
Exercice Db.1 : Tirage horizontal ou Tirage à la T-barre	
Charge et répétitions	**Augmentation de la difficulté de l'exercice**
Utilisez un poids qui vous permette de faire environ 30 répétitions à la première série. Ajoutez du poids à la 2e série, puis encore à la 3e série. Le poids à votre 3e série doit vous permettre d'y réaliser environ 6 répétitions.	Augmentez le poids de séance en séance. Utilisez la Mini-Boucle (p. 115) et la Double-Boucle (p. 116) quand vous stagnez.
Exercice Db.2 : Rowing Haltère à un bras	
Charge et répétitions	**Augmentation de la difficulté de l'exercice**
Utilisez un poids qui vous permette de réaliser une série de 10 répétitions. Faites toutes vos séries avec ce même poids.	Quand vous parvenez à faire 10 répétitions à toutes vos séries, augmentez le poids. Utilisez la Mini-Boucle (p. 115) et la Double-Boucle (p. 116) quand vous stagnez.

c) Épaules

Principes de progression Bloc Epaules – Séance Sybernétique	
Exercice E.1 : Développé d'un bras avec Haltère ou avec Kettlebell	
Charge et répétitions	**Augmentation de la difficulté de l'exercice**
Utilisez un poids permettant de faire 30 à 50 répétitions par série.	Augmentez le poids de séance en séance. Utilisez la Mini-Boucle (p. 115) et la Double-Boucle (p. 116) quand vous stagnez.
Exercice E.2 : Elévations latérales	
Charge et répétitions	**Augmentation de la difficulté de l'exercice**
Utilisez un poids qui vous permette de réaliser une série de 100 répétitions.	Montez la charge tout doucement et régulièrement. N'augmentez pas la charge de plus de 1kg à chaque fois. Utilisez la Double-Boucle (p. 116) quand vous stagnez.

d) Bras

Les principes de progression sont les mêmes pour les Options 1 et 2.

Principes de progression Bloc Bras – Séance Sybernétique	
Exercice B.1 : Curl à la Barre ou Curl Lafay	
Difficulté initiale et répétitions	**Augmentation de la difficulté de l'exercice**
Utilisez un poids permettant de faire une série de 20 répétitions et gardez le pour toutes vos séries. Commencez par des séries de 10 répétitions.	Ajoutez une répétition par série à chaque séance. Lorsque vous parvenez à des séries entre 12 et 15 répétitions sur chaque série, augmentez la difficulté de l'exercice. Curl à la barre : augmentez le poids de 1 à 2 kg maximum Curl Lafay : allongez la longueur des sangles de 10 à 20 cm maximum Utilisez la Mini-Boucle (p. 115) et la Double-Boucle (p. 116) quand vous stagnez.
Exercice B.2 : Flexion extension des triceps au sol	
Difficulté initiale et répétitions	**Augmentation de la difficulté de l'exercice**
Commencez par des séries de 10 répétitions. àSi l'exercice est trop difficile au sol, surélevez les mains en utilisant un banc, des chaises ou tout autre support élevé.	Ajoutez une répétition par série à chaque séance. Lorsque vous parvenez à des séries entre 15 et 20 répétitions sur chaque série, augmentez la difficulté de l'exercice. Pour cela, diminuez la hauteur des mains si vous les aviez surélevées ou augmentez la hauteur des pieds si vos mains étaient placées au sol. Modulez votre dénivelé de 10cm à chaque fois. Utilisez la Mini-Boucle (p. 115) et la Double-Boucle (p. 116) quand vous stagnez.

Exercice B.3 : Flexion extension des triceps contre un mur ou une barre	
Difficulté initiale et répétitions	**Augmentation de la difficulté de l'exercice**
Commencez par des séries de 10 répétitions. Vos mains sont placées à une hauteur vous permettant de réaliser aisément les 10 répétitions à chaque série.	Ajoutez une répétition par série à chaque séance. Lorsque vous parvenez à des séries entre 12 et 15 répétitions sur chaque série, augmentez la difficulté de l'exercice. Pour cela, baissez la hauteur de vos mains de 10cm. Utilisez la Mini-Boucle (p. 115) et la Double-Boucle (p. 116) quand vous stagnez.

Option 3 :

Suivez les indications de progression notées dans le Protocole Bras :
https://olivier-lafay.com/ebook-bras

e) Cuisses Bis

Principes de progression Bloc Cuisses Bis – Séance Sybernétique	
Exercice Cb.0 : Leg Extension	
Difficulté initiale et répétitions	**Augmentation de la difficulté de l'exercice**
Utilisez une charge qui vous permette de réaliser au moins 15 répétitions à la première série. A chaque série, exercez une seule jambe et alternez le côté, sans temps de repos. Vous ferez donc, par exemple : une série jambe droite, une série jambe gauche, une série jambe droite, etc. Faites 4 séries par jambe. Vous faites donc 8 séries au total. Alternez la première jambe exercée à chaque séance. Si vous avez commencé par la jambe droite, commencez par la gauche à la séance suivante, et ainsi de suite de séance en séance.	Ajoutez une répétition par série à chaque séance. Lorsque vous parvenez à des séries entre 12 et 15 répétitions sur chaque série, augmentez la difficulté de l'exercice. Pour cela, augmentez le poids sur votre machine. Utilisez la Mini-Boucle (p. 115) et la Double-Boucle (p. 116) quand vous stagnez.
Exercice Cb.0 : Chaise	
Difficulté initiale et répétitions	**Augmentation de la difficulté de l'exercice**
Commencez par essayer de tenir 30 secondes à chaque série. De séance en séance, augmentez progressivement le temps d'exercice, jusqu'à atteindre 3min à la première série.	Augmentez la durée d'exercice de 5 secondes en 5 secondes, de séance en séance. Une fois des séries de 3 minutes atteintes, vous pouvez rendre l'exercice plus difficile en repliant une jambe sur celle qui travaille. Vous ferez alors 2 séries par jambe, en alternant les côtés à chaque série, et en reprenant à des séries de 30 secondes Utilisez la Mini-Boucle (p. 115) quand vous stagnez.
Exercice Cb.0 : Bondissements	
Difficulté initiale et répétitions	**Augmentation de la difficulté de l'exercice**

Commencez par faire 5 répétitions par série.	Augmentez d'une répétition par série à chaque. Essayez d'atteindre 4 fois 20 répétitions. Arrivé à cette performance, cherchez à sauter de plus en plus haut. Utilisez la Mini-Boucle (p. 115) quand vous stagnez.
Exercice Cb.1 : Flexions à une jambe	
Difficulté initiale et répétitions	**Augmentation de la difficulté de l'exercice**
	Augmentez d'une répétition par série à chaque. Lorsque vous faites 20 répétitions sur les 2 séries, cherchez à réaliser l'exercice sans vous tenir. Reprenez alors à des séries de 5 répétitions. Vous pouvez aussi choisir de vous lester avec un gilet de lest ou une chaîne. Vous prendrez un lest de 1kg et reviendrez à 5 répétitions par série. Augmentez à nouveau d'une répétition par série à chaque séance. Le lest peut être un kettlebell, un gilet lesté, des chaînes ou encore un haltère. Augmentez le lest de manière très progressive (1kg maximum à chaque augmentation). Utilisez la Mini-Boucle (p. 115) et la Double-Boucle (p. 116) quand vous stagnez.
Exercice Cb.2 : Leg Curl	
Difficulté initiale et répétitions	**Augmentation de la difficulté de l'exercice**
Au poids du corps : Laissez-vous tomber en cherchant à freiner la descente. Utilisez vos mains pour terminer le mouvement sans tomber. Poussez sur vos mains pour remonter et utilisez la force de vos cuisses pour remonter totalement. **A la machine :** Utilisez une charge vous permettant de réaliser 15 à 20 répétitions par série.	**Au poids du corps :** Augmentez d'une répétition par série à chaque séance. Si l'exercice est trop difficile, commencez par travailler sur une amplitude réduite : ne descendez pas totalement ! Utilisez la Mini-Boucle (p. 115) et la Double-Boucle (p. 116) quand vous stagnez. **A la machine :** Augmentez d'une répétition par série à chaque séance. Augmentez la charge de travail quand vous parvenez à réaliser des séries de plus de 15 répétitions. Utilisez la Mini-Boucle (p. 115) et la Double-Boucle (p. 116) quand vous stagnez.
Exercice Cb.2 : Kettlebell Swing	
Difficulté initiale et répétitions	**Augmentation de la difficulté de l'exercice**
Commencez avec un kettlebell léger selon votre force. Commencez à 10 répétitions par série.	Augmentez d'une répétition par séance à chaque série. Cherchez à faire des séries de 20 répétitions ou plus. Lorsque vous y parvenez, utilisez un kettlebell de charge supérieure. Travaillez avec un kettlebell de plus en plus lourd au fil du temps. Utilisez la Mini-Boucle (p. 115) et la Double-Boucle (p. 116) quand vous stagnez.

Exercice Cb.3 : Extension des mollets	
Difficulté initiale et répétitions	**Augmentation de la difficulté de l'exercice**
Au poids du corps : Sur une cale assez haute ou une marche d'escalier ; travaillez chaque mollet en alternance. Ne prenez pas ou peu de temps de repos. A la machine : Utilisez un poids permettant de réaliser 50 répétitions à la première série.	Au poids du corps : Augmentez d'une répétition par séance à chaque série. Vous pouvez vous lester quand vous faites des séries d'au moins 20 répétitions. A la machine : Augmentez la charge de travail dès que vous atteignez 50 répétitions sur votre première série. Utilisez la Mini-Boucle (p. 115) et la Double-Boucle (p. 116) quand vous stagnez.

f) Avant-Bras

Principes de progression Bloc Avant-Bras – Séance Sybernétique	
Exercices Ab.1 et Ab.1 bis : Curl en prise pronation	
Difficulté initiale et répétitions	**Augmentation de la difficulté de l'exercice**
Prenez une charge vous permettant de réaliser 100 répétitions à votre première série (Exercice Ab.1). Prenez ensuite une charge plus lourde afin de réaliser 20 répétitions à votre deuxième série (Exercice Ab.1 bis).	Lorsque vous parvenez à réaliser 100 répétitions sur l'exercice Ab.1, augmentez votre charge de travail à la séance suivante. Faites de même avec l'exercice Ab.1 bis dès que vous atteignez 20 répétitions sur l'exercice. Augmentez les poids de manière progressive (de 500gr à 2kg maximum). Utilisez la Mini-Boucle (p. 115) et la Double-Boucle (p. 116) quand vous stagnez.
Exercices Ab.2: Flexion du poignet à la barre en prise supination	
Difficulté initiale et répétitions	**Augmentation de la difficulté de l'exercice**
Prenez une charge vous permettant de réaliser 2 séries de 20 répétitions.	Lorsque vous parvenez à réaliser 20 répétitions sur vos 2 séries, augmentez le poids à la séance suivante (de 500gr à 2kg maximum). Utilisez la Mini-Boucle (p. 115) et la Double-Boucle (p. 116) quand vous stagnez.
Exercices Ab.2: Flexion du poignet à la barre en prise pronation	
Difficulté initiale et répétitions	**Augmentation de la difficulté de l'exercice**
Prenez une charge vous permettant de réaliser 2 séries de 50 répétitions.	Lorsque vous parvenez à réaliser 50 répétitions sur vos 2 séries, augmentez le poids à la séance suivante (de 500gr à 2kg maximum). Utilisez la Mini-Boucle (p. 115) et la Double-Boucle (p. 116) quand vous stagnez.

D. COMPENSATIONS ET SYNERGIES

Les Entraînements de Sybernetics ont été pensés pour produire un maximum d'effets avec un minimum d'efforts. Cela est rendu possible par la Synergie entre les Exercices des Blocs d'une même séance. Le choix de certains exercices plutôt que d'autres diminuent l'efficacité de ces synergies. Il faut donc procéder à des ajustements dans l'entraînement pour éviter les déséquilibres.

Consultez le tableau ci-dessous correspondant à votre profil pour procéder aux ajustements nécessaires à votre entraînement :

Profil 1 : 100% Poids du corps

	Nombre de répétitions aux exercices P.2 et P.3	Gainage	Stress/Inhibitions/Santé
Bloc Poitrine	Vous faites 10 répétitions ou moins sur ces exercices.	Il est conseillé de réaliser les exercices de gainage du Bloc Abdominaux	-Veillez à pratiquer des dips en amplitude complète de manière régulière -Evitez la demi-amplitude si vous subissez une période de fort stress -Prenez garde à la souplesse de vos épaules et exercez-la de manière régulière -Utilisez les outils de décharge à votre disposition et pratiquez le seiza
	Vous faites 15 répétitions et plus sur ces exercices, et la position est parfaitement tenue.	Les exercices de gainage sont facultatifs et laissés à votre bon vouloir	
Bloc Cuisses			-Veillez à exercer la souplesse de vos cuisses avant/en même temps que vous ajoutez l'exercice spécifique pour vos ischio-jambiers : ne les exercez pas spécifiquement sans vous assouplir.

Profil 2 : Mixte Poids du corps et fonte

	Gainage	Stress/Inhibitions/Santé
Bloc Poitrine	Vous faites au moins un exercice de développé-couché dans votre Bloc Poitrine : -exercez votre gainage en suivant les consignes données dans le Bloc Abdominaux de vos séances -ajoutez du gainage en fonction de vos exercices du Bloc Cuisses	-Veillez à pratiquer des dips en amplitude complète de manière régulière -Evitez la demi-amplitude si vous subissez une période de fort stress -Evitez le lest associé à la demi-amplitude en période de fort stress -Prenez garde à la souplesse de vos épaules et exercez-la de manière régulière -Utilisez les outils de décharge à votre disposition et pratiquez le seiza
Bloc Cuisses	Si vous exercez vos cuisses au poids du corps, ou à la presse à cuisses et/ou vous n'exercez pas vos lombaires spécifiquement : -ajoutez 2 séries de gainage à votre séance Si vous réalisez du squat à la barre, en séries longues avec une charge importante et/ou exercez vos lombaires spécifiquement : -ajoutez 1 série de gainage à votre séance	Si vous faites du squat à la barre en demi-amplitude : -insistez sur les exercices de souplesse de votre bassin -si possible : ajoutez des séries de squat à une jambe à pleine amplitude Si vous pratiquez du leg curl : -pensez à assouplir vos ischio-jambiers régulièrement : ne pas le faire vous expose à l'apparition de pathologies

En pratique :

- Vos exercices de Dips et de Tractions seront réalisés en amplitude réduite au départ. Ne faites pas plus de la moitié du mouvement.

a) Utilisez un élastique ou une charge de délestage sur machine spécifique vous permettant de réaliser des séries d'au moins 8 répétitions.

b) Vous ajouterez ensuite 1 répétitions par série de l'exercice à chaque séance jusqu'à atteindre au moins 12 répétitions. Si vous êtes à l'aise, n'hésitez pas à viser 15 ou 20 répétitions.

Ensuite, il faudra rendre l'exercice plus difficile. Pour cela, faites une mini-boucle à 8 répétitions et reprenez la logique de progression (1répétition par série à chaque séance) :

- En augmentant l'amplitude du mouvement
- Ou en prenant un élastique moins résistant (ou en réduisant la charge de délestage)

Vous progresserez ainsi jusqu'à ne plus avoir besoin de vous délester.

Le délestage est une technique anti-stagnation qui fait partie de la stratégie du **Stockage des répétitions.** Il ne faut donc pas hésiter à réaliser des séries longues (15, 20, 25 répétitions/par série) surtout si vous avez pour objectif de perdre du poids ou d'augmenter vos performances.

Pour en savoir plus, consultez aussi les Principes Généraux de Progression (p. 188) et les Techniques anti-stagnation.

A noter que vous pouvez également utiliser des élastiques pour intensifier certains de vos exercices au poids du corps (les Pompes) ou même avec une barre (Curl ou Développé Couché à la barre). Le principe de progression est alors le même, à la différence, qu'il faut augmenter la résistance de l'élastique à chaque mini-boucle.

C. TRACTIONS LARGES ET CEINTURE SCAPULAIRE

Lorsqu'on est trop tendu, trop raide, du buste, les tractions larges, que ce soit devant à la poitrine ou derrière la nuque, peuvent entraîner des problèmes d'épaules et de cervicales. Surtout si l'amplitude n'est pas réduite.

Plus on va vouloir descendre bas aux tractions larges, et remonter ensuite, plus les épaules et la nuque seront en danger si on est raide du haut du corps. Une amplitude réduite (descendre à peine et remonter) n'est en principe cause d'aucun problème.

Il faut donc absolument exercer la souplesse du haut du buste, détendre, étirer, le haut du corps : trapèzes, épaules, pectoraux, grand rond, grand dorsal, cou.
Et bien entendu : le pont (cf. p. 299).

Tous les exercices et les consignes d'exécution vous sont donnés au chapitre Souplesse p. 211 Il vous faudra aussi vous libérer des émotions refoulées (cf. chapitre 1 « Le déni des émotions : un déni mortel » p. 69).

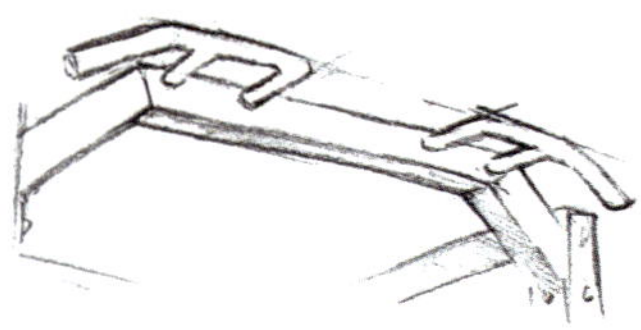

Si les tractions larges à la barre droite (ou courbée) vous causent des désagréments, et en attendant de les tester à nouveaux lorsque vous serez plus souple, et plus détendu, vous pouvez adopter une solution extrêmement efficace. Il s'agit de vous fabriquer ou d'acheter une barre de ce type :

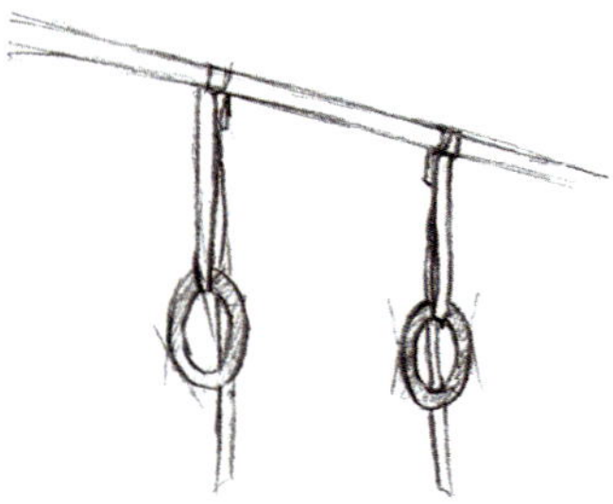

Ou de vous fabriquer un système simple avec une barre de traction, deux sangles de sécurité et des anneaux ou poignées de tirage.

Pour vous procurez ce matériel :

Vous fixez les sangles à la barre de traction, puis fixez les poignées à chaque sangle. La longueur doit être calculée pour que vous puissiez remonter, bras pliés complètement, sans que votre tête ne touche la barre.

Ces deux types de barre de traction vous permettent de n'avoir à passer la barre ni devant votre menton (risque pour la nuque), ni derrière votre nuque (risque pour vos épaules).

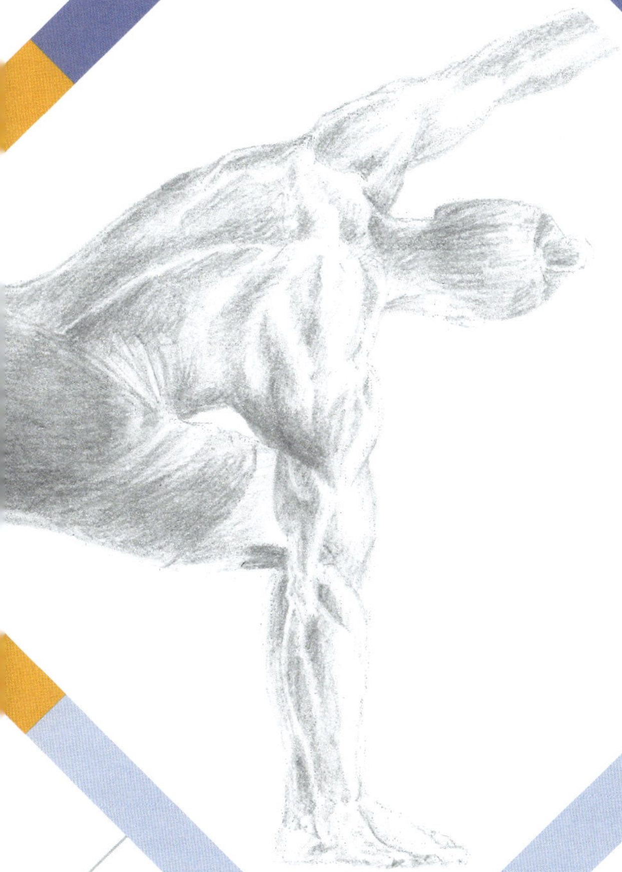

CHAPITRE IV

SOUPLESSE

Protéger et servir

« L'organisation ne peut progresser que par paliers stabilisés. »

Edgar Morin (1)

I. MODE D'EMPLOI : POUR UNE NAVIGATION RAPIDE VERS LA PRATIQUE

*Si vous souhaitez **débuter directement les étirements**, les postures dynamiques, les piliers de la santé ou la posture méditative (le seiza), deux possibilités vous sont d'abord proposées :

A. UN MODE LIBRE

Vous ne voulez pas être encadré par une routine préétablie et préférez naviguer dans la pratique de la souplesse selon vos envies :

- Rendez-vous p. 269 pour le descriptif des **étirements** et des **postures**.
- Pour pratiquer les **piliers**, rendez-vous p. 290.
- Si les **automassages** vous intéressent, rendez-vous p. 266.
- Pour le **seiza**, le descriptif se trouve p. 337 du chapitre « Musculation méditative ».

B. UN MODE GUIDÉ

Le court questionnaire qui suit vous permettra d'être dirigé vers la routine la plus adaptée à votre situation personnelle :

Selon que vous considérez les étirements comme une CONTRAINTE :

- Une contrainte de temps, rendez-vous vers la **routine « Express »** p. 252.
- Habituellement un plaisir, vous vous sentez aujourd'hui trop fatigué, sans énergie, rendez-vous vers la **routine « Relaxation, variante Détente »** p. 259.
- Vous n'aimez tout simplement pas pratiquer les étirements et la souplesse, dirigez-vous vers la **routine « Dynamique »** p. 260. Lorsque vous vous sentirez prêt à avancer dans votre cheminement vers la reconnexion à soi, lisez en priorité la théorie sur les frontières p. 233 de ce chapitre.
  Une fois à l'aise avec cette routine (attendez **au moins 4 semaines**), remplacez-la progressivement par des séances de **routine « Relaxation »** proposée p. 256.

Selon que vous considérez les étirements comme un PLAISIR :

- En parallèle, la pratique de la **musculation ne vous pose pas de problème**

particulier (de type abandons fréquents ou au niveau des résultats) :

▶ Vous désirez une séance de souplesse rapide ? Rendez-vous à la **routine « Express »** p. 252.
▶ Vous cherchez plutôt un travail d'assouplissement plus approfondi, par exemple pour bien vous étirer le lendemain d'une séance de musculation ? Rendez-vous à la **routine «Relaxation »** p. 256.
▶ Vous souhaitez vous tourner vers une séance de souplesse qui vous détende et qui vous permette un regain d'énergie ? Dirigez-vous vers la **routine « Dynamique »** p. 260.

- En parallèle, la pratique de la **musculation vous pose problème :**

▶ soit parce que l'entraînement de musculation est difficile à tenir dans le temps,
▶ soit parce que, malgré l'entraînement, vous avez peu de résultats en volume musculaire ou sur vos performances.

Dirigez-vous vers la **routine « Relaxation »** p. 256.

- Lorsque vous vous sentirez prêt à avancer dans votre cheminement vers la reconnexion à soi, lisez en priorité la théorie sur les frontières p. 233 de ce chapitre.

▶ Lorsque vous vous sentirez à l'aise avec cette routine (attendez **au moins 4 semaines**), remplacez-la progressivement par des séances de **routine « Dynamique »** p. 260.
▶ Si au contraire, vous ne parvenez pas à effectuer vos séances d'assouplissement car vous ressentez de **l'angoisse** ou une **forte appréhension,** débutez par une **routine « Automassages »** p. 266 pendant 4 semaines, que vous remplacerez progressivement par des séances de **routine « Express »** p. 252.

* Si vous restez de longues heures assis devant un écran d'ordinateur, ou si vous désirez prendre soin de votre visage, effectuez votre routine habituelle puis complétez-la par la **routine « Visage »** p. 264.
*Si vous souhaitez prendre soin spécifiquement de votre dos, rendez-vous vers la **routine « Dos »** p. 265.
*Si aujourd'hui vous vous sentez fortement tendu, insérez la **routine « Automassages »** p. 266 avant votre routine habituelle.
*Si vous souhaitez prendre soin des fondamentaux de votre santé, rendez-vous vers la **routine « Piliers »** p. 267.

II. BASES THÉORIQUES

A. SOUPLESSE, STRESS ET SOCIÉTÉ

1. Introduction

Comme le roseau qui plie, mais jamais ne se rompt.

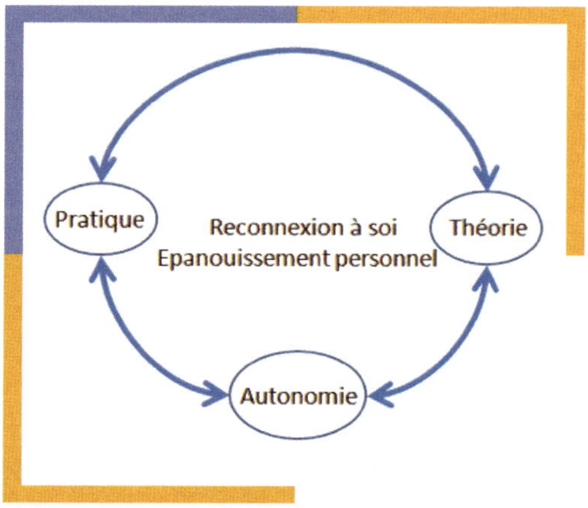

Ce chapitre peut être perçu en deux parties reliées entre elles : l'une, davantage axée sur la théorie et la présentation des concepts ayant permis l'élaboration des routines, et l'autre, reprenant les routines, les descriptifs des étirements, des poses, des exercices de piliers et des automassages.
Un mode d'emploi vous est proposé afin d'accéder directement à la pratique. Cela, sans qu'il ne vous soit nécessaire d'acquérir au préalable les bases théoriques à partir desquelles les routines et axes d'évolution ont été développés. Vous pouvez ainsi débuter tout de suite votre « stretching », agir et vous donner le temps d'appréhender en douceur et à votre rythme les notions abordées et développées ci-après. De cette manière, vous développerez peu à peu votre **autonomie,** intégrerez et vous approprierez la théorie par **l'action,** et avancerez ainsi dans votre cheminement vers la **reconnexion à soi** et votre **épanouissement personnel.**

2. Perfusion de stress, dissociation et reconnexion

Comme développé dans le premier chapitre « Pour une beauté athlétique durable » (voir p. 29), nous baignons au quotidien dans la tension[1].

Petits, nous sommes affectés par les tensions familiales, subissons des petites tapes, des baffes ou des coups, récoltons régulièrement les brimades des « grands » et prenons de plein fouet le stress, la misère et la colère de nos parents.

1. Nous distinguons la tension indispensable à notre survie et celle qui est moteur de changement, qui nous permet également de tenir debout, de nous muscler et de nous mouvoir, et lorsque cette dernière passe un certain seuil, celle qui rigidifie nos corps et nos âmes.

Adultes, nous nous retrouvons coincés entre les démons de notre passé et une société qui ne nous offre pas les conditions ni pour nous épanouir véritablement[2], ni pour élever un enfant (3,4). En effet, alors que nos ancêtres bénéficiaient du soutien de nombreux allo-parents[3] et d'une culture tournée autour de la survie de la progéniture (3,4), nous nous retrouvons souvent seuls et démunis face aux besoins et aux demandes affectives de nos enfants. De plus, beaucoup d'entre nous sont tiraillés par les problèmes d'argent, une relation de couple conflictuelle, un travail contraignant (lorsque nous en avons trouvé un !) et/ou nos aspirations personnelles.

Maintenus sous perfusion de stress depuis l'enfance, nous n'entrevoyons souvent pas d'autres solutions que de continuer ainsi et d'avoir recours à notre tour à la violence et au stress. Nous nous enfermons de la sorte dans une spirale nous conduisant vers toujours plus de tensions et d'inhibitions[4] et en accusons les nombreuses conséquences. Ainsi, le stress répété depuis l'enfance et aggravé par notre vie d'adulte est vecteur du Syndrome de Stress sous Contrainte Prolongée (**SSCP**) traduisant notamment un état d'alerte plus ou moins permanent, l'éloignement de notre zone de confort et une incapacité à ressentir et exprimer nos émotions et notre animalité.

Constamment dans le Faire et dans l'impossibilité d'être dans l'Être, nous perdons ce qui constitue la grâce animale (5)et ne nous réduisons plus qu'à des objets, machines serviles et anesthésiées (6)d'un système qui, paradoxalement, nous enjoint à devenir les maîtres de notre réussite, de notre bonheur (7).

L'Être ne peut se développer, se complexifier et ne jouir pleinement qu'au sein des relations, dans le partage, la gratification et la réciprocité. Les conditions de l'épanouissement humain sont dès lors à intégrer dans toute action recherchant ce dit épanouissement, sous peine de courir de compensations en compensations, que ces dernières prennent la forme d'une pratique de musculation, de développement personnel, d'un régime diététique particulier, de la nouvelle télévision 3D, etc.

2. Heureux, nous devenons inutiles car risquons de moins consommer et d'être moins enclins à jouer le jeu de la performance. A ce sujet, se référer notamment à Gerald Hüther (2)

3.Les « allo-parents » représentent les soutiens humains (dans les tribus chasseurs-cueilleurs, il s'agit souvent de femmes ménopausées ou de jeunes filles) constitués autour des mères et de leurs enfants.

4. Si vous souhaitez approfondir ce sujet, rendez-vous p. 51 du chapitre « Pour une beauté athlétique durable ».

> **« Devenir une personne, c'est se concevoir comme être relationnel. L'épanouissement est dans la relation. Fuir les relations, fuir leur apprentissage, c'est rester soi-même objet... » Olivier Lafay (8)**

Le stress nous fait dissocier, il nous faut nous reconnecter. Nous nous déconnectons pour pouvoir continuer à vivre mais, ce faisant, nous pensons et remettons toujours la Vie à plus tard.

Se reconnecter avec son être, son ventre, demande de réinvestir les zones mortes, perdues et oubliées de notre corps. Peu à peu, guidé par ce livre, ce dernier passera d'ennemi à combattre et à vaincre, à un allié solide sur lequel s'appuyer (voir p. 317 du chapitre Musculation Méditative).

Cheminement de Sybernetics

L'objectif de Sybernetics, tel que vous l'avez peut-être déjà découvert au fil des chapitres, est de vous proposer un chemin vers la reconnexion à soi. Ce chemin et les outils qu'il propose sont inspirés, agencés, développés et connectés en se basant, entre autres, sur la théorie fournie par les thérapies de résolution des traumas. Ces dernières sont intégrées dans un cadre beaucoup plus large[5] et sont donc approchées, nourries et enrichies d'une vision complexe.[6]

3. Place de la souplesse dans « Sybernetics »

Ainsi, la souplesse est vue comme un outil. Un outil nous permettant de juguler et de diminuer ce stress, de nous mettre en contact avec nos sensations corporelles et de cheminer vers la reconnexion.

Comme tout ce qui a nourri notre approche, un recul critique et un questionnement profond de chaque outil mis entre vos mains vous sont proposés. Ce que nous développons dans Sybernetics va à l'encontre de ce qui est habituellement véhiculé par l'idéologie dominante et peut donc vous choquer par certains aspects.

5. Contexte sociétal, culturel, anthropologique, biologique, etc.

6. Qui entre dans le cadre des questionnements anthropologiques émis par Kant : « Que puis-je connaître, que dois-je faire, que m'est-il permis d'espérer, qu'est-ce qu'est l'Homme ? »

En effet, ici, point de réponses simplistes et d'idéaux construits uniquement sur l'image et les apparences. En nous concentrant sur le fond, nous développons ce qui sous-tend tous les aspects de l'épanouissement humain. Nous ne vous abreuverons pas non plus des fantasmes grandiloquents de Zen, bien-être, paix, sérénité et d'atteinte du Nirvana transmis par certains « Yogis » et adeptes de la méditation et nourrissant votre imaginaire de vains espoirs et promesses.

Abreuver constamment le public d'images d'un quotidien présenté comme génial, riche et « profond » ne permet pas de Vivre pleinement tous ces moments exposés. Nous ne pouvons pas être à la fois concentrés sur un réel épanouissement et sur le fait d'exposer (et surtout de vendre) cet épanouissement. Lorsque la validation d'un public est une nécessité, c'est que celle-ci provient d'un manque à combler et certainement pas d'un trop plein de bonheur à redistribuer (9).

La relaxation, son intrication dans la société et ce qui vous pousse à vous y intéresser sont donc à questionner, critiquer et penser pour ne pas se bercer d'illusions. En effet, un même outil peut vous enfermer, ou au contraire vous permettre de vous ouvrir au monde. L'utilisez-vous pour pouvoir fonctionner plus longtemps dans une vie qui vous mine et ne vous rend pas heureux ou s'agit-il d'un outil compris dans un Tout plus grand, dans une réelle dynamique pour vous épanouir véritablement ?

Compensation ou ouverture ? Est-ce là une énième tentative de recherche d'une idéologie réductrice qui enfin vous permettra d'être heureux ?

« Selon la logique systémique (redondances des systèmes), la majorité des gens va toujours dans le sens du plus facile. C'est une stratégie naturelle d'économie de soi à court terme, qui dépend entièrement des conditionnements ayant eu lieu dans l'enfance[…] même si c'est à moyen et long terme néfaste pour eux. » Olivier Lafay (10)

Dès lors, si vous vous tournez plus facilement vers la souplesse, que vous êtes attiré davantage par le yoga et la méditation que par la musculation, c'est que c'est plus économique pour vous.

Et il faut penser cela pour ne pas se diriger vers une pratique qui vous confortera dans votre malheur (fuite perpétuelle de soi, des autres et du monde), vous enfermant dans une homéostasie (état d'équilibre d'un système) fermée[7], dans un état stationnaire, un statu quo vous interdisant tout changement véritable et tout réel épanouissement.

Êtes-vous dans la recherche d'un lâcher-prise guerrier ou pacifiste ?

En prenant du recul là-dessus, vous pouvez observer votre pratique de la souplesse et la transformer comme un outil pensé et à votre service (et non plus l'inverse !).

> **« Les outils seuls, avec un peu/beaucoup de justifications, sont au service du conformisme et de la fuite de soi, car on peut changer d'outils, en accumuler, sans jamais modifier quoi que ce soit en soi. »**
> **Olivier Lafay (11)**

4. Bienfaits et limites de la méditation et du yoga

Lorsque le stress supporté s'est révélé trop important, que nous avons souffert de traumatismes plus ou moins prononcés, le sens de soi, la perception de soi et la capacité à prendre soin de soi disparaissent (12). **Dès lors, le corps devient étranger et ne subsiste que la tête.**

Et lorsque nous manquons d'ancrages[8], que nous n'entrevoyons plus notre corps comme une ressource sur laquelle nous pouvons compter et en laquelle avoir confiance, nous subissons d'autant plus le stress quotidien, et traversons la vie gouvernés par des sentiments d'impuissance et de honte et/ou par la nécessité de nous dépasser, d'afficher notre grandiosité (13) et de prouver encore et toujours que nous avons une valeur.

Excepté lors d'expériences aux sensations fortes, nous n'éprouvons alors plus rien et semblons anesthésiés, ou au contraire nous nous voyons débordés et envahis par nos

7. Une homéostasie fermée s'oppose à une homéostasie ouverte par une fermeture plus ou moins forte à l'ajout d'informations nouvelles qui pourraient modifier et perturber cet équilibre.

8. Un ancrage constitue une ressource concrète et visible. Par exemple, cela peut être une personne, un lieu ou une activité, le résultat lorsque nous pensons à un ancrage est un sentiment de sérénité, de bien-être et de soulagement. La question des ressources est plus particulièrement abordée dans le chapitre Motivation, p. 456.

émotions, jusqu'à parfois exploser avec violence sans parvenir à nous contenir (12). Cette violence, nous la retournons sur nos proches, un malchanceux qui n'aurait pas dû croiser notre chemin ce jour-là ou sur nous-mêmes.
Dès lors, comme nous l'avons mentionné précédemment, réinvestir le corps, les zones mortes et reconquérir les territoires perdus de notre sensibilité nous garantiront ainsi une plus grande stabilité, davantage de résilience[9] pour naviguer harmonieusement dans la vie.

Et pour parvenir à nos fins, tout comme la musculation, le yoga et la méditation peuvent nous aider et nous renforcer, à condition toutefois de les englober dans un contexte spécifique de reconnexion à soi.

Une étude sur l'utilisation du yoga en tant qu'outil dans le cadre d'un traitement de TSPT (Trouble de Stress Post-traumatique)[10] lui a démontré plus d'efficacité que n'importe quel médicament (12,14).

Ainsi, le yoga et la méditation peuvent constituer l'une des étapes[11] pour prendre conscience de notre corps, de soi, tout en devenant des régulateurs (instaurer par ces biais des moyens de décharge). Ces régulateurs nous faciliteront un fonctionnement en société en évitant que le stress qui y règne ne nous affecte au point de nous submerger, de nous inhiber, et dès lors de nous vieillir (15) précocement.

Toute la problématique de la méditation, du yoga ou du développement personnel tels qu'ils sont promus et revendiqués dans notre société reste que l'objectif de ces derniers n'est jamais questionné, réfléchi et décortiqué. Il s'agit là d'interroger le fameux « savoir-quoi » de Norbert Wiener.

9. Capacité pour un individu à « rebondir », à surmonter une situation difficile ou stressante.

10. S'étendant également au trouble de stress post traumatique sous contrainte prolongée.

11. Pour certaines personnes, l'axe du corps dans le traitement des traumas n'est pas envisageable en tant que première étape permettant de fonctionner en société. Pour ceux-là, contourner par la tête (lecture des références, rationalisation, apprentissage du fonctionnement humain) pour ensuite toucher au corps peut donner davantage de résultats. Tout comme le passage par la méditation et le yoga, il ne s'agit que d'une étape et peut donc, si celle-ci aboutit à un état stationnaire, un statu quo, constituer une fuite. Notre désespoir, dissimulé et apaisé pour un temps, se rappellera inévitablement à nous lorsque la compensation ne sera plus suffisante.

« La presse exalte le « savoir-faire » américain depuis que nous avons eu le malheur de découvrir la bombe atomique. Il y a pourtant une qualité plus importante que celle-là et beaucoup plus rare aux Etats-Unis. C'est le « savoir-quoi »grâce auquel nous déterminons non seulement les moyens d'atteindre nos buts, mais aussi ce que doivent être nos buts. » Norbert Wiener (16)

Par exemple, si nous décrétons vouloir « être heureux » et débutons des cours de yoga dans un objectif de bien-être, nous prendrons certes confiance en nous. Cependant, sans réflexion sur ce qui conditionne le bonheur (relations, fonctionnement humain, comportements, etc.), et surtout ce qui a conditionné notre incapacité à l'être (conditionnements, traumas, neurosciences, etc.) nous courrons tôt ou tard vers la déception et nous enfermerons dans ce qui ne constituera qu'une béquille, compensation d'une vie vide.

Sans questionnement, ces outils resteront par conséquent des régulateurs temporaires et ne nous rendrons pas autonomes. En les pratiquant, ils nous permettront de nous réguler ; en revanche, notre équilibre sera directement dépendant d'eux, avec le risque que « tout pète et bascule » le jour où nous les abandonneront pour l'une ou l'autre raison.

Il est bon de noter que l'Inde, pays du yoga et de la méditation, fait partie des pays rassemblant des taux de traumas infantiles supérieurs à ceux des autres pays.[12] Il ne s'agit donc nullement de pratiques qui garantissent indubitablement le bien-être et l'égalité.

Ainsi, le yoga, la méditation, la musculation et tous les outils mis à votre disposition dans ce livre ne conduiront à un changement durable, un changement de type 2[13] et à un réel épanouissement qu'à condition de les entrevoir liés entre eux et compris dans un tout, qu'à condition de savoir d'où nous venons, ce que nous sommes et vers quoi nous souhaitons tendre et ce qui conditionne tout cela.

12. Sarah Blaffer Hrdy évoque dans son livre « Les instincts maternels »(4) les discriminations à l'égard des bébés filles dans certaines castes du fait des traditions, et les infanticides directs ou déguisés qui en découlent.

13. Le changement de type 2 a été développé par G. Bateson. Il est caractérisé par un changement de fond, et s'oppose au changement de type 1 qui est défini par un changement de forme.

« La méditation permet de mieux se focaliser sur un objectif, peu importe s'il est destructeur ou autodestructeur. Elle permet de se régénérer en se déconnectant du stress ambiant. Mais elle ne permet pas une régénération basée sur la connaissance du fonctionnement de son propre corps, car elle ne nous apprend pas ce fonctionnement. Apprendre ce fonctionnement modifie nos objectifs, les rendant plus sain, et change donc la fonction et la place de la méditation. » Olivier Lafay

Et il en est de même avec tout outil sensé nous épanouir durablement.

5. Du No Pain No Gain dans la souplesse

Les danseurs professionnels sont souvent dépeints comme représentant l'accomplissement ultime en termes de souplesse et de grâce.

Et pourtant, qui pourrait noter à leur danse que chaque pas leur demande acharnement, lutte et souffrance, que cette grâce-là est feinte, forcée et que toute spontanéité l'en a désertée ? La souplesse exposée-là n'est que façade, car elle renferme non pas un esprit souple, comme notre imaginaire aimerait le penser, mais une volonté de fer, rigide, qui promeut la solitude face à l'art, le sacrifice. Pour parvenir en représentation devant le public, le talentueux danseur, d'apparence si harmonieuse, a dû se hisser vers le haut en évinçant et écrasant la nombreuse concurrence.

Pour intégrer une grande école de danse, il faut supporter une sélection très stricte et une pression intense et continue. A nouveau, comme dans le milieu de la musculation classique, on croit fermement que l'excellence s'acquiert dans la souffrance, dans la lutte contre soi et en forçant son corps : No Pain No Gain. Il s'agit d'une voie, il peut cependant en exister d'autres, plus paisibles et douces, où le sacrifice n'est pas instauré comme condition nécessaire (mais loin d'être suffisante) sur laquelle repose une éventuelle réussite éphémère.
Une autre façon de faire, qui réintègre et incorpore le bien-être et l'épanouissement, l'Humain en places centrales, vous est ici présentée. Les performances découlent de l'efficience et de la douceur et non plus de la souffrance.[14]

Dans Sybernetics, nous pensons que les étirements, la pratique de la souplesse ne doivent pas être synonymes de forçage du corps, de contraintes et de sacrifices.

14. Voir p. 314 du chapitre Musculation Méditative.

Investir à nouveau nos sensations corporelles et percevoir notre corps comme une ressource fiable sur lequel compter est indissociable d'expériences réalisées dans la douceur, indissociable d'un effort doux et respectueux de nos limites (une vision nous permettant de définir ou d'assouplir ces dites limites[15] et de retrouver notre zone de confort[16]). Et non pas sur un mode de pensée qui veut détruire pour reconstruire.

Dès lors, acquérir de la souplesse ne demande pas de sentir de la douleur lors de chaque étirement. Vous pouvez devenir très souple sans contraindre votre corps, même en débutant de très loin.

6. Résumé et conclusion

Cette première partie vous a permis d'acquérir un recul critique sur l'approche habituelle de la souplesse et de la relaxation, et une déconstruction des chimères sur lesquelles elle repose. Elle vous a également montré, de la même façon que pour la pratique de la musculation, comment parvenir à un changement de paradigme. Ainsi, vous pourrez accéder à une pratique douce de la souplesse, à une pratique qui vise l'autonomie et l'ouverture vers le monde plutôt que le repli sur soi et la soumission.

Nous vous proposons à présent plusieurs lectures complémentaires de la souplesse pour vous permettre d'en clarifier davantage encore la vision.
De même que développé dans le chapitre Nutrition, nous pouvons voir la souplesse comme :

A) Un outil subordonné à l'entraînement : développé dans la partie « Des étirements au service de mon entraînement de musculation… ».
B) Un outil utilisé pour ses bienfaits intrinsèques en termes de santé, d'esthétique, etc. : développé dans la partie « Effets bénéfiques des étirements au quotidien ».
C) Un outil de décharge et de régulation des tensions : développé dans la partie « Un outil de décharge et de régulation des tensions ».
D) Un outil utilisé pour la reconnexion à soi, développé dans « La souplesse, un outil de reconnexion ».

15. Voir p. 319.

16. La zone de confort est la zone de fonctionnement optimale de l'organisme. A ce sujet, une série de vidéos est disponible sur notre Chaîne Youtube Effi-Sciences Lafay

QR CODE
note : 16

B. DES ÉTIREMENTS AU SERVICE DE MON ENTRAÎNEMENT DE MUSCULATION...

Il existe aujourd'hui une telle dissonance autour des effets des étirements qu'il est nécessaire de faire le point en analysant, factuellement et scientifiquement, les effets réels et supposés des étirements sur l'organisme. Pour cela, nous emploierons la grille de lecture cybernétique, seule à même de rendre compte simplement de la complexité des questions posées par les étirements :

Quel est l'intérêt de s'étirer ? De s'assouplir ? Quand dois-je m'étirer ? Est-ce que les étirements améliorent les performances physiques ? Préviennent les blessures ? Accélèrent la récupération après un effort ?

Nous montrerons ainsi pourquoi il est indispensable de pratiquer les étirements et assouplissements dans le cadre de l'Entraînement Stratégique, afin d'en retirer tous les bénéfices, avant, pendant et après votre séance.

1. Avant l'entraînement

À l'échauffement, nous vous préconisons de réaliser l'enchaînement détaillé dans le chapitre « Les bases de l'entraînement » p.106.

Lors de la réalisation des exercices, il n'est pas utile de les maintenir plus de 5 à 10 secondes. Des études ont montré que des étirements prolongés, supérieurs à 45 secondes par posture, impactaient négativement les performances (17,18). Les étirements à visée relaxante ne sont donc pas indiqués avant un entraînement.

Il est toutefois possible, si vous présentez des difficultés à réaliser certains exercices à pleine amplitude (dips, pompes ou squats par exemple), de maintenir les postures ciblant ces groupes musculaires plus longtemps sans dépasser les 45 secondes. Cela permet d'allonger les muscles enraidis suffisamment pour leur permettre une course complète lors de l'exécution de l'exercice. Tenez ces étirements entre 20 et 30 secondes en vous fiant à vos sensations.

Si les étirements pratiqués avant une activité physique ne semblent pas prévenir les traumatismes musculosquelettiques, ils permettraient néanmoins d'éviter certaines blessures spécifiques comme les élongations et les déchirures musculaires[17] et diminueraient le risque d'apparition de certaines pathologies comme les tendinopathies (19).

2. Pendant l'entraînement

Si vous pensiez diminuer d'éventuelles courbatures en étirant les muscles sollicités pendant les temps de pause de votre entraînement, vous aviez tort. En effet, des études (20) ont montré que les étirements avant, pendant ou après un entraînement n'avait aucun effet préventif sur l'apparition des courbatures[18].

En revanche, dans le but de gagner du temps, et si vous vous entraînez avec le split (p. 105), il est possible d'étirer les muscles non sollicités, lors des temps de repos.

3. Juste après l'entraînement

Après un effort musculaire, il est important de ramener les muscles à leur tonus de base en les étirant. Sans cela, des déséquilibres entre les différents groupes musculaires peuvent s'installer progressivement.

Mais avant cela, commencer par un temps de pause pour permettre une première baisse de la congestion. Pratiquer **l'exercice du Silence** en fin de séance est très bénéfique pour cette raison (pour le descriptif de l'exercice, voir p. 334).

Ensuite, nous vous préconisons de réaliser les étirements en tenant les postures entre 30 et 45 secondes, ceci afin de faciliter le relâchement des muscles sollicités en séance. Ce faisant, vous favorisez une bonne circulation sanguine musculaire et par conséquent l'évacuation des déchets du métabolisme et l'apport des substrats nécessaires à la régénération et la croissance du tissu musculaire.

Il convient de s'arrêter sur l'interprétation des conclusions de certaines études (21,22). Il est maintenant largement admis que les étirements statiques diminuent la vascularisation intra-musculaire. Cependant les auteurs en ont conclu un peu trop rapidement que les étirements n'étaient pas indiqués pour la récupération. Une fois de plus, prenons du recul sur ce fait pour le recontextualiser. Si on observe une baisse de la vascularisation

17. C'est particulièrement vrai pour les sports qui nécessitent des amplitudes de mouvement importantes (gymnastique, danse, patinage artistique, escalade).

18. Le meilleur moyen pour éviter les courbatures après une séance de musculation est de bien doser vos efforts. Si vous suivez convenablement la logique d'intensité progressive de l'effort de Sybernetics, vous ne devriez pas souffrir de courbatures excessives après les séances.

le temps de l'étirement statique, les autres effets relaxants et antalgiques des étirements vont mettre ensuite l'organisme et les muscles dans de meilleures conditions circulatoires pour récupérer.

4. À distance de la séance

Même si vous n'avez pas le temps de vous étirer juste après votre séance, ne vous inquiétez pas, les étirements vous seront tout de même bénéfiques. En effet, des études ont montré que les étirements pratiqués régulièrement généraient des effet positifs sur les performances physiques (23) et la prévention des blessures (24,25).

5. Conclusion

Dans le cadre de l'Entraînement Stratégique, nous recommandons de pratiquer des étirements statiques ou dynamiques passifs courts (quelques secondes) pour préparer les muscles aux exercices, surtout lorsque ceux-ci sont réalisés à pleine amplitude. Ensuite, il est important de pratiquer des étirements de relaxation (statiques passifs) afin de permettre un retour au tonus de base des muscles, éviter l'apparition de déséquilibre posturaux et favoriser la récupération (voir les routines du Chapitre Souplesse, p. 251).

C. EFFETS BÉNÉFIQUES DES ÉTIREMENTS AU QUOTIDIEN

Des effets parfois très spectaculaires sur l'état de santé sont décrits par certaines personnes pratiquant les étirements réguliers. Comme nous allons le voir, ceux-ci ont un effet bénéfique à de multiples niveaux de notre organisme.

1. Système cardio-vasculaire

Des études ont montré les effets positifs des étirements réguliers sur la fréquence du rythme cardiaque chez des sportifs en bonne santé ainsi que l'augmentation de la variabilité de cette fréquence (26).

D'autres études ont montré que les étirements avaient des effets positifs sur l'élasticité des vaisseaux artériels en prévenant leur rigidification (27,28).

Chez des patients atteints d'insuffisance cardiaque chronique et appareillés d'un défibrillateur cardiaque, on a également pu observer une amélioration des dysfonctions de l'endothélium vasculaire (la paroi interne des vaisseaux sanguins) grâce à l'atténuation du stress chronique permise par les étirements (29).

2. Système respiratoire

Des effets positifs sur la ventilation pulmonaire ont été mis en évidence chez des hommes en bonne santé pratiquant des étirements des muscles intercostaux (30).

3. Système immunitaire

Une étude réalisée chez l'homme sur les effets des étirements sur le tissu conjonctif périmusculaire a mis en évidence leur effet anti-inflammatoire (31).

Des études plus récentes sur des rongeurs ont pu montrer ce même effet anti-inflammatoire sur le tissu conjonctif intra et périmusculaire (les fascias et aponévroses) (32,33).

4. Régulation émotionnelle

Des études ont pu montrer les effets favorables des étirements sur des mécanismes neuro-hormonaux complexes tels que le stress ou la régulation des émotions (14,34,35) Ajoutons également que les étirements ont un effet antalgique[19] avéré. Les gens qui souffrent de douleurs musculosquelettiques chroniques ont donc tout intérêt à s'étirer régulièrement pour améliorer leur bien-être.

5. Conclusion

Comme nous l'avons vu, il y a un intérêt tout particulier à pratiquer la souplesse très régulièrement indépendamment de la pratique d'une activité physique. Les effets favorables sur la santé sont nombreux et ils permettent donc une amélioration des performances physiques. Ils contribuent également à notre beauté en favorisant l'expression de notre Grâce Animale.

19. Par augmentation des seuils de stimulation des récepteurs à la douleur

D. UN OUTIL DE DÉCHARGE ET DE RÉGULATION DES TENSIONS

1. Présentation

Au court de notre vie, nous pouvons rencontrer des périodes où l'impression de suffoquer nous engloutit, où nous nous sentons dépassés et où nous n'entrevoyons aucune solution viable pour nous en sortir. Nous avons alors l'impression d'avoir pénétré dans un long tunnel duquel, il nous semble, nous ne sortirons jamais.

Prenons plusieurs exemples pratiques :

Thierry qui se sent coincé dans un travail qui ne l'épanouit pas, et qui au contraire le conduit à ne plus dormir, à subir des crises d'angoisse de plus en plus fréquentes et à devenir de plus en plus agressif avec sa femme et ses enfants.
Jonathan qui doit préparer un examen décisif pour sa carrière dans la police, qui se sent tétanisé par l'effort à fournir et ne parvient plus à pourvoir au travail nécessaire pour y parvenir.
Vincent qui ne sent jamais écouté et compris dans son couple, qui subit les crises de colère régulières de sa compagne, et qui s'enferme de plus en plus dans son monde pour pouvoir supporter la tension permanente.

En d'autres mots, toutes situations qui nous submergent, nous angoissent, nous paniquent et nous tétanisent. **Toutes situations qui font accroître notre stress jusqu'au point où ce dernier ne devient plus supportable, où nous adoptons un régime de survie, n'étant plus capable de vivre.** Nous perdons alors notre enthousiasme, nos envies de sortir ou de discuter avec nos amis, notre élan pour la vie. La tension qui se déverse en flot continu est encaissée plus ou moins bien par le système, notre corps se rigidifiant peu à peu en une cuirasse musculaire (36)… Jusqu'à la rupture.

Suffoquer, compter les jours ou ne plus voir le temps s'écouler, perdre pieds et penser que nous ne pourrons plus subir davantage, et pourtant… Il faut continuer à aller à ce travail qui nous oppresse, ou gérer les impératifs du quotidien (un loyer et des factures à payer, une famille à nourrir, etc.) et les enfants, alors que nous aimerions simplement nous déconnecter du monde pour nous reposer. De même, la pression que chacun ressent à s'accomplir, performer et réussir peut être ressentie comme insurmontable, et sans qu'il y ait de raisons apparentes de prime abord, nous nous sentons soudainement fatigués et comme anesthésiés (37).

Ainsi, les différents exercices proposés dans ce chapitre peuvent également être vus sous l'axe de la « décharge », nous permettant de prendre des précieuses bouffées d'oxygène, de libérer le trop-plein de tensions pour se sentir mieux, ainsi éviter de se blesser (durant l'entraînement, un travail physique ou « bêtement » dans la vie quotidienne), et peut-être se rendre disponible pour observer la situation et ses solutions possibles sous un axe différent.

> **Cultiver une oasis personnelle dans un monde qui semble échapper complètement à notre contrôle.**

Comme nous l'avons développé plus haut, la méditation, le yoga et le stretching tels que couramment pratiqués, revendiqués et promus par la société servent ainsi à se décharger, déverser l'excédent de stress et semer des petites graines de bien-être dans notre quotidien...
La problématique se révèle dans la méprise entre un outil adopté comme une fin et non comme un moyen. En effet, dans le premier cas, cet outil ne servira qu'à panser nos plaies pour survivre un peu plus longtemps... **Car si les sources de stress n'évoluent pas vers leur diminution, les outils mis en place pour compenser et se désinhiber ne suffiront bientôt plus, ne nous permettant finalement de tenir que quelques mois voire années supplémentaires.**

La souplesse et les exercices proposés ici sont donc des outils de régulation. Ils ne sont par conséquent pas à considérer comme une fin et doivent être replacés dans un contexte plus large où nous opèrerons des changements sur notre environnement (pour en diminuer le stress) et sur soi, dès que ces derniers nous seront accessibles.

Même si nous ne pouvons modifier certains contextes dans l'immédiat et que nous n'avons à notre portée que des choix restreints et des pis allés, cet outil observé et pensé avec recul pour la décharge peut nous rendre disponible et réceptif à tout changement positif se présentant sur notre chemin.

Lorsque nous sommes vraiment tendus et submergés, nous n'allons pas forcément chercher à décharger. Nous allons peut-être fuir ce qui pourrait pourtant nous apporter un mieux-être conséquent, que cela concerne des choix de vie, ou plus simplement au fait de « s'y mettre » et de pratiquer sa souplesse.

En nous forçant un peu et en débutant (éventuellement en piétinant et à reculons) notre routine d'étirements, nous nous rendrons rapidement compte à quel point la tension et la sensation d'étouffement s'allègeront alors.

Comment adapter notre pratique pour ainsi optimiser la décharge ?

2. Adaptations et état d'esprit à avoir pour optimiser la décharge

Pour que la routine souplesse constitue un outil de décharge, il ne faut pas chercher à se fuir mais être à l'écoute de ses sensations corporelles.

Lorsque vous débutez les étirements, prenez conscience de votre corps. Avez-vous plutôt chaud ou froid ? Est-ce étendu au corps tout entier ou cela se concentre-t-il uniquement sur certaines parties ? Respirez-vous amplement ou vous étirez-vous en apnée ? Si ce n'est pas le cas, amplifiez alors votre respiration.

Si vous éprouvez des difficultés à vous étirer en conscience, que vous n'êtes pas certain de percevoir le relâchement dans certaines zones, comme suggéré p. 320 du chapitre Musculation Méditative, nous vous invitons à contracter puis relâcher volontairement les muscles dont il est question.

Quels sont vos ressentis ? Êtes-vous envahi par plus de sérénité ? Des sensations pénibles remontent-elles en vous ?

Pour que la décharge puisse être optimale, il reste important d'être en conscience, de vivre ses étirements. Il se peut que vous ayez envie de crier ou de pleurer, laissez-vous aller.[20] Ayez toutefois conscience que la tristesse ou la rage ne sont pas indispensables et nécessaires au processus de décharge. En effet, décharger, et par conséquent relâcher les tensions, peut très bien s'opérer alors que vous vous sentez envahis par des sentiments de bien-être, de sérénité ou de joie (vous vous surprendrez peut-être même à rire) et se révéler aussi efficace voire davantage que si vous aviez crié votre désespoir.Ne vous forcez donc pas à penser à des souvenirs douloureux ou traumatisants pour ouvrir les vannes et permettre les pleurs. L'essentiel à comprendre reste que la décharge ne doit pas être forcée ! Tout ce que nous pouvons faire réside dans l'installation de conditions pour que celle-ci ait lieu.
Cependant, si des sensations d'angoisses et d'impuissance vous submergent, la fuite

20. Si vous « laissez aller » vous semble impossible, rendez-vous p. 241 de ce chapitre.

est peut-être préférable. Passez à l'étirement ou aux exercices suivants et, si les émotions pénibles persistent et restent à un niveau que vous ne jugez pas supportables, pendulez[21] ! Comme expliqué précédemment dans ce chapitre, la décharge dans un contexte de reconnexion à soi doit être pratiquée de manière écologique.[22] Nous ne devons pas la forcer, et vous devez sentir que vous contrôlez le processus durant toute sa durée.

Pour vous permettre de fuir tout en bénéficiant des bienfaits des exercices (même si la décharge reste, dans ce cas, beaucoup plus limitée que si vous y portiez toute votre attention), nous allons vous permettre d'effectuer ce mouvement de va-et-vient et ainsi vous tenir à l'orée de vos sensations corporelles (vous n'y plongerez alors plus) par **un contournement opérationnel.**[23]

Pour cela, essayez, tout en poursuivant votre routine :

- En premier lieu, comme décrit plus haut, de passer à l'exercice suivant.
- De mettre un film ou de la musique.
- De regarder des sketchs comiques, le rire étant un puissant allié à considérer.
- De partager ce moment avec un ami, un amour ou vos enfants.
- De détendre la zone tendue en effectuant des **automassages (voir p.266).**

Comme décrit dans le chapitre Motivation p.445 et développé plus loin dans ce chapitre, pensez à utiliser vos ressources (relations, culture, rire, etc.) pour vous aider à décharger et ne plus subir les ravages du stress et des tensions.

E. LA SOUPLESSE, UN OUTIL DE RECONNEXION

> **« Plus on est présent à l'expérience, plus on est présent au processus, plus on est en contact avec le monde qui nous entoure, mieux nous pouvons répondre lorsque quelque chose nous fait réagir. » Jean-Jacques Wittezaele (38)**

21. La pendulation peut se voir dans ce contexte comme un va-et-vient entre la perception de nos sensations douloureuses (nos tensions) et le fait de s'en tenir à l'écart, à l'orée de soi.

22. En douceur, en respectant vos rythmes, en respectant vos résistances et en vous permettant des fuites.

23. Stratégie qui consiste à contourner le problème plutôt que d'essayer de le résoudre frontalement.

Aborder la souplesse de manière isolée sans observer les relations qui la lient avec d'autres facteurs tels que la construction de soi, l'environnement et l'entraînement **ne nous permettra d'en avoir qu'une lecture limitée.**

De cette manière, notre rapport à la souplesse à priori en conditionnera notre pratique qui elle-même en nourrira notre vision. Ces facteurs sont donc en interrelations les uns avec les autres et s'influencent mutuellement. Pouvoir intégrer la souplesse dans un Tout plus grand, cohérent et lié permet de pouvoir en adapter notre pratique pour la mettre au service de notre reconnexion, de notre épanouissement personnel.

Il ne s'agit plus, encore une fois, d'entretenir un regard rigide sur la souplesse[24] qui voudrait que nous entrions dans une case parfaitement définie et délimitée... Parfaitement planifiée. Nous construisons un plan très beau et très propre sur le papier mais parfois en complète inadéquation avec la réalité !

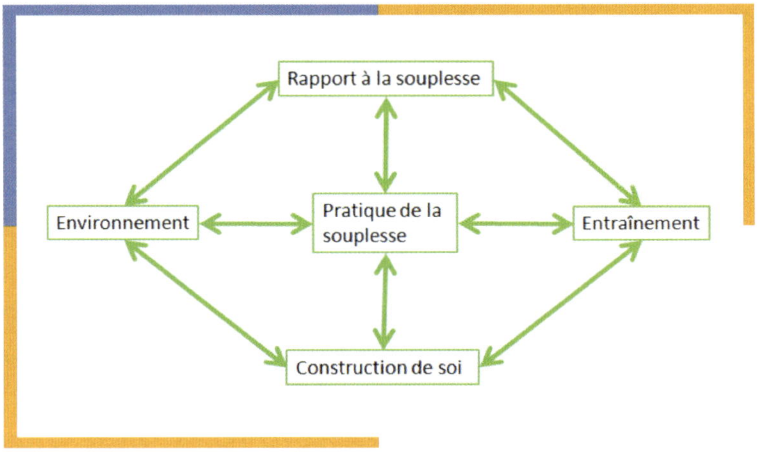

Paul a défini que le lundi serait le jour dédié à la souplesse et aux piliers. Il prévoit de la pratiquer durant 30 minutes (il souhaite débuter par une routine assez courte), en incorporant un seiza le soir devant un film. Ainsi, il sera parfaitement délié et détendu pour sa séance de musculation du mardi. Le mercredi, ce sera repos. Peut-être fera-t-il un peu de diaphragme pour aider son organisme à se régénérer. Le jeudi, une deuxième séance de souplesse est planifiée, de 30 minutes également. Etc.

De prime abord, Paul ne s'inflige pas une planification trop rigoureuse et astreignante. Pourtant, la semaine avance et il ne parvient pas à aboutir ses séances de souplesse. La musculation ne pose, quant à elle, apparemment pas de problème. Seulement, s'il avait porté attention à ses sensations et qu'il s'était intéressé au processus plutôt qu'à l'impératif d'établir le meilleur plan, s'il avait intégré ce dernier en considérant les autres facteurs, il ne se serait pas dirigé directement vers cette voie. Peut-être aurait-il perçu

24. Ceci s'applique autant à la souplesse qu'à notre vision de l'entraînement, de la nutrition ou de la construction de soi.

l'angoisse et l'appréhension face au travail du diaphragme qu'il intégrait absolument dans sa routine, et qui lui demandait un état de relaxation qu'il était, dans l'immédiat, incapable de supporter.

« Cependant, pour beaucoup de personnes souffrant de SSPT, la relaxation induite précipitera une réaction traumatique augmentant l'hyperstimulation et l'anxiété, avec risques de flashback. » Babette Rothschild (39)

L'un des aspects prépondérants, outre l'environnement (notre situation familiale, le temps disponible, notre niveau de stress, notre santé, notre humeur du jour, etc.) est, notamment, la construction de soi.

Si vous rencontrez des difficultés ou des échecs à débuter, suivre ou poursuivre votre entraînement, rendez-vous au chapitre Motivation qui vous guidera pas à pas.

A présent, nous allons revenir sur l'un des aspects de la construction de soi : nous allons brièvement aborder la question de l'édification des frontières, limites, et surtout les impacts qui en découlent directement sur votre approche et votre pratique de la souplesse.

De telle sorte, la considération de la souplesse et de la relaxation comme ressources (voir p.456 du chapitre Motivation et ci-après) déjà présentes à valoriser ou inexistante chez vous, va nous permettre de dégager plusieurs axes de progression afin d'adapter votre pratique pour un **épanouissement doux et écologique.**

1. De la construction des frontières...

Les frontières et les limites sont largement développées p.317 du chapitre Musculation Méditative. Ci-dessous, nous vous les présenterons brièvement sous un autre angle avant de nous intéresser à leurs aspects pratiques appliqués à la souplesse.

Les frontières, les limites sont des notions qui peuvent sembler très abstraites pour certains, tandis que pour d'autres elles apparaissent comme une évidence. Invisibles, nous percevons pourtant intuitivement leur existence de part ce que nous admettons des comportements des autres et comme sollicitations du monde. Par conséquent, ce que nous nous permettons vis-à-vis d'autrui et de soi en termes de comportements et de sollicitations en est également directement issu.

Pour mieux saisir la notion des limites, un exemple proposé par Babette Rothschild en thérapie et présenté dans son livre « Le corps se souvient, mémoire somatique et traitement du trauma » peut permettre de vous éclairer : lorsqu'elle reçoit un nouveau patient, elle dispose assez de fauteuils dans la pièce pour que ce dernier puisse s'assoir instinctivement là où il se sentira le plus à l'aise. Alors qu'elle prend place, elle questionne son ressenti, pour connaître si elle n'a pas envahi son espace et si la séance peut débuter dans de bonnes conditions.[25]

Pour décrire un autre exemple, dans le film « Equalizer 2 », Denzel Washington, confronté à un adolescent envahissant son espace alors qu'il cuisine, l'empêche de soulever le couvercle de la casserole d'une tape ferme sur la main accompagnée d'un rappel verbal : « Tu n'es pas chez toi ici, je ne suis pas ta mère, ce n'est pas ta cuisine. Est-ce bien compris ? ». Ici, il s'agit de poser ses limites et de les faire respecter lorsque nous considérons que quelqu'un les outrepasse.

La question des limites revêt une importance capitale dans notre manière d'entrer en relation avec le monde, avec les autres et avec soi.

Des frontières sainement établies permettent de connaître son rythme propre, d'instinctivement opérer ce mouvement de va-et-vient (vers les autres, dans le monde) qui conditionne toute relation et qui permet d'aller vers (les autres, le monde) ou de se rétracter en fonction de nos besoins. Lorsque nous appréhendons finement notre rythme propre, nous pouvons tenir compte et respecter celui des autres. Ne pas envahir l'autre, s'accorder et s'adapter à lui, être en mesure de respecter une demande de distance ou de contact (même lorsque cette dernière n'est pas exprimée verbalement) et d'informer l'autre de l'état de nos frontières est capital pour établir toute relation saine.

Il s'agit plus précisément de faire concorder deux rythmes pour entrer en résonnance l'un avec l'autre, comportement qui devrait être une base acquise chez tout le monde.

De la rencontre de deux personnes naît une danse, ajustement délicat et permanent, presqu'invisible, édifiant un ensemble harmonieux et fluctuant, où chaque partenaire occupe sa place et permet à l'autre de prendre la sienne. Tantôt, l'un d'eux mène la valse, puis le jeu se transforme et celui-ci cède les rênes dans un va-et-vient silencieux, pulsation de toute relation et qui traduit la vie et notre humanité.

25. Dans certains cas, le patient n'identifie pas les signaux indiquant un mal-être et ne ressent un soulagement que lorsque Babette Rothschild, après avoir fait remarquer un trouble à celui-ci, instaure d'elle-même une plus grande distance. Il est intéressant de noter que les limites sont aussi développées par Edward Hall via les concepts de bulles d'interaction et de proxémie dans son ouvrage « La dimension cachée »(40)

Pourtant, l'harmonie de la danse relationnelle encaisse bien souvent de nombreux à-coups et erreurs d'accordage, directement dus à une incompréhension des frontières, elle-même conditionnée par notre histoire. En effet, si nous avons grandi et nous sommes construits avec un entourage qui n'a pas été en mesure de reconnaître, respecter et réguler nos signaux de saturation ou de demandes de contact et qui a constamment envahi et pénétré notre espace lorsque nous aspirions à un retrait, il est fort probable que la construction de nos frontières en ait été directement affectée. De même, si nos proches n'ont pas pu poser de barrières fermes et clairement établies lorsque nous transgressions leur territoire, il est également fort probable que la construction de nos frontières en ait été directement affectée.

Adultes, certains ne parviennent pas à reconnaître lorsqu'ils atteignent un niveau de sollicitations supérieur à ce qu'ils peuvent supporter. Ils encaissent alors, sans ressentir de tensions particulières[26] jusqu'à un point de rupture où ils ne pourront plus en tolérer aucunes.[27] A contrario, d'autres tiennent quiconque à l'écart d'eux, protégés et emmurés dans une forteresse d'acier dans laquelle ils n'acceptent et ne permettent aucune invasion[28].

Nous nous retrouvons de telle manière en piètres danseurs et commettons de fréquentes maladresses.[29] Lorsque le rire et l'autodérision sont proscrits et que nous prenons nos bévues trop au sérieux, nous risquons de passer notre vie avec quelqu'un sans le rencontrer réellement (et sans jamais réellement se rencontrer soi). De même, nous ne ressentirons jamais pleinement ce qu'est « être deux ». Dans les cas où la rupture n'intervient pas, nous finirons par nous accommoder l'un de l'autre à grands coups de compromis. Cela, quand l'un des deux ne se retrouve pas « bouffé » par celui qui dispose du plus gros levier relationnel (42).
L'altération et la rigidification de nos limites, l'incapacité à entrer dans un pas de danse présentent deux extrêmes : les personnes dressant des frontières trop fermées et celles incapables d'en ériger.

26. Car ces dernières ne sont plus accessibles à leur niveau de conscience.

27. Ce type de comportement est décrit par Durkheim sous la typologie « Moi faible ».

28. Ici, Dürckheim parle de « Moi fort »(41)

29. L'approche des filtres présentés par Bessel Van Der Kolk peut nous éclairer également : lorsque nous n'avons pas eu les possibilités d'édifier des frontières souples et saines, nous ne sommes pas en mesure de filtrer convenablement les informations en provenance de l'environnement. Combien parmi nous, après être sorti d'une situation frustrante, s'est promis « plus jamais », puis s'est vu répété les mêmes scénarios et schémas ? Comme exemple, B. V.D.K. cite une femme s'étant mariée deux fois avec des hommes alcooliques et violents. On aurait pu penser que pour le 3ème, il en serait autrement... Incapable de filtrer convenablement les informations qu'elle recevait, elle a répété le même schéma et s'est jetée dans un 3ème mariage avec un homme alcoolique et violent.

Ci-dessous, un tableau en présentant les caractéristiques :

Frontières/limites	Trop fermées, épaisses	Inexistantes ou trop ouvertes
Rapport à la tension musculaire	Attrait	Tolérance faible ou inexistante
Rapport à la relaxation	Tolérance faible ou inexistante	Attrait
Contrôle alimentaire	Rejet partiel ou total	Excès, démesure
Gestion des conflits	Confrontation, crise, lutte violente, frontale	Evitement ou bouderie
Attitude face au danger	Attrait pour la lutte[30]	Attrait pour la fuite
Relations sexuelles	Femme : dégoût et rejet du sexe. Homme : conquêtes	Femme : recherche du sexe facile. Homme : peu ou pas d'expériences
Rapport aux sensations corporelles	Anesthésie partielle ou totale	Théâtralisation
Fuite des émotions désagréables	Dans les jambes (faire, action)	Dans la tête (rêveries, sommeil)
Rapport au monde	Va vers le monde, capacité à aller vers Proactivité	Prend le monde en soi Subit le monde

Il est bon de rappeler que ces deux catégories sont ici présentées comme deux extrêmes et sont donc très schématiques, vous pouvez par conséquent vous reconnaître des caractéristiques de l'une et de l'autre.

Par exemple, si vous pensez avoir recours, lors de conflits, aussi bien à la bouderie qu'aux confrontations violentes, posez-vous la question de savoir dans quels contextes vous adoptez plutôt l'un ou l'autre de ces comportements (au travail, avec des proches, dans des périodes où tel sentiment prédomine, etc.).

> **Observez votre entourage, vos amis, vos collègues de travail, etc. Sont-ils plutôt caractérisés par des frontières fermées ou perméables ?**

30. En cas de danger, Henri Laborit décrit 3 éventualités : la fuite, le combat, et s'il nous est impossible de fuir ou combattre, la sidération.

Quelle était la dynamique familiale dans votre enfance et comment vous situiez-vous dedans ? Vos parents penchaient-ils plutôt du côté du « Moi fort » ou du « Moi faible »[31] ?

Quels impacts cela a-t-il encore aujourd'hui ?

Vous liez-vous plus aisément avec des personnes aux frontières très fermées ou très ouvertes ?

Que cela dit-il de vous ?

Un réel épanouissement n'est possible que lorsque nous considérons l'Homme en tant qu'Être relationnel.

Dès lors, tout apprentissage, tout recul acquis et toute avancée vers la reconnexion à soi ne prennent sens que lorsque ceux-ci nous permettent d'accéder à des relations durables, saines et gratifiantes.

A noter que plus vous vous reconnectez, plus vous devenez souple et n'êtes plus enfermé dans un canevas comportemental bien délimité. Nous appelons cette souplesse comportementale « Souplesse adaptative », ou si nous reprenons la dénomination de Durkheim (quant aux Moi Fort/Moi Faible), « Moi Souple ». Cette capacité à agir en toute circonstance avec une palette d'actions possibles est la certitude de gratifications fréquentes et la clé de voûte d'un épanouissement durable et réel.
Dans son livre « Chevaucher son tigre », G. Nardone (43) aborde la notion de souplesse adaptative en avançant que l'objectif de chacun est de « Changer tout en restant le même ».

Ainsi, la « Souplesse adaptative » se traduit donc par la capacité à être souple, à se tendre lorsque c'est nécessaire, à se lâcher lorsque c'est nécessaire, et dès lors à adopter la « tension juste ».

Comme expliqué par Babette Rothschild, la tension est nécessaire pour aller dans le monde (39). Il ne faut pas tout le temps être relâché pour être bien, se faire du bien. Et ce qu'elle met en avant pour le corps reste tout aussi valable au niveau psychologique. En fonction des contextes, il est sain de pouvoir se « fermer » et adopter des limites très fermes, ou au contraire, « s'ouvrir » et adopter des limites très souples.

31. Voir p. 317 du chapitre Musculation Méditative.

Être ainsi en mesure de se couler dans la pulsation de la Vie, et comprendre quand tenir l'autre et le monde à l'écart de soi, et quand permettre à l'autre, au monde, de nous envahir, de nous remplir.

2. Et de ses impacts sur la souplesse

« De discussions informelles entre collègues, il ressort qu'un pourcentage significatif de patients souffrant de SSPT deviennent plus anxieux suite à un entraînement à la relaxation. Dans de tels cas, construire ou maintenir la tension musculaire est préférable à la relaxation. L'utilisation de la conscience corporelle indiquera de façon fiable ce qui est le mieux pour un patient en particulier. Les patients qui deviennent plus calmes pendant une relaxation peuvent en tirer profit. Ceux qui deviennent plus anxieux feraient mieux de maintenir la tension. Il pourrait y avoir une réaction positive ou négative généralisée à la tension ou à la relaxation dans tout le corps. Mais il peut aussi y avoir une réaction positive en tendant un muscle particulier et une réaction négative en tendant un autre (ou le muscle similaire de l'autre côté). Chaque corps est construit avec des distributions différentes de tonicité musculaire. » Babette Rothschild (39)

Nos perceptions des frontières constituent donc ce qui nous permet les mouvements d'oscillations, de va-et-vient entre les phases de retrait et d'invasion, entre la tension et le relâchement.

Lorsqu'elles en viennent à se rigidifier dans l'un ou l'autre extrême de ce mouvement, nous nous retrouvons dans l'incapacité à nous relaxer ou à être en tension. Pratiquement, qu'est-ce que cela implique au niveau de la musculation et de la souplesse ?

Par exemple, nous allons rencontrer certains pratiquants qui vont adorer la souplesse,et parfois avoir une pratique régulière des étirements et des piliers sans parvenir à s'exercer assidûment en musculation. D'autres, parfois, lisent les livres et références de la méthode (activité de relaxation) sans être capables d'entamer une action, d'être proactifs, et engrangent donc des savoirs sans les mettre en application.

D'autres, au contraire, s'adonnent à une routine bien réglée et établie en ce qui concerne la musculation mais négligent la souplesse par ennui ou inconfort.

Ce qu'il se dégage de ces cas caricaturaux est qu'une action de tension ou de relaxation se révèle entravée ou complètement interrompue lorsque le seuil de tolérance associé est dépassé.

Ceux qui possèdent des frontières fines se sentiront vite submergés par l'action, car leur seuil de tolérance à la tension est faible et peu développé. A contrario, ceux qui se retrouvent dans le cas de frontières trop fermées rencontreront de rapides angoisses à se relâcher et se relaxer.

> **Action possible si en-dessous du seuil de tolérance à la tension**
> **Relaxation possible si en-dessous du seuil de tolérance à la relaxation**

De la théorie et des impacts de la notion de frontières, peuvent naître des ajustements et stratégies pour la pratique de la souplesse et de la musculation.

Concrètement, nous n'allons pas chercher tout de suite à aller vers ce qui nous angoisse, et nous diriger en premier lieu plutôt vers ce qui nous procure un sentiment de confiance. Ainsi, nous nous permettons, tout en contrôlant, de réintégrer petit à petit les territoires perdus de notre sensibilité.

Dès lors, si la relaxation constitue une contrainte, nous allons la contourner en nous appuyant sur ce qui fait éclore en nous un sentiment de contrôle : la tension. Nous allons de cette manière pratiquer la souplesse en respectant notre écologie, nous donner les ressources pour en changer notre perception et augmenter peu à peu notre seuil de tolérance à la relaxation. Ainsi, la pratique de la souplesse ne sera plus synonyme de contrainte, et en retour vous pourrez en bénéficier amplement pour vos entraînements.[32]

Inversement, si la tension est source d'angoisse, nous allons nous appuyer sur la relaxation pour en changer notre perception et ainsi augmenter peu à peu notre seuil de tolérance à la tension. Concrètement, nous allons reconnaitre en premier lieu les activités de relaxation comme ressources et les valoriser, pour ainsi, une fois notre Sentiment d'Efficacité Personnel (voir p. 462 du chapitre Motivation) suffisamment fort pour nous

32. Ils ne se sentiront peut-être plus sous les impératifs du forçage à chaque séance et deviendront plus doux avec eux-mêmes.

soutenir grâce à une routine bien établie, entamer un travail musculaire au sein des activités de relaxation pour parvenir à supporter un seuil de tension de plus en plus important. Finalement, ceux dont la pratique de la musculation était toujours plus ou moins corrélées avec de l'angoisse, des échecs et une certaine résignation verront un nouvel axe de progression se dessiner devant eux.

Il existe également le cas de ceux qui possèdent des frontières si fines que la moindre tension est vécue comme insupportable, ce qui explique que certains « Moi faibles » rencontrent des difficultés lors de certains étirements car ceux-ci portent à leur conscience des zones où les inhibitions, les tensions sont trop importantes. Pour ceux-là, prendre conscience de leur corps et parvenir peu à peu à détendre les zones doivent s'effectuer dans un cadre très progressif. Ainsi, un travail préalable avec des automassages et des pressions pourront permettre ce cadre.

Souplesse et relaxation valorisés en tant que ressources physiques... Pour en construire d'autres

La souplesse et la relaxation sont ainsi valorisées en tant que ressources physiques, et une fois reconnues, servent d'appuis et de bases solides sur lesquelles nous pouvons construire d'autres ressources, préparant de telle façon un changement de type 2 nous permettant de nous déployer dans le monde et de nous épanouir véritablement.

Lorsque nous fuyons la relaxation et la souplesse...

De ce fait, vous pouvez à présent comprendre les raisons qui peuvent vous pousser à fuir la souplesse :
- l'angoisse de ressentir vos sensations corporelles ;
- l'appréhension d'un état de relâchement que vous ne pouvez, pour le moment, pas supporter ;
- au contraire, l'appréhension des tensions, en cas d'un état d'inhibition conséquent.

En vous laissant guidé par le mode d'emploi présenté en début de chapitre, vous parviendrez peu à peu à renforcer votre sentiment de contrôle, votre sentiment d'efficacité personnel (SEP). Cela, couplé à une gestion et une intégration du concept de ressources vous permettra d'augmenter peu à peu votre seuil de tolérance à la relaxation ou à la tension.

F. LE LÂCHER PRISE

« Pour de nombreuses écoles de thérapies, un des objectifs du traitement des difficultés psychologiques consiste à amener le patient à pouvoir "lâcher-prise", c'est-à-dire à abandonner le désir ou le besoin de contrôler consciemment le problème. Qu'entend-on exactement par lâcher-prise ? Qu'est-ce qui prend le relais lorsque l'individu lâche prise ? Qui doit lâcher quoi en fin de compte? » Jean-Jacques Wittezaele (38)

Vous vous disputez violemment avec votre compagne. Soudain, l'absurde de la situation vous frappe et vous éclatez de rire. Elle vous sourit malgré sa colère, le lien se resserre.

Cette situation peut vous sembler familière, ou à l'opposé vous paraître complètement irréelle et ridicule. **Pourtant, le rire et l'autodérision sont de puissants moteurs du changement et restent les clés de voûte de toute relation.** Lors de situations conflictuelles (entre Soi et Soi ou entre Soi et l'Autre) et lorsque nous n'entrevoyons aucune solution, ils permettent de s'observer, de prendre du recul, d'adoucir le quotidien, et de provoquer certains déclics.

« Le rire est un remède puissant dans les cas d'hyperstimulation et de dissociation. » Babette Rothschild (39)

Le lâcher-prise s'amorce dans notre faculté à rire, à entamer ce pas de côté qui nous permet d'évoluer. Et le rire, lui, prend racine avec et dans la foi.
Ainsi, il n'existe pas de lâcher-prise possible sans foi, car c'est à cette dernière que nous nous raccrochons dans les périodes difficiles. Il s'agit donc d'une ressource fondamentale à nourrir et développer[33].

Le lâcher-prise se différencie du statu quo, de l'entretien d'un état stationnaire de non-changement ou de la résignation. En effet, il acquiert toute son ampleur lorsque nous mettons en place les conditions du dit changement et que nous nous laissons ensuite porter par lui, comme l'image de la méduse qui est guidée par le courant.

33. Voir p. 462 du chapitre Motivation.

Bien souvent, lorsque nous sommes longuement confrontés à un problème, ce dernier s'aggrave et ne se dénoue pas. Nous nous obstinons avec des tentatives de solutions[34] frontales auxquelles nous nous accrochons coûte que coûte, ce qui ne nous permet pas de lâcher les tensions, de lâcher-prise. Et nous réitérons constamment les mêmes tentatives de solution, avec pour résultats, toujours plus de la même chose, avec toujours les mêmes résultats.

Le lâcher-prise, c'est la capacité à se couler dans le processus du monde. Se laisser aller et abaisser nos barrières[35] constitue les bases d'une relation saine (de Soi à Soi, de Soi à l'Autre). Pleurer et s'abandonner à l'autre, exprimer ses frustrations ou sa colère, son impuissance peut-être, communiquer sur ce que nous ressentons, là-dedans, en nous et permettre à l'autre de nous accueillir, de nous recueillir.

Paradoxalement, l'incapacité à lâcher-prise, fondée sur un manque de sentiment de contrôle et d'une peur de lâcher nos défenses est soutenue par un hypercontrôle du Moi, un hypercontrôle agissant en tant que soupape sur nos émotions et nos ressentis corporels.

Ainsi, prendre conscience que le lâcher-prise ne conduit pas à une perte de contrôle, et qu'au contraire, celui-ci contribue à renforcer notre sentiment de contrôle sur le monde, peut nous conduire à changer notre regard.

Certains, engloutis dans l'hypercontrôle et ne parvenant pas à lâcher prise, s'épuisent à tenir. Ce qui les amène, soit à ne se consacrer qu'à l'activité ciblée (comme par exemple l'adoption d'une diète ou la pratique de la musculation). Leur esprit est alors accaparé par cet objectif, et tout en restant limités dans leur pratique, ils ne peuvent pas croître, se développer, apprendre et créer dans d'autres univers (relations, autres activités ou projets, etc.). Soit, cela les amène à abandonner leur activité au bout d'un temps.[36]

Dans la partie de ce chapitre exposant la souplesse sous l'angle de la décharge, nous vous invitons à vous « laisser aller ». Certains y parviennent facilement, tandis que d'autres en sont incapables et se répètent « Je n'y arrive pas, je ne peux pas me laisser aller ».

---

34. Lorsque les tentatives de solution constituent le problème… (44)

35. Ne serait-ce que dans l'intimité lorsque les conditions extérieures ne nous permettent pas de lâcher-prise.

36. Pour entrevoir des solutions, rendez-vous p. 451 du chapitre Motivation.

Derrière cette affirmation reposent des sentiments de honte et d'impuissance, l'impression d'échouer constamment. L'important ici n'est pas de se forcer à se laisser aller, cette tentative de solution ne pouvant qu'échouer. Ensuite, il ne s'agit pas là d'une compétition visant à récompenser celui ou celle qui parviendra aux meilleurs résultats, ces derniers étant ici représentés par la capacité à pleurer, trembler ou extraire sa rage.

Lorsque nous sentons des résistances à nous laisser aller, dédramatiser et rire de la situation peut nous permettre d'y voir plus clair : car non, ne pas y parvenir n'est pas si grave. Et si l'humour n'est pas encore une éventualité dans votre « logiciel », autorisez-vous, d'une part à ressentir votre sentiment d'échec et ce qui se cache derrière, et d'autre part permettez-vous de l'exprimer sans essayer de vous raisonner.[37]

Restez dans votre corps : lorsque vous n'arrivez pas à vous laisser aller, comment décrivez-vous vos sensations corporelles ?
Si l'incapacité à vous laisser aller se déroule lorsque vous êtes seul, essayez d'écrire, d'exprimer vos sensations corporelles par écrit ou oralement à voix haute. Par exemple, ces sensations peuvent se traduire par :

- « Je ne sens rien, comme si je n'avais pas de corps. Tout est si froid. »
- « C'est comme une bombe dans ma poitrine, mon cœur bat si vite. »

En parallèle, dès que vos ressentis ne deviennent plus supportables, allez et venez entre ces derniers et un ancrage agréable. Celui-ci peut se traduire par le fait de se remémorer un souvenir heureux en portant une attention particulière sur vos sens (odeurs, sons, sensations, etc.), à la sécurité qu'offre la sensation de vos pieds sur le sol (comment est-ce : doux, chaud, etc. ?), etc.

Si la décharge n'est ainsi pas possible, il existe d'autres outils de régulation du stress qui permettent de réguler les tensions, d'autres « **actions motrices adaptées** ».[38] Par exemple, frapper un mannequin ou un sac de frappe, pratiquer un art martial, ou encore la course à pied. Ainsi, tout en effectuant un travail pour accroître votre capacité à lâcher-prise, vous vous régulerez.

37. Car de toute manière, essayer de vous raisonner dans une situation où vous êtes submergé par les émotions ne sert à rien. Votre cerveau n'a alors aucune possibilité de raisonnement, seul le système limbique reste activé, centre des émotions.

38. Les actions motrices adaptées représentent toutes les activités qui nous permettent de décharger, de libérer nos tensions(45).

Pour en développer votre capacité, le **seiza** est un outil très intéressant. Rendez-vous p. 337 pour plus d'informations à ce sujet. Prenez également conscience de vos ressources et développez-les, plus particulièrement votre foi (voir p. 462) pour ainsi avancer plus sereinement vers la reconnexion à soi et l'épanouissement.

La souplesse intégrée dans une vision écologique du changement et de la reconnexion à soi

Ici, il n'est donc point question de forçage, que celui-ci prenne forme dans le cadre de la musculation, des étirements, de l'exécution des piliers de la santé ou des autres outils proposés dans cet ouvrage. Si vous êtes venu en quête d'un chemin vers l'épanouissement, quel serait l'intérêt de chercher à tout prix à vous reconnecter, si pour cela il reste **nécessaire de se faire violence pour y parvenir, s'il faut sacrifier d'autres aspects indispensables de votre vie ?**

C'est là « la perturbation écologique » (10), en vous appuyant sur vos ressources, non pour vous enfermer mais pour vous permettre de penduler (46), vous accroîtrez votre souplesse adaptative par l'ajout de nouvelles informations, par la complexification volontaire.

G. LES SIX PILIERS DE LA SANTÉ

> **« Etre en bonne santé, c'est tout simplement disposer d'un fonctionnement organique optimal permettant de durer. Pour cela, l'apparence athlétique (esthétique et performance) ne suffit pas. Ce que l'on montre doit, pour être renouvelé le plus longtemps possible, reposer sur de solides fondations[...] Il existe deux points importants, que l'on peut appeler fondations de la forme, qu'il ne faut pas négliger : la gestion du stress[...][et] l'exercice régulier des quatre piliers de la santé. » Olivier Lafay (45)**

Dans la **lutte contre l'entropie** et la **reconnexion à soi** nous vous proposons un formidable outil de régulation du stress. Il s'agit des six piliers de la santé.

D'abord composé de quatre piliers dans le précédent ouvrage d'Olivier Lafay (45), cet enchaînement d'exercices essentiels à votre santé a été enrichi de deux nouveaux piliers dans Sybernetics pour le rendre encore plus **efficient**.

Il s'agit de la hanche et de l'épaule. Ces deux piliers étaient déjà présentés isolément dans les ouvrages d'Olivier Lafay et ils viennent logiquement rejoindre les piliers du diaphragme, du muscle transverse de l'abdomen, du périnée et de la flexibilité de la colonne vertébrale pour les raisons suivantes :

1) ***Prévention des déséquilibres posturaux :*** l'utilisation des exercices avec charge dans Sybernetics va produire de **nouvelles contraintes sur les muscles et les articulations**. Sans les actions correctrices que nous vous proposons dans ce chapitre, le stress mécanique des entraînements va augmenter les risques de déséquilibres posturaux.
2) ***Dissipation des tensions installées :*** nos recherches et expérimentations personnelles nous ont montré que les manifestations organiques de certains traumatismes avaient des répercussions importantes sur ces deux régions.
3) ***Décuplement des effets positifs des piliers :*** les **synergies** qui existent entre les quatre premiers piliers et ces deux nouveaux sont nombreuses et justifient largement une actualisation des Piliers de la Santé. Cela fait d'eux un outil de premier choix dans la lutte contre l'entropie et pour la reconnexion à soi.

L'ordre classique d'enchaînement des quatre piliers était le suivant :

1) Le pilier du diaphragme ;
2) Le pilier du transverse ;
3) Le pilier du périnée ;
4) Le pilier de la flexibilité vertébrale avec l'exercice du Pont et les étirements de la nuque.

Avant de décrire le nouvel enchaînement optimal des six piliers, nous allons dire un mot sur la particularité des deux nouveaux piliers.

La hanche et l'épaule sont deux régions anatomiques présentant des articulations très complexes situées à la racine des membres.[39]
Au niveau du système locomoteur, on distingue schématiquement deux types de muscle : les muscles toniques qui ont une activité principale liée au maintien de la posture et les muscles phasiques qui ont une activité principale liée au mouvement.
De par leur situation charnière entre le rachis et les membres, les articulations de la hanche et de l'épaule présentent des groupes musculaires phasiques et toniques. Comme nous le verrons plus loin, **cette disposition peut conduire plus facilement à des déséquilibres posturaux.**

39. D'un point de vue de l'évolution, le passage progressif à la bipédie dans notre espèce a conduit à une spécialisation différente des membres inférieur et supérieur.Le membre inférieur est tourné vers la stabilité et l'équilibre de la posture dans la locomotion. Le membre supérieur est tourné vers la mobilité et l'interaction fine avec le milieu extérieur.

Par ailleurs, un relâchement du transverse peut impacter le rachis lombaire, et **c'est pourquoi nous recommandons d'exercer ce muscle dans le cadre des lombalgies chroniques (cf. chapitre Prophylaction p. 479).**

3. Le périnée

Le périnée est l'ensemble des muscles et des fascias qui ferment l'orifice inférieur du bassin. Il présente un contact intime avec la vessie, le rectum et nos organes génitaux. Il supporte aussi tout le poids et la pression exercés sur lui par la masse des organes profonds. De par sa synergie avec le système reproducteur, c'est une zone très sensible.

Comme nous l'avons vu plus haut, **l'hyperpression abdominale liée aux descentes d'organes peut conduire à des contraintes excessives sur le périnée,** ce qui entraînent une tension de la zone. L'inhibition de l'action, par les effets qu'elle produit sur les systèmes digestives, urinaires et reproducteurs, entraîne aussi un figement et une perte de sensibilité du plancher pelvien.

Le périnée peut également se relâcher, s'affaisser, par l'absence de stimulations suffisantes. Notre sédentarité conduit en effet à une baisse des contraintes nécessaires au bon tonus du périnée. Dans ce contexte, exercer ce pilier s'avère donc indispensable, notamment par la marche et la sollicitation des membres inférieurs. Cet aspect sera abordé dans la section suivante, sur la hanche.

4. La hanche

Comme nous l'avons déjà vu, la hanche est une région charnière entre la colonne vertébrale et le membre inférieur. **Une fonction primordiale et archaïque du muscle psoas est de ramener la cuisse sur le bassin, afin de protéger les organes abdominaux et génitaux en cas d'agression.** Nous prenons alors la fameuse position « fœtale ». En cas de stress répétés, et même si nous parvenons à entretenir une souplesse suffisante de la zone, des tensions musculaires vont s'inscrire profondément à ce niveau.

Par ailleurs, le psoas entretien des rapports étroits avec la colonne vertébrale, et des tensions chroniques à son niveau génère une déformation du rachis lombaire (hyperlordose), génératrice de douleurs et d'une perturbation du fonctionnement du diaphragme.

5. L'épaule

L'épaule est l'articulation la plus mobile du corps humain. Elle est donc également la plus complexe et la plus fragile. Le renforcement de vos épaules, par un entraînement doux et progressif, couplé à des étirements de la zone, vous permettront de protéger durablement cette articulation.

Toutefois, certains exercices présents dans Sybernetics, **comme le développé couché ou les dips lestés, génèrent des tensions sur les muscles pectoraux notamment** qui conduisent à un figement de l'épaule. C'est pourquoi il est primordial de pratiquer régulièrement le « Mur de l'ange » en plus des exercices de souplesse, pour lutter contre la posture enroulée vers l'avant de l'épaule.

Cette posture, contrairement à des croyances répandues, n'est pas liée à une faiblesse des muscles situées à l'arrière de l'épaule, mais bien plutôt à une tension excessive de certains de ses muscles rotateurs internes[42].

Par ailleurs, cette posture retentit sur les autres piliers, principalement les rachis cervical et dorsal, par le biais d'une mise en tension des muscles trapèzes et rhomboïdes.

6. La colonne

La colonne vertébrale est l'axe central de notre posture. De nombreux muscles et fascias s'insèrent sur elle, notamment ceux qui nous permettent de nous pencher en avant ou nous tenir debout. Ces muscles constituent les chaînes musculaires antérieure de flexion et postérieure d'extension. Conserver une bonne flexibilité vertébrale nécessitera d'étirer régulièrement ces deux chaînes musculaires : par **la flexion arrière et le pont** d'une part, et par **l'exercice de la charrue** d'autre part (voir p. 287).

Par ailleurs, la colonne vertébrale est le réceptacle de la commande nerveuse, puisqu'elle contient et protège la moelle épinière, d'où vont partir tous les nerfs à destination de nos muscles et de nos organes.

42. Il s'agit principalement de muscles très sollicités en musculation : les muscles grand pectoral, grand dorsal et grand rond. En kinésithérapie, la méthode CGE semble apporter des résultats thérapeutiques intéressants sur certaines pathologies d'épaule en proposant un assouplissement et une rééducation de ses muscles. Pour en savoir plus : http://www.tminstitute.fr/

C'est dire l'importance de dissoudre les tensions des muscles de la colonne. **Ceux-ci, en cas d'inhibition chronique, vont se tendre, amenant un figement de la colonne vertébrale et une mise sous pression des vertèbres et disques intervertébraux.** Cette situation peut alors aboutir à des perturbations vertébrales et des discopathies (protrusion, hernie discale, ...) (Consultez le chapitre Prophylaction p. 479 pour en savoir plus).

Par ailleurs, le diaphragme, le périnée, le transverse, le psoas et les muscles de l'épaule s'insérant tous sur la colonne, on comprend qu'une perte de mobilité de celle-ci retentira sur tous les autres piliers. Et inversement.

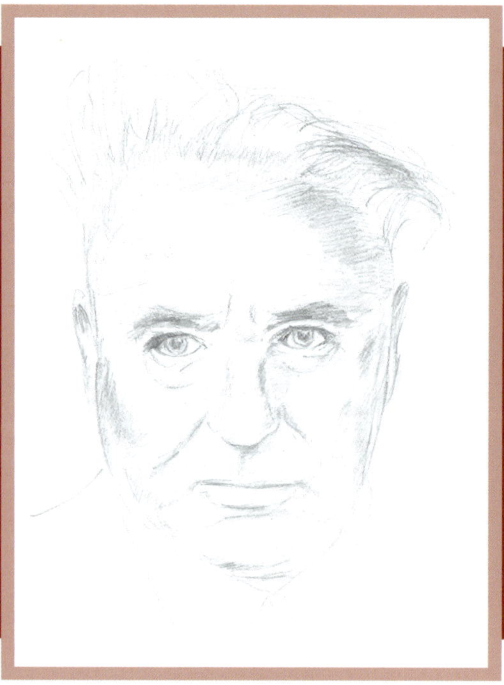

« Tu n'as pas le courage de penser, petit homme, parce que toute pensée réelle s'accompagne de sensations somatiques et que tu as peur de ton corps. »

Wilhelm Reich

III. ROUTINES ET DESCRIPTIFS

A. ROUTINES SPÉCIFIQUES

N'oubliez pas de souffler profondément pour bénéficier pleinement des bienfaits des étirements, et plus particulièrement pour ceux qui vous sont plus problématiques. En effet, vous aurez alors tendance à retenir votre respiration et à les supporter en restant en apnée. Nous vous conseillons de chercher moins à reproduire parfaitement les poses qu'à privilégier vos ressentis corporels, vos sensations d'étirement. Pour rappel, pour que l'étirement soit efficient, la douleur n'est pas nécessaire et est même contre-productive.

Si vous sentez que l'un des étirements vous procure beaucoup de bien-être ou que la zone étirée reste très tendue, n'hésitez pas à conserver la position un peu plus longtemps, quitte à allonger un peu la séance.

Si vous doutez sur la réalisation d'un exercice repris dans un des tableaux d'enchaînements, référez-vous aux descriptifs. Les correspondances sont indiquées pour faciliter votre navigation entre ces parties.

1. Routine express

Durée : entre 10 et 20 minutes
Fréquence : 4 à 5 fois par semaine

Si vous manquez de temps, souhaitez rapidement vous étirer après une séance d'entraînement, ou vous « dérouillez » après une journée de travail harassante.

La routine « express » est conçue pour durer entre 10 et 20 minutes selon le temps dont vous disposez. Pour qu'elle ne dépasse pas 10 minutes, tenez chaque étirement durant 30 secondes. En tenant chaque étirement une minute, la routine s'allongera et durera 20 minutes.

Deux variantes de la routine vous sont proposées : l'une d'elles visent plus particulièrement les épaules, la colonne et le bassin, trois axes pour lesquels le maintien de la souplesse et de la mobilité demeure fondamental pour vivre longtemps et en bonne santé. Une autre variante vient la compléter en ciblant notamment les quadriceps, les fessiers et les mollets.
N'hésitez pas à varier vos séances avec les différents enchaînements proposés, vous expérimenterez ainsi un large éventail d'étirements et de postures et éprouverez leur spécificité.

Par exemple, si vous vous étirez 4 à 5 fois dans la semaine, procédez comme suit :

Séance 1 : Tableau A
Séance 2 : Tableau D
Séance 3 : Tableau B
Séance 4 : Tableau E

La semaine suivante, intégrez les tableaux C et F et poursuivez ainsi vos routines d'assouplissement.

TABLEAU **A**

Variantes portant une attention particulière aux épaules, la colonne et le bassin.

1/ ex. 23 p. 275	2/ ex. 6 p. 272	3-4/ ex. 3 p. 271	5/ ex. 8 p. 272	6/ ex. 29 p. 276	7/ ex. 15 p. 273	8-9-10/ ex. 102 p. 298
11-12/ ex. 78 p. 287	13/ ex. 45 p. 280	14/ ex. 79 p. 287	15-16/ ex. 50 p. 281	17-18/ ex. 36 p. 278	19-20/ ex. 60 p. 283	

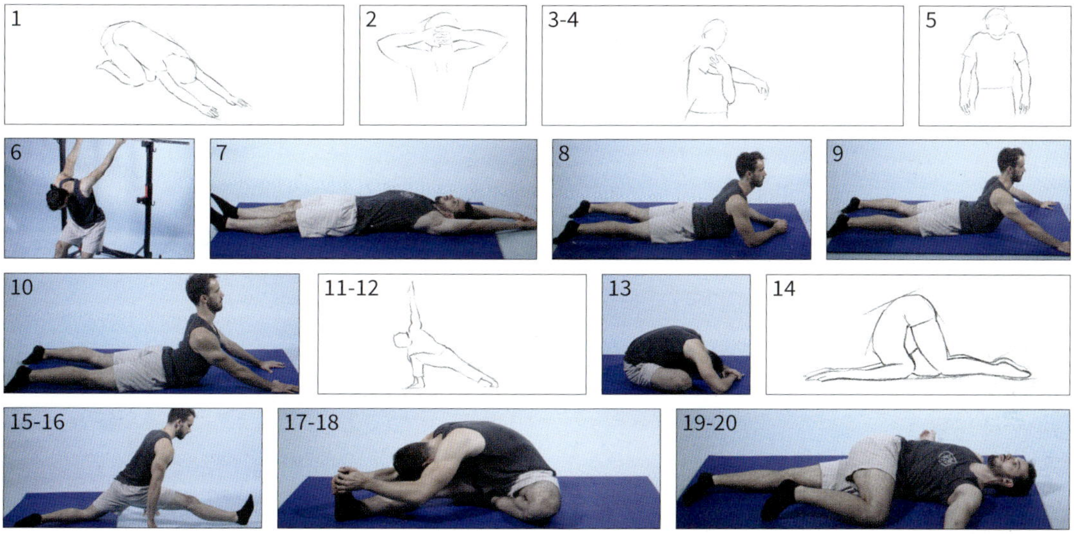

TABLEAU **B**

						9 ou 9B au choix	
1/ ex. 1 p. 271	2-3/ ex. 7 p. 272	4/ ex. 10 p. 272	5/ ex. 24 p. 275	6-7/ ex. 18 p. 274	8/ ex. 80 p. 287	9/ ex. 103 p. 299	9B/ ex. 104 p. 300
10/ ex. 47 p. 280	11-12/ ex. 21 p. 275	13/ ex. 39 p. 278	14/ ex. 56 p. 282	15-16/ ex. 34 p. 277	17-18/ ex. 31 p. 277	19-20/ ex. 51 p. 281	

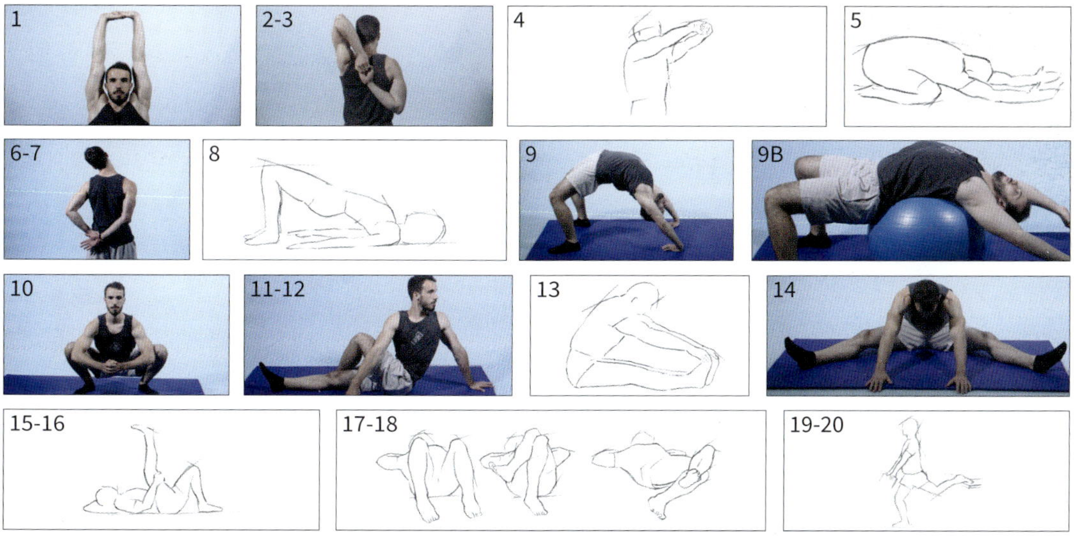

TABLEAU C

			6 ou 6B au choix			
1/ ex. 2 p. 271	2-3/ ex. 5 p. 271	4-5/ ex. 4 p. 271	6/ ex. 9 p. 272	6B/ ex. 27 p. 276	7-8/ ex. 18 p. 274	9/ ex. 102A p. 298
10/ ex. 75 p. 286	11/ ex. 104 p. 300	12/ ex. 42 p. 279	13-14/ ex. 35 p. 278	15-16/ ex. 48 p. 280	17-18/ ex. 40 p. 279	19-20/ ex. 41 p. 279

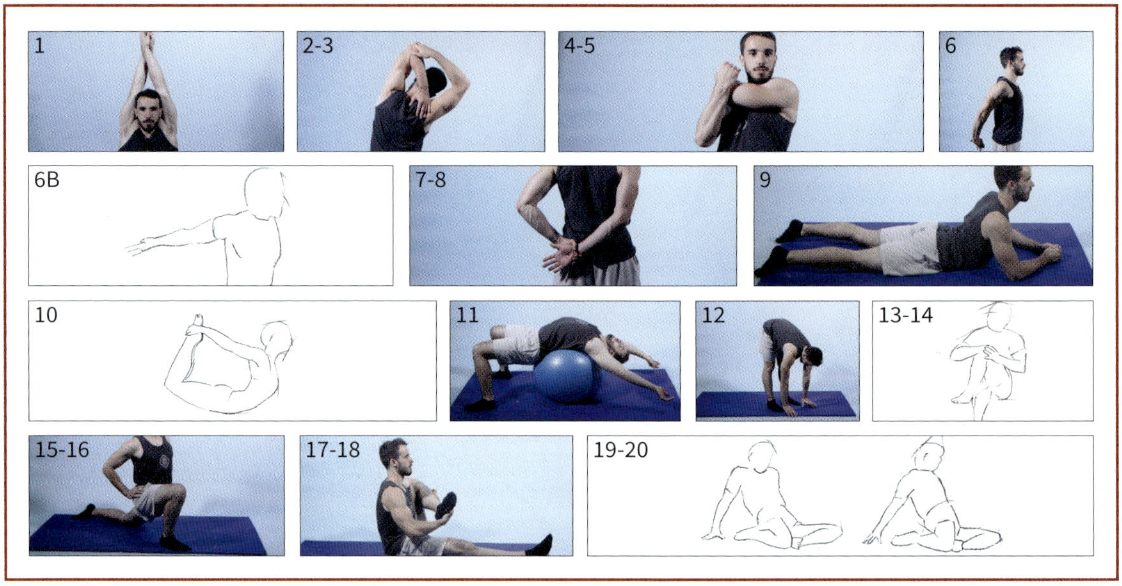

TABLEAU D

Variantes portant une attention particulière aux quadriceps, fessiers et mollets.

1/ ex. 11 p. 273	2-3/ ex. 17 p. 274	4/ ex. 16 p. 274	5-6/ ex. 26 p. 276	7/ ex. 52 p. 281	8/ ex. 57 p. 282
9-10/ ex. 32 p. 277	11-12/ ex. 63 p. 283	13-14/ ex. 62 p. 283	15-16/ ex. 66 p. 284	17-18/ ex. 68 p. 284	19-20/ ex. 71 p. 285

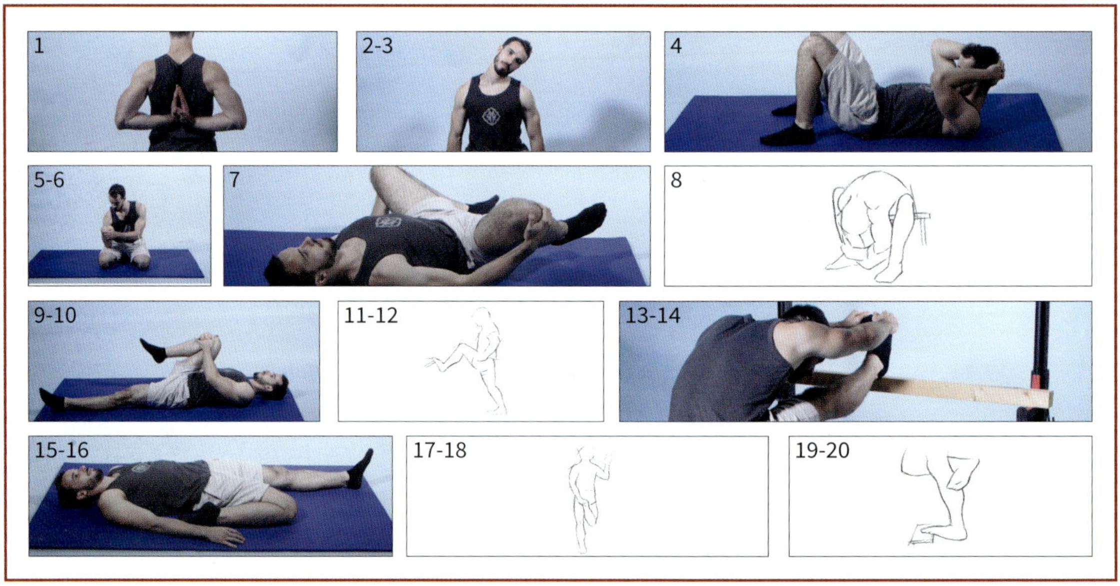

TABLEAU **E**

1-2/ ex. 20 p. 27 4	3-4/ ex. 43 p. 279	5/ ex. 53 p. 281	6-7/ ex. 36 p. 278	8/ ex. 25 p. 275	9-10/ ex. 66 p. 284
11-12/ ex. 69 p. 285	13/ ex. 44 p. 279	14/ ex. 55 p. 282	15-16/ ex. 64 p. 283	17-18/ ex. 72 p. 285	19-20/ ex. 73 p. 286

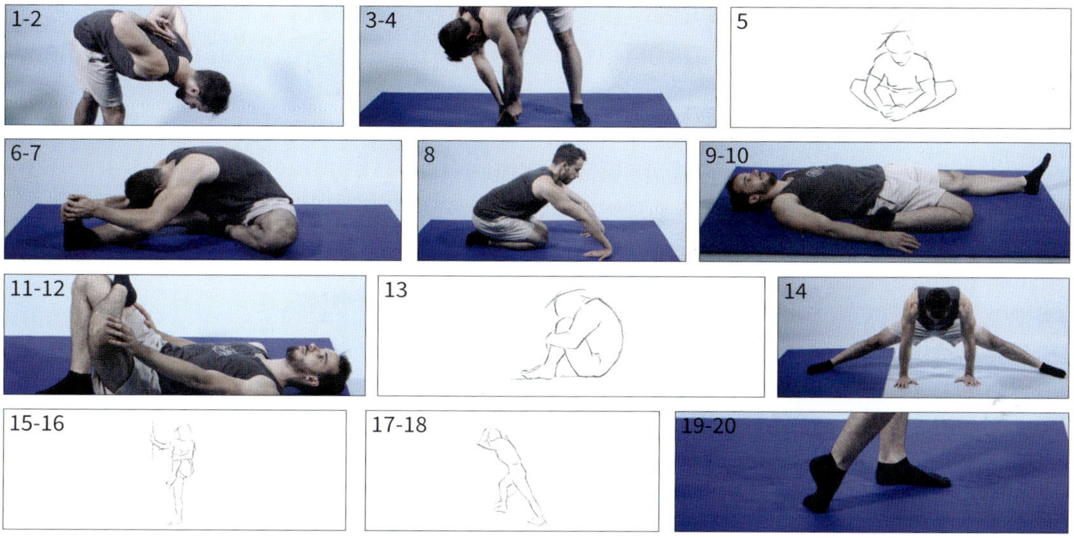

TABLEAU **F**

1/ ex. 28 p. 276	2-3/ ex. 65 p. 284	4/ ex. 81 p. 288	5/ ex. 58 p. 282	6-7/ ex. 14 p. 273	8-9/ ex. 37 p. 278	10-11/ ex. 32 p. 277
12/ ex. 54 p. 281	13-14/ ex. 33 p. 277	15-16/ ex. 60 p. 283	17/ ex. 67 p. 284	18/ ex. 55 p. 282	19-20/ ex. 70 p. 285	

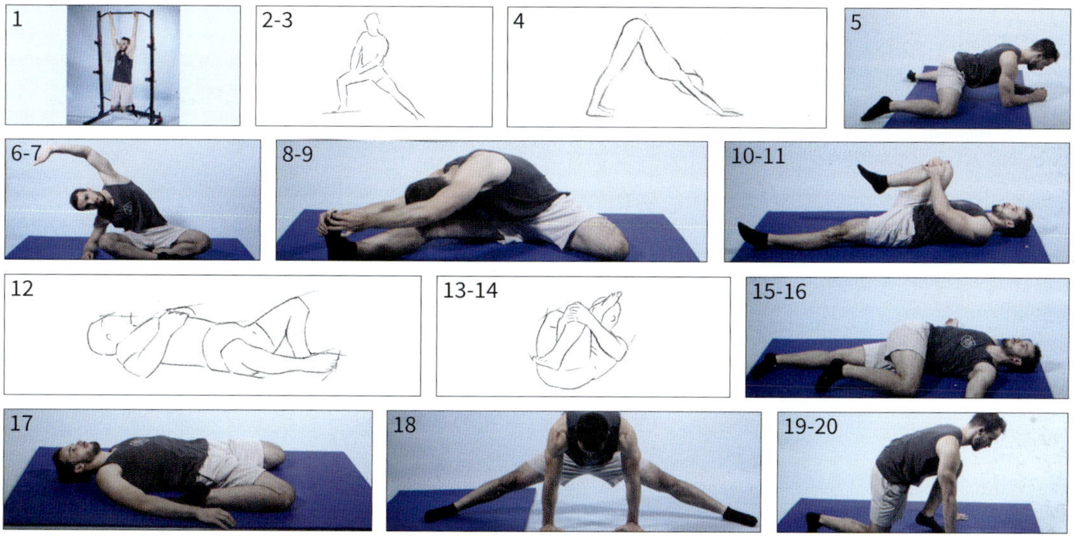

2. Routine relaxation

Durée : entre 26 et 80 minutes
Fréquence : 4 à 5 fois par semaine

Si vous souhaitez vous étirer après une séance d'entraînement, ou vous « dérouillez » après une journée de travail harassante.

Vous débuterez en suivant le tableau d'enchaînement des étirements. Si possible, vous y consacrerez entre 30 secondes à 1 minute pour chacun. Cet enchaînement vous prendra entre 13 (si les poses sont tenues 30 secondes) et 26 minutes (si vous les tenez 1 minute).

Ensuite vient l'exercice du diaphragme. S'il s'agit de la première fois que vous le pratiquez, rendez-vous p. 290 pour lire le descriptif, les différentes stratégies et axes de progression. Cet exercice peut durer d'environ 5 à 10 minutes, suivant l'approche adoptée.

L'exercice du périnée (descriptif p. 294) est facultatif et dépend de votre avancée et de vos ressentis. Comprenez toutefois que l'exercer plusieurs fois par semaine est fortement conseillé.

Détendez ensuite votre psoas (voir p. 295 pour les descriptifs) avec des exercices d'automassages (exercices 96 et 97).
Finalement, installez-vous en seiza. S'il s'agit de la première fois que vous le pratiquez, rendez-vous p. 337 pour lire le descriptif. En fonction de vos besoins et de votre niveau d'inhibitions, le seïza peut durer de 5 à 40 minutes ou plus ! A noter que vous pouvez allier d'autres activités à la pratique du seiza (lire, travailler, regarder un film, etc.).

VARIANTE **A**

			6 ou 6B au choix							
1/ ex. 2 p. 271	2-3/ ex. 5 p. 271	4-5/ ex. 4 p. 271	6/ ex. 9 p. 272	6B/ ex. 27 p. 276	7-8/ ex. 18 p. 274	9/ ex. 16 p. 274	10/ ex. 25 p. 275	11/ ex. 102A p. 298	12-13/ ex. 35 p. 278	14/ ex. 42 p. 279
15/ ex. 52 p. 281	16/ ex. 57 p. 282	17-18/ ex. 40 p. 279	19-20/ ex. 41 p. 279	21-22/ ex. 32 p. 277	23-24/ ex. 66 p. 284	25-26/ ex. 71 p. 285	27/ Diaphragme p. 290	28/ Périnée p. 294	29/ Psoas ex. 96-97 p. 295	30/ Seïza p. 337

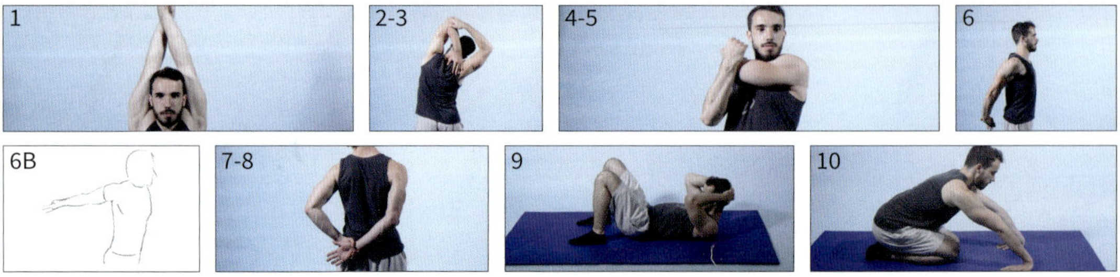

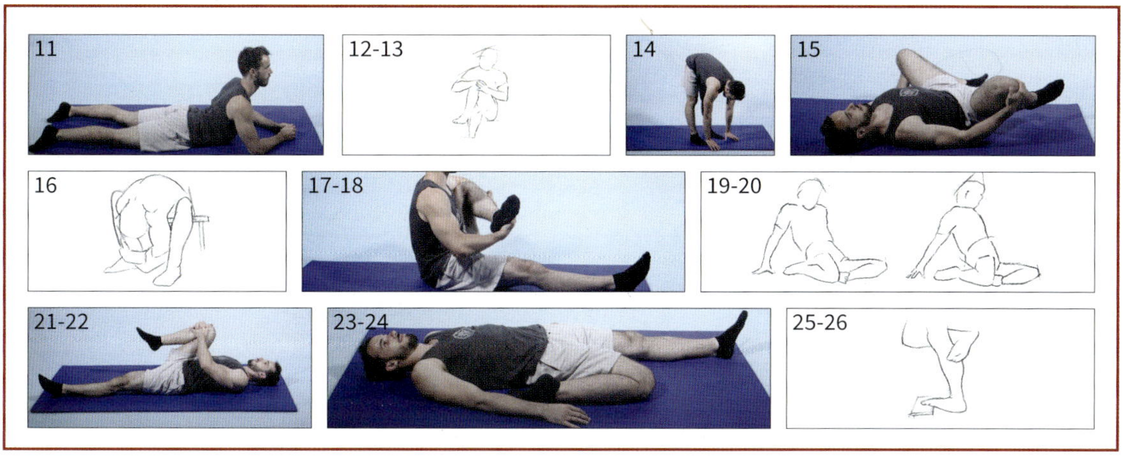

VARIANTE **B**

9 ou 9B au choix

1/ ex. 1 p. 271	2-3/ ex. 7 p. 272	4/ ex. 10 p. 272	5/ ex. 24 p. 275	6-7/ ex. 18 p. 274	8/ ex. 80 p. 287	9/ ex. 103 p. 299	9B/ ex. 104 p. 300	10/ ex. 47 p. 280	11-12/ ex. 21 p. 275	13/ ex. 39 p. 278
14/ ex. 56 p. 282	15-16/ ex. 34 p. 277	17-18/ ex. 31 p. 277	19-20/ ex. 51 p. 281	21-22/ ex. 66 p. 284	23-24/ ex. 64 p. 283	25-26/ ex. 72 p. 285	27/ Diaphragme p. 290	28/ Périnée p. 294	29/ Psoas ex. 96-97 p. 295	30/ Seïza p. 337

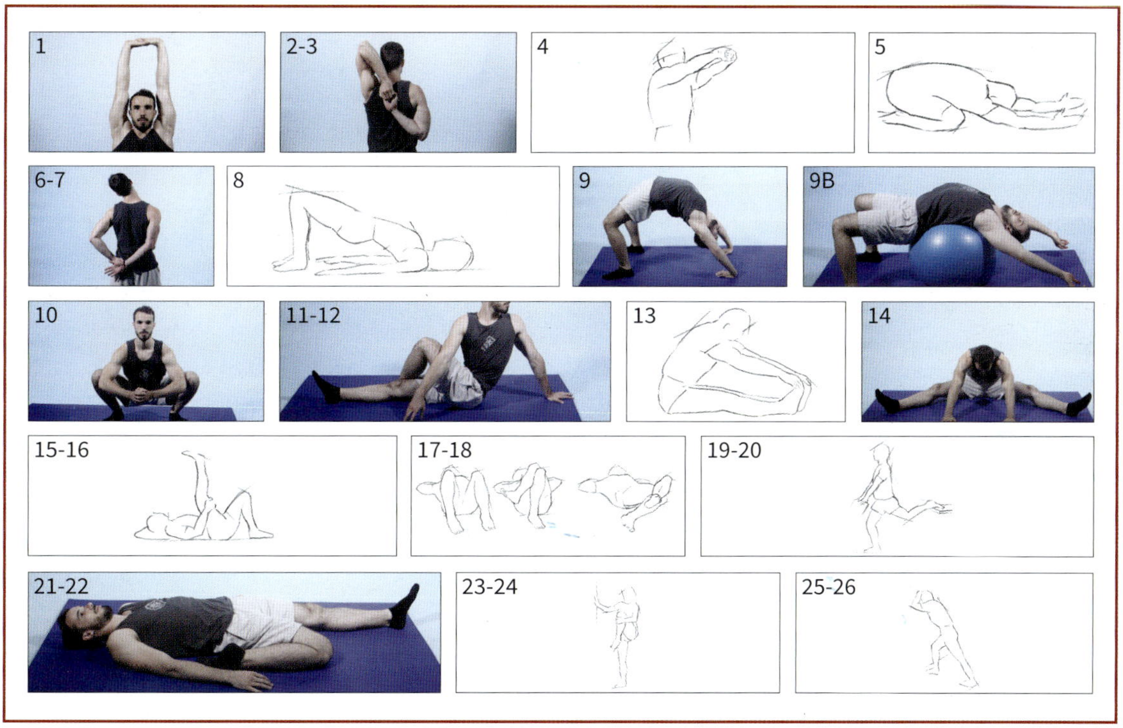

VARIANTE **C**

1/ ex. 23 p. 275	**2/ ex. 6 p. 272**	**3-4/ ex. 3 p. 271**	**5/ ex. 8 p. 272**	**6/ ex. 29 p. 276**	**7/ ex. 15 p. 273**	**8-9-10/ ex. 102 p. 298**	**11-12/ ex. 14 p. 273**	**13/ ex. 45 p. 280**	**14/ ex. 28 p. 276**
15-16/ ex. 33 p. 277	**17-18/ ex. 36 p. 278**	**19-20/ ex. 60 p. 283**	**21-22/ ex. 32 p. 277**	**23-24/ ex. 67 p. 284**	**25-26/ ex. 70 p. 285**	**27/ Diaphragme p. 290**	**28/ Périnée p. 294**	**29/ Psoas ex. 96-97 p. 295**	**30/ Seïza p. 337**

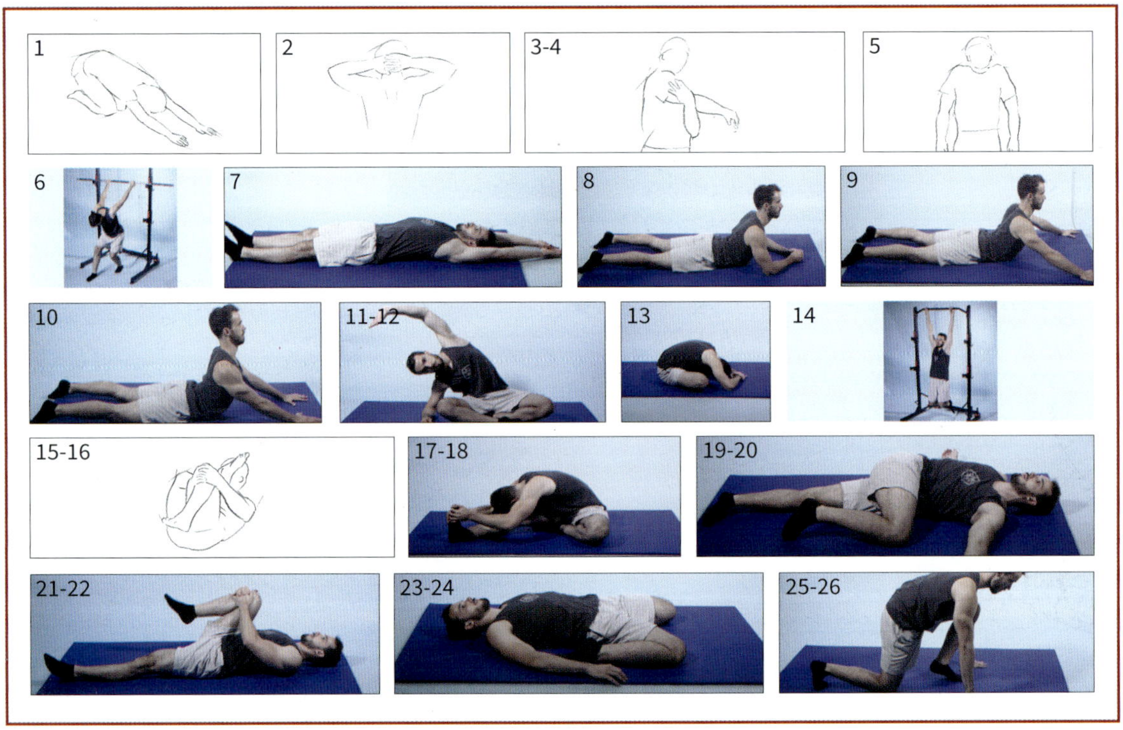

VARIANTE **D** : DÉTENTE

Durée : entre 26 et 66 minutes
Fréquence : en cas de besoin

Pour les pratiquants en quête d'une réelle relaxation, d'une routine favorisant le sommeil ou pour ceux qui se sentent très fatigués et ressentent le besoin de se laisser aller.

Vous débuterez avec l'exercice du diaphragme. S'il s'agit de la première fois que vous le pratiquez, rendez-vous p. 290 pour lire le descriptif, les différentes stratégies et axes de progression. Cet exercice peut durer d'environ 5 à 10 minutes, suivant l'approche adoptée. Ensuite, suivez le tableau d'enchaînement des étirements en consacrant, si possible, 1 minute à chacun. Cet enchaînement vous prendra approximativement 16 minutes. Finalement, installez-vous en seiza. S'il s'agit de la première fois que vous le pratiquez, rendez-vous p. 337 pour lire le descriptif. En fonction de vos besoins et de votre niveau d'inhibitions, le seïza peut durer de 5 à 40 minutes ou plus ! A noter que vous pouvez allier d'autres activités à la pratique du seiza (lire, travailler, regarder un film, etc.).

1/ Diaphragme p. 290	2-3/ ex. 17 p. 274	4/ ex. 23 p. 275	5/ ex. 15 p. 273	6/ ex. 54 p. 281	7-8/ ex. 33 p. 277	9/ ex. 46 p. 280
10-11/ ex. 59 p. 282	12/ ex. 102 p. 298	13/ ex. 82 p. 288	14/ ex. 16 p. 274	15/ ex. 45 p. 280	16/ ex. 44 p. 279	17/ Seïza p. 337

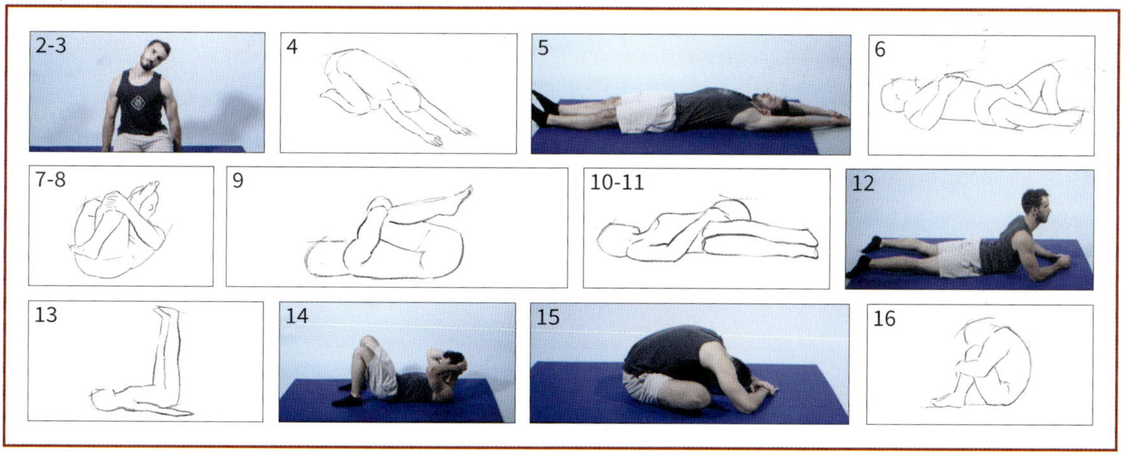

3. Routine dynamique

Fréquence : 4 à 5 fois par semaine

Elle est pensée pour permettre un travail d'assouplissement tout en renforçant en douceur votre équilibre et votre musculature.
La routine « Dynamique » est composée de 3 niveaux à difficulté croissante. Pour chaque niveau, procédez comme suit :
Débutez la routine en exécutant les exercices du tableau en les tenant 15 secondes chacun. Ensuite, poursuivez par l'exercice du diaphragme (variante B, descriptif disponible p. 291).Finalement, finissez la routine par l'exercice du transverse (variante B, descriptif p. 293) et du périnée (descriptif p. 294).

Suivez l'enchaînement p.261 (niveau 1), p.262 (niveau 2) et 263 (niveau 3).

Niveau 1 :Durée : environ 27 minutes
Descriptifs des exercices : L'exercice 2 de l'enchaînement est décrit p.271 (ex.1).

2-10 14-29/ ex. 1 p. 271	4/ ex. 9 p. 272	6/ ex. 10 p. 272	8/ ex. 18 p. 274	12/ ex. 42 p. 279	16/ ex. 4 p. 271	17-23/ ex. 78 p. 287	19-25/ ex. 47 p. 280	21-27/ ex. 48 p. 280	31/ ex. 81 p. 288	33-35-37/ ex. 102 p. 298
34/ ex. 75 p. 286	36/ ex. 83 p. 288	39/ ex. 52 p. 281	40/ ex. 54 p. 281	41/ ex. 79 p. 287	42-56 60-64/ ex. 15 p. 273	43/ ex. 80 p. 287	44/ ex. 86 p. 289	45/ ex. 56 p. 282	47-50/ ex. 40 p. 279	49-52/ ex. 21 p. 275
54/ ex. 39 p. 278	57-61/ ex. 32 p. 277	58-62/ ex. 34 p. 277	59-63/ ex. 66 p. 284	65/ ex. 16 p. 274	66/ ex. 82 p. 288	67/ ex. 59 p. 282	Diaphragme B p. 291	Transverse B p. 293	Périnée p. 294	

Niveau 2: Durée : environ 30 minutes
Descriptifs des exercices : L'exercice 4 de l'enchaînement est décrit p.272 (ex.9).

2-10 14-29/ ex. 1 p. 271	4/ ex. 9 p. 272	6/ ex. 10 p. 272	8/ ex. 18 p. 274	12/ ex. 42 p. 279	16/ ex. 4 p. 271	17-23/ ex. 77 p. 287	19-25/ ex. 47 p. 280	21-27/ ex. 50 p. 281	31-37 43/ ex. 81 p. 288	33 à 35 39 à 41/ ex. 87 p. 289	45-47 49/ ex. 102 p. 298
46/ ex. 75 p. 286	48/ ex. 83 p. 288	51/ ex. 52 p. 281	52/ ex. 54 p. 281	53/ ex. 79 p. 287	54-68 73-78/ ex. 15 p. 273	55/ ex. 103 p. 299	56/ ex. 86 p. 289	57/ ex. 56 p. 282	59-62/ ex. 40 p. 279	61-64/ ex. 21 p. 275	66/ ex. 39 p. 278
69-74/ ex. 32 p. 277	70-75/ ex. 34 p. 277	71-76/ ex. 84 p. 288	72-77/ ex. 66 p. 284	79/ ex. 16 p. 274	80/ ex. 82 p. 288	81/ ex. 59 p. 282	Diaphragme B p. 291	Transverse B p. 293	Périnée p. 294		

Niveau 3 : Durée : environ 33 minutes
Descriptifs des exercices - : L'exercice 52 de l'enchaînement est décrit p.288 (ex.83).

2-10 14-29/ ex. 1 p. 271	4/ ex. 9 p. 272	6/ ex. 10 p. 272	8/ ex. 18 p. 274	12/ ex. 42 p. 279	16/ ex. 4 p. 271	17-23/ ex. 77 p. 287	19-25/ ex. 47 p. 280	21-27/ ex. 50 p. 281	31-40 49-62/ ex. 81 p. 288	33 à 35 38-42 à 44-47/ ex. 87 p. 289
36-37 45-46/ ex. 88 p. 289	51-53 63-65/ ex. 102 p. 298	52/ ex. 83 p. 288	55/ ex. 76 p. 286	57-59/ ex. 47 p. 280	58/ ex. 85 p. 289	60/ ex. 56 p. 282	64/ ex. 75 p. 286	67/ ex. 52 p. 281	68/ ex. 54 p. 281	69/ ex. 79 p. 287
70/ ex. 15 p. 273	71/ ex. 103 p. 299	72/ ex. 86 p. 289	73/ ex. 56 p. 282	75-78/ ex. 40 p. 279	77-80/ ex. 21 p. 275	82/ ex. 39 p. 278	Diaphragme B p. 291	Transverse B p. 293	Périnée p. 294	

NIVEAU 1

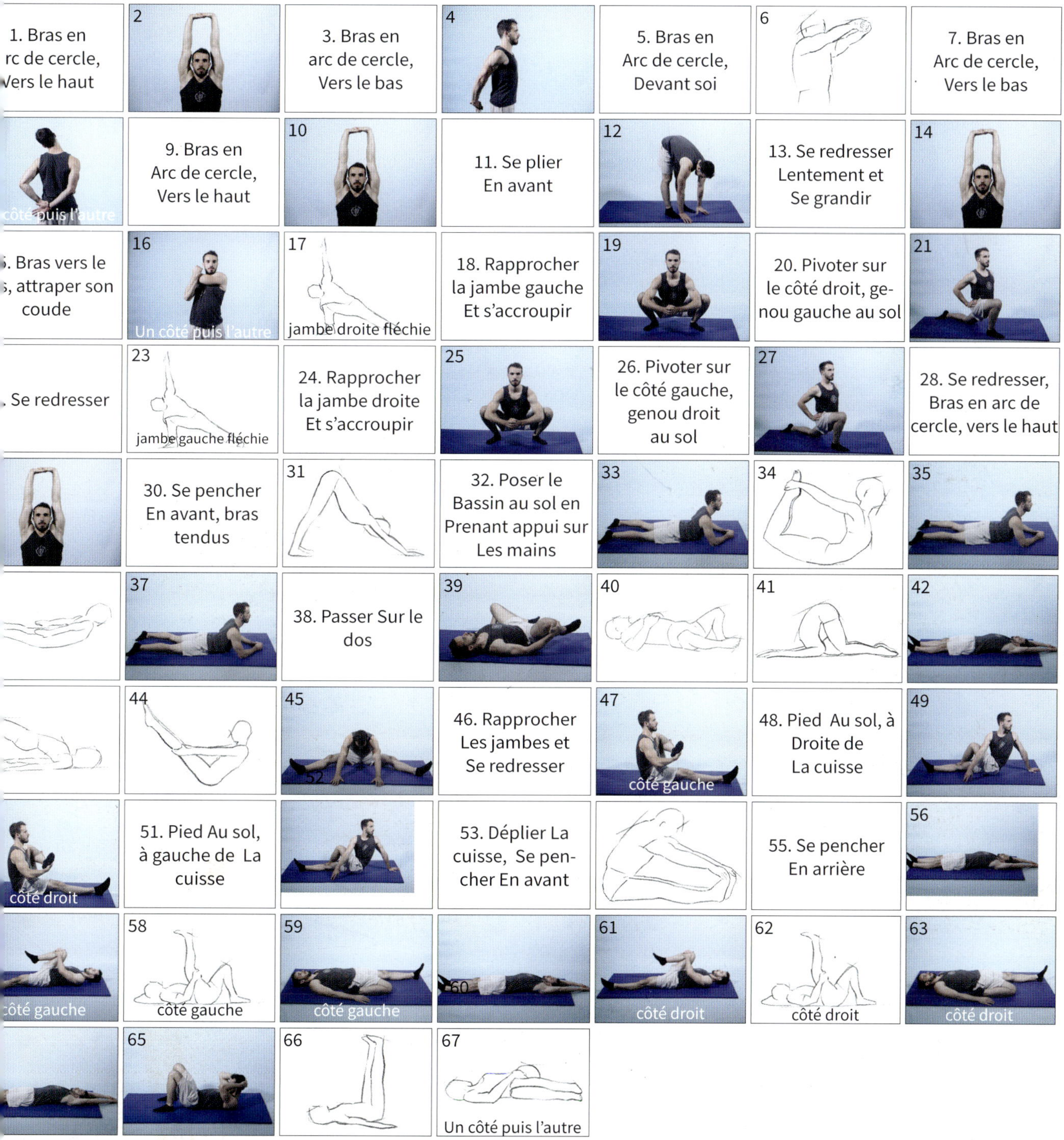

1. Bras en
rc de cercle,
Vers le haut
2
3. Bras en arc de cercle, Vers le bas
4
5. Bras en Arc de cercle, Devant soi
6
7. Bras en Arc de cercle, Vers le bas
côté puis l'autre
9. Bras en Arc de cercle, Vers le haut
10
11. Se plier En avant
12
13. Se redresser Lentement et Se grandir
14
. Bras vers le
, attraper son
coude
16
Un côté puis l'autre
17
jambe droite fléchie
18. Rapprocher la jambe gauche Et s'accroupir
19
20. Pivoter sur le côté droit, ge-nou gauche au sol
21
. Se redresser
23
jambe gauche fléchie
24. Rapprocher la jambe droite Et s'accroupir
25
26. Pivoter sur le côté gauche, genou droit au sol
27
28. Se redresser, Bras en arc de cercle, vers le haut
30. Se pencher En avant, bras tendus
31
32. Poser le Bassin au sol en Prenant appui sur Les mains
33
34
35
37
38. Passer Sur le dos
39
40
41
42
44
45
52
46. Rapprocher Les jambes et Se redresser
47
côté gauche
48. Pied Au sol, à Droite de La cuisse
49
côté droit
51. Pied Au sol, à gauche de La cuisse
53. Déplier La cuisse, Se pen-cher En avant
55. Se pencher En arrière
56
côté gauche
58
côté gauche
59
côté gauche
60
61
côté droit
62
côté droit
63
côté droit
65
66
67
Un côté puis l'autre

NIVEAU 2

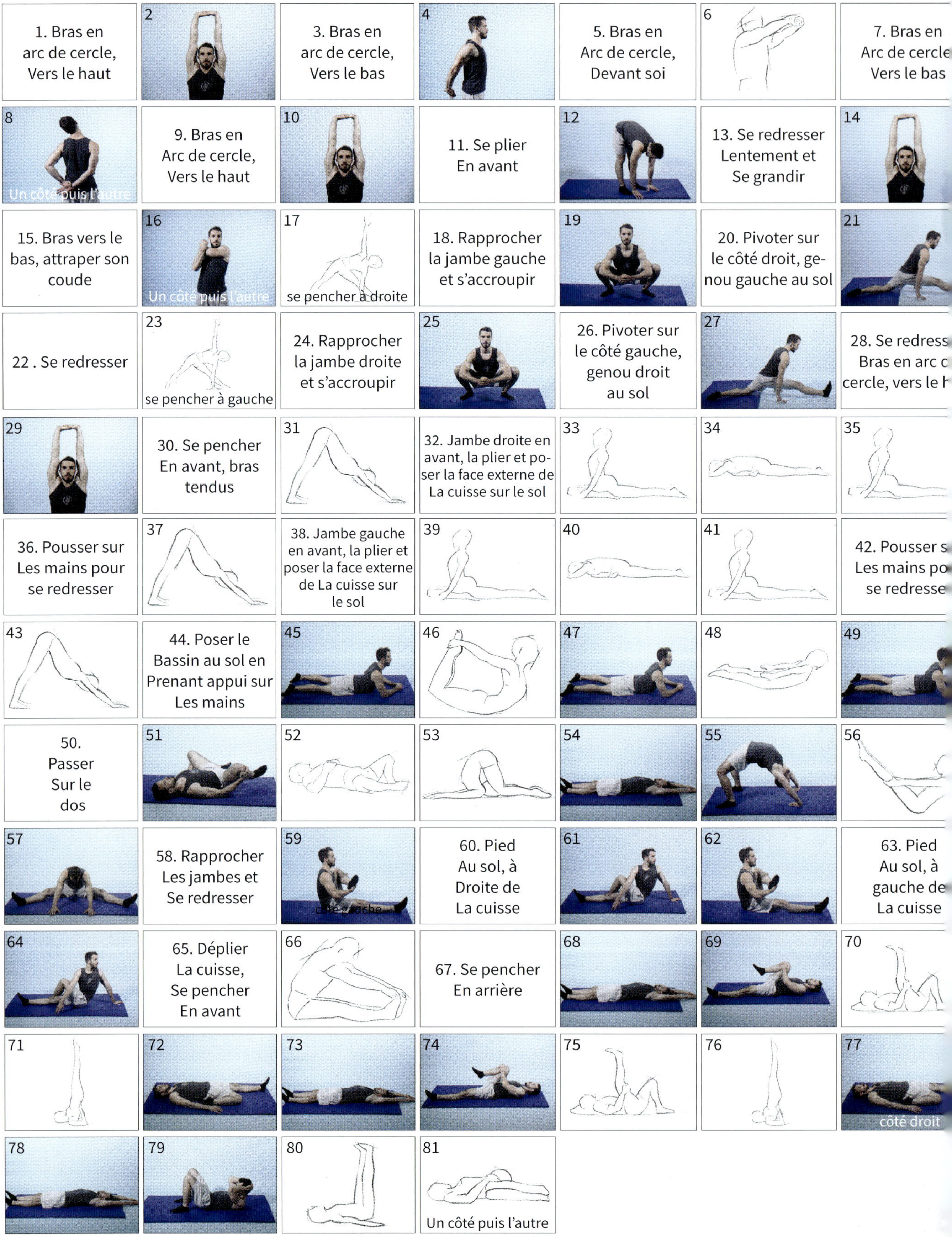
1. Bras en arc de cercle, Vers le haut
2
3. Bras en arc de cercle, Vers le bas
4
5. Bras en Arc de cercle, Devant soi
6
7. Bras en Arc de cercle Vers le bas
8
Un côté puis l'autre
9. Bras en Arc de cercle, Vers le haut
10
11. Se plier En avant
12
13. Se redresser Lentement et Se grandir
14
15. Bras vers le bas, attraper son coude
16
Un côté puis l'autre
17
se pencher à droite
18. Rapprocher la jambe gauche et s'accroupir
19
20. Pivoter sur le côté droit, genou gauche au sol
21
22 . Se redresser
23
se pencher à gauche
24. Rapprocher la jambe droite et s'accroupir
25
26. Pivoter sur le côté gauche, genou droit au sol
27
28. Se redress
Bras en arc c
cercle, vers le h
29
30. Se pencher En avant, bras tendus
31
32. Jambe droite en avant, la plier et poser la face externe de La cuisse sur le sol
33
34
35
36. Pousser sur Les mains pour se redresser
37
38. Jambe gauche en avant, la plier et poser la face externe de La cuisse sur le sol
39
40
41
42. Pousser s
Les mains po
se redresse
43
44. Poser le Bassin au sol en Prenant appui sur Les mains
45
46
47
48
49
50. Passer Sur le dos
51
52
53
54
55
56
57
58. Rapprocher Les jambes et Se redresser
59
côté gauche
60. Pied Au sol, à Droite de La cuisse
61
62
63. Pied Au sol, à gauche de La cuisse
64
65. Déplier La cuisse, Se pencher En avant
66
67. Se pencher En arrière
68
69
70
71
72
73
74
75
76
77
côté droit
78
79
80
81
Un côté puis l'autre

NIVEAU 3

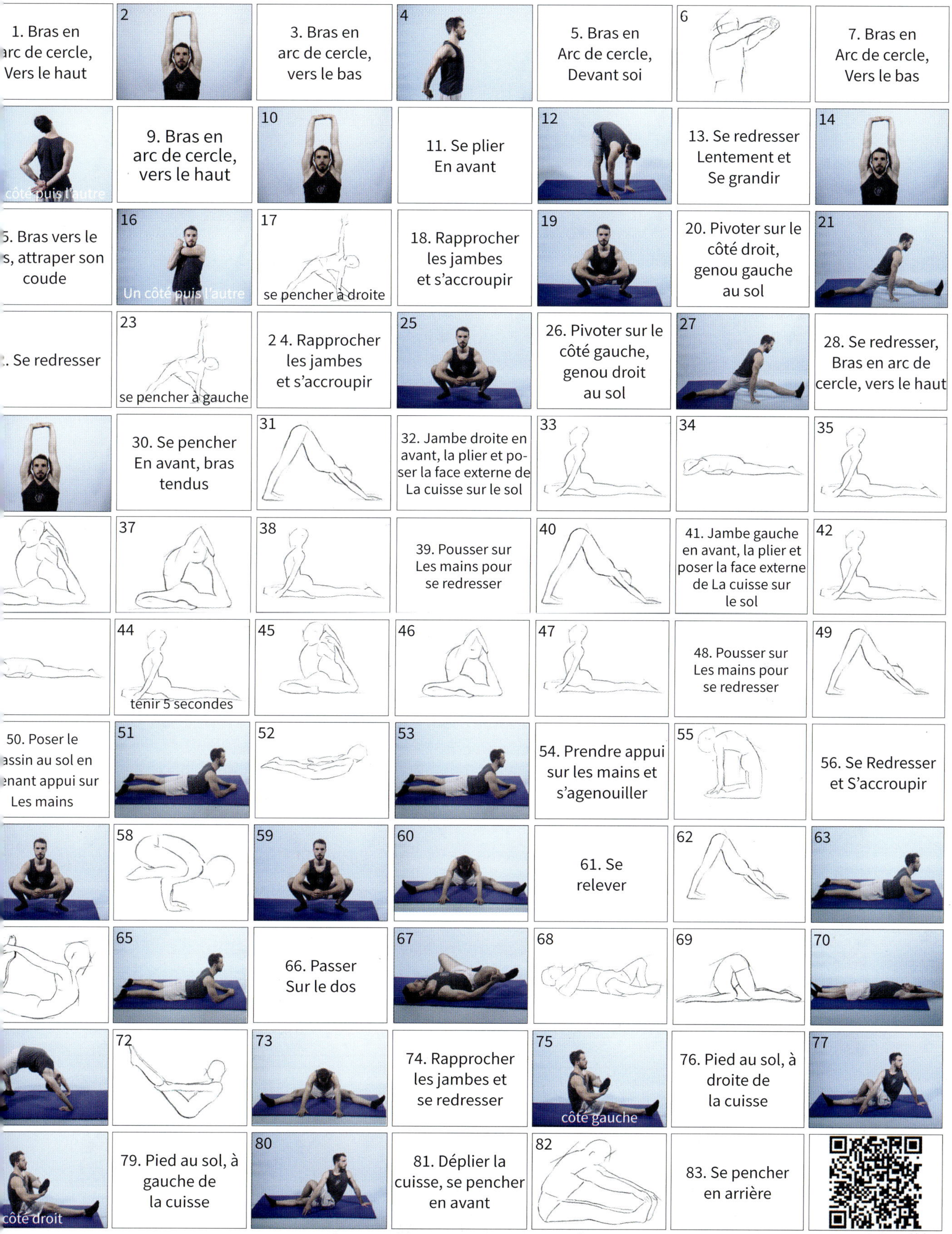

Pour une routine plus complète, visitez notre site : https://olivier-lafay.com/souplesse/

4. Routine détente du visage

Durée : moins de 10 minutes
Fréquence : en cas de besoin
Effectuez à la suite les exercices des tableaux 1, 2 (facultatif) et 3.

TABLEAU 1

1) Tapotez délicatement l'ensemble de votre cuir chevelu avec les poings pendant quelques instants
2) Passez plusieurs fois la paume de vos deux mains alternativement sur votre front avec une légère pression
3) Passez plusieurs fois les pinces « pouce-index » de vos deux mains sur les sourcils correspondants de l'intérieur vers l'extérieur, pouces vers le bas
4) Passez plusieurs fois délicatement la pulpe des index et majeurs de vos deux mains sur vos paupières supérieures fermées, de l'intérieur vers l'extérieur
5) Faites la même chose sur vos paupières inférieures fermées

TABLEAU 2 (FACULTATIF)

TRAVAILLER LA MUSCULATURE EXTRINSEQUE DE L'OEIL

Les yeux fermés ou ouvert au choix :

6) Faire des mouvements latéraux des yeux à droite et à gauche (5 à 10 mouvements de chaque côté)
7) Faire des mouvements verticaux des yeux en haut et en bas (5 à 10 mouvements en haut et en bas)
8) Faire des mouvements diagonaux des yeux en haut, à gauche puis en bas, à droite (5 à 10 mouvements de chaque côté)
9) Faire des mouvements diagonaux des yeux en haut, à droite puis en bas, à gauche (5 à 10 mouvements de chaque côté)
10) Faire des mouvements rotatifs des yeux dans le sens horaire (5 à 10 tours)
11) Faire des mouvements rotatifs des yeux dans le sens antihoraire (5 à 10 tours)

TABLEAU 3

13) Masser les tempes droite et gauche avec la pulpe des doigts des mains correspondantes. Faire un mouvement tournant avec une légère pression
14) Masser le nez par des mouvements sur l'axe vertical avec la pulpe des doigts posée délicatement de chaque côté
15) Passer la pulpe des doigts sous les paupières, de l'intérieur vers l'extérieur

Pour une routine plus complète, visitez notre site :
https://olivier-lafay.com/souplesse/

5. Routine dos

Durée : environ 30 minutes
Fréquence : en cas de besoin

Suivez l'enchaînement des exercices ci-dessous en vous arrêtant environ une minute sur chaque pose. Ensuite, pratiquez l'exercice du transverse (pour sélectionner la variante vous correspondant le mieux, allez p. 293).

1-2/ ex. 104 p. 300	**3/ ex. 1 p. 271**	**4/ ex. 19 p. 274**	**5/ ex. 42 p. 279**	**6-7/ ex. 74 p. 286**	**8/ ex. 23 p. 275**	**9/ ex. 47 p. 280**	**10/ ex. 44 p. 279**	**11/ ex. 46 p. 280**	**12/ ex. 15 p. 273**
13/ ex. 79 p. 287	**14/ ex. 80 p. 287**	**15-16/ ex. 21 p. 275**	**17-18/ ex. 14 p. 273**	**19/ ex. 45 p. 280**	**20/ ex. 75 p. 286**	**21/ ex. 102 p. 298**	**22-23/ ex. 59 p. 282**	**24/ ex. 82 p. 288**	

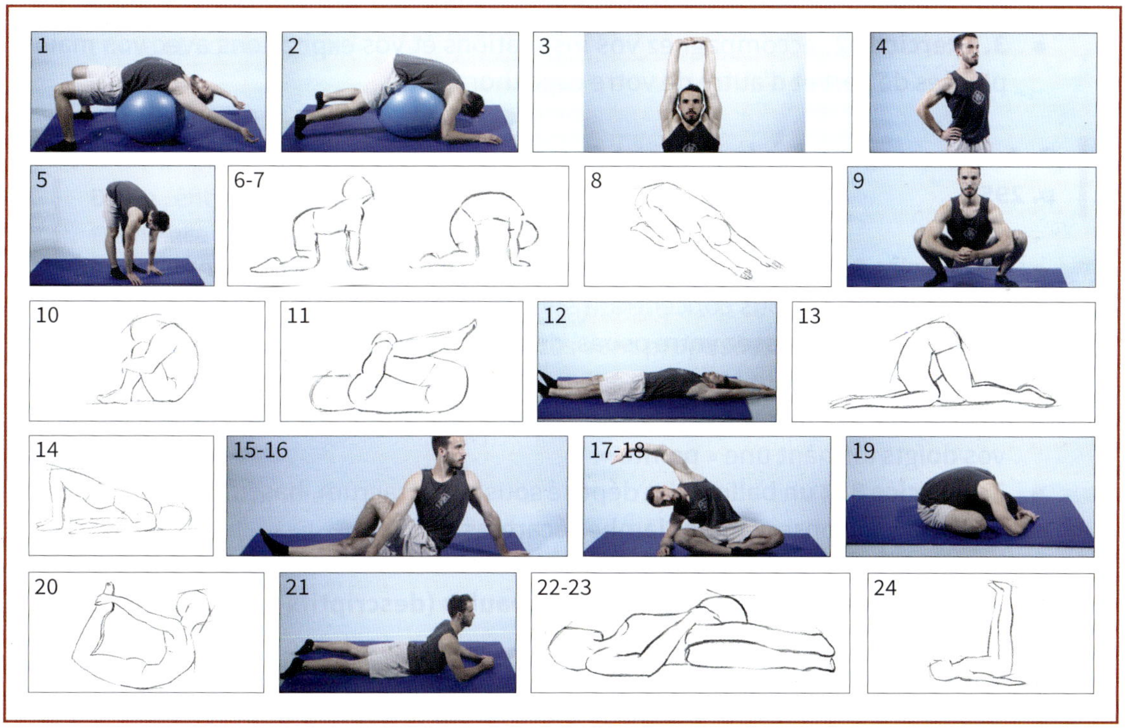

4. Psoas

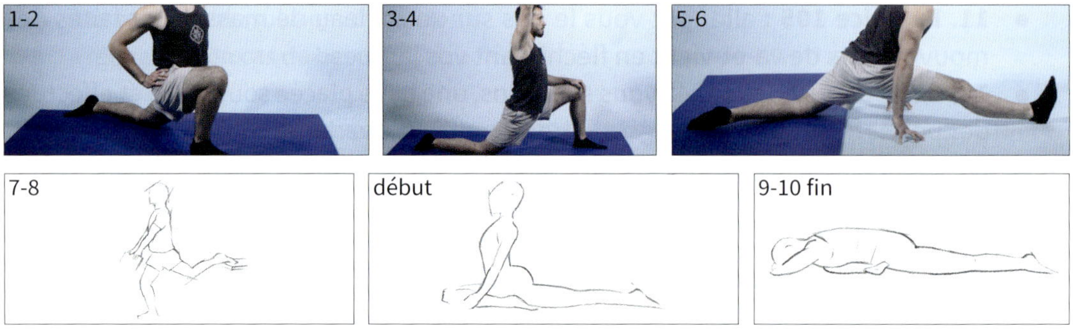

Durée : 12 minutes si vous tenez chaque exercice durant 60 secondes
Descriptifs des exercices p. 280 et p. 281.

5. Epaules

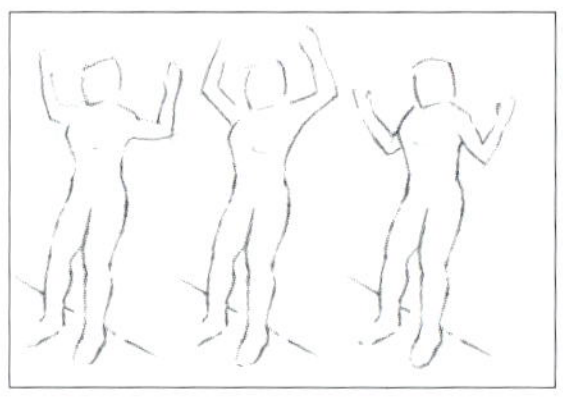

Durée : environ 4 minutes
Descriptif de l'exercice p. 296.

6. Colonne

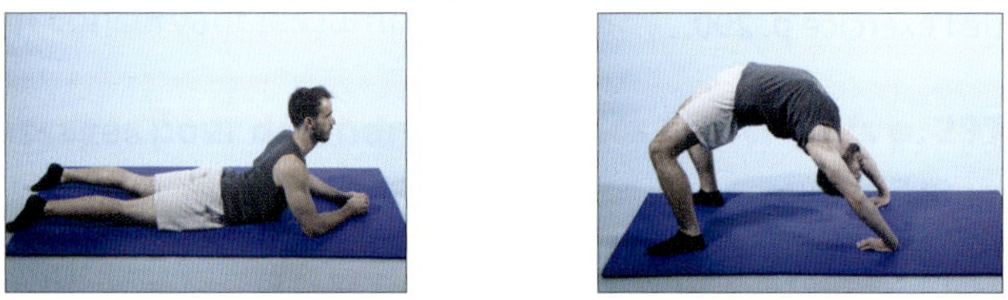

Durée : environ 4 minutes
Descriptif des exercices p. 298 et 299.

7. Cou

Durée : environ 3 minutes
Descriptif de l'exercice p. 301.

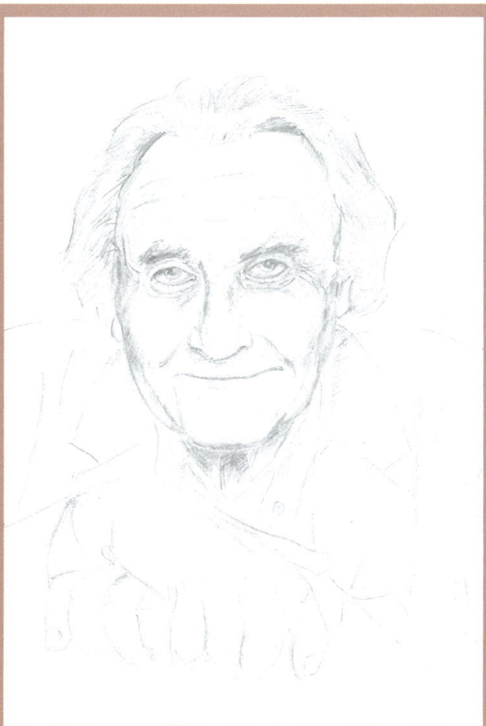

« […] la direction irréversible habituelle du temps est inversée dans les processus où l'entropie d'un système ouvert décroît et où l'information et l'organisation se créent par utilisation d'interactions aléatoires du système avec son environnement. Ce n'est là qu'une conséquence directe de ce que le caractère irréversible habituel du temps en physique est déterminé par la loi d'accroissement de l'entropie. Il s'ensuit, en effet, que si, quelque part, peut se produire une diminution d'entropie, tout se passe comme si la direction du temps était là, localement, inversée ; ce qui revient à dire que le passage du temps, de destructeur, y devient créateur. »

Henri Atlan

B. DESCRIPTIFS DES ÉTIREMENTS ET POSTURES

Ci-dessous, les descriptifs de 88 étirements et postures.

Indications :

- Si vous préférez opter pour un « **mode libre** » et naviguer au sein des étirements au gré de vos envies, nous vous conseillons de pratiquer au moins plusieurs étirements repris dans les encadrés ci-dessous.
- Lors de chaque étirement, lorsque vous ressentirez vos limites de souplesse, ne forcez surtout pas : conservez la position et concentrez-vous plutôt sur votre respiration.

Prenez une grande inspiration puis expirez profondément. Vous noterez alors que vous pourrez aboutir un peu plus l'étirement. Préférez cette technique pour **progresser en souplesse.**

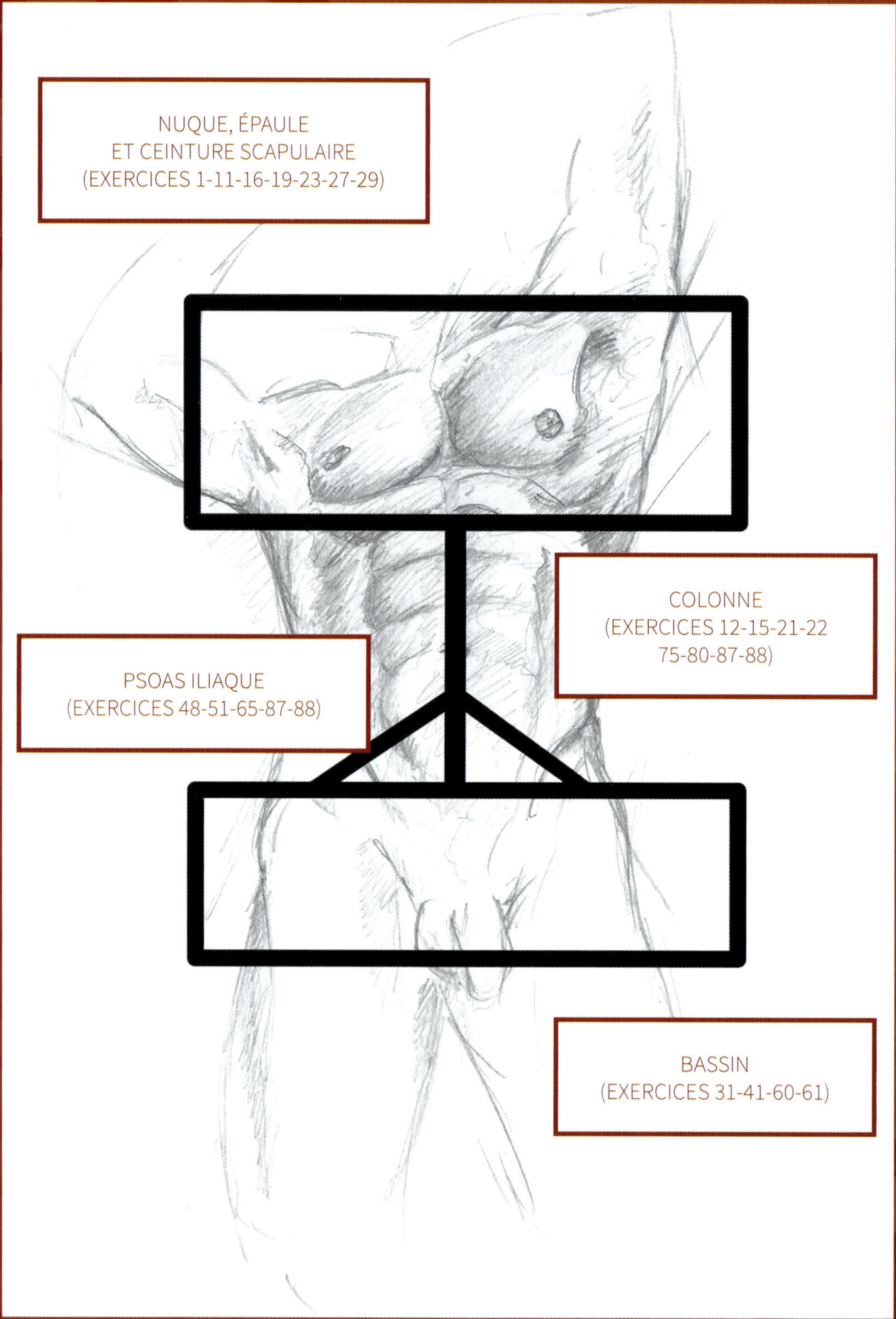
NUQUE, ÉPAULE
ET CEINTURE SCAPULAIRE
(EXERCICES 1-11-16-19-23-27-29)
COLONNE
(EXERCICES 12-15-21-22
75-80-87-88)
PSOAS ILIAQUE
(EXERCICES 48-51-65-87-88)
BASSIN
(EXERCICES 31-41-60-61)

HAUT DU CORPS

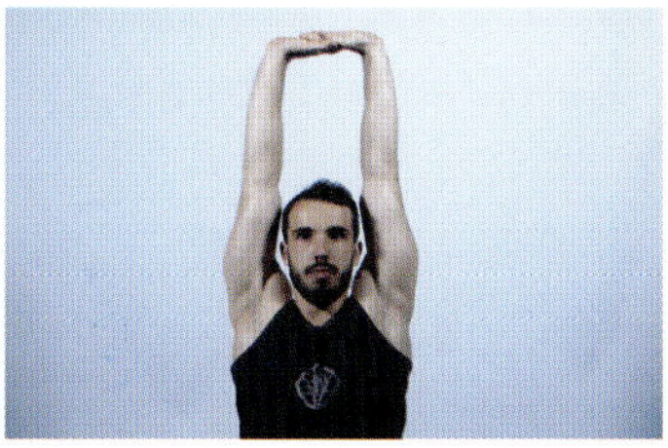

Exercice 1
Entrecroisez vos doigts au-dessus de votre tête, paumes tournées vers le haut. Poussez avec vos bras en vous grandissant au maximum.

Exercice 2
Croisez vos bras au-dessus de votre tête, paumes se touchant. Poussez en tendant les bras vers le haut et en vous grandissant au maximum.

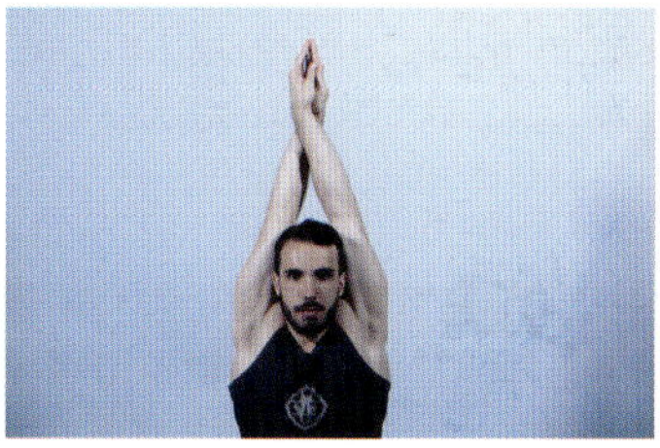

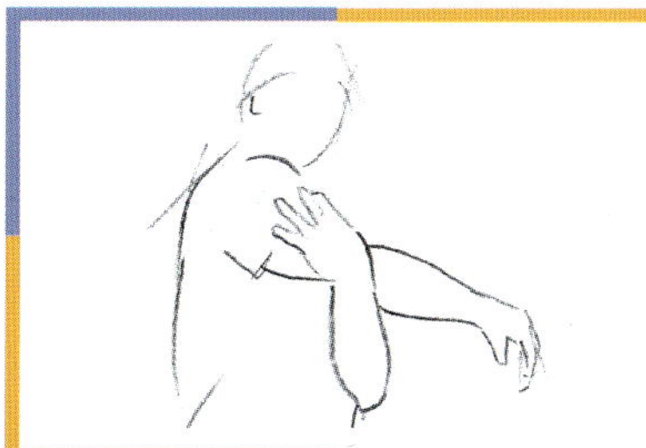

Exercice 3
Amenez votre bras gauche presque tendu contre votre épaule droite. Faites de même avec l'autre bras.

Exercice 4
Avec votre main, approchez votre coude gauche de l'épaule opposée. Votre bras gauche est plié.

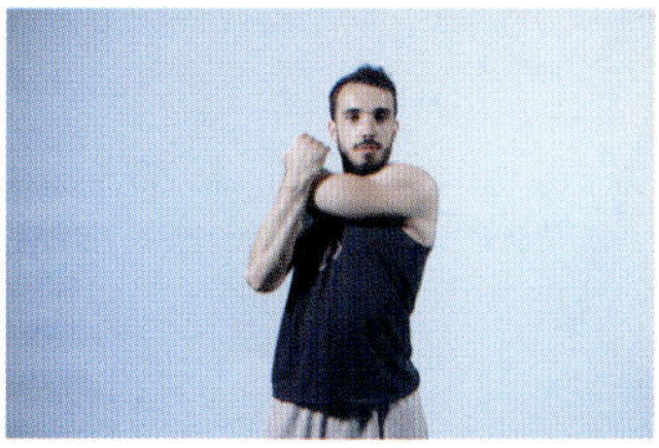

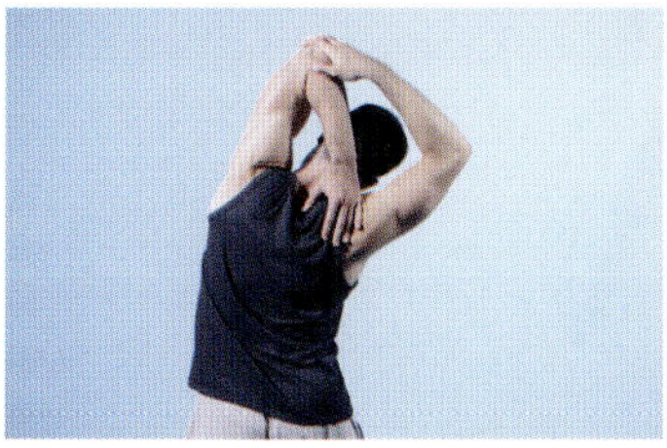

Exercice 5
Pliez votre bras droit au-dessus de votre tête. Votre main gauche déposée sur votre coude exerce une pression vers l'arrière, derrière la tête.

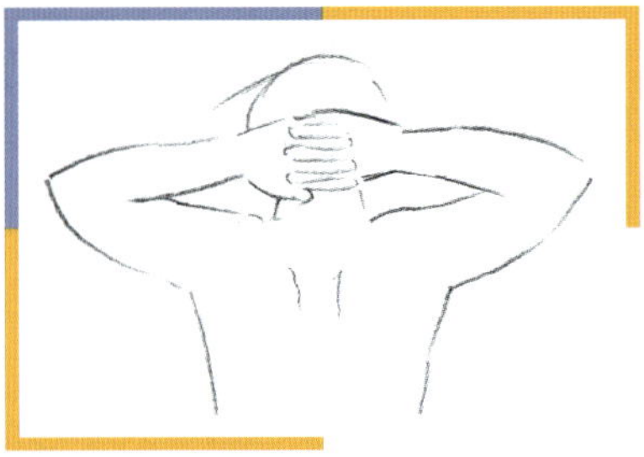

Exercice 6
Entrecroisez vos doigts derrière votre tête. Rapprochez les omoplates en tirant sur vos doigts.

Exercice 7
Passez vos bras dans votre dos, le droit par-dessus votre épaule, le gauche en le laissant retomber. Pliez votre avant-bras gauche vers le haut et attrapez ainsi votre main droite. Si la souplesse vous manque pour que vos deux mains se touchent, utilisez une serviette ou une corde pour combler l'espace entre vos mains et remontez peu à peu la serviette ou la corde pour essayer de les faire se toucher.

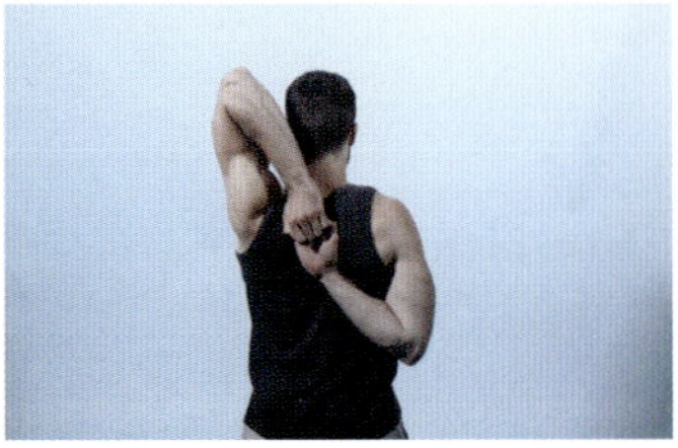

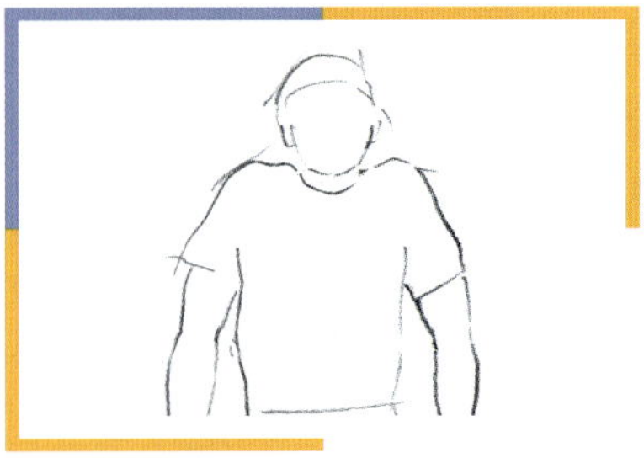

Exercise 8
Relevez les épaules le plus haut possible.

Exercise 9
Entrelacez vos doigts dans votre dos, paumes vers le haut. Essayez ensuite de monter vos bras vers le haut tout en bombant le torse.

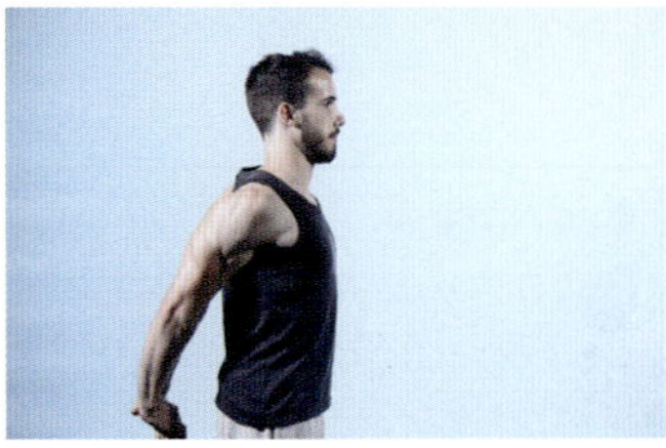

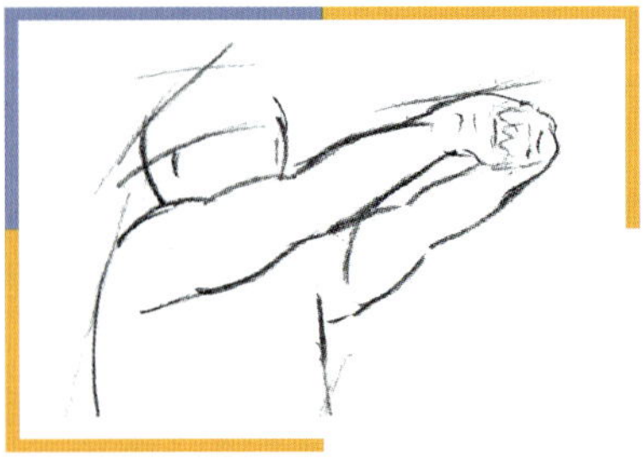

Exercice 10
Bras tendus vers l'avant, entrecroisez vos doigts de manière à avoir les paumes tournées vers l'extérieur et poussez sur vos mains en les gardant à hauteur des épaules.

Exercice 11
Vos bras pendent le long de votre buste. Pliez vos avant-bras dans le dos en les remontant et essayez de placez vos deux paumes en contact l'une contre l'autre. Si vous n'y parvenez pas, prenez des respirations amples tout en poussant sur vos mains.

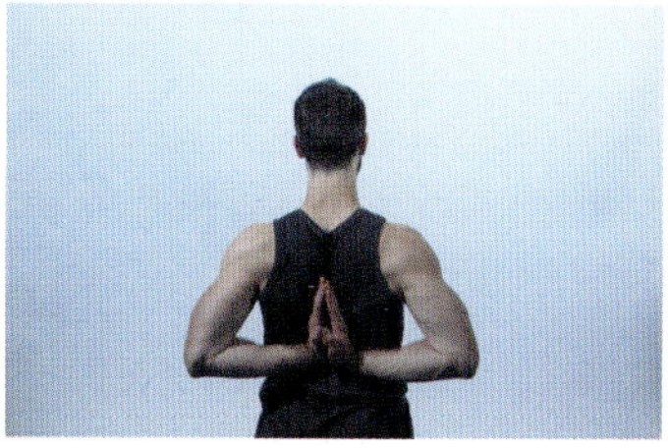

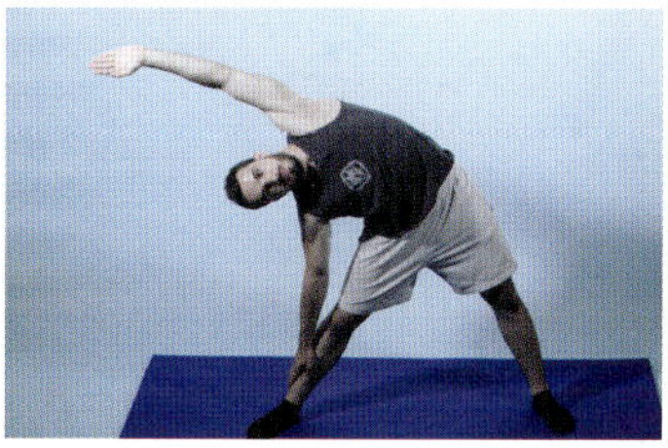

Exercice 12
Debout, pieds écartés d'un peu plus que la largeur de vos épaules, inclinez votre buste sur le côté droit. Vous descendez peu à peu, la main droite suit le long de votre jambe droite comme si vous vouliez attraper votre cheville. Vous allez sentir peu à peu l'étirement dans les côtes et la taille.

Exercice 13
Il s'agit d'une variante de l'exercice 12, pour ceux ayant acquis un niveau plus avancé en souplesse. Les mains sont entrelacées au-dessus de votre tête.

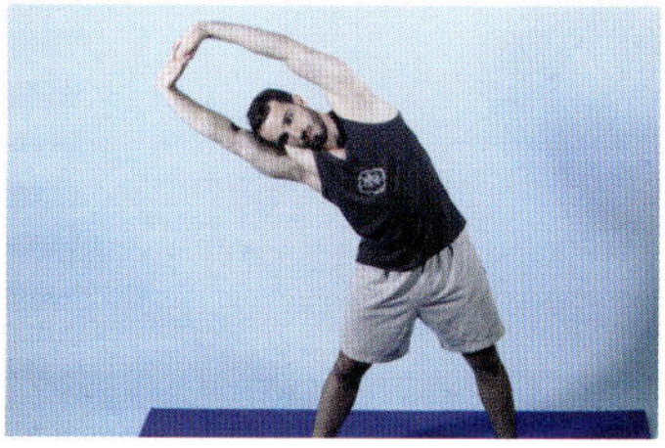

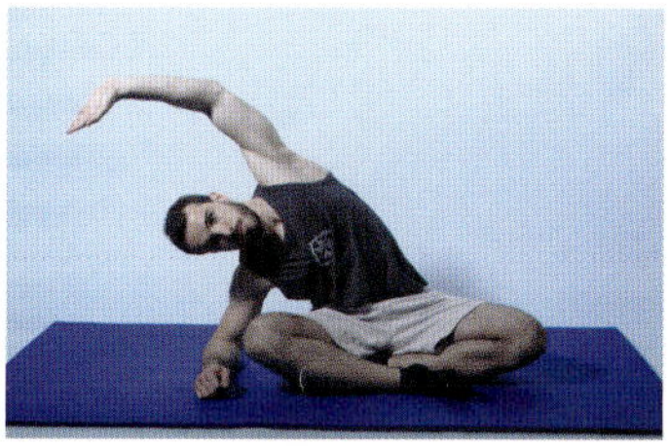

Exercice 14
Il s'agit d'une variante de l'exercice précédent, elle s'exécute au sol. Assis en tailleur, penchez-vous du côté droit. Votre avant-bras droit repose sur le sol. Votre bras gauche, passé au-dessus de votre tête, permet l'étirement,

Exercice 15
Allongé sur le dos, grandissez-vous le plus possible en tendant les jambes et les orteils d'un côté et les bras de l'autre (placés au-dessus de votre tête).

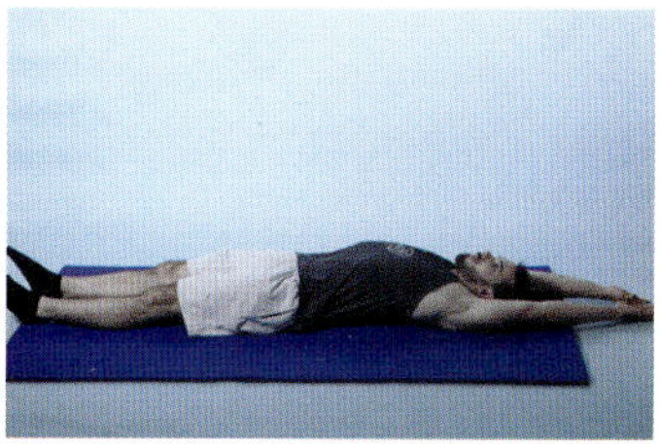

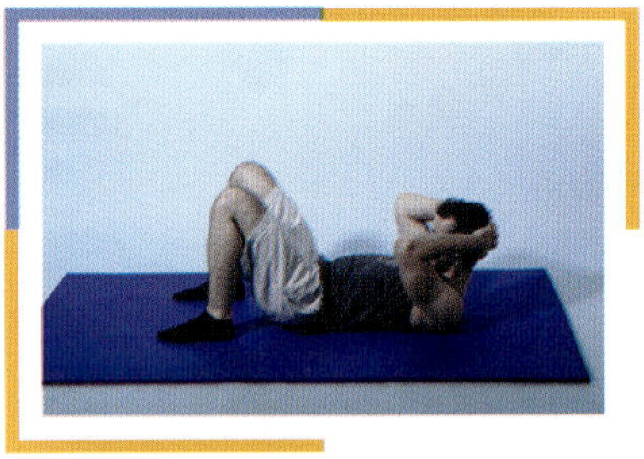

Exercice 16
Allongé sur le dos, entrecroisez vos doigts derrière votre nuque. Attirez délicatement votre menton vers votre poitrine. Ne forcez pas excessivement. La sensation d'étirement doit se situer au niveau de la nuque.

Exercice 17
Inclinez votre tête sur le côté. L'étirement doit être ressenti à la base du cou et non du crâne (sous l'oreille). Le reste de votre corps doit être droit. Vous pouvez faire cet étirement assis ou debout.

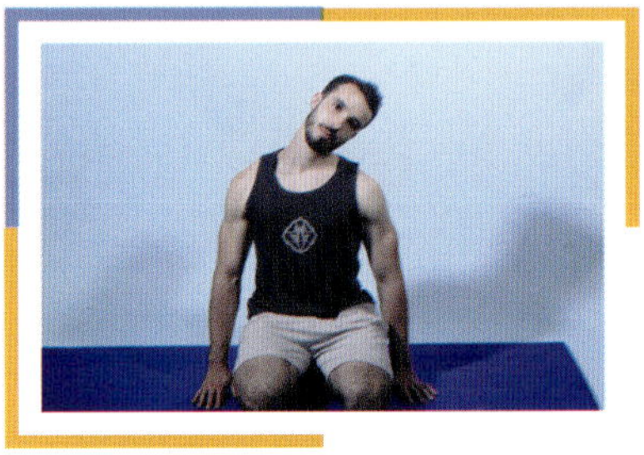

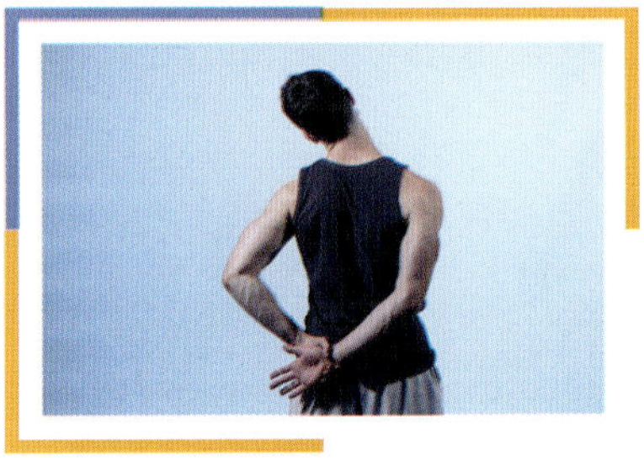

Exercice 18
Dans votre dos, attrapez votre poignet droit avec votre main gauche. Tirez votre bras doucement tout en inclinant votre tête vers la gauche.

Exercice 19
Debout, assurez-vous que vos jambes ne soient pas totalement tendues. Faites pression sur le bas de votre dos avec vos mains (positionnées à plat, doigts vers le sol), ainsi, vos épaules seront rejetées vers l'arrière.
Cet exercice peut également s'effectuer au sol, assis en tailleur.

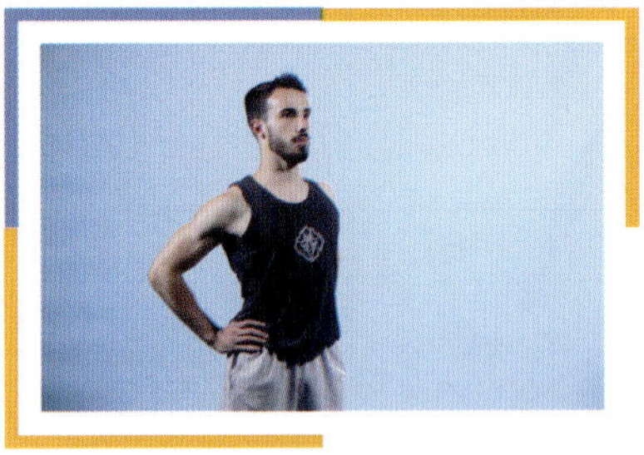

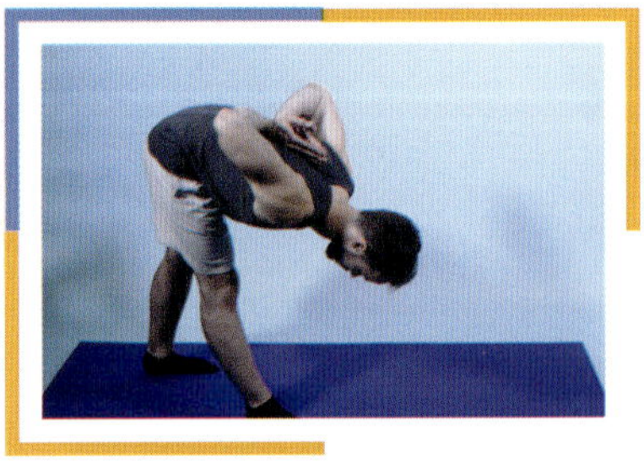

Exercice 20
Joignez vos paumes à plat dans votre dos. Avancez légèrement la jambe droite et inclinez votre buste comme si vous souhaitiez déposer votre poitrine sur votre cuisse. Allez-y doucement, ne forcez pas.

Exercice 21

Vous êtes assis sur le sol, jambes tendues. Passez votre jambe gauche par-dessus votre jambe droite, vous devez venir la caler au niveau de votre genou droit. Déposez ensuite votre coude droit contre votre genou gauche. Par une rotation de votre buste, portez votre regard derrière vous. Votre coude appuie sur votre genou gauche. Votre main gauche est déposée derrière vous. L'étirement se ressent dans les fesses.

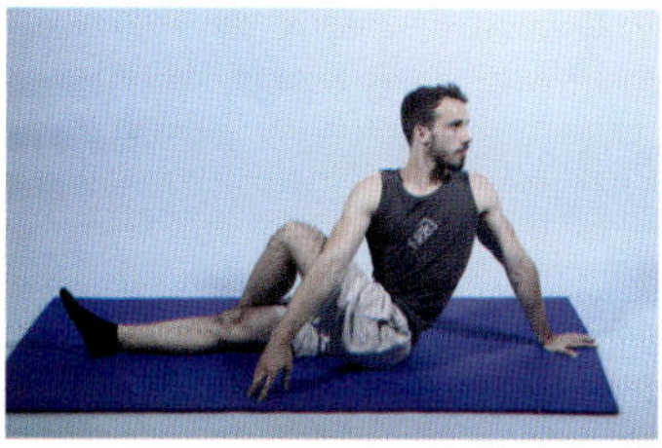

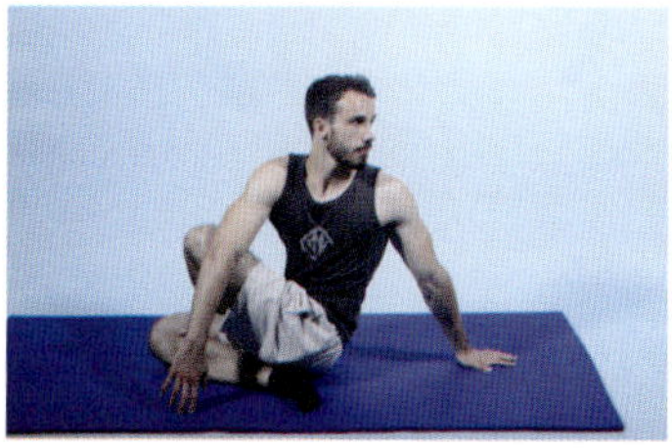

Exercice 22

Il s'agit d'une variante de l'exercice précédent, demandant un niveau de souplesse plus avancé. Au lieu de conserver votre jambe tendue, pliez-la afin que votre talon soit en contact avec votre fesse opposée.

Exercice 23

A genoux, bras parallèles et tendus vers l'avant, inclinez votre buste afin d'approcher votre visage du sol. Appuyez avec vos mains sur le sol comme si vous souhaitiez approcher un objet vers vous.

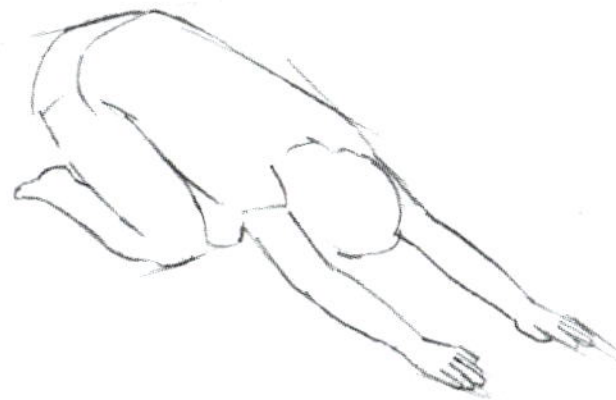

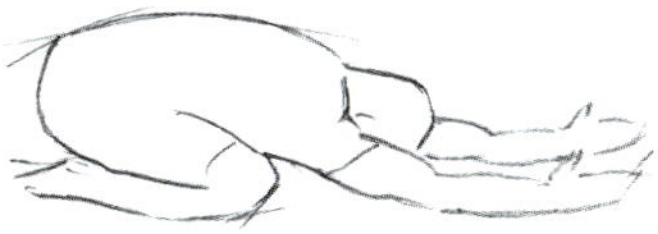

Exercice 24

Placez-vous comme pour l'exercice précédent : à genoux, bras tendus devant vous et visage proche du sol. Ici, vos mains ne seront plus posées à plat sur le sol mais sur leur tranche, vos pouces tendus vers le haut.

Exercice 25

Installez-vous à quatre pattes, paumes à plat sur le sol, doigts pointés vers vos genoux. Asseyez-vous ensuite en reculant votre bassin et en abaissant vos jambes. L'étirement se situe dans les avant-bras.

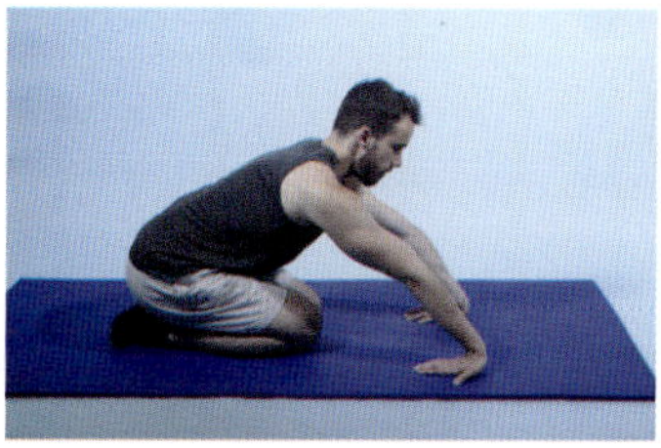

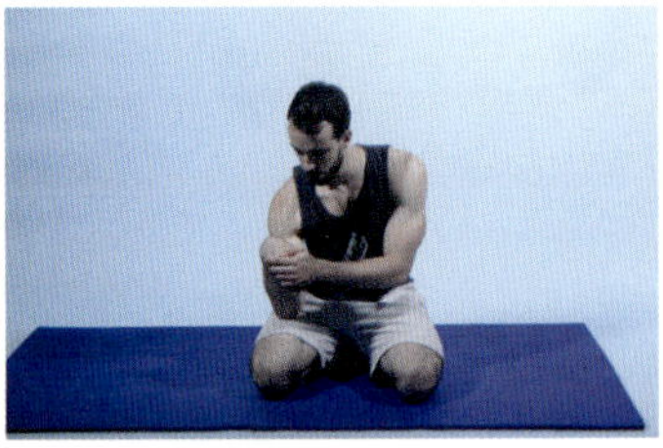

Exercice 26

Placez votre main gauche au-dessus de votre main droite, A l'aide de votre main gauche, repliez doucement votre poignet droit vers l'intérieur. Pour vous y aider, vous pouvez vous installer assis et déposer votre coude droit sur votre cuisse.

Exercice 27

Placez-vous de dos devant une barre située à hauteur de votre poitrine. Passez vos bras derrière vous afin d'attraper la barre, poignets placés vers le haut. Vos mains sont écartées d'un peu plus de la largeur de vos épaules. Inclinez-vous pour sentir l'étirement principalement dans les épaules.

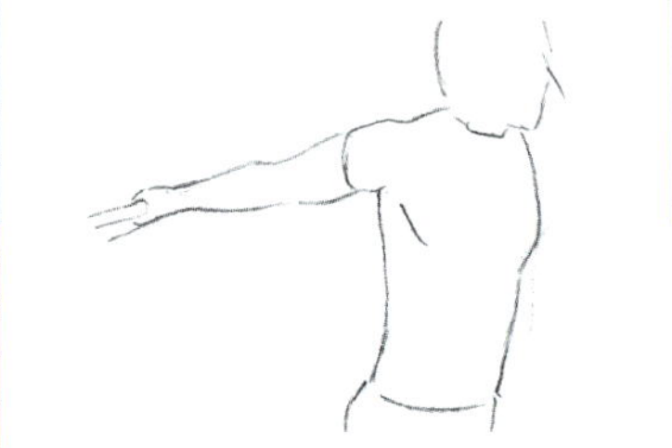

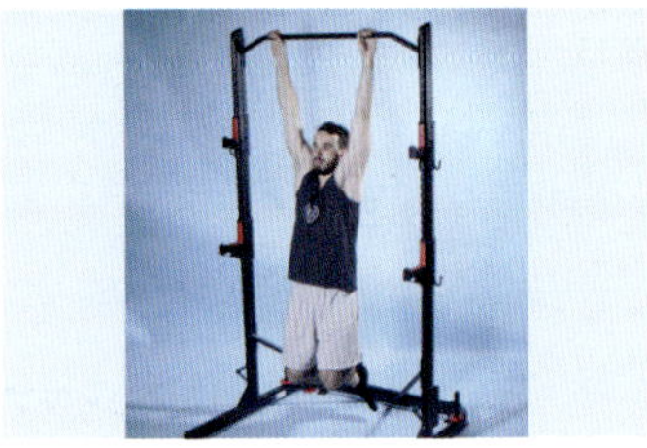

Exercice 28

Laissez-vous peser sur une barre fixe en vous y suspendant. Si la barre est trop basse, plier les jambes, soit les genoux vers le buste, soit les talons sur vos fesses.

Si cet exercice est trop difficile pour vous ou ne vous procure pas du bien-être, maintenez une partie de votre poids sur vos pieds. Vos orteils restent en contact avec le sol. Vous pouvez également vous placer sur un tabouret si votre barre est trop haute. Ainsi, vous pourrez contrôler la tension exercée sur votre corps.

Exercice 29

Debout, devant une barre fixe, pieds écartés d'environ la largeur de vos épaules, montez vos bras dans votre dos de sorte d'attraper la barre. Vos paumes sont tournées vers le sol. Reculez doucement et pliez vos jambes. Trouvez la position de vos pieds vous permettant de ressentir au mieux l'étirement.

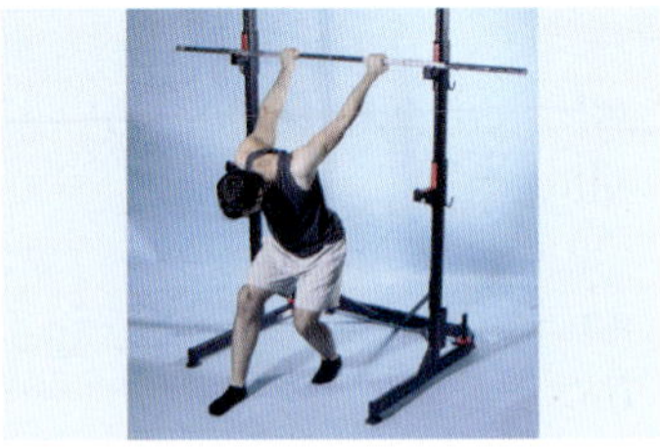

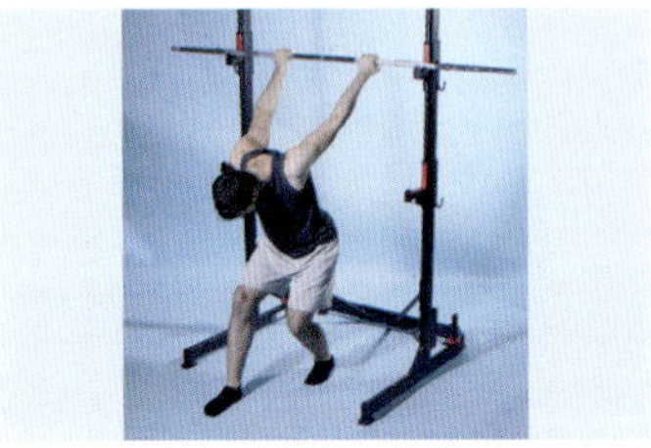

Exercice 30

Exercice 29 avec les paumes tournées vers le plafond.

MILIEU DU CORPS

Exercice 31
Installez-vous sur le dos, genoux fléchis, plantes des pieds en contact avec le sol. Assurez-vous de ne pas creuser les reins. Disposez vos mains derrière votre nuque. Placez ensuite votre jambe gauche sur votre jambe droite, toujours pliée. Grâce à l'action de votre jambe gauche, ramenez votre jambe droite vers le sol, tout en expirant longuement. Lorsque vous sentez l'étirement, arrêtez-vous (même si votre jambe ne touche pas le sol) et prenez plusieurs longues inspirations. Vous constaterez certainement qu'en opérant ainsi, vous pourrez gagner quelques centimètres. Faites de même avec l'autre jambe.

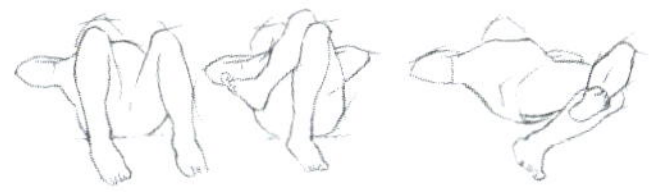

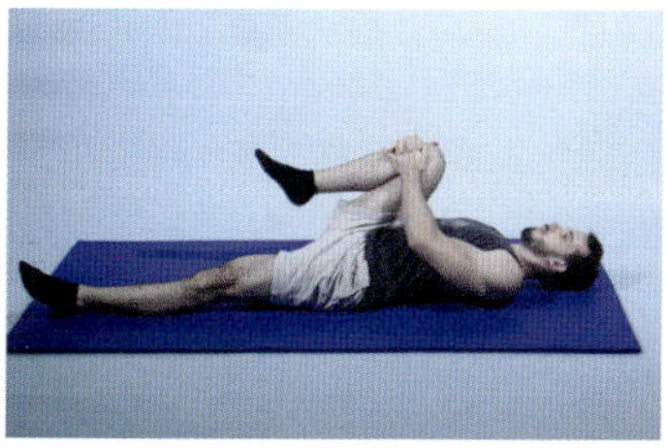

Exercice 32
Allongez-vous sur le dos, repliez votre genou droit sur votre poitrine en le maintenant avec vos mains. La jambe gauche reste tendue.

Exercice 33
Allongé sur le dos, pliez votre jambe droite et placez-la (au niveau du mollet) sur votre jambe gauche. Vos mains croisées sur votre genou gauche, tirez-le vers votre buste. Accompagnez le mouvement en redressant la tête.

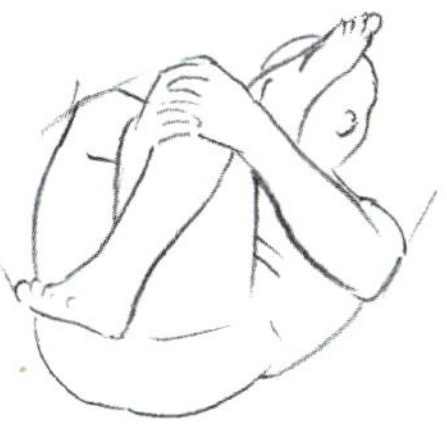

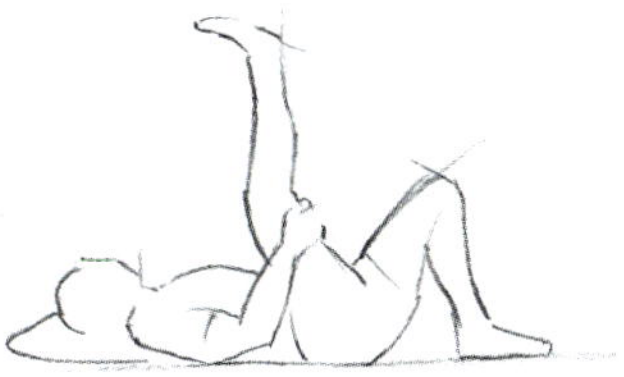

Exercice 34
Allongé sur le dos, votre jambe se relève à 90°. Votre dos reste bien à plat. Etirez la jambe vers l'avant grâce à votre main.

Exercice 35
Assis, tendez la jambe droite. Pliez la jambe gauche et croisez-là au-dessus de votre jambe droite. Votre pied se situe contre l'extérieur de votre jambe droite. Mains jointes placées sur votre genou gauche, approchez ce dernier vers votre buste, vers l'épaule droite.

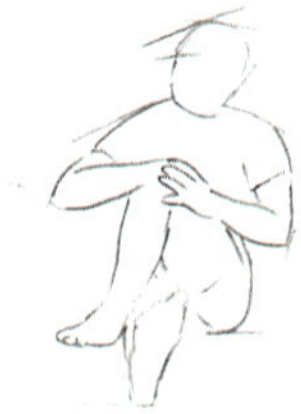

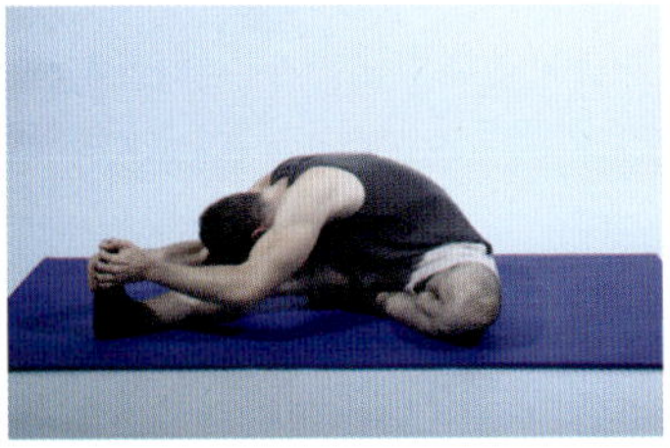

Exercice 36
Tendez la jambe gauche et pliez la jambe droite en angle droit. Votre plante de pied est en contact avec l'intérieur de votre cuisse gauche. Penchez-vous vers l'avant en vous aidant de vos mains pour progresser petit à petit vers votre pied. Gardez bien vos orteils tournés vers le haut. Le but est d'arriver à attraper votre plante de pied gauche avec vos mains et de poser votre poitrine sur votre cuisse gauche.

Exercice 37
Comme pour l'exercice précédent, il s'agit d'essayer de remonter le long de votre jambe tendue avec votre main, en gardant en tête que l'objectif reste d'attraper votre plante de pied et de déposer votre poitrine sur votre cuisse tendue. Cependant, ici, votre jambe fléchie est repliée derrière vous.

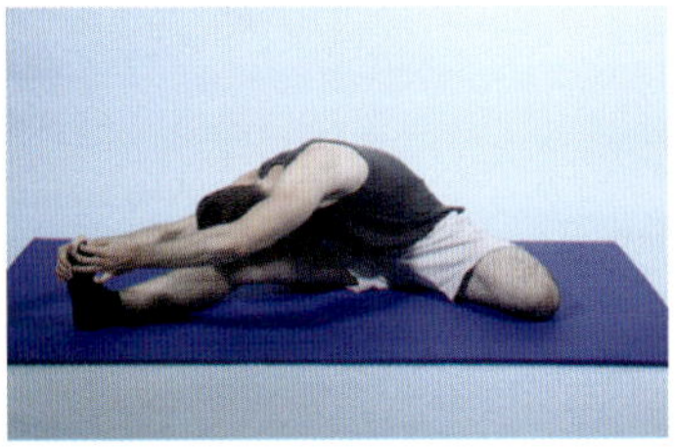

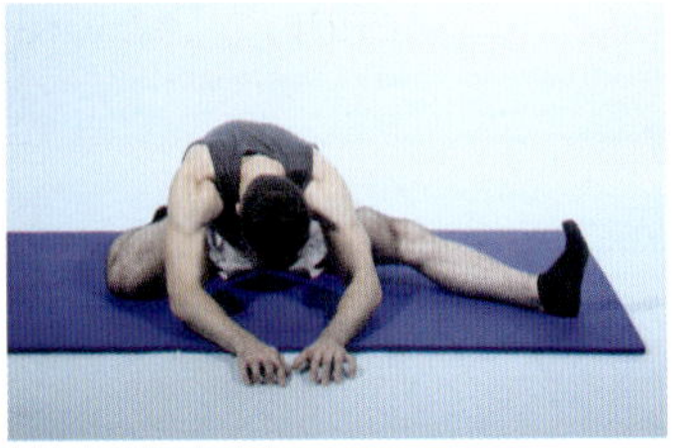

Exercice 38
Reprenez la position de l'exercice précédent. Ici, il s'agira de poser vos coudes au sol. Commencez par poser vos mains sur le sol, puis vos avant-bras et finalement vos coudes. Ne forcez pas, si vous ne parvenez qu'à poser vos mains ou vos avant-bras, ce n'est pas grave.

Exercice 39
Assis, jambes tendues devant vous, légèrement séparées l'une de l'autre. Inclinez votre buste en basculant vos hanches et posez vos mains sur vos mollets, vos chevilles ou vos pieds.

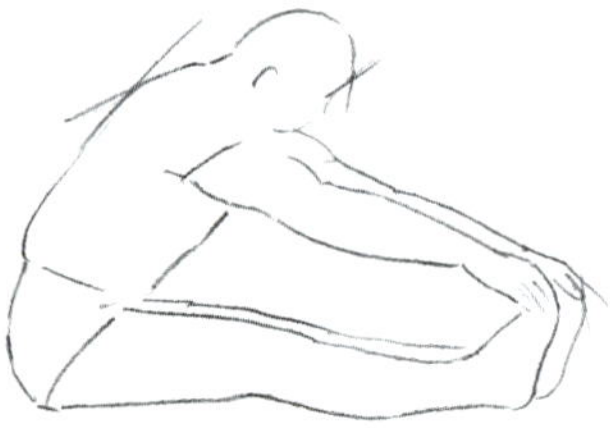

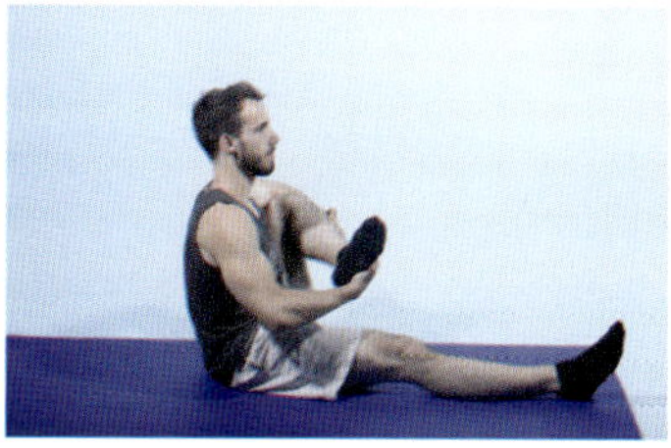

Exercice 40

Assis, jambes étendues, dos droit, bras relâchés le long de votre buste. Soulevez votre jambe gauche et passez-la par-dessus vos bras. L'un d'eux se situera au niveau de votre cheville, l'autre au-dessus de votre mollet. Finalement, pliez-les afin de ramener votre jambe vers votre buste, jusqu'à sentir l'étirement. Il se peut que votre jambe ne touche pas votre torse, ce n'est pas grave, l'objectif reste bien de sentir l'étirement. Faîtes de même avec l'autre jambe.

Exercice 41

Assis, repliez votre jambe gauche (avec le talon gauche à côté de votre fesse gauche, votre cheville doit être dans le prolongement du mollet et non écartée). Votre jambe droite, elle, est pliée en angle droit, vous posez la plante du pied droit sur le bas du genou gauche. Effectuez ensuite un mouvement de hanche (ici, de la hanche gauche vers la droite) puis revenez en position initiale.

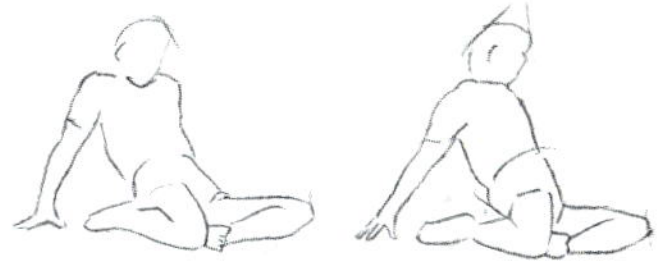

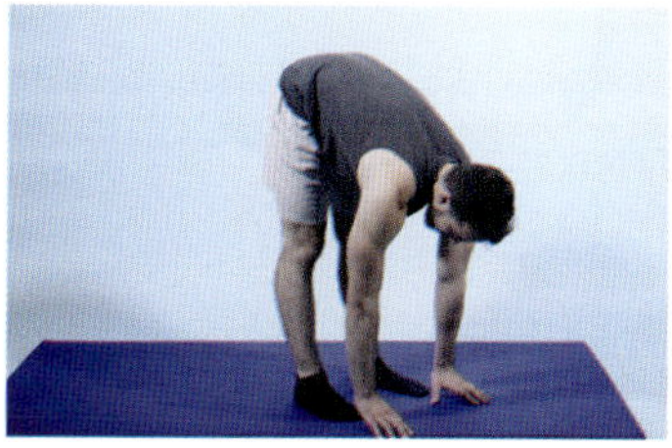

Exercice 42

Debout, pieds légèrement espacés, genoux légèrement fléchis, inclinez-vous vers l'avant en essayant de poser vos mains au sol.

Si vous ne parvenez pas à toucher le sol ainsi, pliez davantage les jambes, jusqu'à ce que vous puissiez poser vos paumes au sol. Ensuite tendez les jambes jusqu'à ressentir l'étirement. Ne forcez pas, allez-y en douceur.

Exercice 43

Comme pour l'exercice précédent, penchez-vous, mais cette fois-ci sur le côté gauche, afin d'attraper votre cheville gauche avec vos mains. Faites de même avec l'autre côté.

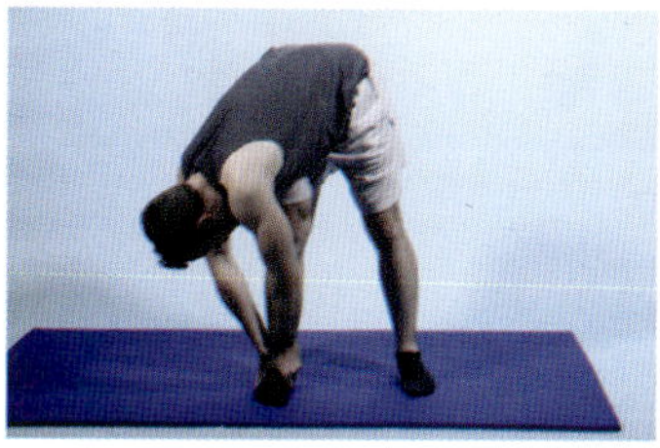

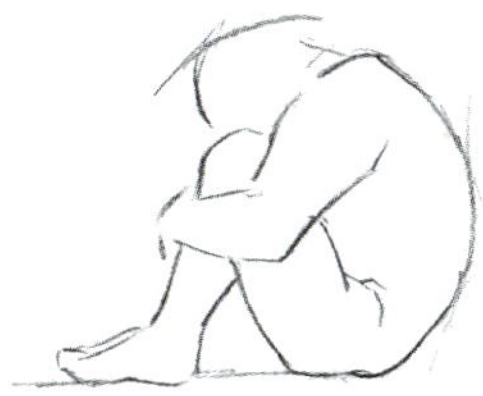

Exercice 44

Assis, genoux fléchis plaqués contre votre buste, entourez-les de vos bras, comme pour vous rouler en boule.

Exercice 45
Assis en tailleur, inclinez votre buste pour vous pencher en avant. Essayez de poser vos coudes au sol. Si vous y parvenez, tentez alors de déposer le haut de votre front sur le sol. Vos fesses restent collées au sol. Vous pouvez entrecroiser vos doigts derrière votre tête pour descendre davantage encore. Allez-y doucement, ne forcez pas.

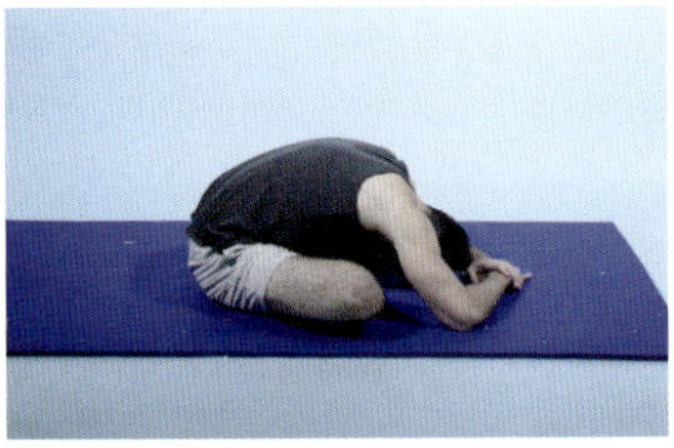

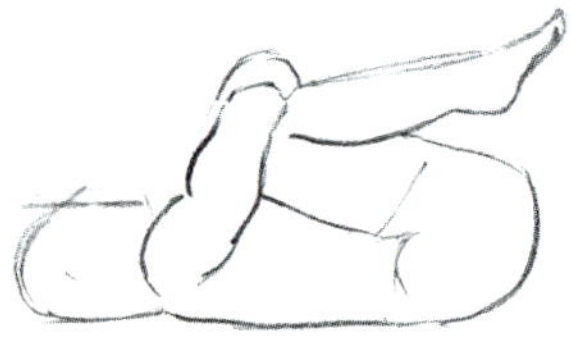

Exercice 46
Allongez-vous sur le dos, les bras entourant vos genoux repliés sur la poitrine.

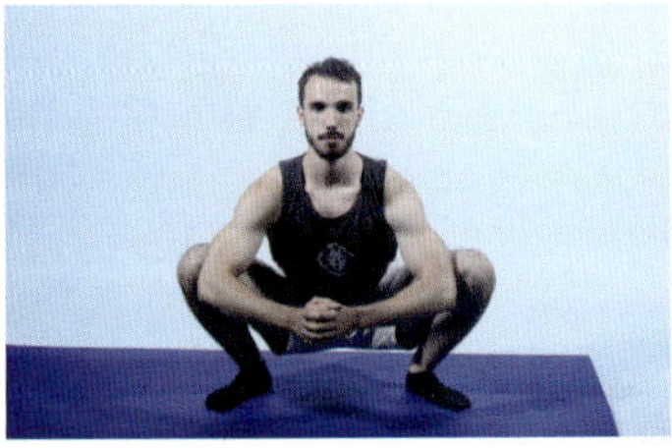

Exercice 47
Installez-vous en position accroupie, bras et mains détendus entre vos jambes.

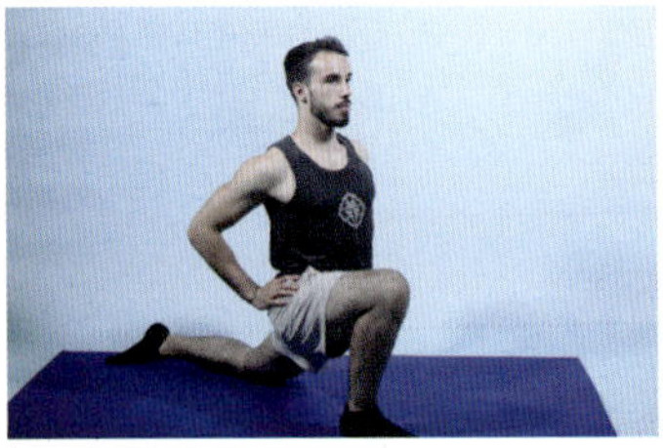

Exercice 48
Installez-vous en appui sur vos genoux. Vos jambes sont pliées, vos orteils sont en contact avec le sol. Ensuite, passez votre jambe gauche de manière à déposer votre plante de pied gauche sur le sol. Votre genou droit, toujours en contact avec le sol, glisse vers l'arrière le plus possible. Gardez votre buste droit. Basculez ensuite votre bassin vers l'avant en pliant la jambe gauche. L'étirement se situe au niveau de l'aine. Le bassin s'avance et s'abaisse simultanément.

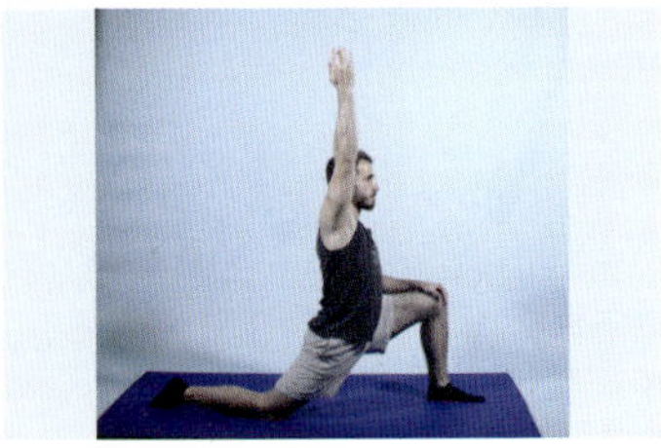

Exercice 49
Il s'agit d'une variante de l'exercice 48. Vous tendez vers le haut le bras situé du côté de votre genou posé au sol. Grandissez-vous au maximum.

Exercice 50
Grand écart latéral. A partir de la position de l'exercice 48, tendez la jambe devant vous et avancez votre pied jusqu'à ce que l'étirement devienne douloureux.
Pour que votre pied puisse glisser, faites le sur un sol lisse ou utilisez une serviette pliée sous votre pied. Pour vous aider dans l'étirement, vous pouvez placer deux chaises ou deux bancs de part et d'autre de vous afin d'y prendre appui.

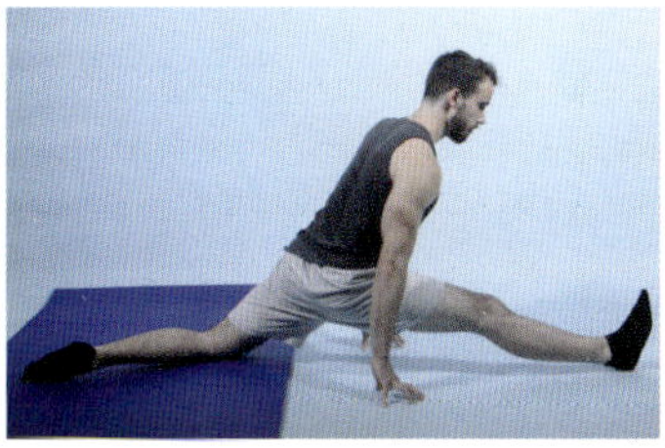

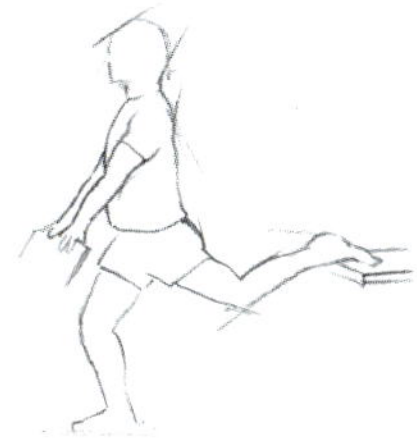

Exercice 51
Déposez votre jambe droite en appui sur un support placé derrière vous. Conservez votre équilibre grâce à un autre support placé devant vous (mur, table, etc.). Pliez ensuite légèrement votre jambe gauche (pied vers l'avant) tout en poussant avec votre hanche droite (vous la basculez).

Exercice 52
Couchez-vous sur le dos, jambes fléchies et écartées. Attrapez vos genoux avec vos mains et exercez une pression afin de les écarter davantage. Ne forcez pas. L'étirement doit se sentir dans l'aine. Ne creusez pas le dos.

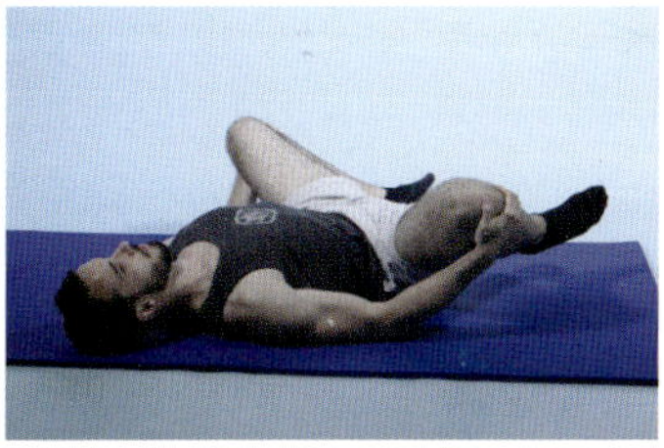

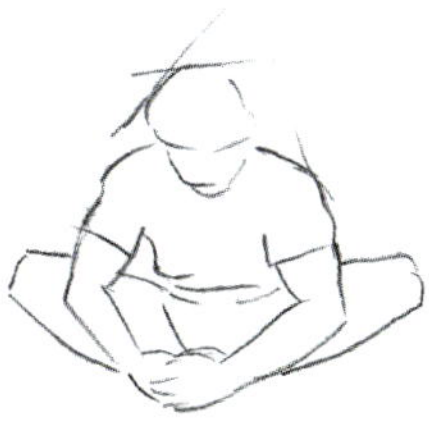

Exercice 53
Assis, plantes des pieds en contact l'une avec l'autre, agrippez vos orteils avec vos mains et basculez votre buste vers l'avant. Vos coudes reposent sur vos jambes. L'étirement est ressenti dans l'aine.

Exercice 54
Allongez-vous sur le dos, jambes fléchies et plantes de pieds jointes.

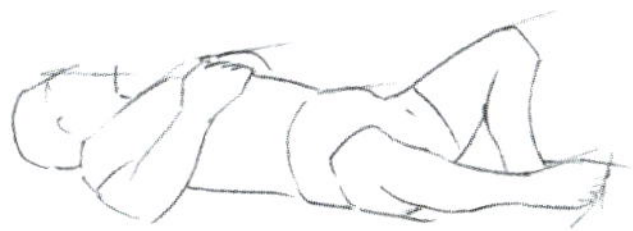

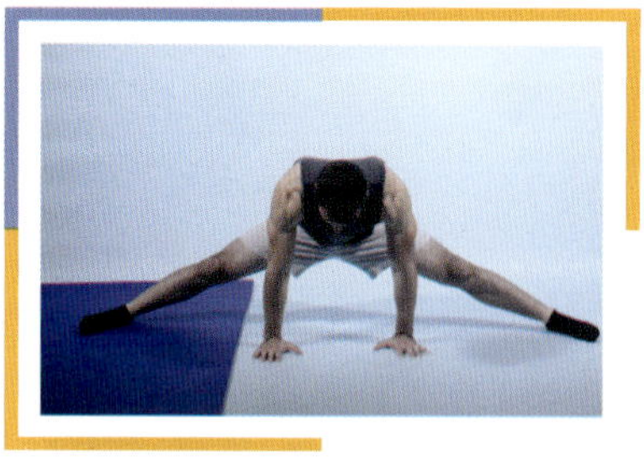

Exercice 55

Grand écart facial. Debout, posez vos mains sur le sol en inclinant votre buste. Ecartez en même temps vos jambes jusqu'à ce que vous sentiez l'étirement à l'intérieur des cuisses. Préférez un sol lisse pour pouvoir glisser plus facilement. Vous pouvez également utiliser un support placé devant vous afin de vous aider à conserver votre équilibre.

Exercice 56

Installez-vous en position assise, jambes écartées. Inclinez doucement votre buste vers l'avant, sans arrondir le dos ou courber la nuque. Vous devez vous plier au niveau de vos hanches. Ne couchez ni ne déplacez vos pieds. Appuyez-vous sur vos mains pour conserver votre équilibre.

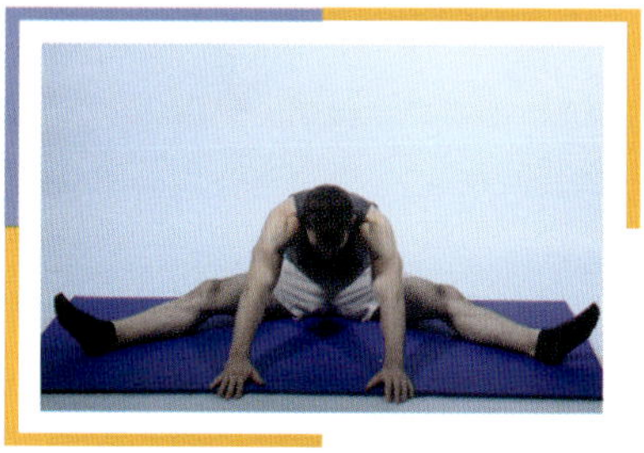

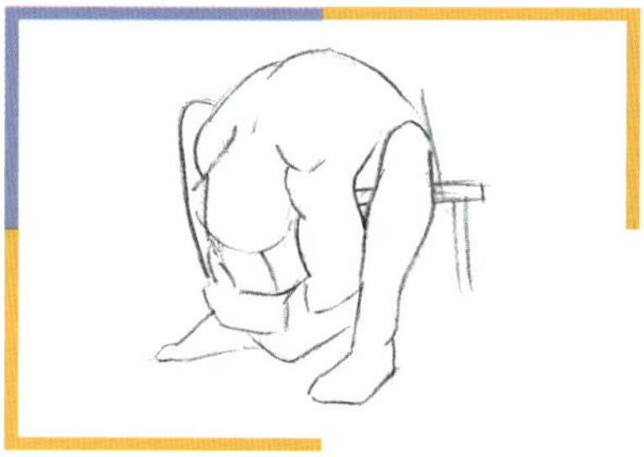

Exercice 57

Asseyez-vous sur le bord d'une chaise ou d'un canapé. Ecartez vos jambes, croisez vos bras au-dessus de votre tête. Inclinez votre buste vers l'avant, entre vos jambes. L'objectif est de parvenir à poser vos coudes au sol. Descendez le plus bas possible, ne forcez pas. Utilisez le poids de votre buste pour vous aider à descendre. Vous pouvez également demander l'aide d'un partenaire pour appuyer doucement sur votre dos.

Exercice 58

Placez-vous à quatre pattes et écartez vos cuisses un maximum. Déposez vos coudes au sol. Déplacez vos fesses vers l'arrière, comme si vous souhaitiez vous asseoir entre vos mollets. Vos mollets restent parallèles.

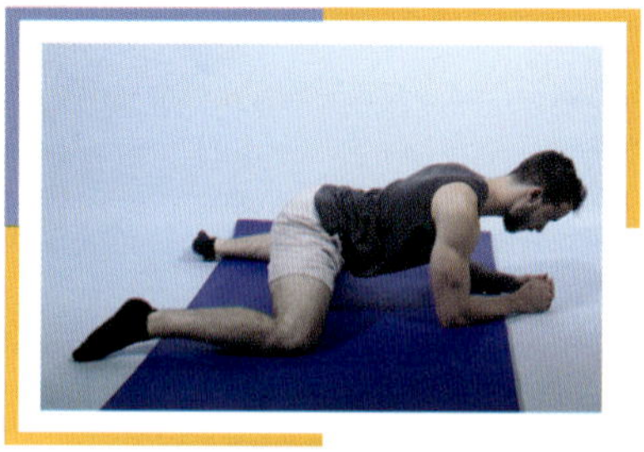

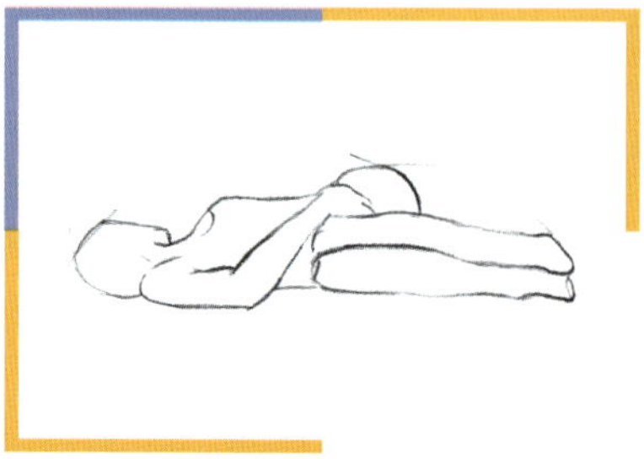

Exercice 59

Allongez-vous sur le dos. Passez vos deux jambes d'un côté et déposez-les sur le sol. Placez une main sur votre cuisse externe pour vous y aider. Vos épaules restent en contact avec le sol. Vous regardez dans la direction opposée à vos jambes.

Exercice 60

Allongez-vous sur le dos. Pliez votre jambe gauche et maintenez la jambe droite tendue. Passez votre jambe gauche par-dessus votre jambe droite et tentez d'amener votre genou gauche au sol. Vos épaules ne se décollent pas du sol. Ne forcez pas, allez-y doucement.
Si votre genou ne parvient pas jusqu'au sol, maintenez une légère pression avec votre main afin qu'il descende un peu plus.

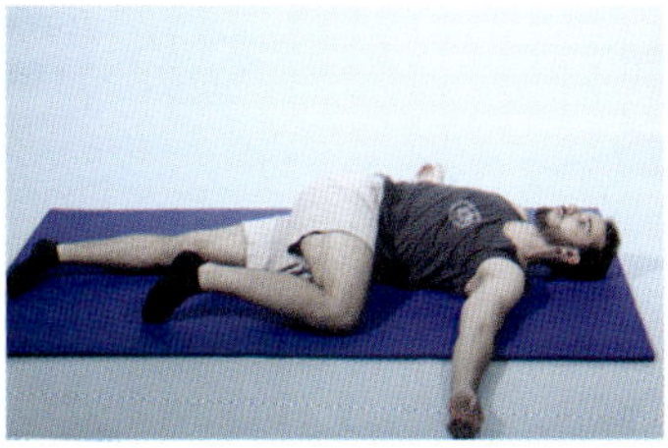

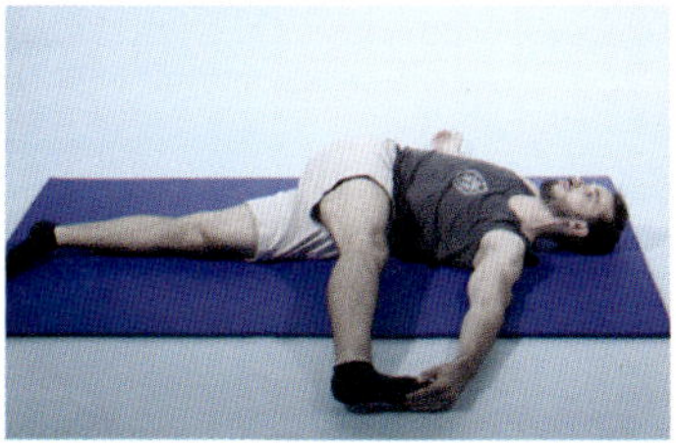

Exercice 61

Variante de l'exercice 59, niveau avancé. Reprenez la position finale de l'exercice 59. Si votre genou arrive au sol, tendez alors la jambe gauche et essayez d'attraper vos orteils avec votre main. L'objectif est de ramener votre pied vers vous. Procédez étape par étape, vous progresserez de séance en séance.

Exercice 62

A l'aide d'un support, placez votre jambe approximativement à l'horizontale. Elle doit être tendue. Celle sur laquelle vous prenez appui doit être légèrement fléchie, pied dirigé vers l'avant. Penchez-vous vers l'avant jusqu'à ressentir un étirement dans la jambe suspendue. Inclinez votre buste en pliant votre taille, ne compensez pas une éventuelle raideur en arrondissant le dos ou en courbant la tête.

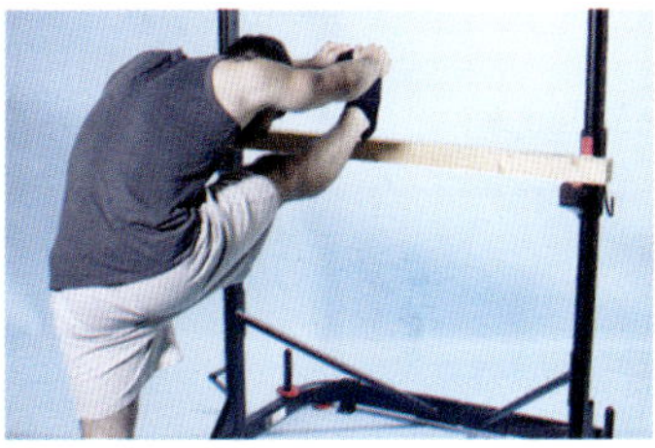

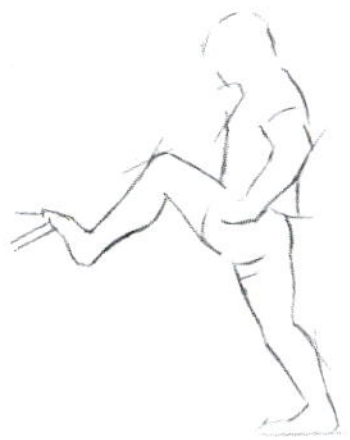

Exercice 63

La partie supérieure de votre pied droit en appui sur un support stable, tendez la jambe gauche vers l'arrière. Votre pied doit être reposé à plat sur le sol. Dos droit, faites basculer vos hanches vers l'avant (votre jambe droite se plie).

Exercice 64

Assurez votre équilibre grâce à un appui. Ramenez le genou droit contre votre poitrine tout en restant droit. La jambe qui supporte votre poids reste légèrement fléchie.

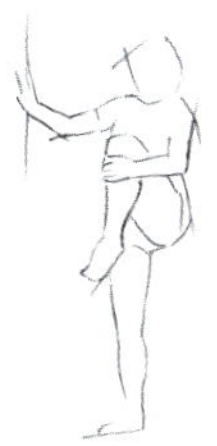

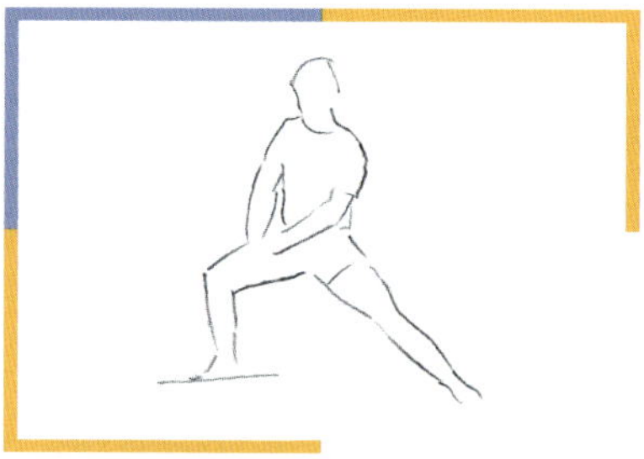

Exercice 65
Vous êtes debout, jambes écartées, placez-vous de la même manière que si vous souhaitiez effectuer une fente : votre jambe gauche est tendue, votre jambe droite est pliée. Votre cuisse gauche se situe au même niveau que votre genou droit. L'étirement est situé dans l'aine et dans la cuisse gauche.

BAS DU CORPS

Exercice 66
Installez-vous en position assise, la jambe gauche tendue, la jambe droite repliée sous vous. Votre pied reste dans le prolongement de votre mollet, orteils vers l'arrière et non sur le côté. Penchez-vous progressivement vers l'arrière. En premier lieu, déposez vos coudes sur le sol. Ensuite, si cela vous est possible, allongez-vous complètement sur le sol. Vos genoux restent maintenus au sol.

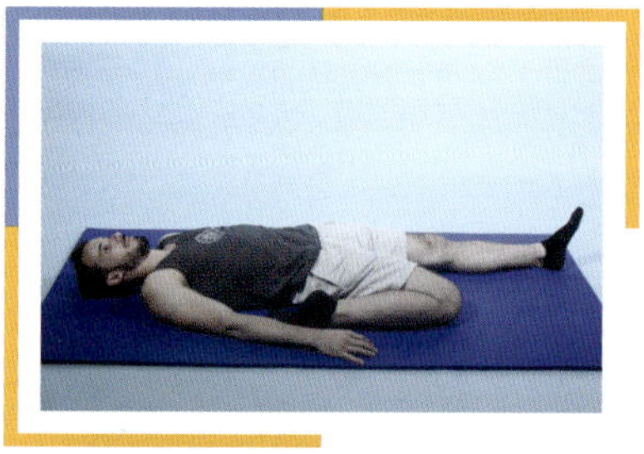

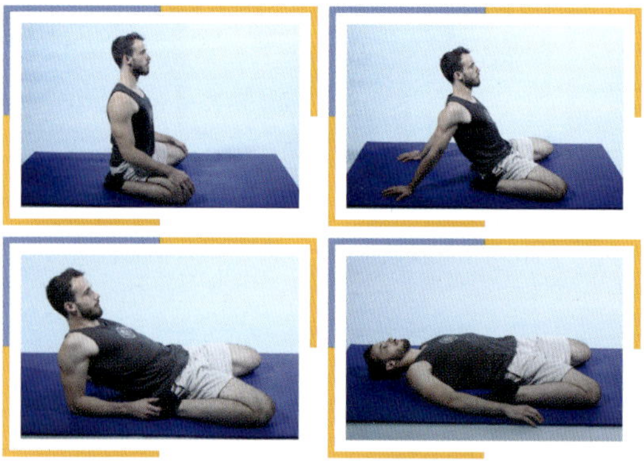

Exercice 67
Installez-vous en tailleur, vos deux jambes repliées sous vous. Vos mains reposent sur vos cuisses. Posez-les ensuite au sol, derrière vous. Penchez-vous progressivement en arrière. Commencez par déposer vos coudes sur le sol avant de vous allonger complètement. Ne forcez pas. Si vous ne parvenez pas à vous allonger complètement sur le sol, ce n'est pas grave, l'important est de sentir l'étirement dans les quadriceps.

Exercice 68
Pour conserver votre équilibre, prenez appui sur un support. Attrapez votre pied droit dans la main gauche en plaquant votre talon contre vos fesses. Si les exercices 65 et 66 vous sont difficiles à réaliser en raison de douleurs aux genoux, privilégiez celui-ci.

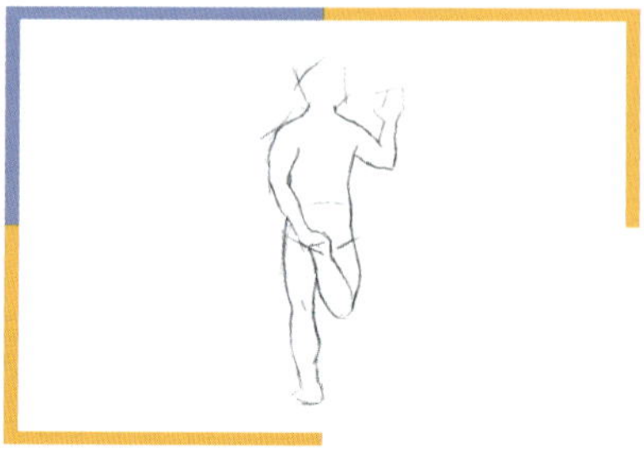

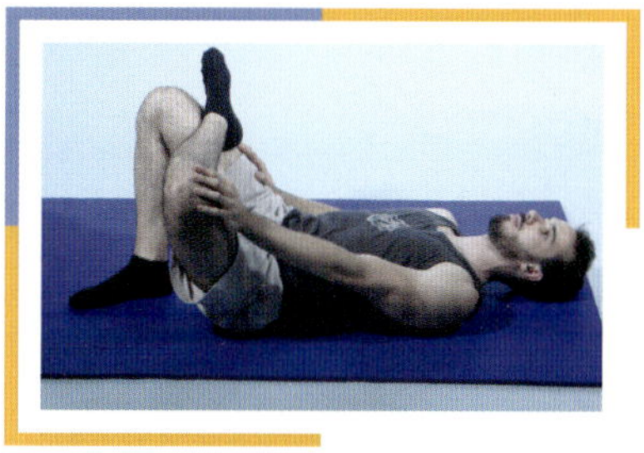

Exercice 69

Allongé sur le dos, votre jambe gauche est pliée en angle droit et votre pied gauche repose en appui sur un mur. Déposez votre cheville droite sur l'avant de votre cuisse gauche. Votre mollet droit est parallèle au sol. Maintenez votre cheville avec votre main et poussez sur votre genou droit. L'étirement a lieu dans la cuisse droite.
Cet étirement peut également se faire jambe gauche fléchie, pied au sol.

Exercice 70

Installez-vous un genou à terre, l'autre jambe pliée, plante du pied au sol et proche de votre genou. Inclinez votre buste vers l'avant en passant vos bras de part et d'autre de la jambe pliée. Le pied de votre jambe reposant partiellement sur le sol doit être positionné de manière à avoir les orteils en contact avec le sol et l'arrière du pied dirigé vers le haut. Penchez-vous vers l'avant sans décoller davantage votre talon. Exercez ensuite une pression au niveau de votre talon, comme si vous souhaitiez le poser au sol. L'étirement est ressenti dans le talon d'Achille.
Si vous ne ressentez pas l'étirement, essayez les exercices 72 et 81.

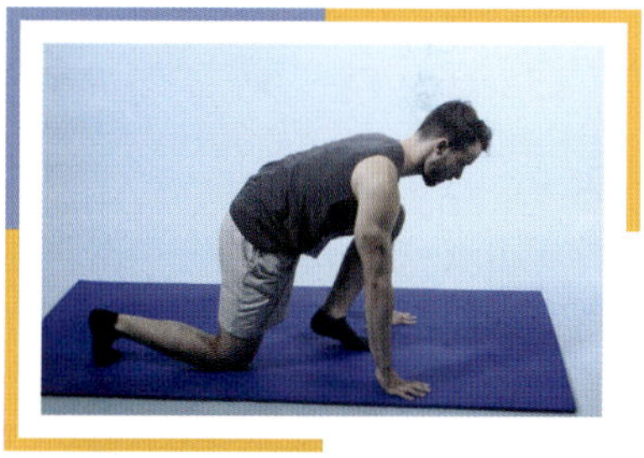

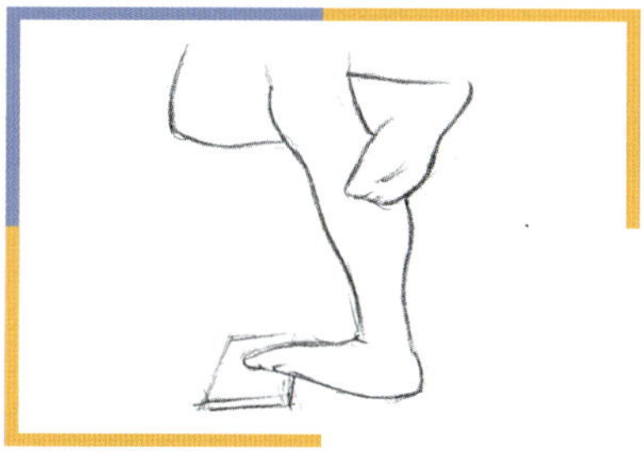

Exercice 71

Installez votre pied sur un support (une cale, une marche ou sur le barreau d'une échelle). Inclinez votre talon vers le bas. Vous devez sentir l'étirement dans le mollet.

Exercice 72

Prenez appui sur un mur avec vos mains ou vos avant-bras. La jambe placée devant est pliée, l'autre est tendue en arrière, pied à plat sur le sol et perpendiculaire au mur. Poussez doucement vers l'avant avec vos hanches. Assurez-vous une distance suffisante entre vos deux pieds. Vous devez sentir l'étirement dans le mollet.

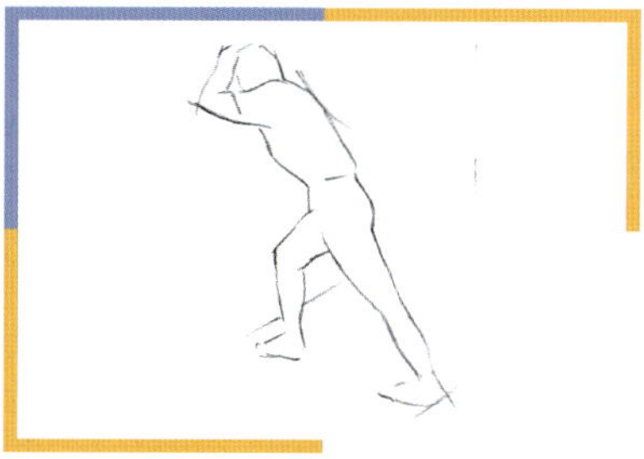

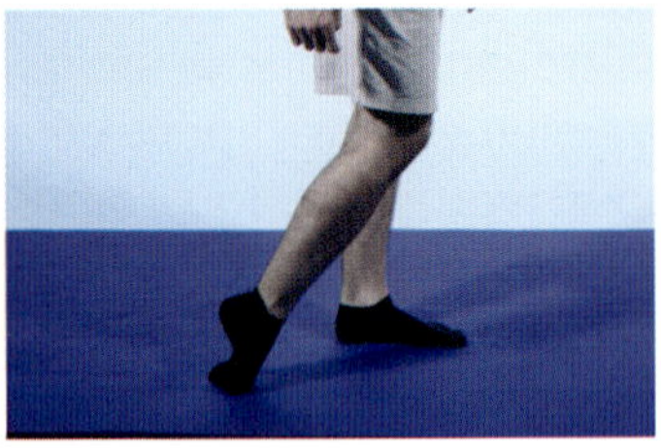

Exercice 73
Debout, inclinez votre pied droit sur le côté. Seul le côté de votre pied reste en contact avec le sol. Exercez une pression sur votre pied afin de ressentir l'étirement sur le dessus de votre pied.

POSTURES

Exercice 74
Placez-vous à quatre pattes. Inspirez puis expirez profondément en creusant le dos vers l'intérieur. Toujours à quatre pattes, faites maintenant le dos rond en expirant profondément.

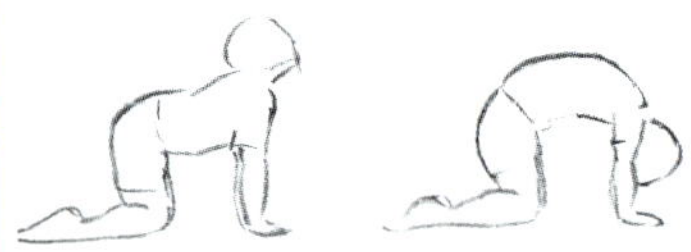

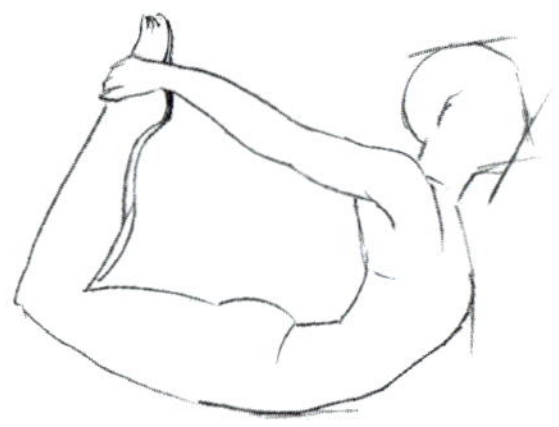

Exercice 75
Posture de l'arc : Allongez-vous sur le ventre jambes tendues, les bras placés de chaque côté du corps. Pliez ensuite les genoux, attrapez vos chevilles avec vos mains en tendant les bras vers l'arrière et maintenez la position. Relevez la tête et soulevez vos jambes en utilisant vos mains.
Maintenez la position en expirant profondément.

Exercice 76
Posture du chameau : à genoux, levez vos fesses et placez vos mains sur vos hanches en regardant vers le haut. Inclinez votre tête vers l'arrière en soutenant votre nuque, regard toujours tourné vers le haut. Prenez quelques inspirations profondes tout en élevant un maximum votre poitrine. Attrapez ensuite vos talons avec la paume de votre main en vous étirant vers l'arrière. Prenez garde à conserver vos cuisses parallèles.
Expirez profondément. Pour revenir dans la position initiale, ne forcez pas avec votre dos, vous risqueriez de vous blesser. Redressez d'abord votre tête et asseyez-vous doucement sur vos mollets.

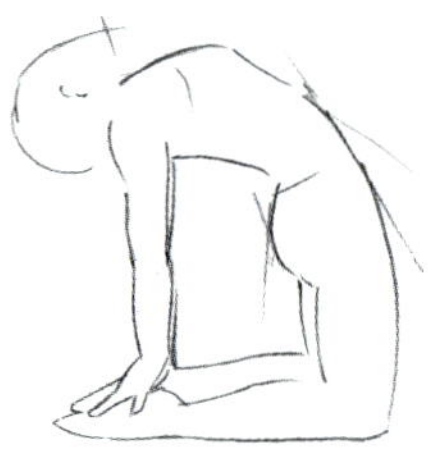

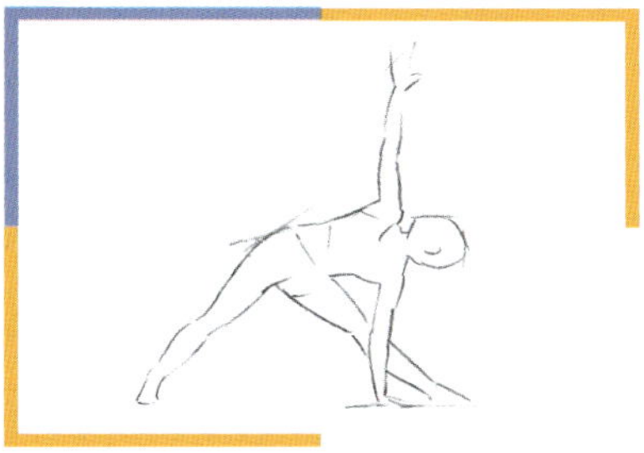

Exercice 77

La posture du triangle : jambes écartées largement, votre pied droit est tourné vers l'extérieur, le pied l'est légèrement vers l'intérieur. Inspirez tout en écartant vos bras tendus parallèlement au sol.

Expirez et pliez très légèrement le genou droit, puis inclinez doucement le bassin vers la droite en allongeant au maximum le bras droit et touchez le sol avec la main droite. Votre oreille droite est alignée avec le pied droit, votre regard est tourné vers le haut.

Vous devez veiller à vous grandir tout en descendant et ne pas courber votre dos. Votre bras gauche se place vers le haut. Ramenez le menton vers l'épaule gauche et maintenez votre tête.

Si vous ne parvenez pas à toucher le sol, vous pouvez débuter en vous arrêtant au niveau des mollets ou des genoux.

Exercice 78

Ici, il s'agit également d'un triangle, excepté que vous pliez l'une de vos jambes.

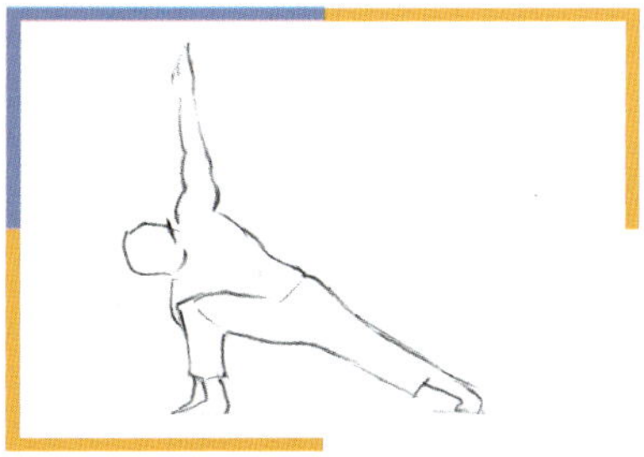

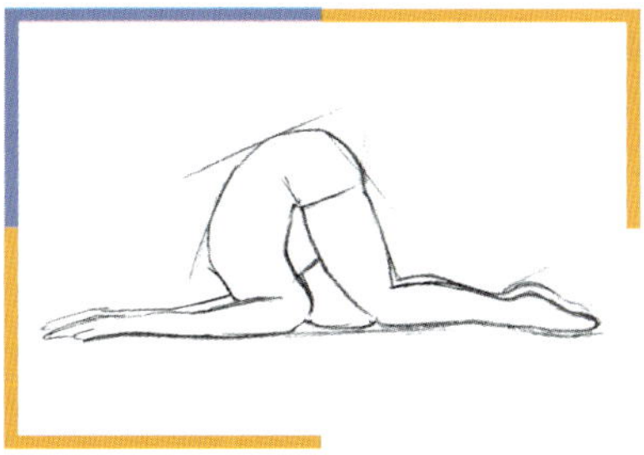

Exercice 79

Allongez-vous sur le dos. Ramenez vos jambes presque tendues vers votre buste. Enroulez votre colonne vertébrale et passez vos jambes par-dessus votre tête. Si vous êtes assez souple, vos orteils toucheront le sol.

Exercice 80

Vous êtes allongé sur le dos, vos jambes sont pliées, vos pieds parallèles proches de vos fesses. Vos épaules en arrière, soulevez vos hanches en inspirant. Tirez vos fesses vers les talons et creusez la colonne vertébrale. Vos bras sont tendus vers vos pieds. Revenez doucement sur le dos une fois la posture terminée.

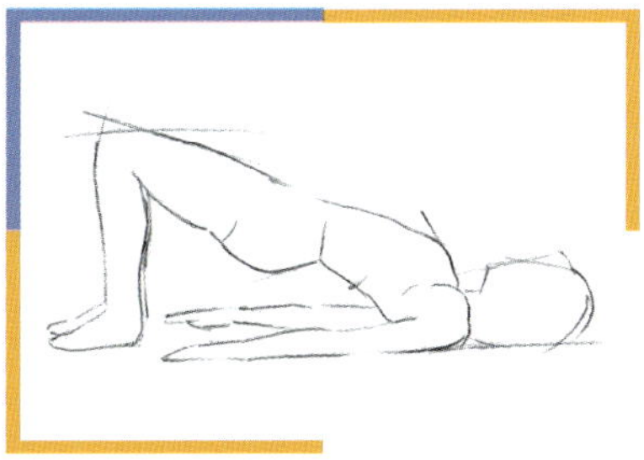

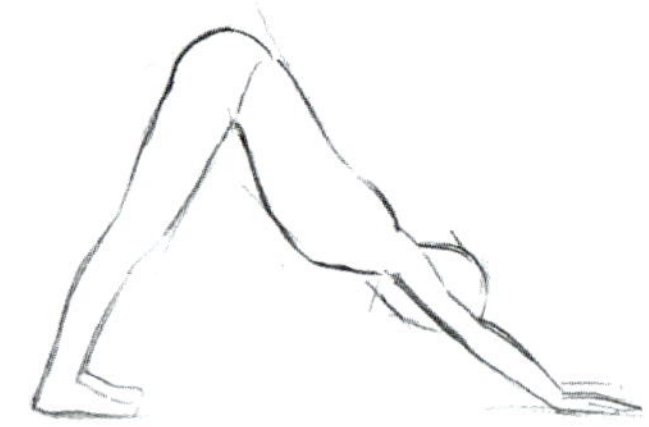

Exercice 81
Placez-vous à quatre pattes. En expirant, soulevez le bassin en tendant les jambes. Expirez profondément, votre tête est dans le prolongement de votre colonne. Vos pieds et vos mains doivent être suffisamment écartés.
Si vous êtes assez raide, pliez légèrement les jambes.

Exercice 82
Allongez-vous sur le dos, les fesses collées contre un mur. Vos deux jambes tendues sont élevées à l'horizontale et reposent contre le mur. Votre dos reste bien plat. Pour vous relever, roulez préalablement sur le côté et ne vous précipitez pas.
Pour améliorer l'aspect pratique, vous pouvez également effectuer cet exercice sans support, en tendant les jambes vers le haut.

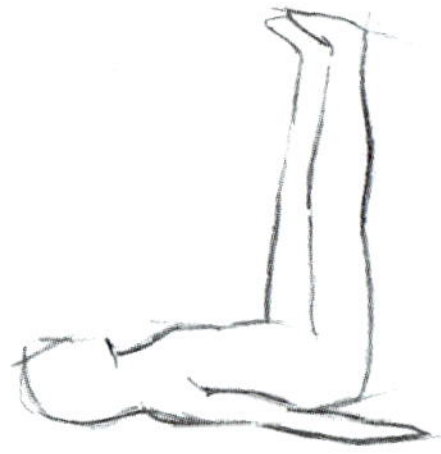

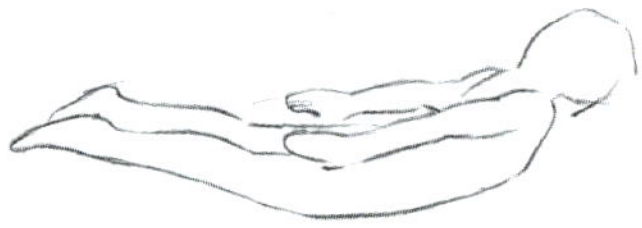

Exercice 83
Allongez-vous sur le ventre. Placez vos bras tendus le long de votre buste. Ensuite, levez vos jambes tendues le plus haut possible. Pour conserver votre équilibre, remontez vos bras tendus légèrement vers le haut, toujours parallèles.

Exercice 84
Posture de la chandelle : Allongez-vous sur le dos, la tête droite, le menton est légèrement rentré pour étirer la nuque. Prenez appui sur les mains, et levez les jambes, le bassin, le dos tout en inspirant. Soutenez votre dos à l'aide des mains, coudes déposés au sol. Conservez la posture en respirant profondément. Pour revenir en position initiale, déposez délicatement vos fesses sur le sol en arrondissant le dos.

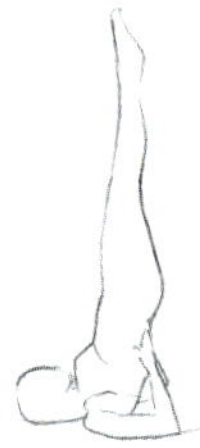

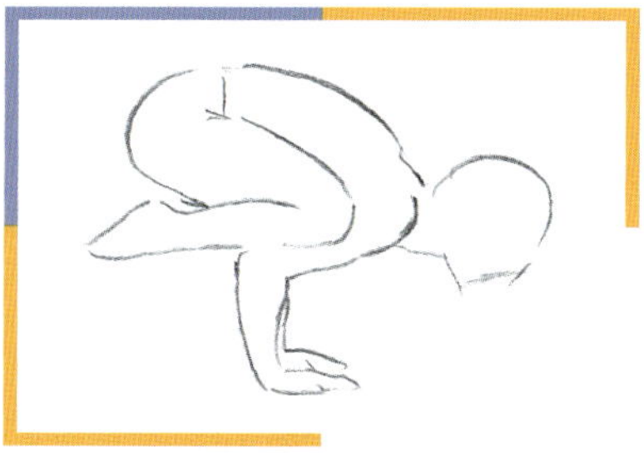

Exercice 85

Posture du corbeau : Placez vos mains sur le sol en les écartant d'environ la largeur de vos épaules. Mettez-vous ensuite doucement sur la pointe des pieds. Pliez vos coudes et placez vos genoux le plus haut possible sur vos bras. Regardez vers l'avant tout en déplaçant progressivement le poids de votre corps sur vos poignets et sur vos mains. Penchez-vous un peu plus vers l'avant jusqu'à lever vos pieds du sol. Expirez profondément en conservant la posture.
Si vous ne parvenez pas à conserver votre équilibre dans les premiers temps, soulevez un pied puis l'autre, ou bien utilisez des supports à votre disposition afin de vous y aider (coussins, tabourets, etc.).

Exercice 86

Posture du bateau : partez de la position assise, jambes tendues et jointes devant vous, mains reposant au sol. Soulevez ensuite vos jambes jointes en vous équilibrant grâce au léger basculement de votre buste vers l'arrière et à vos bras tendus devant vous. Soufflez profondément.

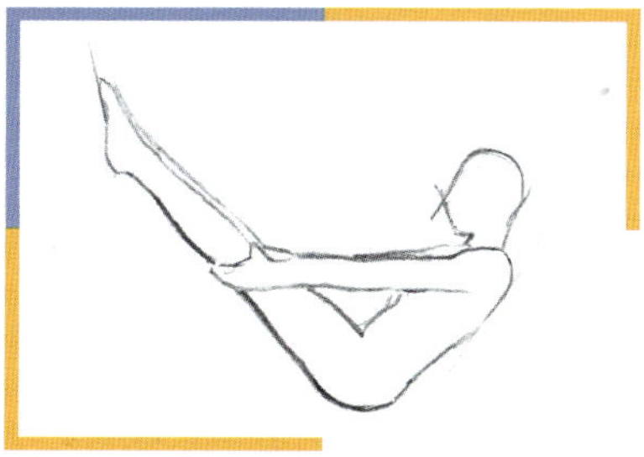

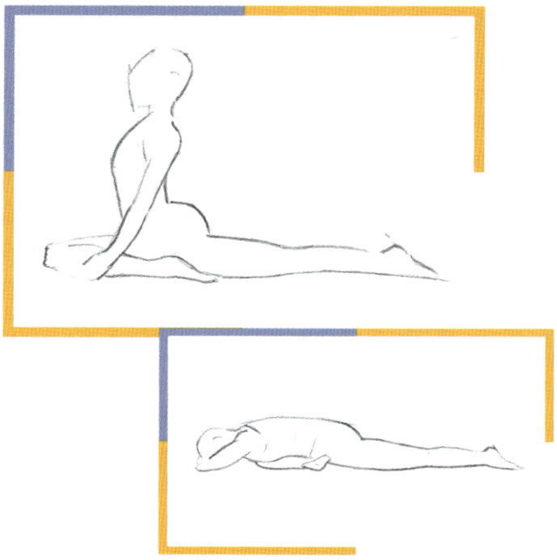

Exercice 87

Posture du pigeon : votre jambe gauche est tendue derrière vous, et votre jambe droite est pliée, plante de pied en contact avec votre cuisse gauche. Votre jambe gauche doit être dans le prolongement de la hanche. Vous devez sentir l'étirement dans l'aine. Contrôlez votre équilibre en positionnant vos mains de part et d'autre de votre buste. Ensuite, bras croisés sur votre front, penchez-vous en avant afin de déposer vos bras sur le sol. Si vous ne parvenez pas à toucher le sol, ce n'est pas grave, ne forcez pas. Conservez cette pose.
Ensuite, relevez votre buste et grandissez-vous au maximum. Ne contractez pas vos épaules, vous devez rester détendu. Répétez cette séquence avec la jambe droite tendue.

Exercice 88

Posture du pigeon royal : vous partez des 2 étapes décrites dans l'exercice 87. A présent, vous allez plier votre jambe et la ramener vers vous comme sur le dessin.

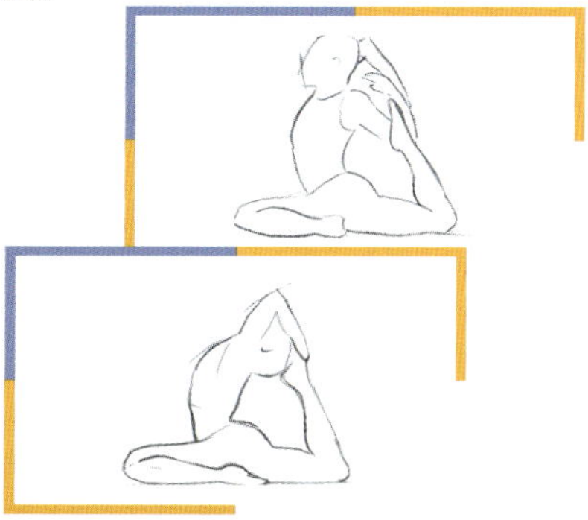

C. LES PILIERS : DESCRIPTIFS DES EXERCICES ET DES AUTOMASSAGES ASSOCIÉS

Exercice 89 : Exercice du diaphragme

Test préalable à la pratique
Si vous n'avez jamais pratiqué l'exercice du diaphragme, testez vos sensations en suivant le descriptif de la « variante A » ci-dessous.

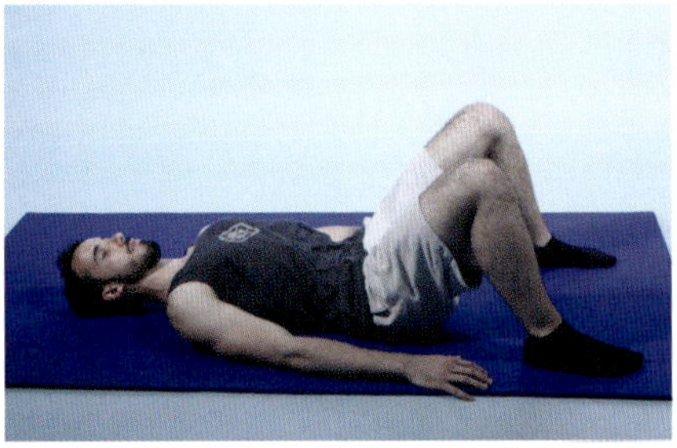

Vos sensations sont bonnes, l'exercice vous procure du bien-être : conservez la variante A.

Vous éprouvez de l'ennui : adaptez l'exercice avec la variante B.
Vous êtes fortement tendu : ajoutez les automassages décrits dans la variante D avant d'effectuer la variante B.
Vous êtes angoissé : adaptez l'exercice avec la variante C.

Après avoir testé la variante C, vous ressentez toujours de l'angoisse : essayez d'abord d'intégrer les automassages décrits dans la variante D puis tentez à nouveau la variante C. Si vos angoisses persistent, limitez-vous pour le moment à la variante D.

Variante A

Allongez-vous sur le dos, jambes fléchies et pieds à plat sur le sol. Vos bras reposent le long de votre buste. Ne creusez pas les reins ! En cas de doute, effectuez au préalable l'exercice du demi-pont (exercice n°80, descriptif p. 287).

Inspirez par le nez pendant 5 à 10 secondes. Expirez ensuite lentement par la bouche en rentrant peu à peu votre ventre. Vous devez viser une expiration de trente secondes ou plus. En fin d'expiration, soufflez un maximum (vous chasserez ainsi la totalité de l'air) en contractant les abdominaux afin de rentrer le ventre le plus possible.

Nous vous conseillons de pratiquer cet exercice pendant au minimum 10 minutes. Entre chaque répétition, prenez un temps de repos compris entre 15 secondes et une minute, selon vos sensations.

Avec suffisamment d'entraînement, vous pourrez tenir 2 minutes ou plus à l'expiration.

Variante B

Ici, il ne s'agira pas de faire durer l'exercice durant 10 minutes. Comme décrit dans la variante A, vous expirerez le plus lentement possible. Seulement, vous n'allez effectuer que quelques répétitions, et vous essayerez de viser une performance : l'objectif sera d'attendre une minute, 1 minute 30, 2 minutes voire plus lors de l'expiration. Pour cela, inspirez profondément pendant 5 à 10 secondes puis soufflez lentement par la bouche. Contrôlez l'air qui sort de vos poumons en plaquant vos lèvres l'une contre l'autre, comme si vous jouiez de la flute. Le temps de repos entre deux répétitions dépendra de vos ressentis.

Variante C

Ici, vous allez mettre de côté le chronomètre et vous concentrer uniquement sur vos sensations corporelles. Lors des premières répétitions, n'essayez pas d'expirer au maximum, contrôlez le processus en soufflant lentement puis en stoppant l'exercice bien avant d'atteindre vos limites d'expiration. Vous allez donc commencer par expirer le plus lentement possible, et lorsque vous ressentirez des sensations trop désagréables, vous terminez l'expiration. Si vous êtes angoissé à l'idée de ne plus avoir d'air dans la poitrine, exercez votre diaphragme de cette manière. Peu à peu, de séances en séances, vous essayerez de mener l'expiration de plus en plus loin, jusqu'à son terme.

Axe de progression : lorsque vous vous sentirez suffisamment à l'aise avec la v ariante C, vous utiliserez la technique suivante :

- Inspiration profonde, expiration de 5 secondes, suivies de 5 secondes de repos.
- Inspiration profonde, expiration de 10 secondes, suivies de 10 secondes de repos.
- Inspiration profonde, expiration de 15 secondes, suivies de 15 secondes de repos.
- Et ainsi de suite, vous progresserez par paliers de 5 secondes. Lorsque vous atteindrez une expiration de 45 secondes, vous bloquerez le temps de repos à 45 secondes. Ce dernier n'augmentera plus.
- Lorsque vous atteindrez une expiration d'une minute, arrêtez de vous chronométrez et expirez le plus longtemps possible. Détendez-vous, fermez les yeux.

Variante D : Automassages

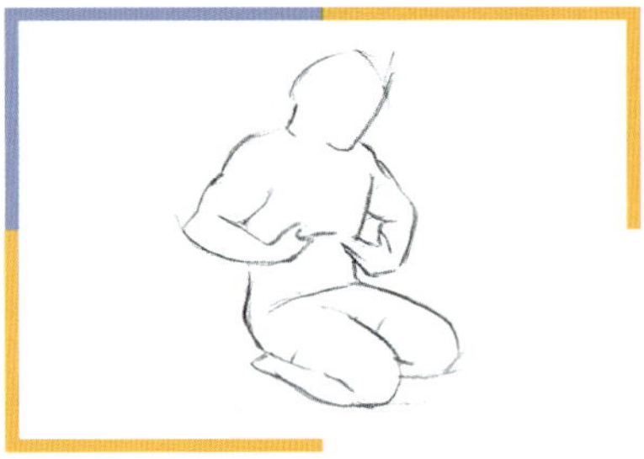

Exercice 90

Cet exercice vise à masser les zones d'insertion du diaphragme. Vous êtes installé assis en tailleur ou sur une chaise, le buste droit. Insérez vos doigts sous les côtes. Maintenez-y une pression durant quelques secondes, puis relâchez et recommencez à nouveau. Si vous sentez qu'une zone reste fortement tendue, attardez-vous dessus plus longtemps. Vous démarrez de l'extérieur pour revenir vers le sternum.

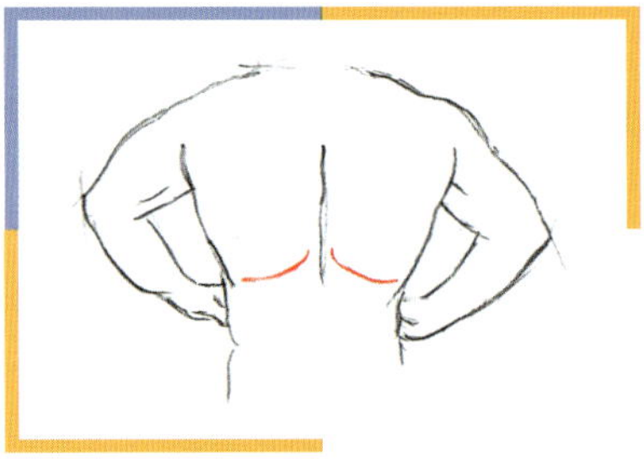

Avec vos pouces, adoptez ensuite le même protocole dans votre dos : effectuez des points de pression entre les dernières côtes, de l'extérieur vers l'intérieur, un peu en-dessous du diaphragme (au niveau de la taille). De cette manière, vous détendrez les muscles du dos situés au niveau des attaches du diaphragme et agirez sur ce dernier de manière indirecte.

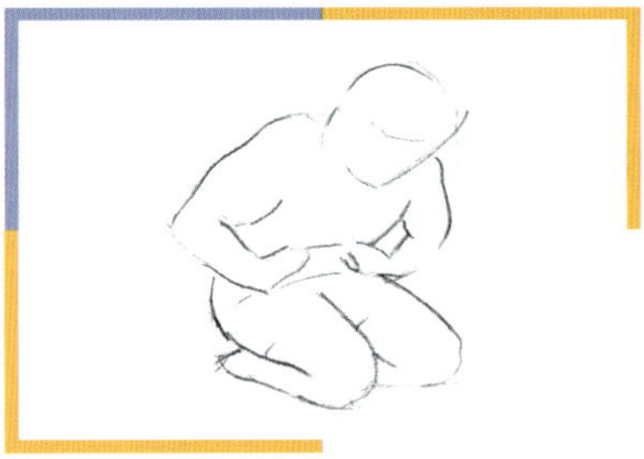

Exercice 91

Assis en tailleur, insérez vos doigts sous les côtes. Ensuite, penchez-vous en avant pour prendre appui sur vos doigts (sans excès !) et massez délicatement le muscle du diaphragme en effectuant des mouvements latéraux avec vos doigts.

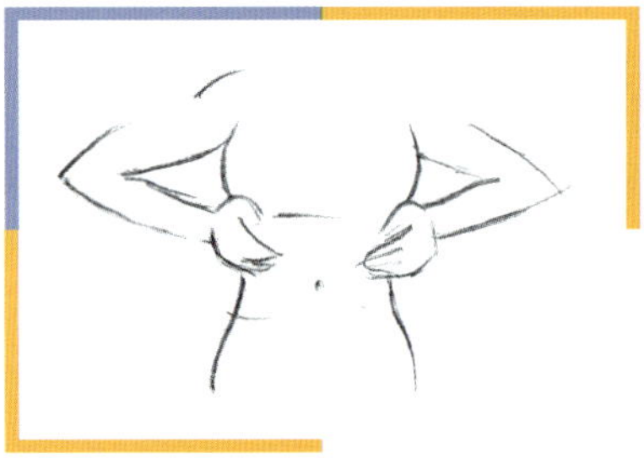

Exercice 92

Placez les paumes de vos mains de part et d'autre de votre cage thoracique. Accompagnez vos inspirations avec vos mains, et exercez une pression modérée lors de l'expiration.

Exercice 93 : Exercice du transverse

Test préalable à la pratique.
Si vous n'avez jamais pratiqué l'exercice du transverse, testez vos sensations en suivant le descriptif de la « variante A » ci-dessous.

> **Vos sensations sont bonnes, l'exercice vous procure du bien-être : conservez la variante A.**

> **Vous éprouvez de l'ennui : adaptez l'exercice avec la variante B.**

> **Vous êtes angoissé : adaptez la variante A en n'effectuant qu'une seule série.**

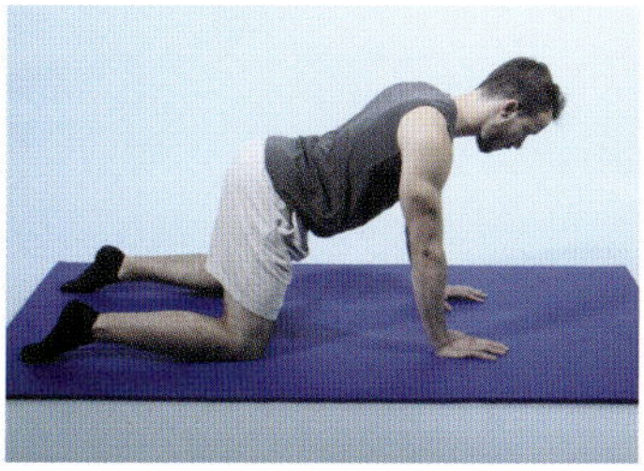

Variante A
Placez-vous à quatre pattes, bas du dos creusé sans excès. Gonflez votre ventre en prenant une inspiration, et soufflez ensuite en le rentrant peu à peu. En fin d'expiration, soufflez un maximum (vous chasserez ainsi la totalité de l'air) en contractant les abdominaux afin de rentrer le ventre le plus possible. Ensuite, conservez cette position (abdominaux contractés) durant deux secondes puis relâchez doucement votre ventre en inspirant.
L'objectif est de contrôler successivement le relâchement et la tension de votre ventre : progressez doucement et lentement.

Répétez cet exercice autant que possible (entre 5 et 15 répétitions) et effectuez 2 à 3 séries, en intégrant environ une minute de repos entre chaque série.

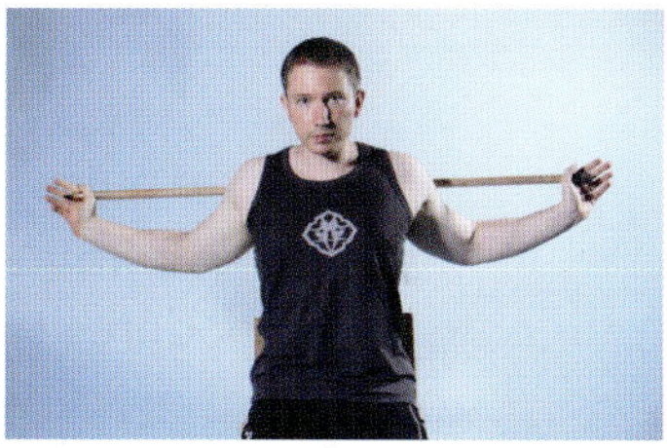

Variante B
Vous effectuez cet exercice debout, le buste légèrement incliné vers l'avant. Prenez un bâton ou un manche à balais et placez-le derrière vos épaules. Votre dos reste bien droit. Lentement, faites successivement des rotations vers la droite puis vers la gauche. Votre bassin ne doit presque pas bouger. Ne forcez pas pour aller le plus loin possible, arrêtez-vous dès que vous sentez les premières résistances.

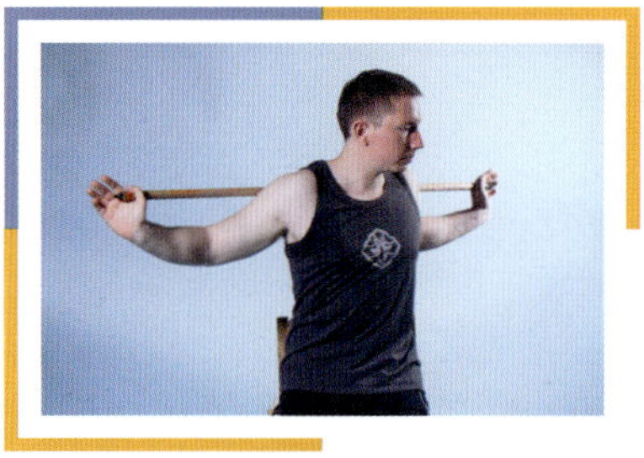

Durant les mouvements de rotation, prenez une grande inspiration puis expirez fortement (durant 7 à 15 secondes), en rentrant progressivement le ventre. En fin d'expiration, soufflez un maximum (vous chasserez ainsi la totalité de l'air) en contractant les abdominaux afin de rentrer le ventre le plus possible. Restez finalement 2 secondes en apnée, abdominaux contractés au maximum puis relâchez doucement votre ventre en inspirant. Tout en continuant les rotations, reposez-vous quelques secondes en respirant normalement. Recommencez.
L'objectif est de contrôler successivement le relâchement et la tension de votre ventre : progressez doucement et lentement (contrôle des mouvements de rotation et de la respiration).

Répétez cet exercice autant que possible, sans forcer.

Exercice 94 : Exercice du périnée

Niveau 1
Contractez votre périnée durant 3 à 5 secondes. Pour cela, serrez votre anus sans contracter ni vos fessiers, ni les muscles internes de vos cuisses. Ne restez pas en apnée : inspirez et expirez profondément. A l'expiration, il se peut que vous constatiez que vous pouvez serrer un peu plus votre périnée. Prenez environ 15 secondes de repos entre chaque répétition. Répétez cet enchaînement durant environ 2 minutes.

Niveau 2
Inspirez. Expirez en serrant fortement votre anus. Recommencez.
Répétez cela autant que possible en relâchant votre périnée uniquement lors de l'inspiration. Lorsque vous en ressentez le besoin, prenez 10 à 30 secondes de repos. Faites cet exercice durant environ 2 minutes.

Exercices d'automassages pour le psoas et favorisant l'ouverture du bassin

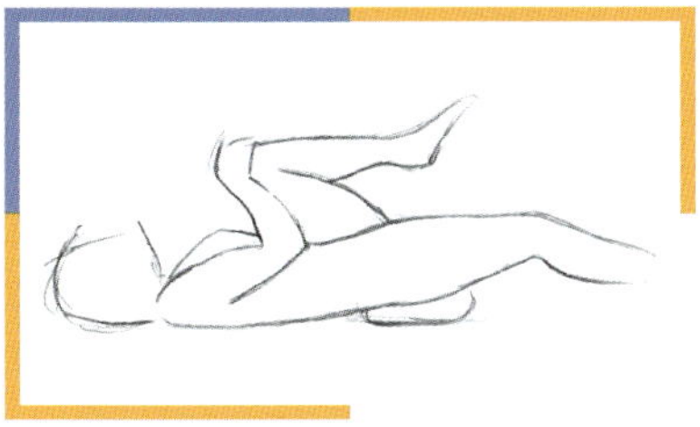

Exercice 95

Détente du psoas avec un ballon plat. Allongez-vous sur le dos et placez le ballon plat sous votre sacrum. Ne creusez pas les reins !

Fléchissez vos jambes afin de ramener vos genoux contre le ventre. Maintenez votre jambe droite fléchie contre vous avec vos mains et tendez la jambe gauche au sol. Inspirez profondément, puis expirez en plaquant davantage votre genou contre votre ventre. Faites de même avec l'autre jambe.

Exercice 96

Automassage du psoas. Munissez-vous d'une balle à picots ou utilisez votre pouce et l'index (joignez-les au niveau de la pulpe de doigts afin de former une « pointe »).Vous êtes debout, pieds légèrement écartés. Effectuez des pressions avec la balle (tenez la dans le creux de votre paume) ou avec vos doigts à droite, au niveau du bas de votre ventre, dans le creux de la fosse iliaque. Maintenez la pression pendant 2 secondes, relâchez puis recommencer à nouveau. Répétez les automassages à gauche.

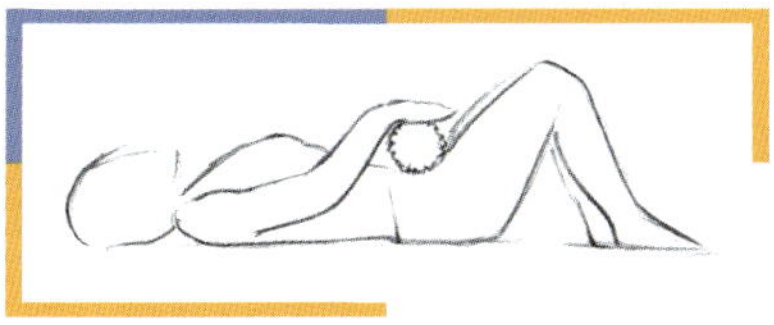

Exercice 97

Automassage du psoas. Il s'agit du même exercice que le précédent. Ici, vous êtes allongé sur le dos, jambes fléchies et pieds à plat sur le sol. Munissez-vous d'une balle à picots ou utilisez votre pouce et l'index (joignez-les au niveau de la pulpe de doigts afin de former une « pointe »). Effectuez des pressions avec la balle (tenez la dans le creux de votre paume) ou avec vos doigts à droite, au niveau du bas de votre ventre, dans le creux de la fosse iliaque. Maintenez la pression pendant 2 secondes, relâchez puis recommencer à nouveau. Répétez les automassages à gauche.

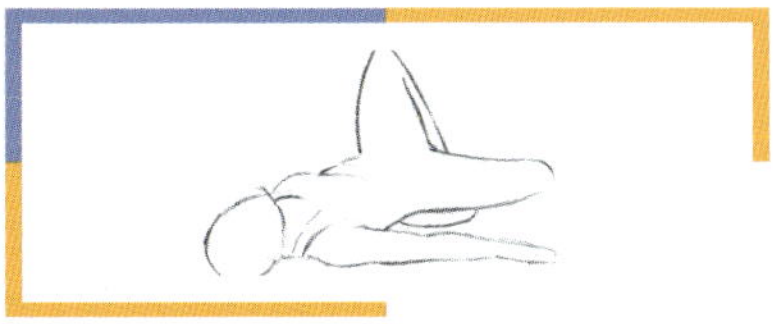

Exercice 98

Ouverture du bassin avec un ballon plat. Allongé sur le dos, installez un ballon plat sous votre sacrum. Vos jambes sont fléchies, les bords du côté de vos pieds en contact avec le sol. Ne courbez pas le dos ! Inspirez puis expirez en basculant d'un côté en conservant l'ouverture de vos jambes.

Pour plus d'exercices vous permettant d'assouplir votre psoas, référez-vous aux descriptifs des exercices 48 (p. 280), 49 (p. 280), 50 (p. 281), 51 (p. 281) et 87 (p. 289).

Exercice 99 : Exercice pour les épaules

Indications :
Si vous ressentez de fortes tensions, débutez par les automassages décrits dans la « variante B » avant de passer à la « variante A ».

Variante A : Le mur de l'Ange

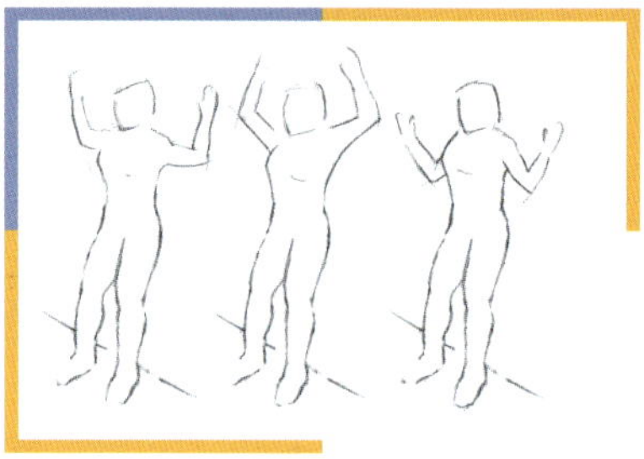

Etape 1 : la mise en place de votre dos
Posez le bas de votre dos contre un mur, les jambes légèrement fléchies. Il va falloir dérouler toute votre colonne comme si vous vouliez coller chaque vertèbre contre le mur.

Commencez par la partie basse de votre dos pour effacer la courbure naturelle de vos lombaires. Vous devez rentrer et gainer le ventre pour cela. Il n'y a alors plus d'espace entre votre colonne lombaire et le mur.
Ensuite, vous allez chercher à répéter le processus avec votre colonne dorsale. Une fois les deux segments collés au mur, vous allez faire de même avec la colonne cervicale.

Pour cela, cherchez à vous grandir au niveau de la nuque en rentrant le menton. Prenez l'image d'un filin qui tirerait sur le sommet de votre crâne pour aligner toutes vos vertèbres les unes avec les autres contre le mur. Il n'est pas possible d'aplanir toutes les vertèbres cervicales mais c'est ce vers quoi vous devez tendre.

Une fois dans cette position, vous devez sentir votre ventre gainé et une mise en tension des muscles de la colonne vertébrale. Plus vous aurez de tensions corporelles au niveau du dos, plus vous sentirez les effets de cet exercice, surtout au niveau de la zone dorsale située entre les omoplates.

Etape 2 : la mise en place des épaules et des bras

Niveau 1
Venez coller vos épaules et vos bras contre le mur, paumes vers l'avant et mains légèrement écartées du bassin. Si la posture est déjà difficile et éprouvante, restez à ce niveau pendant quelques sessions avant de passer au suivant.

Niveau 2

Toujours dans la position de la 1ère étape, levez maintenant les mains en l'air, paumes vers l'avant, coudes fléchis à 90° et les deux bras passant par la même ligne horizontale. Cherchez à coller les poignets contre le mur.

Niveau 3

Une fois à l'aise sur la précédente version, vous pouvez maintenant monter progressivement les mains ver le haut en gardant toujours vos épaules, vos coudes et vos poignets collés au mur. Vous sentirez ainsi le travail exercé sur l'ensemble de l'épaule et la zone dorsale située entre les omoplates. Vous pouvez également chercher à décoller uniquement les coudes du mur pour accentuer le travail correctif sur l'épaule.

Nous vous conseillons de tenir la posture au moins 30 secondes et de répéter cet exercice 4 fois avec une pause de 15 secondes entre deux. Si vous pratiquez les Six piliers dans le but d'améliorer votre reconnexion à vous-même, ne vous souciez pas du temps et du nombre de répétitions, concentrez-vous sur vos sensations.

Variante B : Automassages

Exercice 100

Déposez la paume de votre main droite sur votre épaule gauche, à la base du trapèze. Massez-vous en effectuant des pressions avec vos doigts et la paume de votre main. Les pressions doivent être brèves : vous appuyez durant 2 secondes, relâchez puis recommencez. Déplacez votre main et massez toute la zone.
Ensuite, placez vos doigts sur le haut du trapèze et effectuez des pressions avec la pulpe de vos doigts le long de la ligne de l'épaule : vous appuyez durant 2 secondes, relâchez puis recommencez. Faites de même à droite, avec votre main gauche.

Exercice 101

Munissez-vous d'un rouleau de massage. Placez-vous à quatre pattes et repliez le bras gauche en le croisant sous le bras droit. Votre rouleau est disposé à côté de vous, dans le sens de la longueur. Disposez la tranche externe de votre main sur le rouleau. Expirez et penchez-vous vers la droite. Votre bras gauche s'étend en suivant le mouvement du rouleau. Faites quelques répétitions puis effectuez le même exercice avec votre bras droit.

> **Pour plus d'exercices vous permettant d'assouplir vos épaules, référez-vous notamment aux descriptifs des exercices 1 à 10 (p. 271 et 272) et 75 (p. 286).**

Exercice 102 : Exercice de la flexion arrière pour la colonne

Indication :
Suivant votre niveau, exécutez successivement les variantes A, B, C et D.
Ecoutez vos sensations, respectez vos limites. Ne forcez pas. Lorsque vous aurez atteint votre point d'étirement maximal, conservez la position durant 30 à 60 secondes et allongez-vous sur le ventre.

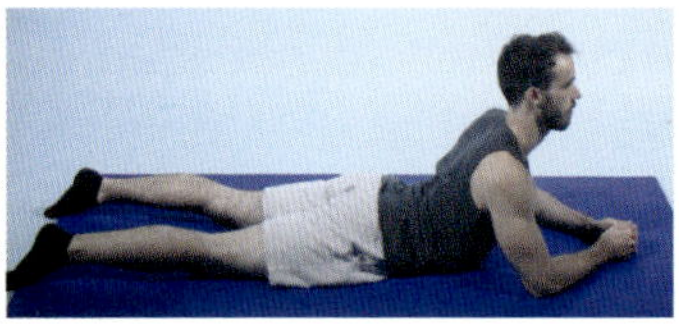

Variante A
Appuyez-vous sur vos coudes de manière à relever votre buste. Votre bassin reste en contact avec le sol. Respirez amplement en vous concentrant sur le milieu de votre dos. Essayez de vous grandir au maximum.

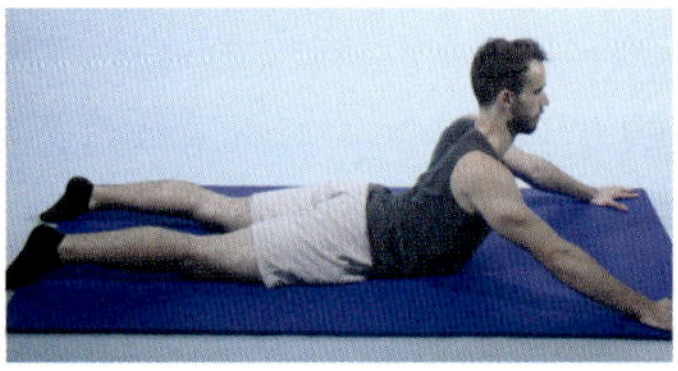

Variante B
Posez maintenant vos mains sur le sol et écartez-les d'environ 70 centimètres. Inspirez et expirez profondément en vous concentrant maintenant sur le haut de vos dos. Cherchez toujours à vous grandir : dégagez bien votre poitrine, tenez votre tête bien droite tout en conservant votre bassin collé au sol.

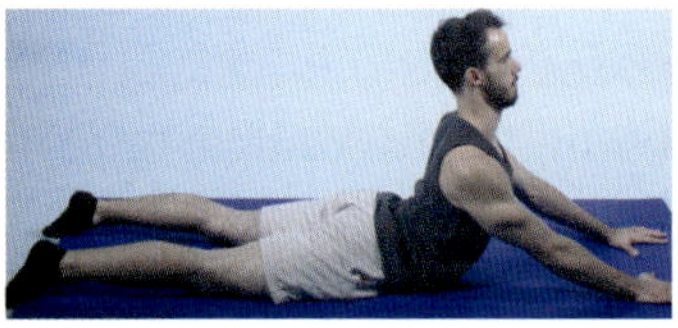

Variante C
A présent, rapprochez vos mains l'une de l'autre pour accentuer la cambrure du milieu et du haut du dos.

Variante D
Finalement, rapprochez progressivement vos mains presque jointes de votre bassin sans que celui-ci ne décolle du sol. Vous accentuerez ainsi l'étirement. Respirez amplement.

Exercice 103 : Exercice du pont pour la colonne

Test préalable à la pratique.
Si vous n'avez jamais pratiqué l'exercice du pont, testez vos capacités et vos sensations en suivant le descriptif de la « variante A » ci-dessous.

> **Vos sensations sont bonnes, l'exercice vous procure du bien-être : conservez la variante A. L'objectif sera peu à peu de parvenir à tenir la position du niveau 3.**

> **Vous êtes fortement tendu : intégrez en premier lieu la pratique du ballon et des automassages décrits dans la variante B puis réessayez la variante A. Ne forcez pas.**

> **Vous éprouvez de l'angoisse ou ne parvenez pas à vous soulevez : préférez la pratique du ballon et des automassages décrits dans la variante B. En parallèle, effectuez l'exercice de la flexion arrière (n°102) le plus souvent possible.**

Variante A
Vous êtes allongé sur le dos, vos jambes sont fléchies, vos pieds sont parallèles et reposent à plat sur le sol. Déposez vos mains sur le sol, les doigts en direction de vos pieds. Tendez les bras et soulevez vos hanches afin de déposer le haut de votre crâne sur le sol. Ensuite, suivant vos capacités, tendez. Vos pieds et vos cuisses restent parallèles. L'étirement se situe au niveau du haut de votre dos, jamais dans le bas du dos, vous risqueriez de vous blesser !
Pour progresser, conservez la mobilité de notre cou : ramenez le menton vers la poitrine puis laissez-le redescendre.

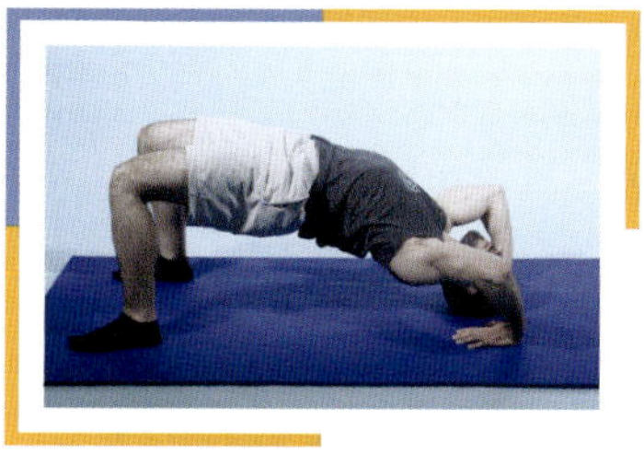

Niveau 1

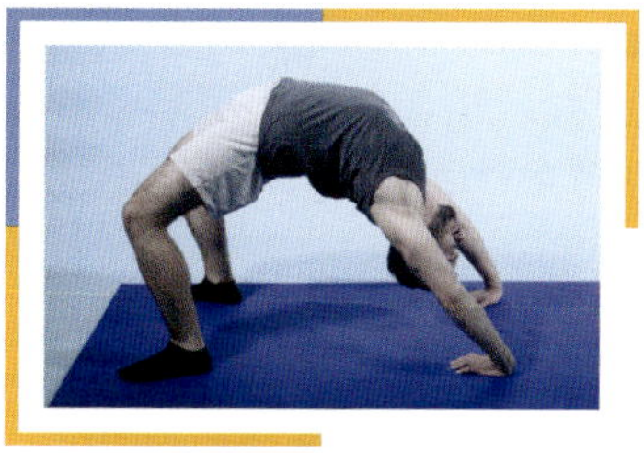

Niveau 2

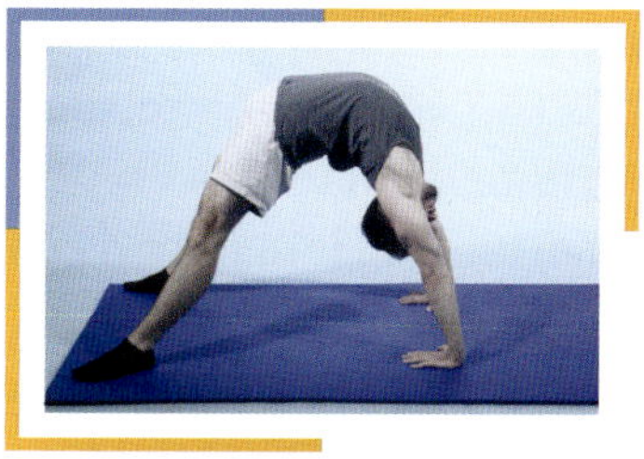

Niveau 3

Variante B : Automassages

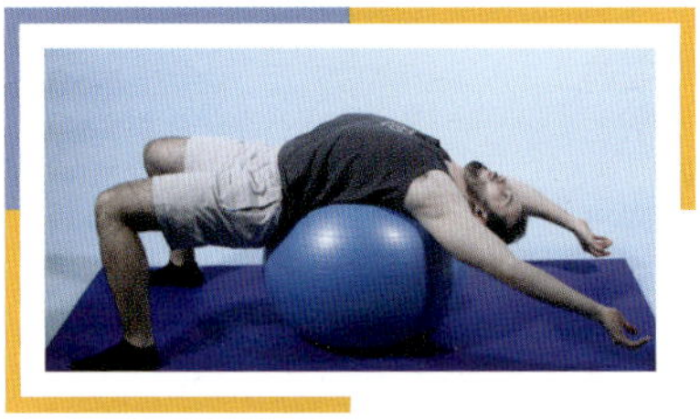

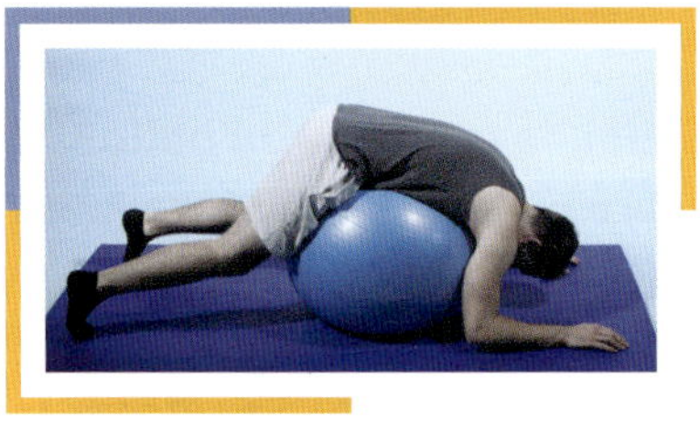

Exercice 104

Allongez-vous, dos en appui sur un ballon (de type « swissball »). Vos jambes sont fléchies, pieds en contact avec le sol. Vos mains sont croisées derrière votre tête ou étendues librement derrière vous. Faites rouler le ballon de haut en bas en étendant puis fléchissant les jambes. Opérez ainsi une dizaine de va-et-vient. Mains toujours placées derrière votre tête, repliez ensuite vos coudes contre votre visage et répétez l'exercice.

Pour vous détendre, vous pouvez également déposer votre buste en appui sur le ballon. Vos bras pendent devant vous, relâchés. Fléchissez les jambes pour effectuer des va-et-vient.

Exercice 105

Allongez-vous sur le dos. Munissez-vous d'un rouleau et placez-le sous le haut de votre dos (pas trop haut, il ne s'agit pas de masser les cervicales). Pliez vos jambes, pieds en contact avec le sol. Vos mains sont croisées derrière votre tête ou reposent librement le long de votre corps. Faites aller et venir le rouleau de haut en bas en étendant puis fléchissant les jambes. Opérez ainsi une dizaine de va-et-vient. Repliez ensuite vos coudes contre votre visage et répétez l'exercice.

Exercice 106

Allongez-vous sur le dos. Pliez vos jambes, pieds en contact avec le sol. Vos mains sont croisées derrière votre tête ou reposent librement le long de votre corps. Effectuez des points de pression le long de votre colonne vertébrale en utilisant une petite balle ronde, dure, lisse ou à picots, ou une double balle[43]. Pour cela, placez la balle sur le bas de votre dos (sur votre colonne) et effectuez de légers mouvements rotatoires avec votre bassin. Ensuite, déplacez-la un peu plus en haut de votre colonne et recommencez. Parcourez ainsi toute la longueur de votre colonne vertébrale. Vous pouvez masser votre nuque de la même manière.

Pour plus d'exercices vous permettant de travailler la mobilité de la colonne, référez-vous notamment aux descriptifs des exercices 75 (p. 286) et 76 (p. 286).
Note : L'exercice de la charrue (n°79 p. 287) est très bénéfique et conseillé.

43. Vous pouvez également placer deux balles de tennis dans une chaussette longue. Vous masserez ainsi les côtés de votre colonne vertébrale

Exercice 107 : La nuque

Test préalable à la pratique.
Si vous n'avez jamais pratiqué l'exercice pour la nuque, testez vos sensations en suivant le descriptif de la « variante A » ci-dessous.

> **Vos sensations sont bonnes, l'exercice vous procure du bien-être : conservez la variante A.**

> **Si la variante A provoque chez vous de l'ennui ou de l'angoisse, préférez la variante B.**

> **Si votre nuque est fortement tendue, débutez par des automassages décrits dans la variante C.**

Variante A

Debout, adoptez une posture bien droite. Expirez en abaissant les épaules au maximum. Inspirez durant 5 à 7 secondes, puis expirez en baissant votre tête, comme si vous souhaitiez que votre menton touche la base de votre cou. Restez en apnée durant 5 secondes. Inspirez profondément puis expirez en relevant votre tête. Restez à nouveau en apnée durant 5 secondes. Continuez ceci en effectuant ce même enchainement. Ensuite, faites de même en penchant la tête en arrière. Finalement, répétez l'exercice en penchant la tête à droite, puis à gauche.

Variante B

Debout, adoptez une posture bien droite. Expirez en abaissant les épaules au maximum. Inspirez amplement, puis expirez en baissant votre tête, comme si vous souhaitiez que votre menton touche la base de votre cou. Respirez profondément durant quelques secondes. Ensuite, inspirez amplement, puis expirez en relevant votre tête. A nouveau, respirez profondément durant quelques secondes. Ensuite, inspirez amplement, puis expirez en penchant la tête en arrière. Poursuivez l'exercice de la même manière en penchant la tête à droite, puis à gauche.

Variante C : Automassages.

Exercice 108

Allongez-vous sur le dos. Pliez vos jambes, pieds en contact avec le sol. Vos mains sont croisées derrière votre tête ou reposent librement le long de votre corps. Effectuez des points de pression sur votre nuque en utilisant une petite balle ronde, dure, lisse ou à picots, ou une double balle. Pour cela, placez la balle à la base de votre nuque et effectuez de légers mouvements de la tête (de haut en bas puis de gauche à droite). Ensuite, déplacez-la un peu plus en haut le long de votre cou et recommencez. Parcourez ainsi toute la longueur de votre nuque.

Exercice 109

Vous pouvez prolonger les automassages de votre nuque à votre tête. Pour cela, utilisez un masseur de tête et effectuez des mouvements de bas en haut.

> **Pour plus d'exercices vous permettant d'assouplir votre nuque, référez-vous notamment aux descriptifs des exercices 16 et 17 (p.273)**

Pour plus d'automassages, visitez notre site internet.
Si vous souhaitez acquérir le matériel nécessaire aux automassages, visitez notre boutique.

https://olivier-lafay.com/souplesse/ **QR CODE** souplesse

QR CODE boutique https://olivier-lafay.com/boutique-2/

Références bibliographiques

1. **Collectif.** *Une vision spirituelle de la crise économique*. Gap: YVES MICHEL; 2012. 280 p.
2. **Hüther G, Potschka F, Petit E.** *Biologie de la peur : Quand le stress devient moteur de changement.* Gap (Hautes-Alpes): Le Souffle d'Or; 2011. 208 p.
3. **Hrdy SB, Hublin P de J-J, Martin T de M.** *Comment nous sommes devenus humains, les origines de l'empathie.* 1ère édition. L'Instant Présent; 2016. 381 p.
4. **Hrdy SB, Bouillot F.** *Les Instincts maternels.* Paris: Payot; 2004. 624 p.
5. **Lowen A.** *Spiritualité du corps - Pratique de la bioénergie.* St-Jean-De-Braye: Dangles; 1999. 230 p.
6. **Lafay O.** *La machine peut-elle jouir ? [Internet].* Méthode Lafay. 2017 [cité 22 déc 2018]. Disponible sur: https://olivier-lafay.com/2017/12/21/la-machine-peut-elle-jouir/
7. **Ehrenberg A.** *Le Culte de la performance.* Paris: Calmann-Lévy; 1991. 323 p.
8. **Lafay O.** *Traque ton esprit sectaire [Internet].* Méthode Lafay. 2018 [cité 22 déc 2018]. Disponible sur: https://olivier-lafay.com/2018/09/29/traque-ton-esprit-sectaire/

9. **Lafay O.** *Pensez un peu [Internet].* Méthode Lafay. 2018 [cité 22 déc 2018]. Disponible sur: https://olivier-lafay.com/2018/09/25/pensez-un-peu/

10. **Lafay O.** *Changement et autonomie [Internet].* Méthode Lafay. 2018 [cité 22 déc 2018]. Disponible sur: https://olivier-lafay.com/2018/09/25/changement-et-autonomie/

11. **Lafay O.** *Quand le boudhiste ouvre sa boïte noire [Internet].* Méthode Lafay. 2017 [cité 22 déc 2018]. Disponible sur: https://olivier-lafay.com/2017/12/08/quand-le-bouddhiste-ouvre-sa-boite-noire/

12. **Kolk BV der, Weil A.** *Le Corps n'oublie rien: Le cerveau, l'esprit et le corps dans la guérison du traumatisme.* Albin Michel; 2018. 592 p.

13. **Lowen A.** *Gagner à en mourir : Une civilisation narcissique.* Paris: Hommes et Groupes; 1987. 311 p.

14. **Van der Kolk BA, Stone L, West J, Rhodes A, Emerson D, Suvak M, et al.** *Yoga as an Adjunctive Treatment for Posttraumatic Stress Disorder: A Randomized Controlled Trial.* The Journal of Clinical Psychiatry. 15 juin 2014;75(06):e559-65.

15. **Church D.** *Le Génie dans vos gènes - Médecine épigénétique.* Escalquens: Dangles; 2013. 426 p.

16. **Wiener N, Roux RL.** *Cybernétique et société. L'usage humain des êtres.* Points; 2014. 224 p.

17. **Gremion G.** *[Is stretching for sports performance still useful? A review of the literature].* Rev Med Suisse. juill 2005;1(28):1830-4.

18. **Fowles JR, Sale DG, MacDougall JD.** *Reduced strength after passive stretch of the human plantarflexors.* Journal of Applied Physiology. 1 sept 2000;89(3):1179-88.

19. **Small K, Naughton LM, Matthews M.** *A Systematic Review into the Efficacy of Static Stretching as Part of a Warm-Up for the Prevention of Exercise-Related Injury.* Research in Sports Medicine. 16 sept 2008;16(3):213-31.

20. **High DM, Howley ET, Franks BD.** *The Effects of Static Stretching and Warm-Up on Prevention of Delayed-Onset Muscle Soreness.* Research Quarterly for Exercise and Sport. 1 déc 1989;60(4):357-61.

21. **Wiemann K, Dr. Klee A.** *The importance of stretching and warming up before stretching peak performance.* Der Leistungssport. 1 janv 2000;4:5-9.

22. **Buroker KC, Schwane JA.** *Does Postexercise Static Stretching Alleviate Delayed Muscle Soreness?* The Physician and Sportsmedicine. 1 juin 1989;17(6):65-83.

23. **Stone M, Ramsey MW, Kinser AM, O'Bryant HS, Ayers C, Sands WA.** *Stretching: Acute and Chronic? The Potential Consequences.* Strength and Conditioning Journal. déc 2006;28(6):66-74.

24. **Thacker SB, Gilchrist J, Stroup DF, Kimsey CD.** *The Impact of Stretching on Sports Injury Risk: A Systematic Review of the Literature: Medicine & Science in Sports & Exercise.* mars 2004;36(3):371-8.

25. **Hart L.** *Effect of Stretching on Sport Injury Risk: a Review.* Clinical Journal of Sport Medicine. mars 2005;15(2):113.

26. **Mueck-Weymann M, Janshoff G, Mueck H.** *Stretching increases heart ratevariability in healthy athletes complaining about limitedmuscular flexibility.* Clin Auton Res. 1 févr 2004;14(1):15-8.

27. **Yamato Y, Hasegawa N, Fujie S, Ogoh S, Iemitsu M.** *Acute effect of stretching one leg on regional arterial stiffness in young men.* Eur J Appl Physiol. 1 juin 2017;117(6):1227-32.

28. **Logan JG, Kim S, Lee M, Byon HD, Yeo S.** *Effects of Static Stretching Exercise on Lumbar Flexibility and Central Arterial Stiffness.* The Journal of Cardiovascular Nursing. 1 juill 2018;33(4):322-8.
29. **Kato M, Masuda T, Ogano M, Hotta K, Takagi H, Tanaka S, et al.** *Stretching Exercises Improve Vascular Endothelial Dysfunction Through Attenuation of Oxidative Stress in Chronic Heart Failure Patients With an Implantable Cardioverter Defibrillator.* Journal of Cardiopulmonary Rehabilitation and Prevention. 1 mars 2017;37(2):130-8.
30. **Mohan V, Aziz KBK, Kamaruddin K, Leonard JH, Das S, Jagannathan MG.** *Effect of intercostal stretch on pulmonary function parameters among healthy males.* EXCLI J. 15 juin 2012;11:284-90.
31. **Hardy M, Woodall W.** *Therapeutic effects of heat, cold, and stretch on connective tissue.* Journal of Hand Therapy. 1 avr 1998;11(2):148-56.
32. **Berrueta L, Muskaj I, Olenich S, Butler T, Badger GJ, Colas RA, et al.** *Stretching impacts inflammation resolution in connective tissue.* J Cell Physiol. juill 2016;231(7):1621-7.
33. **Corey SM, Vizzard MA, Bouffard NA, Badger GJ, Langevin HM.** *Stretching of the Back Improves Gait, Mechanical Sensitivity and Connective Tissue Inflammation in a Rodent Model.* PLoS One [Internet]. 6 janv 2012 [cité 23 déc 2018];7(1). Disponible sur: https://www.ncbi.nlm.nih.gov/pmc/articles/PMC3253101/
34. **Bernstein EE, McNally RJ.** *Acute aerobic exercise helps overcome emotion regulation deficits.* Cognition and Emotion. 19 mai 2017;31(4):834-43.
35. **Rhodes A, Spinazzola J, van der Kolk B.** *Yoga for Adult Women with Chronic PTSD: A Long-Term Follow-Up Study.* The Journal of Alternative and Complementary Medicine. 10 févr 2016;22(3):189-96.
36. **Reich W.** *L'analyse caractérielle.* PAYOT. Paris: Payot; 2006. 285 p.
37. **Ehrenberg A.** *La Fatigue d'être soi. Dépression et société.* Odile Jacob; 2000. 414 p.
38. **Wittezaele J-J.** *L'homme relationnel.* Paris: Seuil; 2003. 352 p.
39. **Rothschild B, Ducène F, Schils M.** *Le corps se souvient : Mémoire somatique et traitement du trauma.* Bruxelles; Paris: De Boeck; 2008. 217 p.
40. **Hall ET.** *La Dimension cachée.* Paris: Points; 2014. 256 p.
41. **Dürckheim KG, Vic C. HARA :** *Centre vital de l'homme.* 14e édition. Paris: Courrier du Livre; 2005. 256 p.
42. **Lafay O.** *Couple et changement [Internet].* Méthode Lafay. 2017 [cité 22 déc 2018]. Disponible sur: https://olivier-lafay.com/2017/12/01/couple-et-changement/
43. **Nardone G.** *Chevaucher son tigre. ou comment résoudre des problèmes compliqués avec des solutions simples.* Paris: Le Seuil; 2008. 128 p.
44. **Watzlawick P.** *Comment réussir à échouer. Trouver l'ultrasolution.* Points; 2014. 128 p.
45. **Lafay O.** *Méthode de musculation - Tome 2 : L'espace stratégique - Optimisez votre fonctionnement pour un rendement athlétique supérieur.* Paris: AMPHORA; 2014. 272 p.
46. **Levine P.** *Guérir par-delà les mots - Comment le corps dissipe le traumatisme et restaure le bien-être.* InterEditions; 2014. 432 p.
47. **Myers TW.** *Anatomy Trains: Myofascial Meridians for Manual and Movement Therapists. 1 edition.* Edinburgh ; New York: Churchill Livingstone; 2001. 308 p.
48. **Aguilar N, Gallegos R.** *The Power of Posture.* 1st edition. Veluxio Naturals; 2013.
49. **Kapandji A-I, Saillant G.** *Anatomie fonctionelle, tome 3 : Tête et rachis.* 6e édition. Maloine; 2007. 316 p.

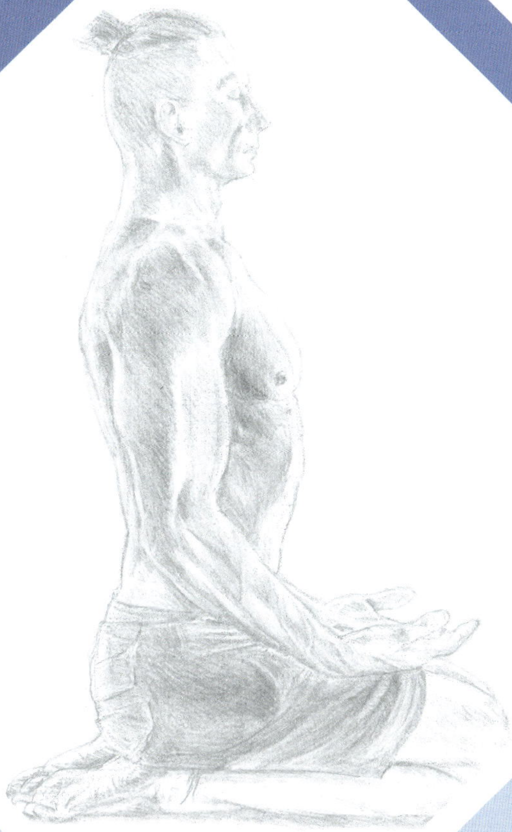

CHAPITRE V

MUSCULATION MÉDITATIVE

L'ultime connexion

« La guerre témoigne d'une incapacité à régler de façon complexe des problèmes fondamentaux. »

Edgar Morin (1)

INTRODUCTION

***Musculation méditative*. Ce qui apparaît comme un oxymore habituellement est pourtant ce vers quoi nous devrions tendre et finalement parvenir au fil de notre pratique.**

Le premier chapitre de cet ouvrage, « Pour une beauté athlétique durable » p.27, exposait comment nous avions été dissociés de nous-même par les pressions et tensions, malheureusement trop fréquentes au sein de la société (travail, école, relations affectives, ...) et des familles (2). Même si ces dernières sont de faible intensité, elles peuvent être à l'origine de ce que l'on nomme, en psychologie, un syndrome de **Stress Sous Contrainte Prolongée** (SSCP) (3). Aussi pouvons-nous être insérés dans la société, et pourtant les inhibitions passées et les pressions actuelles s'additionnent jour après jour, sans possibilité d'« être tranquille », simplement.

Pour se tenir à distance du vécu refoulé, des comportements visant à fuir ces souffrances vont se mettre en place... et la pratique de la musculation peut en être un exemple. Mais, avec la musculation méditative, le renversement idéologique dont nous parlions dans le premier chapitre est total. La musculation ne servira plus la fuite de soi et de ses souffrances. Ce ne sera plus une activité de décharge partielle des tensions et qui use plus qu'elle ne construit. Ce ne sera plus une activité de remise en acte des violences subies.

La prise de conscience de l'existence d'une mémoire traumatique, d'un refoulé émotionnel, de sensations réprimées, incomprises, et ses conséquences notamment dans la pratique sportive, nous permet d'envisager qu'un autre chemin existe, avec une autre finalité.

Et cette autre finalité, **c'est la lutte efficace contre l'entropie**[1]. Et c'est par la **reconnexion à soi** que nous pourrons y parvenir.

Dans la première partie de ce chapitre, nous allons décortiquer ce qui fonde l'approche habituelle de la musculation, qui se caractérise par des valeurs et un imaginaire guerrier, en montrant ce qui la distingue de l'approche méditative de Sybernetics.
Cette dernière vous sera ensuite détaillée dans la seconde partie, qu'il s'agisse de la gestion des séances d'entraînement elles-mêmes ou du quotidien.

1. Entropie : tendance d'un système à se désorganiser

I. DE LA MUSCULATION CLASSIQUE À LA MUSCULATION MÉDITATIVE

A. UNE ÉPISTÉMOLOGIE DE LA GUERRE

Le terme *épistémologie* recouvre l'ensemble des présupposés qui orientent nos choix et comportements (4). Dans le cas de la musculation, cette épistémologie est d'inspiration guerrière, la croissance musculaire et athlétique ne pouvant être obtenue qu'à l'issue d'un combat héroïque, entre soi et soi. Ces valeurs s'ancrent dans un vécu stressant et douloureux, répétés, dont nous n'avons plus conscience et qui œuvrent à notre insu.

1. L'apologie de la violence

Partout dans le monde du sport ou de la musculation, les injonctions à se faire violence sont légions : « no pain no gain » (*pas de souffrance, pas de progrès*) est le slogan le plus usité, mais il en existe bien d'autres, qui témoignent de ce même amour pour la souffrance : « train hard or go home » (*entraîne-toi dur ou rentre chez toi*), « tears, sweat and blood » (*des larmes, de la sueur et du sang*), ...

Mais d'où viennent ces slogans et quelles fonctions remplissent-ils chez ceux qui les arborent fièrement ?

Si l'on prend l'exemple du slogan « *no pain no gain* », on constate que celui-ci a été popularisé par Jane Fonda dans les années 80. L'actrice utilisait ce slogan dans une série de vidéos d'aérobics, dans laquelle elle encourageait les spectateurs à « feel the burn » (*sentez la brûlure*). Elle insistait alors sur le fait de continuer à produire des efforts, surtout à partir du moment où les muscles deviennent douloureux.

Si Jane Fonda a insisté sur le fait de se faire du mal de la sorte, ce n'est pas un hasard. Le lecteur ayant lu le premier chapitre de notre ouvrage, peut d'ores et déjà deviner, s'il ne le sait pas déjà, qu'elle a dû vivre des événements terribles.
Cela expliquerait qu'elle puisse prêcher la sortie toujours plus forte de la zone de confort. Après tout, un organisme sain ne devrait pas rechercher la douleur, comme nous l'avons démontré dans le chapitre Pour une beauté athlétique durable p.27.

Et effectivement, Jane Fonda a révélé, à l'âge de 79 ans, avoir été violée durant son enfance (5). Sa mère elle-même avait été victime d'abus sexuels. En passant à la télévision, Jane Fonda a bénéficié d'une grande audience, qui a pu entendre ses injonctions à s'astreindre à un entraînement douloureux. Leur grande popularité s'explique notamment par les mutations sociales récentes, depuis les années 50, enjoignant chacun d'entre nous à être dur, intransigeant avec nous-mêmes et donc à refouler nos émotions (6). C'est donc un slogan qui ne peut trouver d'écho que chez les individus ayant été eux-mêmes touchés par des stress et violences répétés, et qui ne peuvent que les revendiquer, afin de ne pas s'afficher comme victime (7).

Si ce slogan ainsi que les autres, sont le produit d'individus ayant reçu une certaine éducation, c'est que la vision classique de la musculation est en fait le prolongement d'une vision du monde[2], formatée par la socio-culture en place, dont la famille se fait le relais au sein du foyer (9).

Nous avons donc une culture, une société, des familles, produisant des traumatismes à grande échelle, générant en masse des violences (guerres de tous contre tous) et des individus marqués durablement (10). Dans ce cadre, la musculation ne peut qu'être une activité de compensation, de rejouement des violences subies et de fuite de soi. La conception même des programmes de musculation classique sert ces objectifs et cette fuite.

D'où le fait que l'Approche Stratégique (voir p.111) de Sybernetics fasse ovni dans le monde de la musculation. En effet, les fondamentaux de la musculation classique reposent sur un travail à (très) haute intensité et des poids de plus en plus lourds à soulever. Que le travail soit réalisé en séries courtes, ou séries plus longues, ne remet pas en cause ces fondamentaux, là où **Sybernetics invite à revenir dans sa zone de confort tout en l'élargissant en douceur, grâce à un Entraînement Stratégique.**

Ces fondamentaux nous éloignent alors de la reconnexion à soi, pour laquelle l'usage de séries longues et de charges légères, dans le cadre de l'Attitude Efficiente, sont un atout de poids, bien que non suffisante.

Et s'il est vrai qu'il est possible de progresser en performances et en volume musculaire avec un entraînement classique, il est aussi vrai qu'il s'agit là de la voie royale pour détruire sa santé.En effet, pour soulever des charges lourdes, pour arracher des répétitions

2. « Une philosophie de la vie génère un certain type de développements théoriques et pratiques de la musculation. » Olivier Lafay (8)

au prix de pauses courtes[3], couper sa respiration est un passage obligatoire. Les pauses courtes permettent de reprendre son souffle, un souffle court et superficiel, avant de rajouter des répétitions, en apnée pendant une bonne partie du mouvement, pour faire face à la difficulté de l'exercice.
Il semble évident qu'une respiration dysfonctionnelle, voire de l'apnée pendant quelques répétitions ou des séries entières, ne peut permettre à l'organisme de fonctionner de manière optimale. D'où la nécessité de travailler sur des séries courtes et moyennes pour faire du muscle. Travailler en apnée sur des séries longues est impossible : on ne peut réaliser plusieurs séries longues, avec peu de temps de repos pour récupérer, en respirant mal. En revanche, sur un effort bref et intense, ou lors de séries longues avec des temps de repos longs, ce stress supplémentaire imposé à l'organisme est « supportable », au moins le temps de réaliser l'exercice.

Néanmoins, le stress imposé reste important, et celui-ci peut générer de l'appréhension et être démotivant. Comment donc surmonter l'obstacle qu'est ce stress et s'imposer tout de même l'effort à venir ?

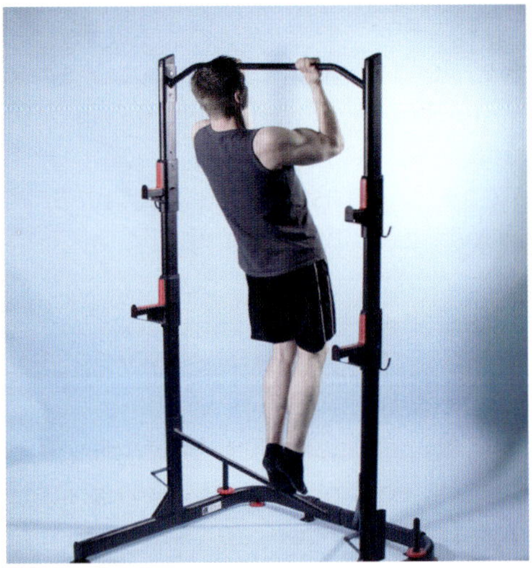

> **En se fantasmant comme « plus » qu'un simple être humain. En s'imaginant être un combattant, un héros, voire un super-héros.**

2. Un imaginaire guerrier

Cet investissement dans l'imaginaire a pour but de (se) donner une image de soi valorisante. Il s'agit de ne plus être une victime, ce qui est socialement mal vu, mais de passer pour quelqu'un qui sait se prendre en charge, et prendre en charge sa souffrance. Or, si l'on investit en temps, en énergie, en argent dans cette image de soi[4], alors que ce n'est finalement qu'une image, un masque que l'on montre aux autres, c'est par compensation.

3. Lorsqu'une série d'exercice est difficile, il est possible en prenant une pause, qui dure de 1 à 5 secondes en moyenne, de récupérer un peu d'énergie permettant d'ajouter des répétitions.

4. « Plus le traumatisme a été sévère, plus l'investissement d'énergie dans l'image ou l'illusion sera important, mais dans tous les cas l'investissement est considérable. Toute part d'énergie qui se disperse pour des illusions ou dans un but irréel n'est pas disponible pour l'existence quotidienne, dans le présent. » Alexander Lowen (11)

Celui qui souhaite devenir très volumineux veut devenir aussi fort qu'il s'est senti faible. Celui qui montre qu'il est courageux et « ose » se faire du mal, veut masquer sa peur. Celui qui s'identifie aux super-héros veut compenser la vulnérabilité qu'il a pu ressentir, et qu'il ressent toujours. Une vulnérabilité qu'il assimile à de la faiblesse, ce qui lui est inacceptable.

Il s'agit de compenser ses peurs profondes et son manque d'amour, et pour cela de susciter la crainte ou l'admiration (12), ou un mélange des deux. Dans cet objectif, l'image dans laquelle on s'investit doit être conforme aux valeurs de l'idéologie dominante, et à ce qui est socialement vu comme valorisant.

C'est donc un imaginaire guerrier qui va se mettre en place. Le sportif va s'imaginer être un combattant, un soldat, un héros, voire un super héros. Il s'agit d'être un guerrier qui va affronter les obstacles de manière frontale, et les surmonter un par un, dans la souffrance et la douleur.
Cela va nécessiter du temps, de l'énergie, des sacrifices. Mais qu'importe ! C'est comme cela qu'un guerrier avance dans le combat contre lui-même... pour obtenir du muscle.
Les séances de musculation se font sous l'angle du forçage du corps. Les programmes sont des plans à appliquer : peu importe les difficultés, la fatigue, le stress de la vie quotidienne, le sportif est soumis aux plans et cycles de progressions qui s'imposent à lui.

« **La manière occidentale de procéder peut se résumer ainsi :**

1 = on définit un idéal
2 = on élabore un plan pour l'atteindre
3 = on essaie, à l'aide de ce plan, de faire rentrer l'idéal dans la réalité, selon une conception héroïque de l'action. C'est-à-dire que l'on force la réalité pour qu'elle se conforme à notre idéal, en fonction du plan que l'on a conçu. On y va « à coups de volonté ».

On modifie peu le plan quand on échoue, on se dit simplement qu'il faut forcer davantage, tenir bon, faire encore plus (de la même chose). »
Olivier Lafay (13)

Il doit donc faire en sorte de pouvoir fournir les efforts nécessaires à l'atteinte des objectifs prévus. Même si son état physique ne lui permet pas, même si l'appréhension de l'effort, la baisse de la motivation, le dégoût, pointent leur nez, il doit y aller envers et contre tous ces signaux.

Il doit ne pas en tenir compte, et, s'il en tient compte, se raconter une histoire valorisante autour de la violence qu'il va se faire à lui-même, encore et encore.
Ces signaux d'alerte, dont il faudrait tenir compte pour se respecter, pour progresser sans violence, seront interprétés comme étant des faiblesses à combattre. Le sportif les relativisera en se disant qu'ils sont « dans la tête », que c'est seulement psychologique et, qu'à ce titre, elles ne sont pas à écouter et même qu'il faut les nier, les refouler et continuer à forcer encore et encore, malgré tout.

Et sur cette base qui n'est absolument pas scientifique, le sportif pourra s'imaginer avoir été un fier combattant, un grand guerrier qui a réussi à repousser ses faiblesses et les transformer en force. Ne s'étant pas écouté, il serait puissant.

Cet imaginaire du combattant qui va transformer ses faiblesses en force, qui se renforce même dans la douleur et par la douleur, est totalement en phase avec l'idée de « résilience »[5] tant vantée dans nos sociétés. La « résilience » se mesure, dans ce cadre, à notre capacité à rentrer dans le moule sociétal et à notre capacité à s'élever sur l'échelle de la dominance, malgré (et même grâce à) ce que l'on a pu subir, et ce que l'on peut continuer de subir.

Le plus conforme à la société, qu'importe que cette société ait des règles de fonctionnement qui aillent à l'encontre des intérêts individuels[6], c'est celui qui est « résilient ».
Mais nous le disions au premier chapitre, la résilience mesurée par le degré de fonctionnalité dans la société, ce n'est pas suffisant, pour nous.

C'est pourquoi avoir le plus beau masque, développer la plus grosse armure (de muscles), ne sont pas, de notre point de vue, des indicateurs valables de « réussite » ou de « bonheur ».
Cette réussite supposée, ce bonheur affiché, reposent en effet sur des fondations malsaines : un combat permanent contre soi-même, contre ses résistances, sa mémoire traumatique, ses souffrances refoulées.

---

5. Selon Stefan Vanistendael, la résilience est « la capacité à réussir, à vivre, et à se développer positivement de manière socialement acceptable, en dépit du stress ou d'une adversité qui comporte normalement le risque grave d'une issue négative. »

6. Il apparaît clairement que la société en l'état ne s'inquiète pas de la zone de confort des individus et de leur épanouissement personnel.

C'est un combat qui repose sur l'idée que le corps et l'esprit ont un lien de subordination entre eux : l'esprit serait supérieur au corps. L'esprit commanderait le corps et lui ferait accomplir ce qu'il désire, sans d'ailleurs se questionner sur ses désirs, ni sur son fonctionnement…

C'est de cette manière qu'est justifiée la violence faite à soi, notamment en musculation.

L'idée de pouvoir imposer sa volonté au corps provient d'une illusion qu'a la conscience, d'être à l'origine des actions que le corps réalise. Cette illusion[7] repose sur le fait que la conscience, par définition, n'a conscience que ce dont elle a conscience : elle n'a pas conscience du reste (qui est du domaine de l'inconscient).
Or, lorsqu'une décision est prise, elle est le fruit d'un système entier et pas uniquement d'une conscience, qui déciderait et ferait appliquer au corps ce qu'elle a décidé.
Plus que ça, la conscience est même un « outil d'enregistrement » des actions réalisées. Elle ne prend conscience d'une action, qu'une fois que celle-ci est entamée. Elle ne précède pas l'action, elle lui succède[8] (14) !

Lorsque cette donnée n'est pas connue, et que de plus le Moi conscient a été coupé de ses racines inconscientes, alors il se définit comme un esprit ayant le pouvoir de décider ce qu'il va faire exécuter au corps.
Or, le corps et l'esprit forment un tout, ce sont les deux faces d'une même pièce. Et lorsque l'on agit, c'est le tout corps-esprit qui réalise l'action.

Alors, si ce n'est pas l'esprit qui décide librement de ce que le corps fera, la question qui se pose alors est : quelle est la partie de soi qui peut conduire le tout corps-esprit que nous sommes, à se faire du mal ?

7. « Le sentiment d'être la cause d'une action ne date pas des états mentaux qui l'ont précédée, mais d'états mentaux qui se seraient formés après son exécution » Marc Jeannerod

8. Benjamin Libet, prix Nobel virtuel de psychologie en 2003 pour ses travaux sur la conscience et le libre-arbitre, a réalisé une expérience. Celle-ci démontrait que la conscience ne prenait conscience d'avoir débuté une action qu'après que la personne ait décidé de réaliser cette action. Autrement dit, la conscience n'était pas la cause de l'action volontaire.

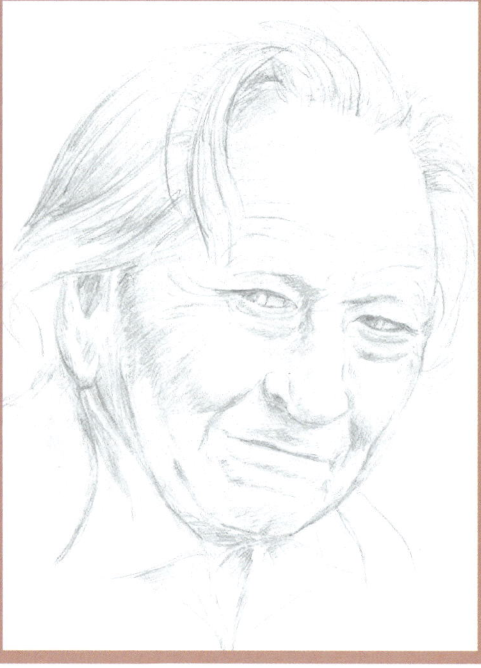

« Après tout, l'homme a agi selon ce qu'il croyait être le «bon sens» et le voilà aujourd'hui dans le pétrin. Il ne voit pas exactement où chercher l'origine de ses déboires, et il se sent lui-même plus ou moins victime d'une injustice. Il ne se considère toujours pas comme faisant partie du système qui ne tourne pas rond, et il s'obstine à accuser le reste du système, où bien à se blâmer lui-même. »

Gregory Bateson

B. LE TOURNANT

1. Un changement de regard

Maintenant qu'il est clair que le corps ne peut combattre l'esprit, et inversement, il est temps de comprendre la nature du combat contre soi-même qui est promu et mené dans le monde du sport.

Le combat contre soi-même est en fait un combat du Moi, contre le Soi.

Le Soi englobe le Moi conscient, en y ajoutant toute la partie animale de notre Être, faite d'instincts, de pulsions et d'émotions. Il s'agit de notre personne tout entière. Nous commençons à le percevoir lorsque nous nous reconnectons à notre bas-ventre, l'un des piliers de notre santé (voir chapitre souplesse p. 217).

Le Moi, tel un rameau du Soi, est défini par Karlfried Graf Dürckheim comme le « siège naturel de la conscience » (15), localisé dans la partie supérieure du corps. L'enfant, qui en est dépourvu à la naissance, va en grandissant développer une conscience, un Moi, qui peut sous la pression des violences être amené à rejeter la part animale de son Être. La grâce animale qu'il exprimait dès la naissance, porté par un élan vital spontané, ne

demandant qu'à être guidé, sera brisée et mise sous clé.
La construction de notre Moi nécessite d'expérimenter nos limites : ce que nous pouvons faire seul et ce qui nécessite une aide extérieure pour être accompli. C'est la présence d'une figure d'attachement sécure, dans l'enfance, qui va permettre d'identifier nos limites et de les élargir. En effet, la présence d'une figure réconfortante nous encourage à explorer le monde, en même temps qu'elle nous apporte des compensations affectives suite aux frustrations vécues lors de nos explorations.

En l'absence d'une figure réconfortante, nous sommes livrés à notre détresse et donc contraints de nous dissocier de notre part animale, émotionnelle (cf. chapitre Pour une beauté athlétique durable p.51). Ces défenses, fruits de la mémoire traumatique qui se constitue, vont effectivement permettre la survie dans la plus grande partie des cas[9], mais au prix d'une perte de souplesse adaptative, d'une forte répression émotionnelle, et de tensions musculaires qui vont devenir chroniques et former la « structure caractérielle » (17) de l'individu et donc, une personnalité figée.

Le Moi, c'est finalement le caractère qui se forme et qui est constitué des interdits parentaux, notamment sous forme de mémoire traumatique, et des conditionnements socio-culturels[10].

Les parents, se faisant le relais du pouvoir en place, formatent de cette façon l'enfant pour qu'il puisse, en grandissant, s'intégrer dans la structure économique et sociale en place, et participer à sa perpétuation, quand bien même cette structure sera destructrice pour lui, les autres et le monde.

L'individu ainsi constitué, ayant perdu contact avec ses besoins profonds, refoulés pour la survie, n'a plus de « boussole intérieure » pour le guider vers ce qui est bon pour lui. Cette boussole intérieure, venant du ventre, est inaccessible et déréglée. Il tient à distance, en se tenant à distance de cette boussole intérieure, le vécu refoulé (18). Pour cette raison, la musculation classique permet certes de se décharger de certaines tensions sur le court terme, en sortant de l'état de figement ou en l'évitant (par le combat), dans lequel les traumatismes ont placé l'individu, mais la décharge des tensions n'est pas écologique : l'agressivité qui est déchargée est orientée vers le sportif lui-même, qui doit subir et gérer les tensions qu'il s'inflige et s'ajoutent aux tensions déjà existantes.

9. D'après une étude citée par Sarah Blaffer Hrdy, la majorité des morts subites sont dues à des tentatives d'étouffement réussies par la mère (16).

10. Il est surmonté d'un Surmoi, somme des jugements parentaux et sociétaux, qui orientent l'idée du Bien et du Mal, et poussent à agir, sans recul.

« Il y a deux formes défectueuses du Moi : un Moi dont l'habitacle est sclérosé et un Moi auquel il manque l'habitacle. » Karlfried Graf Dürckheim (15)

Pour s'enraciner, il va falloir dans un cas ouvrir les portes de la citadelle (Moi fort), dans l'autre cas renforcer les frontières afin de s'individualiser (Moi faible). C'est le projet de Sybernetics que de vous permettre cet ajustement de vos frontières personnelles.
En effet, nos muscles et notre peau constitue nos limites physiques, extérieures, visibles. Ce sont elles qui nous distinguent du reste du monde, en même temps qu'elles nous permettent de rentrer en interaction, de sentir, d'être touché.
Le Moi fort apprécie la tension et la recherche, mais du même coup s'expose aux effets délétères de la confrontation et du combat permanent, tandis que le Moi faible présente un attrait pour la fuite des conflits, et peine à s'affirmer auprès des autres. L'absence de souplesse dans la gestion de nos frontières, à l'inverse du Moi souple, capable d'aller vers le monde comme de s'en retirer, en fonction du contexte, conditionne nos relations aux autres et au monde, nos insatisfactions relationnelles et la rémanence de certains schémas.

Pour illustrer ces propos, nous prendrons l'exemple de la sexualité dans le cas d'un Moi fort et d'un Moi faible.

Pour le Moi fort masculin, la sexualité est un instrument de pouvoir sur l'autre, de conquête, mais l'excitation sexuelle ne peut le pénétrer tout entier de sorte que l'orgasme complet lui reste hors de portée. Le Moi fort féminin aura tendance à rejeter l'homme et la sexualité, se tournant vers la conquête du monde. La puissance orgastique, de même que pour son pendant masculin, reste faible, avec un orgasme limité aux organes génitaux (20).

Le Moi faible masculin, restant en retrait, investit peu la sexualité. S'il le fait, ses perceptions sexuelles resteront faibles, mais il aura tendance à les percevoir comme exceptionnelles. Le Moi faible féminin se distingue par une sexualité désordonnée, avec des relations brèves et multiples. De même que pour son pendant masculin, les perceptions sexuelles seront déformées et exagérées quant à leur intensité.

Le Moi fort est fixé dans une position d'expansion. Le Moi faible est fixé dans une position de retrait. Parvenir au Moi souple nécessite de retrouver cette alternance expansion – retrait, caractéristique pulsatile de la vie. Pour y parvenir, il faudra, en conscience, alterner entre des phases de renforcement et d'assouplissement de nos limites.

Dans ce processus, l'angoisse surviendra à des moments différents pour les deux profils. Le Moi fort craint de s'assouplir et de perdre la perception de sa tension musculaire, sur laquelle repose son identité. Dissoudre son armure revient à perdre la perception de soi, à s'indifférencier.
Le Moi faible, quant à lui, craint d'ériger des frontières plus nettes entre lui et le monde. Réguler le flux d'émotions et d'informations qui lui parviennent constamment risque d'aboutir à la perception d'un vide intérieur angoissant.

Pour guider ce processus, nous vous listons dans le tableau suivant les actions permettant d'assouplir ou de renforcer vos limites corporelles.

	Renforcement des limites	Assouplissement des limites
Musculation	Accroissement des qualités athlétiques Charges additionnelles Apprentissage de l'effort	Douce et progressive Poids du corps Apprentissage de la douceur
Souplesse	Posture de yoga	Étirements
Endurance	Sport de combat	Fuite = course / vélo
Nutrition	Prise de masse Perte des graisses excédentaires	Plaisir

Comment se repérer dans ce dédale selon que l'on est plutôt un Moi fort ou faible ?

Le Moi faible, comme nous le disions précédemment, a besoin de sentir ses propres limites, afin de gagner en assurance et par la suite les renforcer. Ayant un attrait pour la relaxation, l'assouplissement des frontières, il pourra se diriger dans un premier temps vers l'alimentation plaisir, les étirements qui induisent une relaxation (p.256) et la pratique douce de la musculation, en cherchant à percevoir son corps en mouvement, sans se focaliser sur la performance. Il pourra ensuite se diriger vers les activités génératrices de tensions, afin d'accroître sa tolérance à la tension (prise de masse, sport de combat etc.).

Le Moi fort au contraire, partira de ses alliés : les activités génératrices de tensions, de renforcement de ses limites, pour ensuite progressivement augmenter sa tolérance à la relaxation (étirements favorisant la relaxation, musculation douce etc.).

Après ces informations d'ordre générale, nous allons vous accompagner pas à pas au cours de vos séances, avec des repères clairs, avant, pendant et après, afin d'assouplir et renforcer au mieux vos propres limites.

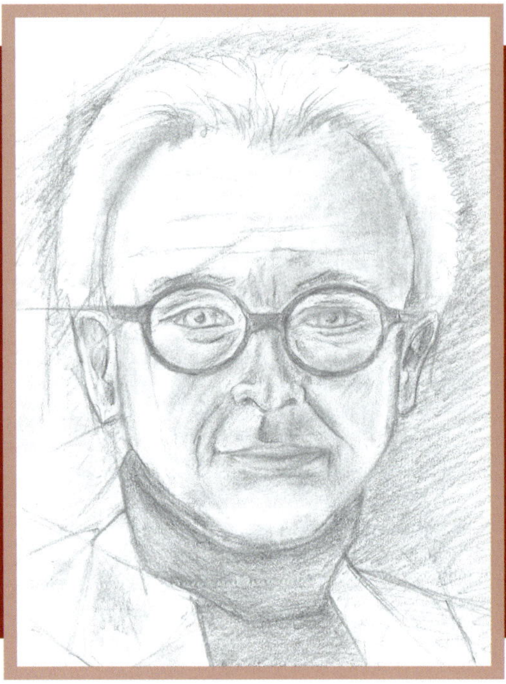

« La tentative pour vivre en accord pacifique avec les autres est une extension de l'effort fait pour se préserver. »

Antonio Damasio

II. MUSCULATION MÉDITATIVE : VERS LA RECONNEXION À SOI

Pour se reconnecter à soi-même, il faut apprendre à évaluer son état émotionnel. Ceci est valable dans votre quotidien, mais également au début de vos séances de musculation, en restant attentif à votre ressenti tout au long de la séance.

Le premier outil que nous vous proposons pour cela est le SUDS, Subjective Units of Distress Scale[11], créé par Wolpe en 1969. Il s'agit d'une mesure subjective qui permet d'évaluer son état émotionnel sur une échelle de 1 à 10. L'utilisation de cette échelle est une première attention portée à soi-même. Elle permet de prendre le temps de se tourner vers soi et, par l'évaluation de son état émotionnel, de prendre conscience de ce qui se passe en soi.

11. Unité d'échelle subjective du stress.

Voici cette échelle :

0 = Paix, sérénité, soulagement total.
1 = Sensation de bien-être global.
2 = Un peu contrarié mais cela n'était pas perçu à moins d'y prêter une attention particulière.
3 = Contrarié, suffisamment pour que vous le remarquiez.
4 = Suffisamment contrarié pour avoir du mal à penser à autre chose.
5 = Contrarié au point d'être mal à l'aise. Vous ne vous sentez pas bien, mais vous pouvez le gérer.
6 = Vous vous sentez mal au point de chercher comment vous calmer.
7 = Début de panique, il est difficile de garder le contrôle.
8 = Vous êtes paniqué.
9 = Sentiment de désespoir. Vous avez peur de ce que vous pourriez faire. Vous avez l'impression de pouvoir perdre le contrôle de vos émotions.
10 = Vous vous sentez submergé, dépassé par la situation. Dans votre esprit, même discuter avec quelqu'un serait vain car vous n'imaginez pas pouvoir être compris par qui que ce soit.

Un état de stress important ne se caractérise pas uniquement par une forte colère ressentie. Se sentir fébrile, sur le point de « craquer », en larmes, en sanglots, entre aussi dans la catégorie d'un état émotionnel extrême.

Vous pouvez compléter cette évaluation par des paramètres plus objectifs de votre niveau de stress et d'activation de votre système nerveux autonome (21) :

1) État de relaxation : respiration ample et facile, rythme cardiaque au ralenti, carnation est normale.
2) Légère excitation : respiration et rythme cardiaque qui peuvent s'accélérer un peu, la peau peu s'humidifier et pâlir légèrement.
3) Hyperstimulation modérée : pulsations cardiaques rapides, respiration rapide, pâleur.
4) Hyperstimulation aiguë : pulsations cardiaques et respiration accélérées, pâleur du visage, sueurs froides.
5) Hyperstimulation dangereuse : pâleur de la peau associée à un rythme cardiaque lent, ou respiration rapide associée à un rythme cardiaque lent, ou respiration lente associées à un rythme cardiaque rapide.

Si votre niveau de stress est élevé, il sera important de prendre le temps de ramener votre état émotionnel à un niveau plus faible.

A. LA GESTION DE LA SÉANCE

1. Avant

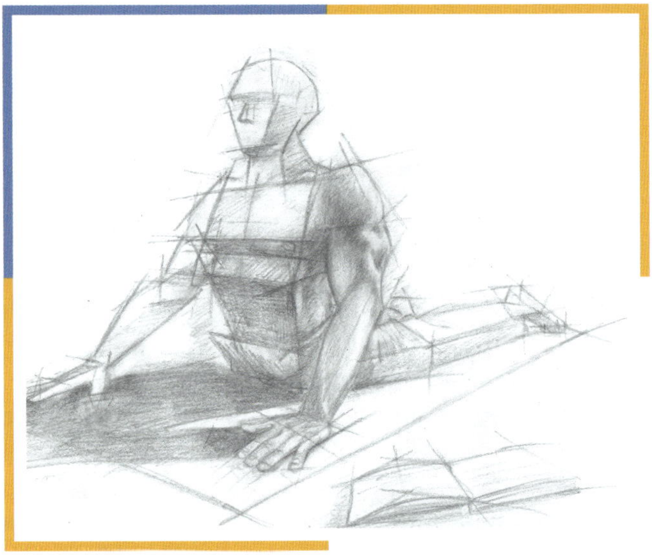

En cas de niveau de stress élevé avant une séance, deux exercices peuvent être réalisés. Ceux-ci sont tirés du Jin Shin Jyutsu, une pratique japonaise dont les bienfaits sur l'état émotionnel sont exceptionnels. Ils vous aideront en outre à entrer dans la séance dans un état méditatif.

Premier exercice :

Assis, placez la main droite sous l'aisselle gauche, et la main gauche sur votre bras droit, comme si vous vous faisiez un câlin. Vous pouvez fermer les yeux si vous le souhaitez. Restez dans cette position au minimum une minute.

Deuxième exercice :

A faire à la suite du premier exercice : assis, placez la main droite sur le front, et la main gauche sur la poitrine. Restez dans cette position au minimum une minute. Puis, sans bouger la main gauche, placez ensuite la main droite sur votre ventre.
Maintenez la position une nouvelle minute au minimum.

Une fois ces exercices réalisés, vous pouvez passer à l'échauffement (voir p. 106) puis à votre séance.

2. Pendant

> « Pour que ces exercices de musculation particuliers soient efficaces, il faut les accomplir avec l'aide de la conscience corporelle, en portant attention aux sensation corporelles en général et, tout spécialement, à celles des muscles concernés [...] Continuer à s'exercer « jusqu'à la brûlure » n'est d'aucun secours pour construire la tonicité musculaire propre à endiguer les émotions. Au contraire, les exercices qui favorisent les sensations de calme, de solidité et de plus grande présence à soi sont bénéfiques. Tous ceux qui entraînent de l'anxiété, des nausées, de la désorientation, etc., ne le sont bien entendu pas. L'idée directrice est de réaliser du simple fait d'être dans son corps une expérience positive en développant les muscles qui peuvent le mieux contenir l'hyperstimulation et toute la gamme des émotions. Le but ultérieur est de réaliser du seul fait d'être dans son corps une expérience tellement positive que l'on a envie d'y rester et de continuer la pratique des exercices. En ce sens, cela devient auto-gratifiant. » Babette Rothschild (21)

Au cours d'une séance nous pouvons expérimenter trois types de sensation, du plus superficiel au plus profond. Le premier niveau correspondra aux signaux les plus faciles à percevoir, et nous allons descendre jusqu'au troisième niveau, le plus profond.

Niveau 1

Le niveau correspond aux signaux, qu'ils soient positifs ou négatifs, qui sont les plus aisés à percevoir. Ils sont directement liés au déroulement de la séance.

Les négatifs ont été mentionnés succinctement précédemment, il s'agit des signaux d'alertes qui surviennent en séance, et qui peuvent se manifester de façon psychologique et/ou physique. Ces signaux sont directement reliés à l'effort à venir/en cours/réalisé, et à la qualité d'exécution de chaque exercice.
C'est-à-dire que la modulation intelligente de l'effort ou une meilleure exécution des exercices permet d'y mettre fin immédiatement[12].

12. Nous excluons ici le cas des douleurs liées à une blessure, et qui pourraient persister même après l'effort, bien évidemment. Si cela vous arrive, reportez-vous au chapitre Prophylaction p. 479.

Parmi ces signaux d'alerte : l'appréhension de l'effort à venir, le doute, la crainte d'échouer, la peur de se faire mal, mais également la brûlure, les tensions diverses, la souffrance, les douleurs, la fatigue excessive, la sensation d'épuisement, d'être « vidé » etc...

Cette liste est non exhaustive. Mais tous ces signes, qu'ils soient légers ou fortement prononcés, qu'ils interviennent avant la séance, pendant la séance ou après, qui vont dans le sens d'une tension négative, doivent être pris en compte. Une attention particulière doit leur être accordée et une réponse adaptée leur être apportée.
La réponse adaptée, comme nous l'avons vue, est celle qui permettra de mettre fin à ces difficultés, tout en continuant à progresser dans la mesure du possible. Une bonne gestion de l'effort, pour arriver à fournir l'effort juste en permanence, est la réponse clé à ce type de signaux négatifs.

Comment y parvenir ?

Il vous faudra être capable d'anticiper avant chaque séance si l'effort qui va être fourni pour atteindre votre objectif sera trop important ou non. En d'autres termes, il faut pouvoir prévoir si l'objectif fixé pour la séance est accessible, ou non. Et s'il l'est, à quel prix.

Prenons un exemple pour illustrer notre propos :

- Au développé-couché, vous réalisez 8 séries de 10 répétitions avec 40kg de charge.
  Vous notez ce résultat dans votre carnet d'entraînement sous la forme suivante : 10-10-10-10-10-10-10-10.

- Vous êtes satisfait de votre résultat puisque votre objectif est pleinement atteint.

- A la séance suivante, vous pensez réaliser 8 séries de 11 répétitions. Or, en vous entraînant, vous remarquez que dès la 3° série, l'effort à fournir est difficile. Vous ne parvenez pas à atteindre votre objectif et le nombre de répétitions réalisé chute de série en série, malgré toute votre volonté qui s'amenuise au fil de la séance. Vous voilà à présent déçu d'avoir manqué votre objectif.

- Cette erreur a été possible car vous n'avez pas noté dans votre carnet d'entraînement, la difficulté ressentie sur chacun des exercices à la séance précédente.

De plus, la focalisation excessive sur l'objectif à réaliser vous a conduit à ignorer, voire ne même pas percevoir, une quelconque appréhension vis-à-vis de l'effort à venir.

Ce type d'erreur aura une incidence directe sur votre S.E.P. (voir chapitre Motivation p.462), incidence d'autant plus forte que ce genre d'erreur se répétera.

Être capable d'éviter ce genre d'échec, et pouvoir anticiper avec justesse les résultats possibles à la séance suivante, c'est augmenter votre sentiment de contrôle et donc votre motivation.

Nous vous invitons à :

- Prêter attention à une éventuelle appréhension avant chaque exercice.
- Prendre conscience de l'effort fourni et des difficultés ressenties à l'entraînement : respiration facile ou coupée, rythme constant ou ralenti, exécution qui se dégrade, tremblements pendant l'exercice, sont autant de signes à prendre en compte.
- Noter sur votre carnet d'entraînement, pour chaque exercice, la difficulté ressentie en utilisant la notation de 1 à 5 suivantes :

1 : Trop facile, je n'ai fourni absolument aucun effort pour réaliser l'exercice. Je n'ai aucune appréhension.

2 : L'exercice était relativement facile. Aucune difficulté particulière.

3 : L'exercice est moyennement facile : je peux encore progresser un peu dessus. Le rythme d'exécution est constant et l'exécution ne se dégrade pas. Il n'y a pas d'appréhension particulière avant de commencer.

4 : A ce stade, l'exercice devient difficile. L'effort que je fournis est important. Je ne me sens pas épuisé après cet exercice, mais je ne pourrais pas fournir un tel effort sur d'autres exercices sans m'épuiser. Il peut y avoir une appréhension de l'exercice, mais pas forcément.

5 : Effort extrême : j'ai dû beaucoup forcer et je termine l'exercice avec la sensation de m'être épuisé. Je n'aurais pas pu fournir un effort supplémentaire. Mon rythme de réalisation de l'exercice est très ralenti sur plusieurs répétitions. Les muscles peuvent trembler pour terminer la répétition. L'exécution tend à se dégrader/l'effort pour maintenir une position correcte est difficilement supportable. J'appréhende l'exercice avant de commencer.

Donnez également une note globale pour l'ensemble de votre séance.

Grâce à cette notation, votre séance ainsi que les résultats inscrits dans votre carnet prennent une nouvelle dimension. Nous sortons d'une focalisation exclusive sur la performance. La progression ne peut désormais plus se réaliser sans prendre en compte son ressenti en séance.
Et l'objectif à présent est de parvenir à progresser sans s'épuiser.

Pour plus de précision, vous pouvez donner des notes intermédiaires. Par exemple, noter votre ressenti 3,5 si vous hésitez entre 3 et 4.

Interprétation des résultats

La première chose à observer, c'est la note globale que vous donneriez à votre séance.

Si cette note est élevée, alors vous avez fourni des efforts trop importants. Persister à réaliser de nombreuses séances à intensité élevée, c'est se mettre en condition de se fatiguer physiquement et psychologiquement. S'il est possible de progresser de cette manière, à court voire à moyen terme pour certains, il est toutefois préférable d'apprendre à forcer moins pour durer dans le temps.

Si vous vous trouvez dans ce cas, réduisez l'intensité sur plusieurs exercices à la séance suivante.

La seconde chose à observer c'est, à la séance suivante, l'écart entre les notes données, vos nouvelles performances, et votre nouveau ressenti.

Exemple :

- Vous notez un effort 2/5.
- Lors de la séance suivante, vos performances s'effondrent à cause de la difficulté.
- Vous évaluez votre nouvel effort à 5/5.
- *Vous avez clairement mal évalué l'effort fourni la dernière fois et l'effort à venir.*

A l'inverse, si vous aviez donné à votre effort la note de 2/5 ou 2,5/5 et, à la séance suivante, vous ressentez et notez 3/5, et constatez une progression en répétition, votre auto-évaluation est juste.

Remarques :

- Cet outil d'auto-évaluation présente la limite de ne pas tenir compte de l'environnement. Il est tout à fait possible de donner une note juste à votre effort mais, en raison d'imprévus particuliers (fort stress, manque de sommeil…), la séance suivante se trouve être plus difficile.

- Il convient donc d'être en mesure de prendre en compte les perturbations de la vie quotidienne, et d'ajuster vos efforts (donc vos objectifs de séance) en fonction de celles-ci.

- L'objectif fixé en début de séance peut être modifié à tout instant, y compris en cours de séance. Si vous avez visé un objectif trop élevé, et qu'il paraît beaucoup trop difficile voire impossible de l'atteindre, vous n'êtes pas forcé de continuer ainsi. Réduisez les répétitions, et préservez-vous.

- Prenez garde également à ne pas chercher à éviter le moindre effort : en voulant éviter les efforts trop importants, vous pourriez cherchez à rester à des niveaux d'efforts très faibles. Le retour et l'élargissement de la zone de confort implique de ne pas trop en faire, mais également... d'en faire assez.

Gardez à l'esprit que les efforts ne sont pas à proscrire. Il est possible de fournir des efforts importants, à condition de ne pas s'épuiser, ni se faire violence. Forcer, oui, mais le moins souvent possible et le moins possible sur chaque exercice, sur chaque série.
Avec le temps, en développant la bonne attitude, vous saurez évaluer intuitivement l'effort juste à faire à chaque moment de votre séance. Cette notion d'effort juste deviendra une seconde nature.

« Celui qui renonce à son but conscient au profit d'un "pilotage processif" trouve naturellement, inconsciemment et involontairement, l'action juste. » Dany Gerbinet (22)

À ce titre, il est tout à fait possible d'utiliser des pauses courtes en séance (voir définition dans le chapitre Bases p.103). Mais il nous faut considérer 3 points au sujet des pauses courtes :

> **1)** Si vous faites des pauses courtes sur tous les exercices, alors l'effort fourni en séance est bien trop important.
> **2)** Les pauses courtes ne sont pas une obligation : si vous progressez sans en utiliser, c'est très bien. Lorsque vous décidez d'en utiliser en revanche, il faut veiller à vous sentir prêt, physiquement et psychologiquement, à les utiliser. Un effort important ne doit pas être fourni si vous appréhendez cet effort.
> **3)** La manière d'employer les pauses courtes a son importance. Réaliser une pause courte pour ajouter une répétition qui sera réalisée douloureusement, au prix d'un effort très important tant la répétition va prendre de temps à être réalisée, n'est pas souhaitable.

Exemple : en position de pompe, descendre puis remonter en 5 à 10 secondes pour arracher de force une répétition n'est pas souhaitable. Le rapport entre l'énergie investie et le retour est en votre défaveur.

En revanche, prendre quelques secondes pour récupérer, puis ajouter une ou plusieurs répétitions qui ne demanderont pas un effort épuisant, même si important, est tout à fait envisageable. Afin d'éviter un effort épuisant, il nous faut parler du blocage de la respiration. S'il ne faut pas réaliser ses séries en faisant de l'apnée, il est possible de bloquer sa respiration lorsque l'on réalise des pauses courtes.

Le blocage respiratoire doit être le plus court et le moins intense possible. Plus votre blocage respiratoire sera important, plus vous allez vous épuiser.

> **Il s'agit donc ici encore de s'économiser en faisant l'effort juste.**

Les signaux positifs incluent quant à eux et de manière non exhaustive : le plaisir de l'effort, une motivation constamment positive et renouvelée, la joie de progresser, l'envie de s'entraîner, le fait de sentir que « tout est fluide » (voir chapitre Motivation p.445).
Il y a lors de votre entraînement une grande fluidité de l'effort, de vos mouvements, de votre esprit. Sans oublier les conséquences physiques positives qui peuvent survenir comme une forte congestion.

Signalons, également, la sensation de soif. Comme nous l'évoquons dans le chapitre Nutrition - Vers une écologie du ventre (p.431), tout le monde ne ressent pas la soif. Nous vous invitons d'une part à vous hydrater tout au long de la séance même si vous ne ressentez jamais la soif et, d'autre part, à être attentif à cette sensation.

Plus vous serez reconnecté à vous-même, plus vous la ressentirez et pourrez vous hydrater en fonction de cette sensation, et non pas uniquement en vous imposant de vous hydrater.

Généralement, les signaux négatifs et positifs se confondent (il est possible d'appréhender un effort, et d'apprécier la congestion au cours d'une même séance) et seront d'intensité variable selon le contexte. Cependant, les signaux négatifs qui se font entendre, prennent le pas sur des signaux plus profonds et nous empêchent d'y avoir accès. En effet, ces signaux qui surviennent en réaction à des efforts inadaptés indiquent un problème à résoudre dans l'immédiat et vont, à ce titre, prendre le pas sur le reste, tant que nous n'y aurons pas apporté une réponse adaptée. Cela nous empêchera donc d'être pleinement à l'écoute de ce qui se passe au plus profond de nous.
En relâchant la pression de la performance et en évitant de se faire du mal, ces signaux négatifs n'ont plus lieu d'être, permettant à notre esprit d'être libre et disponible, pour percevoir ce qui se passe au plus profond de soi.

> **Il s'agit donc de sortir du combat contre soi et entrer dans la coopération avec soi.**

Niveau 2

Il s'agit ici de sensations qui peuvent apparaître au fil de la séance mais qui ne sont pas reliées directement à l'intensité de l'effort et, à ce titre, ne sont pas forcément ressenties. Ils sont généralement masqués par les signaux de niveau 1 qui sont les plus forts, puisqu'ils répondent à un besoin immédiat de moduler l'intensité. L'urgence de diminuer les efforts prime sur le reste.

Leur ressenti peut donc être difficile de prime abord. Plus l'on a été habitué à ne pas tenir compte même des signaux les plus forts, plus prêter attention à des signaux plus profonds peut être difficile. Hormis les conséquences physiques et psychologiques d'un effort soutenu, rien d'autre ne semble poindre.

Dans cette situation, il peut sembler difficile de se prononcer sur ce qui se passe en soi. En effet, ne rien ressentir ne signifie pas que rien ne se passe. On est simplement trop dissocié pour s'en apercevoir.
Si le fait de prêter attention à ce qui se passe en soi peut être suffisant pour les personnes qui sont suffisamment connectées à elles-mêmes, pour les autres, il faudra contourner cet obstacle en abandonnant la posture du guerrier.

Conditionné pour forcer la progression, il n'est pas aisé de se débarrasser de cette mauvaise habitude, même lorsque l'on essaie d'avoir un regard empathique sur soi-même. Ainsi peut subsister cette attitude du guerrier qui va s'entraîner : on force avec le haut du corps. La ceinture scapulaire est tendue, les épaules trop hautes. La mâchoire peut être serrée également (on « serre les dents »), augmentant les tensions dans le crâne et les trapèzes. La respiration est courte et le diaphragme tendu.

Il faut prêter attention à toutes ces tensions physiques inutiles en séance. Il ne s'agit non pas d'entrer dans un état de relâchement total du corps, mais dans un état de détente où le corps, en tension juste, est prêt à fournir un effort, sans tensions parasites qui l'handicaperont.

Une fois que l'on a conscience d'un lieu de tension, alors il est possible de travailler dessus. La mâchoire qui était serrée peut être ouverte. Les épaules tendues peuvent s'abaisser. La respiration superficielle voire coupée peut reprendre de manière complète.

Nous nous détendons ainsi et, une fois ces tensions qui nous maintenaient accrochées dans le haut du corps dissipées, alors le mouvement du haut (du Moi) vers le bas (le Soi), que nous avions amorcé plus tôt, peut reprendre. Nous pouvons ainsi supprimer ou à tout le moins limiter les tensions parasites.
Leur présence indique qu'on se force « de trop » pour s'engager tout entier dans l'effort en allant contre soi. Elles sont le signe d'un ego hyper tendu : il y a là un effort excessif de la volonté pour produire un effort que l'on n'a pas envie de faire.
Cela signifie que le plaisir n'est pas présent car l'activité est réalisée pour renforcer un Moi craintif, avide d'approbation, de dominance indiscutable.

Cette détente permet aux sensations qui étaient réprimées, tant nous étions en tension, de remonter. Ces sensations peuvent être diverses et variées : une sensation de chaud, de froid, un picotement, un tiraillement, un chatouillement, une fatigue qui remonte entraînant des bâillements, une sensation de lourdeur, de légèreté...

Les sensations physiques peuvent aussi s'exprimer sous la forme d'un cœur qui s'emballe plus qu'il ne le devrait vu l'effort accompli, de sensations d'oppression de la cage thoracique, d'angoisse, d'anxiété...

> **Il convient de les laisser s'exprimer et donc de ne pas chercher à les réprimer.**

Aussi est-il possible d'augmenter son temps de repos au besoin, plutôt que de faire la série suivante, au prix de la répression de l'une de ces sensations.

Ajoutons que la structure des entraînements de Sybernetics, avec l'usage des repos courts et des séries de plus en plus longues, est particulièrement propice à la remontée de ce type de sensations, ainsi qu'aux remontées émotionnelles dont nous parlerons ensuite. Il est donc possible que ce type de sensations s'accentue de série en série, de répétition en répétition.

Comment réagir dans ce cas ?

Il ne faut pas chercher à intensifier toujours plus ce type de sensations. Vos séries ne seront donc pas limitées par l'objectif chiffré à atteindre, mais par le ressenti.
Si vous vous sentez suffisamment solide pour poursuivre la séance, tout en déchargeant les tensions de manière douce via la musculation, on peut continuer.
En revanche, si vous sentez que votre état émotionnel évolue à la hausse (voir le SUDS p.321) et que la séance ne fait qu'intensifier cela, alors vous pouvez réduire les répétitions voire arrêter l'exercice en cours. Notez que ces types de réactions peuvent survenir pendant l'exercice d'un groupe musculaire mais pas un autre. Aussi n'est-il pas obligatoire de cesser toute la séance.

Utilisez ensuite l'exercice tiré du Jin Shin Jyutsu décrit p. 322 pour vous aider à ne pas être submergé par une éventuelle remontée émotionnelle.

Afin de progresser, il faudra ***penduler***. A l'image d'un pendule, vous n'irez pas uniquement vers l'avant. Vous aurez un mouvement de va-et-vient, d'avant en arrière.
Il s'agit dans un premier temps d'avancer vers ces sensations et, si celles-ci se trouvent trop pénibles, revenir en arrière en douceur dans les répétitions et charges. De séance en séance vous pourrez aller de plus en plus loin. Lorsque vous atteignez une nouvelle limite, revenez en arrière. Procédez de la sorte autant de fois que nécessaire.

« Pour le patient, la sécurité du processus thérapeutique est accrue au fur et à mesure que grandit sa capacité à contrôler ses souvenirs traumatiques, un peu comme à l'aide d'un interrupteur on/off. Le courage d'affronter des questions difficiles augmente habituellement à partir du moment où le patient sait qu'il peut en sortir n'importe quand. » Babette Rothschild (21)Vous devez donc aborder votre séance de musculation comme une thérapie, en pendulant. Babette Rothschild (21)

La pendulation est une clé de la reconnexion à soi.

Niveau 3

Ce voyage en soi, à travers soi, placé sous le signe de la bienveillance et de l'empathie, nous amène au plus profond de notre être, au niveau de nos émotions.

Après avoir quitté les tensions du haut du corps, avoir pris conscience de nos attitudes physiques et des sensations que nous réprimions, nous entrons maintenant au fond de nos entrailles, à la découverte de nos émotions.

Des sensations aux émotions, il n'y a qu'un pas. Plus vous serez connecté à vos sensations, plus pourront émerger des émotions réprimées : de la tristesse, de la colère voire de la rage, mais aussi de la joie. Comme pour les sensations, les émotions doivent pouvoir être exprimées en douceur et la pendulation de séance en séance sera capitale en ce sens.

Ces émotions, fruit du vécu refoulé, qui remontent à la surface, peuvent effrayer. Si ces émotions ont été refoulées, c'est que leur expression n'a pas pu être permise en raison d'une peur sidérante ou encore d'un manque de temps à leur consacrer. Les contraintes sociales qui s'imposent à nous en permanence nous empêchent d'être disponible à ces émotions que l'on retient, faute de temps, faute de trouver le moment opportun pour les relâcher.

Or, il n'y a plus à avoir peur de ces émotions. Leur expression peut paraître effrayante, il peut sembler que tout sera hors de contrôle. En pendulant régulièrement, en apprenant à entrer au contact de ces émotions de manière progressive et contrôlée, vous apprendrez à ne plus redouter ces émotions que vous pourrez exprimer convenablement, sans vous faire de mal, ni faire de mal à autrui[13].

La pendulation est une attitude écologique vis-à-vis de soi.

Pour faciliter la mise en application de ce qui est dit ici, nous vous proposons dans un premier temps nos conseils sur la manière de réaliser vos exercices en séance, puis deux autres exercices qui ont pour but de favoriser la reconnexion à soi.

13. Si certains progresseront plus vite que d'autres sur cette voie, la tentation pour ces derniers pourrait être de se plaindre de « ne pas y arriver ». Retenez que ceci ne peut se déclencher par des efforts de volonté, et qu'il faut se mettre en condition, petit à petit, de dissoudre les barrières derrière lesquelles vos sensations et émotions étaient confinées.

Lors de votre séance, vous devez vous placer « dans votre ventre ». Il vous faut donc éviter l'attitude classique qui consiste à se placer inconsciemment dans le buste.

Il faut pour cela compter sur la respiration : capitale pendant votre séance, elle doit être ample et amener l'air jusqu'au fond du ventre. Bien sûr, ceci est une image. Mais vous devez l'utilisez pour visualiser le trajet de l'air qui entre en vous et imaginer qu'il descend en vous, avant d'en ressortir.
C'est ainsi que la tension doit être placée dans le ventre, qui n'est ni fortement rentré ou contracté, ni totalement relâché. Dans le ventre, une tension juste sera présente en permanence. Vous y placerez votre force et, en respirant convenablement, profiterez d'une force qui viendra du ventre.

En procédant ainsi, vous vous assurez d'avancer sur le chemin de la Musculation Méditative.

Ces 3 niveaux se confondent bien souvent et il est possible de ressentir DES émotions, même en étant dans le forçage de soi et dans le combat contre soi-même. Ressentir une émotion en soi ne saurait donc être gage d'une pleine reconnexion à soi.
Il faut contextualiser les ressentis. Si l'environnement devient extrêmement pesant, stressant, difficile à gérer, même un Moi fort peut « craquer » au moins un moment.

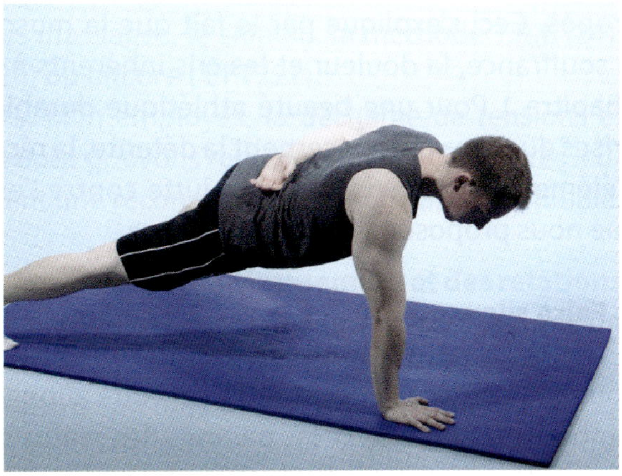

À présent, passons à la description de deux autres exercices qui vont également vous aider en ce sens. Ces exercices, l'un à faire en fin de séance d'entraînement, l'autre à inscrire dans votre quotidien, vous aideront à ressentir vos sensations et émotions en séance. L'augmentation de la perception de vos sensations et émotions alimentera en retour les effets positifs de ces exercices. C'est un cercle vertueux que nous vous proposerons de créer et d'alimenter dès à présent.

Pour cela, les outils divers et variés pouvant exister doivent constamment être soumis à la question du « savoir-quoi »[14] : quel est le but de ces outils ?

De la même façon, le but de la méditation doit être interrogée. Est-ce un outil utilisé pour « lâcher-prise », dans le sens de « se résigner à tout supporter », parce que l'on se sent impuissant à pouvoir agir efficacement dans le monde ? Est-ce finalement un outil de renfermement sur soi, qui calme nos angoisses, nous apaise et nous permet simplement de mieux fonctionner, au moins pendant un temps, dans une société qui nous écrase, dans des relations qui nous oppressent[15] ?

La méditation et la musculation méditative présentées ici s'accompagnent d'une réflexion sur le « savoir-quoi » qui vous est présentée tout au long de ce livre. Ces outils sont au service de la construction de Soi et du retour (et l'élargissement) dans sa zone de confort.

Il ne s'agit pas d'une méditation « basique », qui ne vous enseigne rien de votre fonctionnement (voir chapitre Souplesse p. 217), ni du but à atteindre pour réellement prendre soin de soi dans notre société occidentale moderne.
Ici nous vous livrons une méditation qui, liée à des savoirs scientifiques de multiples disciplines, est mise au service de la reconnexion à soi.

Les dangers de l'auto-régulation par la souplesse, le yoga, la méditation, les auto-massages et le shiatsu.

Utilisés sans recul sur leur but, ces outils en apparence sains et positifs peuvent être la cause d'un niveau de stress qui sera de plus en plus élevé.
En nous protégeant des effets du stress, en les atténuant fortement, ils permettent de supporter des stress plus longs et plus forts que celui qui n'a pas accès à ces outils.

Cela donne l'illusion grave que ces outils sont suffisants pour échapper aux effets néfastes des stress et inhibitions.

Or, tant qu'il n'y a pas de remise en question du but de l'utilisation de ces outils, pas de remise en question de fond sur nos actions, nous nous exposons tout de même à subir les effets d'un stress dévastateur à partir du moment où nos capacités d'auto-régulation seront dépassées.

14. « La presse exalte le « savoir-faire » américain depuis que nous avons eu le malheur de découvrir la bombe atomique. Il y a pourtant une qualité plus importante que celle-là et beaucoup plus rare aux Etats-Unis. C'est le « savoir-quoi » grâce auquel nous déterminons non seulement les moyens d'atteindre nos buts, mais aussi ce que doivent être nos buts. » Norbert Wiener (28)

15. Pour plus d'informations au sujet de la méditation (29–31) https://olivier-lafay.com/2016/12/12/meditation-et-auto-mystification-sociale/

Plus le stress que l'on aura pu subir aura été important grâce à ces outils, plus l'effondrement qui s'en suivra sera important et les possibilités d'en revenir, faible.

La réflexion sur le « savoir-quoi » doit être au cœur de votre préoccupation si vous souhaitez véritablement croître et durer.

Ainsi ces outils présentés, y compris la méditation, ont-ils vocation à être de plus en plus inutiles à mesure que vous avancez vers votre zone de confort, à mesure que vous opérez des changements de fond dans la relation que vous entretenez avec vous-même, mais aussi dans vos relations aux autres.
En effet, ils ne sont pas uniquement à employer comme des pansements ayant pour fonction de masquer péniblement les problèmes engendrés par les défis permanents à relever et les inhibitions trop nombreuses.
Elles sont à employer dans le cadre d'un cheminement qui implique de se libérer le plus possible de ce qui nous inhibe, éviter les stress négatifs quand c'est possible, et gérer avec efficience ceux qu'on ne pourra éviter.
Plus vous serez reconnecté à vous-même, en ayant développé vos ressources et notamment des ressources relationnelles de qualité (voir chapitre Motivation p. 461) plus vous serez centré de manière juste en permanence. Et lorsqu'un événement ou une situation vous déséquilibrera et vous décentrera, ce sera court et ponctuel.

C'est donc ici un cheminement qui va à l'encontre de la tendance actuelle à utiliser des outils dont on deviendra totalement dépendant, puisqu'utilisés sans recul ni réflexion sur le « savoir-quoi ».

A présent, voici un dernier exercice à réaliser, et que vous pourrez pratiquer en dehors de vos séances, et qui participe à la reconnexion à soi : le Seiza.

Le Seiza

« Que faites-vous ?
- Nous ne faisons rien.
- Non, vous faites sans faire. »
Taisen Deshimaru (32)

L'objectif sera de tenir une durée de 45 minutes sans tension : vous pourrez, après l'exercice, vous relever sans douleurs, fourmillements ou autres sensations désagréables dans les jambes.

Que l'objectif ne vous empêche pas de pratiquer l'exercice !

Certains d'entre vous ne tiendront que quelques minutes au début et cela suffit déjà pour en obtenir des effets positifs en peu de temps. Plus tard, vous pourrez tenir plus longtemps et si vous n'avez pas plus de dix minutes ou quinze minutes à y consacrer, ce n'est pas grave.

Retenez qu'il est préférable d'y consacrer un peu de temps que pas du tout.

Astuce : réalisez plusieurs répétitions de l'exercice Z avant de vous mettre en Seiza : en libérant votre ceinture scapulaire et la cage thoracique, vous favoriserez la descente des tensions dans le bas du corps.

Vous pouvez aussi réaliser des étirements du haut du corps pour libérer la ceinture scapulaire (cf. chapitre Souplesse, p. 213).

Avertissement : l'exercice peut se révéler difficile pour bien des personnes et certaines auront du mal à rester quelques minutes dans cette position. Ne désespérez pas ! A force de pratique, vous tiendrez de plus en plus longtemps.

N'essayez pas de forcer pour produire une performance, ce serait contre-productif, et l'exercice peut occasionner des douleurs importantes et même des malaises si vous vous forcez à tenir malgré les tensions qui surviendraient dans les pieds et les jambes. Rappelez-vous qu'il s'agit d'un exercice de lâcher-prise, ne l'utilisez pas pour satisfaire une course à la performance qui vous éloignerait de vos objectifs.

Il est en effet possible de tenir de grandes durées en forçant les choses. Cependant, il s'agit d'un exercice avant tout de posture et d'attitude, qu'un exercice de performances. De la posture juste découlera la « performance », qui ne doit absolument pas être recherchée, insistons bien sur ce point une fois encore, pour elle-même.

Conseil/astuce

Se relever à la fin de l'exercice : mettez-vous à quatre pattes et secouez alternativement les deux jambes, en les tendant. Toujours à quatre pattes, étirez ensuite alternativement chaque jambe en posant le premier tiers de la plante des pieds au sol, jambe tendue.
Relevez-vous ensuite doucement, en prenant appui sur une chaise, un meuble, votre canapé...
Marcher ensuite fera se dissiper plus rapidement les sensations pénibles.

Si malgré nos conseils vous veniez à ressentir d'importantes douleurs lors de l'arrêt de l'exercice, allongez-vous et gardez les pieds en l'air. Ceci atténuera les douleurs, mais souvenez-vous qu'il reste préférable de chercher à progresser en douceur et que ceci ne devrait pas arriver.

Pour faire en sorte que votre santé ne repose pas intégralement sur l'usage régulier à vie de ces outils, il convient donc d'effectuer un travail de fond, comme nous vous l'indiquons dans le premier chapitre de ce livre, mais aussi d'apprendre à construire et générer des ressources, ressources qui vous construiront en retour.

2. Les ressources

Les séances de musculation, et plus largement tout le travail corporel que vous réaliserez avec l'aide de Sybernetics, peut s'intégrer dans un travail plus large sur la construction des « ressources ». Ces ressources vont constituer de solides appuis pour non seulement faire face aux différentes épreuves de la vie, mais aussi jouir d'une vie palpitante.

Dans ses travaux, la psychologue Babette Rothschild distingue 5 catégories de ressources : fonctionnelles, physiques, psychologiques, relationnelles et spirituelles (21).

Les ressources sont très importantes dans le processus de réconciliation du Moi et du Soi. En effet, elles permettent de sécuriser le Moi fort, en jouant le rôle de filet de sécurité suite à l'assouplissement de ses frontières, et de sécuriser le Moi faible en remplissant son intérieur constitué suite au renforcement de ses frontières.

Le parcours qui vous est proposé concernant le développement des ressources est le suivant :

- Conscientiser / identifier les ressources existantes ;
- Développer les 5 catégories de ressources ;
- Relativiser les règles que nous avons apprises quant à la gestion des ressources, afin de pouvoir s'en émanciper et gérer ses ressources de façon plus autonome ;
- Une gestion plus autonome débouchera sur la création de ressources insoupçonnées, qui pourront à nouveau nourrir notre autonomisation dans une spirale vertueuse.

Pour en apprendre davantage, rendez-vous au chapitre Motivation p. 456.

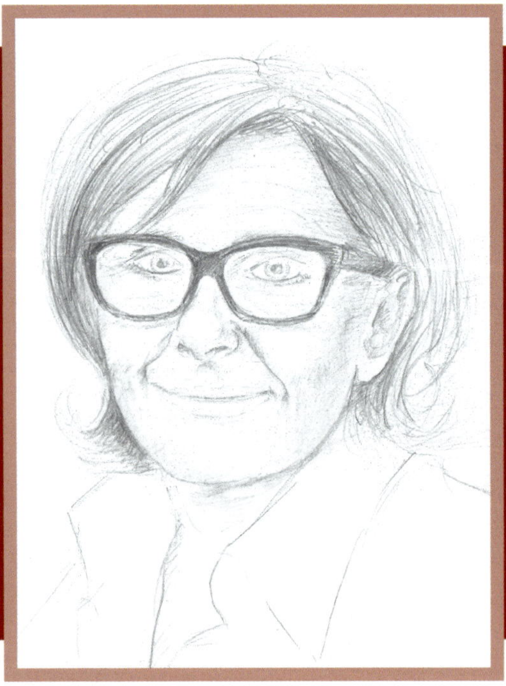

« Ce qui nous amène à la violence, c'est que nous ne comprenons pas le fonctionnement d'un enfant. »

Brigitte Oriol

Références bibliographiques

1. **Morin E.** *Le Paradigme perdu : la nature humaine.* Points; 2016. 256 p.
2. **Maurel O, Miller A.** *La fessée - Questions sur la violence éducative.* édition revue et augmentée. Tressan: La Plage; 2015. 160 p.
3. **Scott MJ, Stradling SG.** *Post-traumatic stress disorder without the trauma.* British Journal of Clinical Psychology. 1 févr 1994;33(1):71-4.
4. **Lafay O.** *La Méthode Lafay et l'épistémologie selon Bateson [Internet]. Méthode Lafay. 2014 [cité 9 déc 2018].* Disponible sur: https://olivier-lafay.com/2014/08/28/la-methode-lafay-et-lepistemologie-selon-bateson/
5. **Net-A-Porter.** *Jane Fonda sur les abus sexuels et son engagement féministe [Internet]. NET-A-PORTER. [cité 9 déc 2018].* Disponible sur: https://www.net-a-porter.com/porter/article-c0afa78a389fe2a2/cover-stories/cover-stories
6. **Ehrenberg A.** *Le Culte de la performance.* Paris: Calmann-Lévy; 1991. 323 p.
7. **Lafay O.** *La construction d'un modèle alternatif (autorégulation, boucle, efficience) – Part I [Internet]. Méthode Lafay. 2012 [cité 9 déc 2018].* Disponible sur: https://olivier-lafay.com/2012/10/22/la-construction-dun-modele-alternatif-autoregulation-boucle-efficience-part-i/
8. **Lafay O.** *Votre pratique de la musculation révèle votre vision du monde [Internet]. Méthode Lafay. 2011 [cité 13 déc 2018].* Disponible sur: https://olivier-lafay.com/2011/09/28/votre-pratique-de-la-musculation-revele-votre-vision-du-monde/
9. **Reich W, Sinelnikov C.** *La Révolution sexuelle.* Nouv éd rev. et corr. Paris: Christian Bourgois Editeur; 2003. 340 p.
10. **Kolk BV der, Weil A.** *Le Corps n'oublie rien: Le cerveau, l'esprit et le corps dans la guérison du traumatisme.* Albin Michel; 2018. 592 p.
11. **Lowen A, Fructus M.** *L'analyse bioénergétique : Une thérapie psychocorporelle.* Paris: Enrick B. Editions; 2015. 318 p.
12. **Lafay O.** *AMOUR, ADMIRATION, MUSCULATION et quelques autres petites choses… [Internet]. Méthode Lafay. 2016 [cité 9 déc 2018].* Disponible sur: https://olivier-lafay.com/2016/10/12/amour-admiration-musculation-et-quelques-autres-petites-choses/
13. **Lafay O.** *Méthode de musculation - Tome 2 : L'espace stratégique - Optimisez votre fonctionnement pour un rendement athlétique supérieur.* Paris: AMPHORA; 2014. 272 p.
14. **Atlan H.** *Le Vivant post-génomique: ou Qu'est-ce que l'auto-organisation ?* Paris: Odile Jacob; 2011. 336 p.
15. **Dürckheim KG, Vic C.** *HARA : Centre vital de l'homme.* 14e édition. Paris: Courrier du Livre; 2005. 256 p.
16. **Hrdy SB, Bouillot F.** *Les Instincts maternels.* Paris: Payot; 2004. 624 p.
17. **Reich W.** *L'analyse caractérielle.* PAYOT. Paris: Payot; 2006. 285 p.
18. **Levine P.** *Guérir par-delà les mots - Comment le corps dissipe le traumatisme et restaure le bien-être.* InterEditions; 2014. 432 p.
19. **Laborit H.** *Éloge de la fuite.* Paris: Folio; 1985. 192 p.
20. **Lowen A.** *Amour et orgasme.* Tchou - le corps à vivre; 1965. 311 p.
21. **Rothschild B, Ducène F, Schils M.** *Le corps se souvient : Mémoire somatique et traitement du trauma.* Bruxelles; Paris: De Boeck; 2008. 217 p.

22. **Dany G, Piquet E, JAVARY CJ-D.** *Le thérapeute et le philosophe : Atteindre un but par le non-agir.* Paris: Enrick B. Editions; 2017. 272 p.
23. **Durckheim KG.** *Méditer Pourquoi et comment : Vers la vie initiatique.* 8e édition. Paris: Le Courrier du Livre; 2010. 181 p.
24. **Berceli D, Gurret J-M, Wauthier Y.** *La Méthode T.R.E pour se remettre d'un stress extrême.* Vergèze: Thierry Souccar; 2014. 176 p.
25. **Lowen A, Lowen L, Skalecki W, Fructus M.** *La pratique de l'analyse bioénergétique : Exercices.* Paris: Enrick B. Editions; 2015. 187 p.
26. **Shapiro F.** *Manuel d'EMDR (Intégration neuro-émotionnelle par les mouvements oculaires): Principes, protocoles, procédures.* Paris: InterEditions; 2007. 592 p.
27. **Craig G, Hansoul B, Wautier Y, Gurret J-M, Mesmaeker AD.** *Le manuel d'EFT : Pour apprendre à se libérer des souffrances émotionnelles et psychologiques.* J'ai lu; 2016. 252 p.
28. **Wiener N, Roux RL.** *Cybernétique et société. L'usage humain des êtres.* Points; 2014. 224 p.
29. **Lafay O.** *MÉDITATION et AUTO-MYSTIFICATION sociale [Internet]. Méthode Lafay. 2016 [cité 13 déc 2018].* Disponible sur: https://olivier-lafay.com/2016/12/12/meditation-et-auto-mystification-sociale/
30. **Lafay O.** *Méditation : COMPRENDRE LE CONTEXTE [Internet]. Méthode Lafay. 2017 [cité 13 déc 2018].* Disponible sur: https://olivier-lafay.com/2017/02/15/meditation-comprendre-le-contexte/
31. **Lafay O.** *QUAND LE BOUDDHISTE OUVRE SA BOÎTE NOIRE [Internet]. Méthode Lafay. 2017 [cité 13 déc 2018].* Disponible sur: https://olivier-lafay.com/2017/12/08/quand-le-bouddhiste-ouvre-sa-boite-noire/
32. **Deshimaru T.** *La Pratique du Zen.* Nouv. éd. rev. et corr. Paris: Albin Michel; 1981. 281 p.

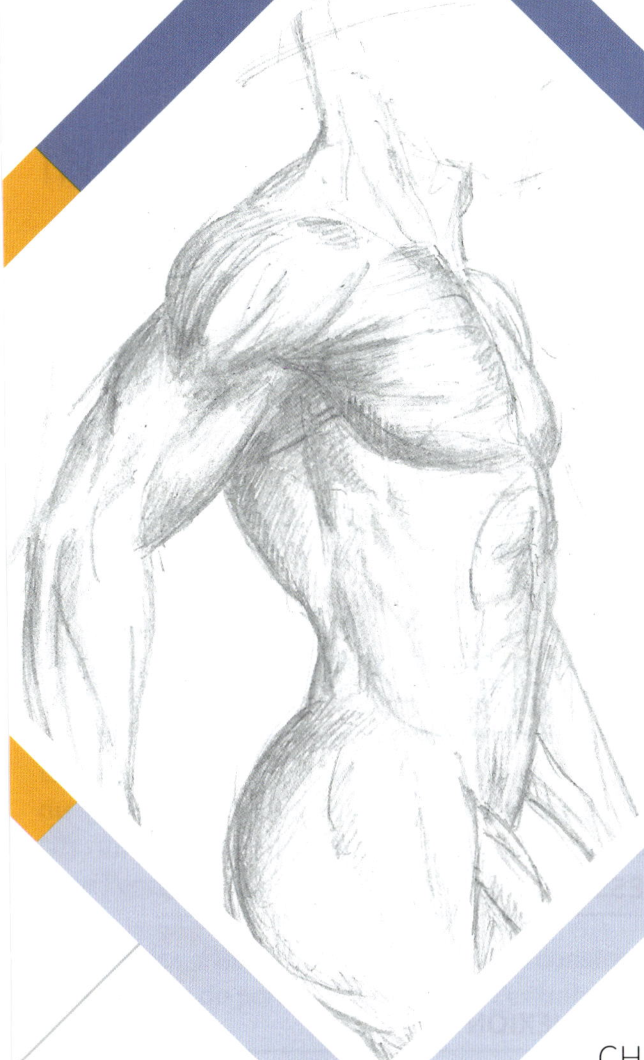

CHAPITRE VI

ENDURANCE

Libérez le tigre

« Plus un système vivant est autonome, plus il est dépendant à l'égard de l'écosystème ; en effet, l'autonomie suppose la complexité, laquelle suppose une très grande richesse de relations de toutes sortes avec l'environnement, c'est-à-dire dépend d'interrelations, lesquelles constituent très exactement les dépendances qui sont les conditions de la relative indépendance. »

Edgar Morin (1)

Ce corps, qui, comme nous l'avons vu dans le premier chapitre, a très souvent perdu de sa souplesse au fil des années, a pu se rigidifier à cause d'un dressage social[4] et, finalement, a perdu sa grâce animale naturelle.

Cette grâce animale, synonyme de beauté, de fluidité dans le mouvement et dans l'action, peut être retrouvée et développée. Elle peut revenir au fil du temps si vous êtes attentif aux éléments qui sont donnés dans le **chapitre 1** de cet ouvrage, où la santé de votre corps dépend de votre musculature, de votre degré de reconnexion à vous-même, de votre capacité à lutter contre l'entropie et de votre souplesse de corps et d'esprit.

Ces éléments mis en place feront petit à petit émerger cette fameuse grâce animale, celle qui illustre que votre organisme est dans un état de fonctionnement optimal, relié à vous-même et relié au monde, tel un véritable être Sybernétique. Les systèmes organiques qui composent votre corps, ayant retrouvés leur zone de confort,fonctionnent désormais de façon harmonieuse. La machine biologique que vous êtes « ronronne ».

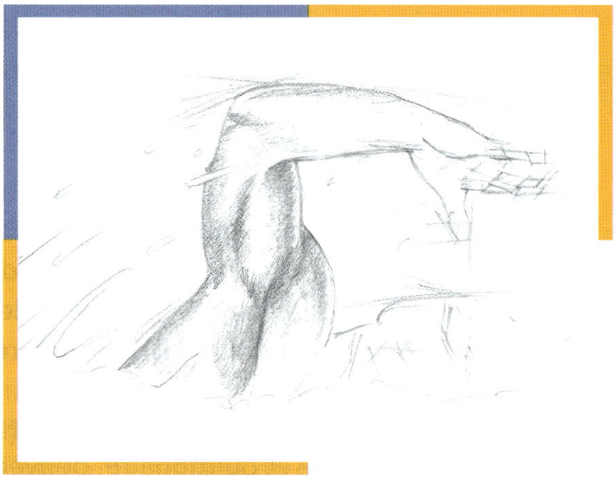

4. Le dressage social peut nous conduire à un corps souple et endurant si nous sommes conditionnés pour. Le dressage social n'est donc pas toujours source de rigidification physique en apparence car dans certains milieux sportifs (gym, athlétisme, trail, triathlon, ...), souplesse et endurance sont vus sous l'angle de la performance.
Même si les violences éducatives ordinaires ont pu aboutir à l'installation d'une mémoire traumatique dans l'enfance du pratiquant, le développement parfois exceptionnel de ces capacités athlétiques permet de compenser les effets délétères de cette mémoire traumatique. La pratique régulière de la souplesse absorbe une partie des tensions musculaires liées à l'inhibition de l'action, celle de l'endurance décharge des tensions accumulées par le stress du quotidien. Ainsi, la grâce animale peut être conservée ou développée même dans des environnements sportifs contraignants orientés vers la compétition et la performance.
Mais si ces deux buts sont le seul horizon de l'athlète, alors, avec le temps, l'intensité des séances et l'exigence de la discipline conduiront à une usure et des blessures toujours plus fréquentes. Cela pourra conduire à une décrépitude accélérée malgré le haut niveau athlétique obtenu, la blessure de trop puis l'échec et l'abandon. Derrière l'apparente grâce animale de l'athlète, l'entropie rampante a fait son ouvrage. Pour Alexander Lowen, il s'agit d'une Grâce animale « fausse », de façade. On ne peut abandonner bien longtemps le fonctionnement optimal de l'organisme pour son fonctionnement maximal sans en payer tôt ou tard un lourd tribut.

Lors d'activités physiques, vos mouvements sont alors fluides, beaux et gracieux.

Cette « grâce animale » ne peut être retrouvée sans développer sa capacité à se mouvoir dans l'espace. Cela passe par la souplesse (voir chapitre 4, p. 211) comme nous l'avons déjà dit, mais cela passe aussi par l'endurance. Un corps lourd, qui se fatigue rapidement, difficile à déplacer dans le monde, ne peut être un corps grâcieux. L'endurance est donc une qualité athlétique fondamentale pour retrouver et développer sa grâce animale.

C'est pourquoi l'entraînement de musculation présenté dans cet ouvrage est conçu pour **favoriser le développement des qualités athlétiques nécessaires à un corps en bonne santé.**

L'endurance n'est donc pas laissée de côté grâce à l'agencement particulier des exercices, aux temps de repos courts, et aux séries longues.

Si vous ne réalisez pas encore de séries longues, sachez que votre cœur sera tout de même exercé efficacement et qu'au fil des semaines et des mois, plus vous ajouterez de répétitions, plus vos capacités cardio-vasculaires augmenteront.

Pensez également à **exercer votre diaphragme (p. 290).**

Grâce à ceci, au fil du temps et de votre pratique, votre fréquence cardiaque au repos diminuera.

Les entraînements de musculation classique mettant l'accent avant tout sur l'obtention du volume musculaire n'ont pas cet avantage d'exercer suffisamment le cœur[5]. Et un volume musculaire acquis et entretenu avec des poids lourds et des séries moyennes voire courtes, des temps de repos longs, selon une logique analytique simple, est un volume qui devient un véritable fardeau.

Dans ces conditions, le système d'approvisionnement énergétique et le cœur ne sont pas à la hauteur de la masse développée. Un corps ainsi développé devient une gêne au quotidien. Il faut alors une pratique complémentaire de l'endurance longue et laborieuse pour adapter son cœur secondairement à la masse musculaire acquise. Et parfois, avec l'utilisation si fréquente de substances anabolisantes, la masse musculaire atteint un seuil critique au-delà duquel il est impossible de courir ou de nager. Le corps devient alors une cuirasse musculaire qui enferme l'individu au fond de lui-même plutôt que l'ouvrir sur son environnement extérieur.

5. Certaines formes récentes d'entraînement de musculation prônant la haute intensité permanente sollicitent en revanche le système cardio-vasculaire de manière brutale et excessive. C'est inutile pour progresser, très stressant, et un gaspillage d'énergie qui pourrait être consacré à d'autres activités.

Seul un sportif obsédé par l'apparence physique peut supporter un corps lourd, pataud, au quotidien, en contrepartie d'un physique esthétique durant quelques années. Il y a une absence de synergie entre le développement du système musculaire et le développement du système cardio-vasculaire.

> **Or, si l'on souhaite devenir un athlète du quotidien, retrouver sa grâce animale et jouir de sa présence au monde, l'endurance, entre autres, ne doit pas être laissée de côté.**

C'est pourquoi Sybernetics a été pensé pour développer une capacité cardiorespiratoire parfaitement adaptée à votre masse musculaire. L'agencement établi entre les exercices, le nombre de séries, de répétitions et les temps de repos permet une synergie de fonctionnement entre le système locomoteur et le système cardio-vasculaire. Chaque muscle est relié fonctionnellement au cœur (cardio-muscle), c'est-à-dire que les stimulations de l'entraînement Sybernetics permettent une croissance commune entre le cœur et les muscles via le réseau artériel qui fait le pont entre les deux.

> **Plus vous ferez des séries longues, plus vos capacités athlétiques seront élevées, rendant les entraînements spécifiques d'endurance facultatifs pour développer vos capacités athlétiques globales.**

Dans l'attente d'y parvenir, il est toutefois possible, voire conseillé, d'ajouter, une ou plusieurs séances d'endurance spécifique en parallèle pour les raisons qui ont déjà été évoquées plus haut.

Ceci est bien entendu facultatif, mais vous permettra d'augmenter votre endurance plus rapidement, ce qui aura un impact positif sur votre progression dans vos entraînements de musculation ainsi que sur votre esthétique, spécialement si vous cherchez à perdre de la masse grasse **(voir le Chapitre 07 sur la nutrition p. 385 pour nos conseils sur la perte de masse grasse).**

Toute activité qui développe vos capacités cardio-pulmonaires fera l'affaire, c'est avant tout le plaisir de la pratique qui doit guider votre choix. Ainsi, n'hésitez pas à varier parmi les exemples d'activités proposés dans le tableau suivant :

▶ Course à pied	▶ Course d'orientation	▶ Natation
▶ Corde à sauter	▶ Roller	▶ Vélo/VTT/Cyclisme
▶ Vélo d'appartement	▶ Vélo elliptique	▶ Aviron/Rameur
▶ Kayak	▶ Marche nordique	▶ Randonnée
▶ Squash	▶ Tapis de course	▶ etc.

Choisissez une ou plusieurs activités qui vous apporteront du plaisir et sans chercher l'épuisement. Comme pour la musculation, il est important de chercher à élargir votre zone de confort en douceur.

Si vous êtes en surpoids, si vous souffrez de troubles du périnée, ou d'inhibitions handicapantes (aux cervicales, au dos...), privilégiez une activité dans laquelle il n'y a pas de chocs, comme le vélo, le vélo elliptique ou encore la natation. **En effet, la course à pied, traditionnelle, pratiquée souvent sur du bitume est très traumatisante pour les articulations des chevilles, genoux, hanches et des vertèbres lorsque vous êtes très inhibé et perclus de tensions musculaires.**

> **Il faut donc être sensible à vos tensions corporelles et votre état d'inhibition lorsque vous choisissez une activité d'endurance. Certaines pourront empirer votre état dans certaines circonstances.**

Vous pouvez également vous exercer en utilisant les circuits-training du livre, spécialement conçus pour cela. En plus de travailler votre cardio, ces circuits ont l'avantage de vous permettre de briser votre routine et de pouvoir être réalisables aisément chez vous. **Rendez-vous p. 180.**

Si vous pratiquez déjà une activité du type sport de combat, art martial, danse ou autre activité stimulant le système cardio-respiratoire, inutile de rajouter du cardio, sauf ponctuellement. Vous trouverez des conseils particuliers dans ce chapitre p. 357 Conseils au sportif expérimenté.

Nous vous conseillons d'éviter de pratiquer un entraînement d'endurance et un entraînement de musculation le même jour. Procéder ainsi peut vous fatiguer au point d'entraver votre progression dans l'une ou l'autre des activités, voire les deux.

A présent, nous allons aborder les différents profils que nous avons déjà évoqué plus haut.

de HIIT[6] en complément de vos entraînements de musculation est parfois forte, nous vous déconseillons de suivre ce type de programme[7].

L'Entraînement Stratégique Sybernetics est déjà une forme de fractionné, mais une forme de fractionné doux.

Et à cela, nous conseillons d'ajouter un cardio de fond, sans intensité excessive, sans épuisement. Ceci formera une excellente complémentarité des stimulations : du fractionné d'un côté, du fond de l'autre, et toujours en douceur pour minimiser les risques de blessures et progresser.

Vous l'avez compris, il n'est pas nécessaire de se faire violence pour progresser et, là encore, nous vous invitons à prendre soin de vous en élargissant progressivement votre zone de confort, sans en sortir.

Si vous souhaitez réaliser des entraînements d'endurance le même jour que la musculation, parce que votre planning ne vous permet pas de faire autrement par exemple, vous pouvez le faire.

En ce cas, il vous faudra être particulièrement vigilant quant à l'effort fourni : trop d'efforts peuvent entraver votre récupération et votre progression globale.

1. Objectif Construction Musculaire

Gardez également à l'esprit que réaliser d'autres activités sportives peut se révéler un obstacle à la prise de muscle. Il faudra donc penser vos objectifs et vos priorités.

Plus vous allez vous dépenser, plus il faudra une alimentation abondante pour prendre du poids. Si augmenter les quantités de nourriture s'avère difficile au bout d'un moment, et que la prise de masse vous tient à cœur, il faudra réduire, voire supprimer temporairement, vos autres activités physiques.

Si vous ne souhaitez pas réduire vos autres activités sportives, et qu'il ne vous est pas

6. High Intensity Interval Training : Entraînement fractionné à haute intensité. Nous pouvons généraliser notre propos à toutes activités particulièrement intenses.

7. Vous pouvez bien sûr passer outre ces recommandations. Nous vous indiquons une voie qui allie efficacité et santé, mais il existe d'autres possibilités, d'autres chemins à emprunter, selon vos désirs et vos envies. Si vous voulez accentuer votre entraînement plus spécifiquement sur l'endurance, il faut alors revoir vos objectifs. Consultez le profil II de ce chapitre pour en savoir plus.

possible de manger suffisamment, alors il faudra revoir votre objectif de construction musculaire et le laisser de côté, au moins temporairement.

Bien évidemment, si vous arrivez à la fois à concilier vos différents entraînements et avoir une alimentation suffisante pour atteindre vos objectifs, ne changez rien.

2. Objectif Performances

Vous souhaitez développer vos performances en musculation et vous vous demandez si la pratique d'une activité physique en complément pourrait vous aider ?

Rappelons d'abord que l'Entraînement Stratégique Sybernetics va vous permettre de développer vos capacités athlétiques globales en élargissant progressivement votre zone de confort.

La question est ensuite de connaître la finalité de l'amélioration de vos performances. **Si vous souhaitez augmenter vos performances pour être toujours plus fort sur les exercices de musculation,** faire des séries toujours plus longues avec des poids de plus en plus importants, il n'est pas indispensable de pratiquer une activité de cardio.

En revanche, si vous faites de la musculation pour pouvoir **être à l'aise et performant dans un grand nombre d'activités physiques et sportives,** il faudra pratiquer ces activités en plus pour développer les compétences techniques et physiques nécessaires à votre épanouissement dans ces disciplines.

De plus, si vous souhaitez accentuer le travail d'une partie de votre corps pour un meilleur rendu esthétique, vous pouvez pratiquer une activité d'endurance qui va cibler les groupes musculaires en question. **Celui qui veut un dos large et puissant avec de belles épaules pourra pratiquer la natation de manière régulière.**

Celui qui veut des cuisses et des jambes volumineuses tout en étant bien sec et dessiné pourra pratiquer la course à pied régulièrement. De même pour le volume des mollets, le cyclisme est particulièrement indiqué.

3. Objectif Sèche

Si vos objectifs en musculation sont de sécher et que vous voulez ajouter du cardio à votre programme dans ce but, c'est une bonne idée.

Vous pouvez choisir une discipline d'endurance en particulier ou en alterner plusieurs (cyclisme, course à pied, natation, rameur, ...) au gré de vos envies. L'important est avant tout de pratiquer une activité physique supplémentaire qui va augmenter votre **Dépense Energétique Journalière (DEJ)**, ce qui permet également d'être un peu plus souple sur votre diète (voir chapitre 7 : Nutrition).

En fonction de votre forme, de votre emploi du temps, de votre motivation, il est possible de pratiquer une à trois sessions par semaine. Plus vous ajouterez d'entraînement de cardio, plus vous privilégierez des sorties plus courtes à intensité modérée.

Dans l'optique de perdre du poids, il est également intéressant de pratiquer à jeun le matin. Vous profitez ainsi d'un taux de cortisol naturellement élevé dans votre sang. En effet, tous les jours, un pic de sécrétion de cortisol survient et correspond à l'heure de votre réveil[8]. Il faut savoir que **le cortisol est une hormone lipolytique**, c'est-à-dire qu'elle favorise la libération d'acides gras depuis vos graisses. Une activité d'endurance modérée va donc vous permettre d'accentuer cette lipolyse. Nous insistons bien sur la nécessité que l'activité soit modérée car **le cortisol a également une activité protéolytique**, c'est-à-dire qu'elle va libérer des acides aminés dans le sang depuis vos muscles. Une activité physique trop importante à jeun va donc entamer vos réserves de protéines au sein de vos muscles. Ne tardez pas à prendre votre petit déjeuner après cet effort matinal.

C. COMMENT PROGRESSER ?

Nous vous recommandons un travail de fond, c'est-à-dire que la durée de l'exercice aura vocation à s'allonger au fil du temps. Vous essaierez d'atteindre 30 à 40 min d'efforts[9].

Rares seront les débutants qui pourront réaliser un effort soutenu aussi longtemps dès la première séance sans se faire violence mais il est possible d'y arriver en quelques

8. En état d'inhibition chronique, les sécrétions de cortisol sont souvent anarchiques. C'est une des raisons pour laquelle il est parfois si difficile de se réveiller le matin pour certains. Dans cette situation, il n'est pas recommandé de vouloir courir à jeun. Il faut bien plus utiliser les autres outils de gestion du stress présentés dans cet ouvrage.

9. Cette durée est indicative. Si vous prenez plaisir à vous entraîner et que le temps vous le permet, vous pourrez viser des entraînements plus longs.
Inversement, si le temps vous manque ou si l'idée de vous exercer 30 minutes ou plus vous démoralise, vous pouvez vous entraîner moins longtemps.

semaines parfois. C'est surtout le cas pour les activités à intensité modérée (course à pied, natation, cyclisme sur terrain vallonée par exemple). Il est parfois recommandé de choisir les activités à intensité faible (vélo d'appartement, vélo elliptique, ...) pour commencer, surtout si l'on présente une condition physique diminuée, une obésité importante ou une appréhension de l'effort à fournir par exemple.

Si vous tenez déjà facilement les 40 minutes d'effort modéré d'une activité cardio et que vous souhaitez augmenter progressivement cette durée, vous pouvez suivre la même logique de progressivité dans l'effort en ajoutant par exemple 5 minutes supplémentaires toutes les semaines pour arriver à des séances plus longues. Au-delà d'un certain point, il faudra bien sûr questionner vos envies et vos objectifs pour savoir si vous préférez orienter votre entraînement vers la musculation ou vers une activité d'endurance.

Si vous êtes débutant, vous trouverez ci-dessous un exemple de principe de progression qui respecte la stratégie des petits pas.

1. Étape 1

Démarrez doucement votre activité en fonction de vos capacités. Si courir est trop pénible, commencez par marcher à une allure soutenue. Nous vous conseillons d'adopter en permanence un rythme qui vous permettrait de discuter sans essoufflement excessif.

Tenez le plus longtemps possible sans dépasser 15 minutes.

Si vous y arrivez, reposez-vous, terminez votre séance et rendez-vous à l'étape 3.
Si vous bloquez, passez à l'étape 2.

2. Étape 2

Vous avez essayé de vous exercer pendant 15 minutes sans succès. Faites une pause avant d'être épuisé. Si vous arrivez à récupérer, reprenez ensuite l'exercice pendant le temps qu'il reste. Faites autant de pauses que nécessaire sans dépasser un total de 15 minutes.

Votre séance se passera comme ceci :

- Course/marche à rythme soutenu pendant 5 minutes,
- Marcher à rythme normal voire lent pendant 5 minutes,
- Reprendre la course/marche à rythme soutenu pendant 5 minutes.

Il est bien sûr possible de réaliser plus de cycles de course/marche au besoin ou de commencer 5 minutes puis terminer les 10 minutes restantes en marchant.

Une fois ces 15 minutes atteintes, votre séance est terminée.

Rappelons une fois encore qu'il ne faut pas vous épuiser. Si tenir 15 minutes est hors de votre portée au début, réduisez le temps de votre séance à 10 minutes.

Votre objectif sera de réduire vos temps de marche à un rythme normal voire lent au fil des semaines afin de parvenir à réaliser 15 minutes d'efforts ininterrompus.

Vous pouvez, par exemple, réduire ce temps de marche de 1 minute par semaine (vous pouvez diminuer plus ou moins ce temps selon votre motivation et vos capacités de récupération) et augmenter en parallèle de la même durée la course/marche à un rythme soutenu, afin de toujours conserver vos 15 min d'exercice d'endurance.

Allez-y toujours progressivement, afin de laisser à votre organisme le temps de s'adapter à l'effort.

Une fois que vous parvenez à tenir 15 minutes de course/marche à un rythme soutenu sans interruption, vous pouvez passer à l'étape 3.

▶ 3. Étape 3

Vous parvenez à réaliser 15 minutes d'entraînement d'endurance.

Vous pouvez à présent chercher à augmenter votre durée d'entraînement. Visez 20 minutes d'exercice en reprenant le principe de progression développé à l'étape 2.

Une fois que vous parviendrez à tenir 20 minutes sans vous arrêter, vous pourrez de nouveau augmenter le temps de travail.

Une fois que vous tiendrez 30 à 40 minutes non-stop, vous pourrez augmenter votre rythme de travail ou allonger encore la durée de votre entraînement si vous le désirez.

Enfin, si vous êtes satisfait de vos résultats, il est aussi simplement possible de profiter de ce temps d'entraînement pour vous exercer sans plus chercher à progresser en temps ou en rythme d'exercice.

Précisions utiles :

Cet exemple de progression n'est qu'un exemple parmi d'autres possibilités.
Gardez à l'esprit qu'il ne faut pas vous épuiser et que l'entraînement d'endurance comme celui de musculation ne doit pas être une corvée. Commencez doucement et augmentez le temps et la fréquence d'entraînement en fonction de vos capacités et vos contraintes.
A l'inverse, soyez capable de réduire la fréquence d'entraînement ou la durée de vos entraînements en cas de besoin. Mieux vaut en faire moins temporairement et durer que vouloir tenir absolument et arrêter ensuite par dégoût.
Comme pour l'entraînement de musculation, nous vous conseillons de noter dans un carnet d'entraînement vos séances et vos progrès.
En appliquant cette consigne ainsi que celles données plus haut, vous augmenterez durablement votre Sentiment d'Efficacité Personnelle et votre motivation (voir Chapitre correspondant, p. 445).

D. INTÉGRER L'ENDURANCE DANS VOTRE QUOTIDIEN

De manière générale, tout est possible dans le choix de votre organisation. Il existe donc de nombreuses possibilités pour le choix de vos jours d'entraînement.

Vous pouvez ainsi :

Réaliser un entraînement d'endurance la veille d'un entraînement de musculation,
Réaliser un entraînement d'endurance le même jour qu'un entraînement de musculation,
Réaliser un entraînement d'endurance le lendemain d'un entraînement de musculation,
Réaliser plusieurs entraînements d'endurance plusieurs jours d'affilée,
Etc.

L'important étant de considérer votre motivation, l'intensité de vos entraînements et vos capacités de récupération.

Si votre pratique sportive entraîne une fatigue excessive qui vous empêche de progresser, alors il faudra considérer d'opérer des modifications soit dans le choix des jours d'entraînement, soit dans la fréquence d'entraînement.

Notez également que dans une optique de perte de poids ou d'être moins sédentaire (si vous passez vos journées de travail assis sur une chaise), lorsqu'ajouter des séances d'endurance est difficile, **il est possible de mettre en place des solutions simples pour augmenter les dépenses énergétiques, pour bouger plus.**

- L'entraînement à jeun (recommandé plus haut pour les personnes ayant du poids à perdre) nécessite simplement de se lever un peu plus tôt.
- Privilégiez les trajets à pied ou à vélo plutôt que les trajets en voiture, quand cela est possible. Evitez de vous garer juste devant les magasins et lieux que vous visitez.
- Privilégiez l'escalier aux ascenseurs et aux escalators.
- Certaines activités comme la télévision peuvent être remplacées par des promenades, des sorties...

II. L'ENDURANCE COMME ACTIVITÉ PRINCIPALE DEVANT LA MUSCULATION

A. LOISIR

Certaines personnes ont besoin de s'entraîner en plein air pour se sentir vivantes. Elles ne cherchent pas spécialement à progresser ou améliorer leurs performances, elles pratiquent course, vélo, nage, ... en pleine nature, à leur rythme, au gré de leurs envies.

Ces personnes, souvent plus concernées par le maintien de la santé à travers le sport que la recherche des performances, peuvent être intéressées par l'Entraînement Stratégique proposé dans Sybernetics.

Si elles souhaitent cependant conserver la liberté d'un entraînement varié et sans contraintes, nous leur conseillons de s'entraîner une fois par semaine. Ou, si elles sont suffisamment avancées sur la **voie de l'Efficience**, qu'elles ont intégré et appliquent **les concepts de reconnexion à soi et de lutte contre l'entropie** (voir Chapitre 1 : Pour une Beauté Athlétique Durable, p. 27), elles peuvent pratiquer **la séance idéale Sybernétique** (voir Chapitre 3 : L'entraînement stratégique, p. 133).

La pratique de la musculation est alors annexe et vient au service de l'épanouissement et du bien-être de l'individu. Comme pour la pratique de ses différentes activités physiques au gré de ses envies, l'entraînement de musculation doit être pratiqué dans la même optique. Sans recherche particulière de performance ou de focalisation excessive sur l'apparence physique, uniquement en étant à l'écoute de ses ressentis et de ses émotions.

B. PERFORMANCE

A l'inverse du cas précédent, certaines personnes pratiquent une activité physique ou un sport d'endurance (ou un sport collectif) dans le but **d'améliorer leurs performances ou d'obtenir de la gratification par les victoires individuelles ou collectives.** Cela ne leur empêche pas d'éprouver du plaisir dans leur pratique, jusqu'à un certain point. Cependant, ils acceptent l'idée, consciemment ou non, de sortir de leur zone de confort pour progresser.

Ils renoncent temporairement au plaisir immédiat de la pratique en augmentant la fréquence et/ou l'intensité de leur entraînement malgré la fatigue ou une absence de motivation, ils acceptent la souffrance engendrée par des contraintes dans l'espoir d'obtenir un plaisir plus grand à travers une victoire, un record ou une médaille. Pour ces personnes, le plaisir immédiat de vaincre, de gagner, de susciter l'admiration est plus grand que le plaisir immédiat de la pratique.

Nous nous sommes déjà longuement étendus sur ce sujet et les racines d'un tel comportement dans le Chapitre 1, Pour une Beauté Athlétique Durable (p. 27) ; nous ne sommes pas là pour juger les choix individuels ni pour interdire ou imposer telle ou telle pratique sportive. Nous faisons simplement un devoir d'information sur les conditionnements psychosociaux qui peuvent induire de tels comportements. Une fois que l'individu a pris conscience des mécanismes qui le dirigent inconsciemment, il n'est plus victime, il est responsable de ses choix.

Précisons tout de même que **l'envie et le plaisir de vaincre un adversaire, de le dominer, n'est pas quelque chose à refouler ou inhiber.**

Nous sommes des êtres qui avons des envies naturelles de dominance. Et ne pas en tenir compte, ou vouloir éradiquer ces pulsions reviendrait à lutter contre notre nature animale. Or, vous l'avez compris avec le premier chapitre ainsi que le chapitre « musculation méditative », la pratique sportive subordonnée à la construction de soi ne devrait pas servir à réprimer et enfermer toujours plus l'animal en soi.

Il faut au contraire pouvoir le laisser s'exprimer de manière saine : dans un cadre défini et pensé pour cela, avec recul.

> **Les compétitions sportives deviennent ainsi un outil de régulation de nos besoins naturels de dominance.**

Ces besoins pouvant s'assouvir dans un cadre plus large, où la compétition et ses résultats éventuels (gloire, argent) ne sont plus considérés comme une fin en soi, la compétition peut devenir quelque chose de sain.

La compétition n'est plus, dans ce cadre, une simple activité de compensation avec des préparations physiques intenses qui usent la santé, avec tous les désagréments qui accompagnent une santé usée avant l'heure.

Elle est maintenant reléguée à sa juste place, utilisée pour assouvir des besoins naturels, sans mettre en péril sa santé pour y parvenir.
Quant à la préparation à la compétition, **il n'est plus nécessaire, dans le cadre de l'attitude Stratégique ou Efficiente, de sortir régulièrement de sa zone de confort pour accomplir une performance.**

Nos propos sur l'élargissement progressif de la zone de confort, sont aussi transposables à d'autres sports que la musculation et à l'objectif de briller en compétition.

Aussi il ne s'agit en fait de ne plus rechercher un maxima (une performance) pour elle-même, mais l'Optima (bien-être). Par la fabrication d'optima (bien-être), pourront découler des maximas de niveau égal ou supérieur à des maximas recherchés pour eux-mêmes.

De la sorte, **le dépassement de soi pour briller en compétition peut avoir lieu sans épuiser ses ressources** et donc, sans risquer à court terme la blessure ou la contre-performance en compétition, et à long terme l'usure prématurée du corps.

Alors si vous pratiquez une activité physique principale d'endurance ou un autre sport et que vous souhaitez pratiquer la musculation pour améliorer vos performances physiques ou pour soigner votre esthétique, c'est tout à fait possible.

La pratique annexe de l'Entraînement Stratégique va dépendre de votre volume d'entraînement et de son intensité. D'autres paramètres rentrent également en compte comme votre état de santé actuel, votre degré de fatigue, vos exigences professionnelles et familiales, et votre motivation.

S'il vous reste du temps libre dans la semaine, que vous êtes en pleine forme et très motivé, en avant ! **En revanche, si tous les voyants sont au rouge,** il est plus sage d'attendre une période plus propice avant de commencer la musculation. Les outils de ce livre peuvent vous aider à vous mettre dans les bonnes dispositions, **voir la Carte du Labyrinthe p. 8.**

1. Activité physique spécifique

Si vous souhaitez améliorer vos performances spécifiques dans une discipline d'endurance donnée, vous devez agencer la totalité de vos entraînements de manière à pouvoir pratiquer votre discipline normalement, plus un à deux entraînements de musculation, et au moins deux jours de repos dans la semaine. Il ne faudra pas négliger la souplesse car, comme cela est démontré dans le Chapitre 4, La Souplesse, (p. 183), sa pratique régulière permet d'améliorer les performances générales et facilite la récupération.
Vous éviterez de pratiquer les séances de musculation les jours de vos entraînements sauf si vous « splittez » les séances et que vous ne sollicitez pas les mêmes groupes musculaires sur les deux activités.

Si vous pratiquez une activité qui sollicite les membres inférieurs (course à pied, cyclisme, ...) vous pourrez pratiquer le même jour les exercices de musculation qui sollicitent le haut du corps. A l'inverse, si votre activité sollicite le haut du corps (natation, aviron, rameur), vous pratiquerez les exercices qui sollicitent le bas du corps.

Néanmoins, si l'intensité physique de votre activité principale est élevée, nous vous conseillons d'adapter votre entraînement de musculation plus profondément, surtout si vous faites trois séances ou plus de votre discipline principale dans la semaine.

Si vous pratiquez par exemple la course à pied à une intensité importante avec une véritable recherche de performances, votre séance de musculation devra être beaucoup moins intense sur les exercices du bas du corps. Il est tout de même recommandé de ne pas sauter cette partie de l'entraînement, surtout si votre pratique de la musculation vise à améliorer vos performances à la course.[10]

Idem, si vous pratiquez la natation et que vous sollicitez intensément vos bras, ne sautez pas la partie haut du corps, diminuez juste l'intensité de cette partie de l'entraînement.

Comment faire ?

- Utilisez très régulièrement la technique de la Mini-Boucle (voir p. 115) pour modérer l'intensité des exercices concernés
- N'allez pas à **l'Echec Ultime** pour finir vos séries, respectez l'**Echec Simple** (voir ces termes p. 125)
- Diminuez le nombre de séries par exercice. Si on vous demande de réaliser 6 séries de dips par exemple, réalisez-en seulement 4 voire 3 en fonction de vos capacités physiques.
- Ne négligez surtout pas la pratique de la souplesse (Voir Chapitre 4, p. 211) et de la relaxation (Voir Chapitre Musculation Méditative, p. 305).
- Soignez également votre hygiène globale, surtout si votre volume sportif est conséquent (5 à 6 entraînements par semaine) : état de santé, niveau de stress, qualité du sommeil, qualité de l'alimentation, ...

Discipline principale	Entraînement de musculation :	Adaptation de la séance de muscu :
2x par semaine	1 à 2x par semaine	Séances normales si les capacités de récupération sont bonnes.
3x par semaine	1 à 2x par semaine	Diminuer l'intensité sur les groupes musculaires déjà bien sollicités par l'activité principale.
Plus de 3x par semaine	0 à 1x par semaine	Si vous souhaitez faire plus d'une séance, pensez au split.

Dans tous les cas, si vous pratiquez la musculation dans le but d'améliorer vos performances dans votre discipline principale, **il vous faudra une personnalisation de votre entraînement**. Si vous avez suffisamment d'expérience dans la pratique de votre discipline, de la musculation et de l'Entraînement Stratégique, vous saurez faire les ajustements nécessaires. Sinon **parlez-en à votre coach sportif s'il est compétent en la matière ou contactez-nous.**

10. Pour la santé de vos articulations, nous vous recommandons de pratiquer les exercices de musculation correspondants en amplitude complète le plus souvent.

2. Préparation d'une compétition ou d'une épreuve ponctuelle

a. Compétition

Si vous préparez une compétition, vous devez arrêter l'entraînement de musculation une à deux semaines avant. La pratique synergique entre votre discipline et la musculation doit donc avoir été préparée plusieurs mois auparavant et elle doit s'inscrire dans la durée. **Commencer la musculation (comme toute autre forme de préparation physique) seulement quelques semaines avant un tournoi ou une compétition apportera très peu de résultats.** Cela sera même contre-productif dans la mesure où vous demanderez des efforts supplémentaires à votre organisme à une période critique.

Dans l'idéal, il faut commencer l'Entraînement Stratégique plusieurs mois auparavant, en début de saison. Même avant, en intersaison, si la pratique de la musculation est un plaisir pour vous. Cela permet de vous entretenir et d'améliorer votre condition physique globale.

Ensuite, sur la saison, il faut respecter la stratégie des petits pas et augmenter progressivement l'intensité de vos entraînements, de semaine en semaine, pour améliorer votre condition physique globale et spécifique. Atteindre un pic d'intensité de l'entraînement plusieurs semaines avant la compétition, diminuer l'intensité des séances de musculation progressivement quelques semaines avant, tout en continuant votre programme d'entraînement principal. Arrêt de la musculation une à deux semaines avant la compétition pour que vous ayez toutes les ressources physiques nécessaires le jour J.

Sur le graphique schématique de la zone de confort physiologique présenté ci-dessous, votre progression sur la saison doit être une courbe croissante globalement linéaire qui représente l'accentuation progressive de l'intensité de vos entraînements. Elle doit respecter votre zone de confort le plus longtemps possible. Vous devez atteindre vos capacités athlétiques maximales quelques semaines seulement avant la compétition, puis lever le pied pour « recharger les batteries » les semaines restantes. **Ainsi vous pourrez donner le meilleur de vous-même le jour de la compétition en étant au maximum de votre potentiel athlétique.**

Le risque de ne pas lever le pied et d'être encore dans la zone de fonctionnement maximal de votre organisme juste avant la compétition, c'est celui d'avoir dépensé énormément d'énergie pour maintenir la cadence des dernières semaines et d'arriver épuisé le jour de l'épreuve. **Attention alors à la contre-performance ou aux blessures** !

Quand vous n'êtes pas déjà blessé avant même le début de la compétition ! Comme on le voit souvent chez des athlètes qui n'ont pas su doser l'intensité de l'effort sur la saison et sont restés trop longtemps dans leur zone de fonctionnement maximal.

Il faut également être capable de diminuer l'intensité de vos entraînements, en fonction des circonstances, tout au long de la saison. Si vous avez des épreuves intermédiaires, des stages, des matchs importants, **vous devez diminuer l'intensité de vos entraînements la semaine précédant l'effort à fournir.** Il en va de même si vous avez une fatigue liée à votre vie professionnelle, vos relations, etc. Dans ces situations, utilisez les différentes techniques à votre disposition dans cet ouvrage pour moduler l'intensité de votre entraînement (Boucle et Mini-Boucle p. 115).

Si vous faites un sport collectif et que vous participez à un championnat sur toute la saison avec des matchs tous les week-ends par exemple, la façon de procéder est bien sûr différente.

Toute la difficulté est alors de tenir le rythme sur la saison et d'éviter de rester trop longtemps dans votre zone de fonctionnement maximal. C'est d'autant plus dur si vous participez à un ou plusieurs tournois à enjeux en fin d'année.

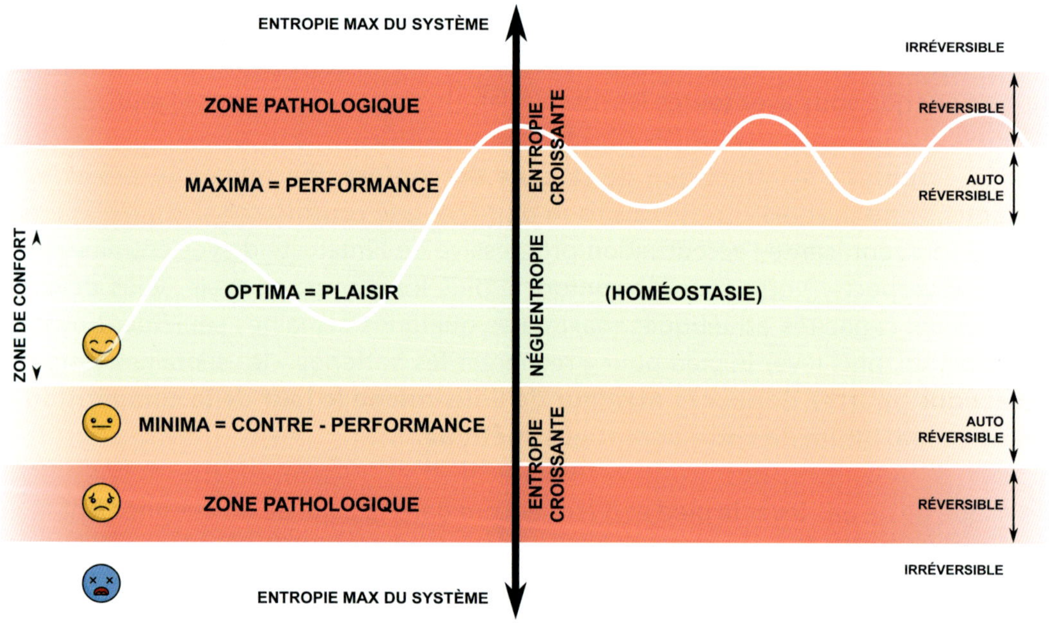

La récupération, votre hygiène de vie, votre alimentation, la construction de votre motivation et la prévention des blessures seront alors essentielles à la réussite de vos objectifs. Tous ces outils nécessaires à votre réussite sportive sont présentés dans Sybernetics.

- Pour la souplesse, la détente et la relaxation, consultez les chapitres 4 & 5.
- Pour la qualité de votre alimentation, consultez le chapitre 7.
- Pour la construction de votre motivation, consultez le chapitre 8.
- Pour la prévention et la récupération des blessures, consultez le chapitre 9.

b. Épreuve ponctuelle

Vous pratiquez la musculation mais vous aimeriez vous entraîner spécifiquement pour une épreuve sportive dans quelques mois. Comme nous l'avons dit, la pratique de la musculation vous permet d'améliorer vos performances physiques globales mais **pour améliorer vos performances spécifiques dans une discipline, il faut nécessairement pratiquer cette discipline.**

Si vous préparez un trail, il va falloir courir régulièrement et en terrain accidenté avec dénivelé. Courir sur du plat ne sera pas suffisant. Plus l'épreuve à laquelle vous participez est exigeante et moins vous êtes habitués à fournir les efforts spécifiques à cette épreuve, plus il va falloir vous y prendre à l'avance et adapter votre entraînement de musculation.

Il faudra donc commencer à courir au moins une fois par semaine au début, puis augmenter progressivement, de semaine en semaine, le nombre de sorties et leur intensité tout en réduisant en parallèle l'intensité des exercices de musculation qui sollicitent le bas du corps (utilisation des Mini-Boucles et des séances, voir p. 115).

Vous pouvez également lire le point précédent pour en savoir plus sur la logique de progression, surtout si vous souhaitez réaliser une belle performance : **1. Activité physique spécifique**

C. PERTE DE POIDS

Si l'effort cardio permet effectivement de perdre du poids et/ou de s'affiner, certains seraient tentés de négliger la musculation pour faire beaucoup plus de cardio. Nous déconseillons cette solution pour celui qui cherche à se construire un corps athlétique.

Le tout avec la bénédiction de notre société car, **pour notre système de valeurs morales dominant, souffrir et s'autodétruire pour parvenir à un but est un comportement très admis,** et inculqué par la société et notre milieu familial dès notre plus jeune âge.

Pour mieux comprendre comment ce mécanisme peut se mettre en place et les solutions possibles pour vous désaccoutumer, **consultez le chapitre 1, p. 27.**

A noter que l'obsession de l'apparence physique et esthétique que l'on peut rencontrer en musculation, ce désir d'être toujours plus volumineux et massif, ou à l'inverse toujours plus mince et sec, est une forme de bigorexie. On parle également de **dysmorphisme** dans ce cas, car l'individu ne se perçoit pas tel qu'il est vraiment, jamais assez fort et massif ou jamais assez mince. La dissociation entre le corps et l'esprit peut être alors si forte qu'elle conduit à des comportements très néfastes comme la prise régulière d'anabolisants de synthèse, les injections de synthol, les poses d'implants ou l'anorexie mentale par exemple.

Le mécanisme profond à l'œuvre ici est toujours le même pour les êtres prosociaux que nous sommes : **attirer l'attention, exister aux yeux des autres, être digne d'amour**. C'est malheureusement une course en avant sans fin vers notre destruction tant que l'on ne réalise pas que l'on n'obtiendra plus jamais ce qui nous a tant manqué, enfant : **le développement d'un lien et d'un sentiment sécure auprès de notre figure d'attachement[11].**

« Chaque figure d'attachement est irremplaçable, spécifique et non-interchangeable. » Nicole et Antoine Guedeney (2)

Nous en avons été privés lorsque nous en avions le plus besoin et il va falloir faire sans pour le reste de notre vie. La solution à nos tourments existentiels ne se trouve donc pas dans l'attente désespérée d'un amour extérieur que personne ne pourra plus jamais combler mais dans l'apprentissage d'un amour intérieur qu'il reste à bâtir.

11. Pour en savoir plus sur le lien d'attachement et le sentiment sécure, rendez-vous au Chapitre 1, p. 27.

Il va falloir apprendre à s'aimer soi-même. C'est un des aspects de la reconnexion à soi. L'approbation en lieu et place de l'amour dont on a manqué ne suffira jamais. **La reconnaissance par la performance montrée, l'autodestruction revendiquée, ne mèneront qu'à des victoires partielles, des satisfactions éphémères.** La base est donc l'amour de soi, pour espérer être vraiment aimé des autres et savoir les aimer.

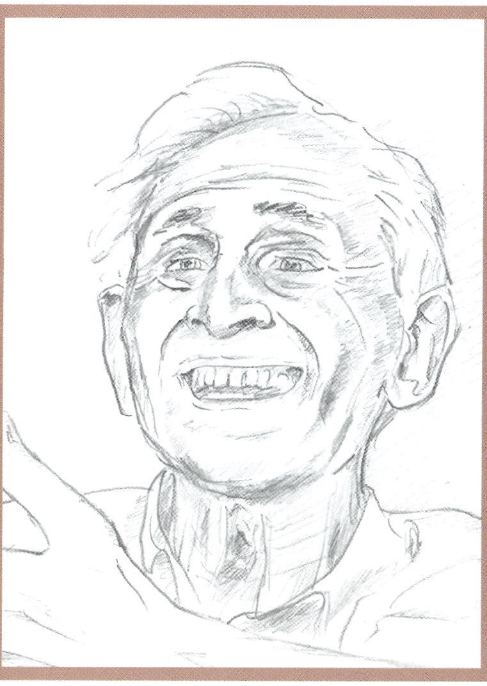

« En guérissant nos traumatismes, nous intégrons les trois parties de notre cerveau. La transformation qui a lieu alors complète notre destin évolutif. Nous devenons pleinement des animaux humains, en possession de toutes nos aptitudes naturelles. Nous sommes des guerriers féroces, des parents aimants et tout ce qui se trouve entre les deux. »

Peter Levine

III. L'ENDURANCE COMME ACTIVITÉ DE DÉCHARGE DES TENSIONS

Nous allons maintenant envisager les activités d'endurance comme un outil de gestion du stress et des tensions qui s'accumulent dans notre quotidien.

A. LES ACTIONS MOTRICES ADAPTÉES

Les variations multiples et fréquentes de notre environnement peuvent perturber notre équilibre interne. Notre organisme va alors chercher à réagir aux perturbations initiales pour rétablir cet équilibre. C'est ce déséquilibre de l'organisme qu'on appelle le stress et il entraîne nécessairement une réponse correctrice.

Nous allons chercher – consciemment ou non – à faire disparaître la cause initiale de notre état de stress. Quand cette cause menace plus ou moins directement notre intégrité, il existe deux comportements instinctifs innés caractéristiques : la fuite ou la lutte.

Un organisme va donc utiliser toutes les réponses qu'il a à sa disposition pour résoudre son état de stress croissant. Schématiquement, s'il peut fuir, il fuira. S'il est acculé, il combattra. Il épuisera toutes les actions possibles de son répertoire comportemental et **lorsqu'il n'aura plus aucune réponse à sa disposition, lorsqu'il ne pourra plus agir, il se retrouvera dans un état d'inhibition de l'action**. Cet état peut aussi lui permettre d'échapper à la situation dangereuse. Faire le mort face à un prédateur, se soumettre dans une confrontation, se figer dans une situation inconnue sont aussi des moyens de sauver sa peau.[12]

> **«L'action permet à un organisme de maintenir sa structure en transformant l'environnement au mieux de sa survie. Quand l'action est impossible, l'inhibition de l'action permet encore la survie puisqu'elle évite parfois la destruction, le nivellement entropique avec l'environnement.» Henri Laborit (3)**

12. Pour plus d'informations sur le sujet, consultez le chapitre 5 : Musculation Méditative, p. 305.

Tout le problème pour notre santé réside dans l'installation prolongée de cet état d'inhibition de l'action. Et l'organisation même de notre société contemporaine basée sur la domination et l'exploitation de l'homme par l'homme vient museler, dès le plus jeune âge, nos réactions instinctives de défense face aux agressions du milieu. La société dans laquelle nous venons au monde nous dresse pour obéir, respecter la hiérarchie, refouler certaines de nos pulsions et ne pas exprimer toutes nos émotions. **De ce dressage résulte une inhibition de l'action chronique plus ou moins forte en fonction du vécu des individus.**
C'est alors que l'organisme met en place – souvent inconsciemment – des stratégies comportementales pour décharger les tensions psychomotrices qui résultent de cet état chronique. L'activité physique est l'une de ces stratégies car elle permet de simuler une réaction de fuite ou de lutte.

Il s'agit donc de comprendre qu'on peut utiliser une activité physique pour gérer son état de stress et faire descendre notre niveau d'inhibition. Lorsque nous utilisons consciemment l'activité physique comme outil de gestion du stress, nous réalisons une **Action Motrice Adaptée** (3,4).

« Ces actions motrices adaptées peuvent être classées en deux catégories : les calmes et les dynamiques. Le Yoga ou le Tai-chi sont à ranger dans la première catégorie. Par l'action en douceur, nous visons le détachement des sollicitations du monde et des frustrations qu'elles engendrent ; nous recherchons le lâcher-prise [...]. Les actions motrices adaptées de nature dynamique peuvent être subdivisées en deux sous-catégories : celles qui relèvent de la fuite et celles qui relèvent du combat. Le jogging est l'activité de fuite qui nous paraît la plus évidente puisque, à l'origine, il s'agissait essentiellement de courir pour échapper à un danger, à un prédateur [...]. Les actions motrices relevant du combat sont bien évidemment tous les arts martiaux et les sports de combat. » Olivier Lafay (5)

B. L'ENDURANCE POUR GÉRER LE STRESS

L'endurance peut donc être utilisée comme une **Action Motrice Adaptée dynamique** qui va nous permettre de décharger une partie des tensions accumulées à cause d'une situation stressante.

Si vous souhaitez utiliser une activité d'endurance dans ce but, il est préférable de ne pas vous soucier de la durée de votre effort, ni de vos performances ou de votre technique. **Vous devez chercher à vous connecter à vos sensations, à adapter le rythme de votre course à la nature des émotions qui vous traversent**. Si la colère et la rage vous dominent, vous pouvez sprinter par exemple. Si vous avez surtout besoin de vous reconnecter en douceur à vous-même, vous pouvez adopter un rythme plus doux. Si vous sentez des pleurs remonter, laissez-les sortir. De même, si vous avez envie de crier, hurler, ne gardez pas cela en vous.[13]
Il est aussi indiqué de réaliser votre activité en pleine nature, suffisamment loin de la ville, quand c'est possible. Courir sur le bitume au bord d'une route empruntée ou sur un tapis roulant dans une salle bruyante et remplie n'aura pas du tout le même effet. **Mais si c'est votre seule possibilité, mieux vaut cela que conserver vos tensions.**

L'autre avantage de courir ou rouler en pleine nature suffisamment loin de la civilisation, c'est de pouvoir laisser exploser vos émotions sans crainte du ridicule. Vous pourrez plus facilement crier votre joie de vous sentir vivant, de vous retrouver dans votre milieu naturel, ou bien encore hurler votre colère envers ceux qui gâchent votre existence.

Dans cette situation, il est préférable de ne pas écouter de musique et de ne pas emmener de smartphone avec vous afin de vous retrouver seul avec vous-même et de vous reconnecter à votre environnement réel.

En revanche, il faut bien comprendre que **les activités d'endurance ne sont qu'un des outils disponibles pour réguler votre stress mais qu'elles ne s'attaquent pas à résoudre la cause actuelle de ce stress.**

Si vous n'utilisez que cet outil pour vous décharger de vos tensions, certaines situations peuvent vous faire rentrer dans un cercle vicieux tant que vous ne cherchez pas à diminuer la source de ces tensions chroniques.

Lorsque votre stress continue de s'accroître et que votre seule réponse est l'endurance, il arrive nécessairement un moment où la pratique de cette action motrice adaptée ne suffit plus ou devient à son tour source d'un stress biomécanique supplémentaire. Car courir toujours plus et plus intensément pour se décharger des tensions toujours plus grandes qui nous habitent peut conduire à l'addiction et devenir une conduite dissociante : Voir la partie II. D) l'addiction à la course p. 372.

13. Voir le chapitre 5 : Musculation Méditative, la Reconnexion à soi p. 320.

C. L'ENDURANCE, UN OUTIL PARMI D'AUTRES POUR GÉRER LE STRESS

L'endurance, comme toutes les autres activités physiques de décharge, n'est qu'une soupape de sécurité qui permet de faire redescendre ponctuellement votre niveau de stress. En aucun cas, cela ne vous permet de réduire la cause réelle de ce stress, de cette inhibition.

Il faut donc hiérarchiser l'utilisation de cet outil dans le contexte plus vaste de la résolution de votre état d'inhibition chronique.
Gardez cela à l'esprit lorsque vous êtes soumis à un stress important. **La pratique d'une activité physique visant la décharge ne doit pas devenir une source supplémentaire de stress physique par la violence avec laquelle vous souhaitez évacuer vos tensions.** Vous devez apprendre à savamment doser l'usage des différents outils que nous mettons à votre disposition dans Sybernetics pour cela.[14]

Pour en savoir plus sur l'utilisation stratégique de tous ces outils, consultez le Chapitre « Mode d'emploi de Sybernetics », p. 8.

IV. L'ENDURANCE ENTRAVÉE PAR LES BLESSURES

Les activités d'endurance peuvent entraîner de nombreuses blessures musculosquelettiques.

On peut considérer qu'il existe deux catégories de blessures en rapport avec une activité physique. Celles qui surviennent pendant la pratique de cette activité et celles, anciennes, qui vous empêchent de commencer cette pratique.

Dans les deux cas, il va falloir chercher à soigner ces blessures au plus vite et ne surtout pas les négliger. Le **chapitre 09 : Prophylaction (p. 479)** a été pensé pour vous apporter un maximum d'informations sur les différentes pathologies qu'un athlète peut rencontrer lors de sa pratique. Ces informations vous serviront à agir avec plus d'efficience pour résoudre votre problème et reprendre votre pratique au plus vite.

14. Pour en savoir plus, rendez-vous au chapitre 4 : Musculation Méditative, partie sur le principe de pendulation et la décharge écologique des tensions, p. 331.

A. BLESSURES À L'ENTRAÎNEMENT

Lors de la pratique, une blessure peut survenir de manière accidentelle (ex : une entorse de cheville), à cause d'une hyper-sollicitation (ex : fracture de fatigue) ou à cause de facteurs techniques liés à la pratique d'une discipline en particulier (ex : lombalgies ou tendinopathies liées à la dureté du sol).

Dans certains cas, une fragilisation latente d'un muscle ou d'un tendon peut être présente et l'activité physique, même modérée, agit comme facteur déclenchant. Les symptômes qui apparaissent alors révèlent la présence de la pathologie.

Il est alors indiqué de diminuer ou stopper la pratique qui active les douleurs le temps de résoudre la cause de cette pathologie.

Si des impératifs sportifs (compétitions, tournois, passage d'examen, ...) vous obligent à continuer votre pratique, il est conseillé de prévenir votre entraîneur et de diminuer sérieusement l'intensité de vos entraînements le temps d'être rétabli. **Le risque de sur-blessures et d'aggravation de votre état ne doit surtout pas être négligé.**

B. BLESSURES ANCIENNES

Vous aimeriez reprendre une activité d'endurance mais une vieille douleur au genou ou l'épaule par exemple vous en empêche ?

Premier point, assurez-vous de ne pas avoir repris l'activité trop intensément ou trop longtemps. Si vous n'avez pas pratiqué depuis longtemps, vous devez doser votre effort pour qu'il soit largement supportable par votre organisme. **Il faut ensuite accroître progressivement l'intensité de cet effort pour vous réhabituer à la contrainte physique.**

Trop de gens reprennent une activité physique brutalement et bien au-delà de leurs capacités athlétiques du moment. Un tel comportement est souvent source de blessures ou d'abandon précoce. **La stratégie des petits pas, une fois de plus, doit être respectée.**

Deuxième point, plutôt que de vouloir forcer en vous disant que la douleur va finir par passer, optez pour un comportement plus raisonnable. Chercher à identifier la cause de votre problème et résolvez-le. Consultez le chapitre 9, Prophylaction (p. 479), pour y voir plus clair.

V. L'ENDURANCE COMME OUTIL DE LA RECONNEXION À SOI

Pour les pratiquants qui souhaiteraient orienter leur pratique d'une activité d'endurance pour en faire **un outil supplémentaire de la reconnexion à soi**, nous proposons la démarche suivante.

Nous prenons ici l'exemple de la course à pied car il est caractéristique mais le raisonnement qui sous-tend cette modification de la pratique est applicable à de nombreuses activités sportives.

> **L'idée est de réaliser des mouvements plus respectueux de notre fonctionnement biomécanique réel dans le double but d'améliorer nos performances et de nous reconnecter à nos sensations lors d'un effort physique.**

Certains pourraient penser que c'est déjà le but du travail technique de toute activité sportive : optimiser le rendement biomécanique de notre système locomoteur en maîtrisant les techniques associées.

Si cela peut être vrai dans certaines disciplines, certaines autres, comme la course à pied, ont vu naître des dérives fonctionnelles liées au développement du matériel technique. **Ainsi le développement des chaussures de course a pu permettre la compensation des méfaits d'une foulée biomécanique pathogène et a su imposer, à grand renfort de marketing, cette nouvelle technique de course.**

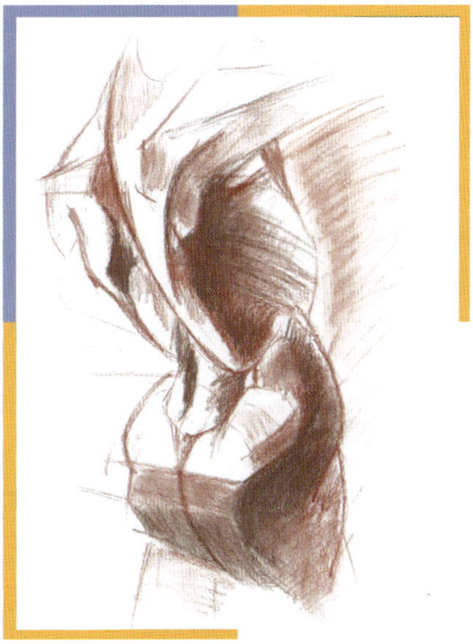

A. LE PROBLÈME DE LA FOULÉE CLASSIQUE

Le problème de la foulée qui s'est imposée comme modèle de référence est qu'elle est biomécaniquement non-fonctionnelle. En effet, courir en réceptionnant son pied sur le talon est très traumatisant pour tout le membre inférieur jusqu'au bassin et aux dernières lombaires. Essayez de courir pieds nus en atterrissant sur les talons pour vous en convaincre. Ce n'est pas sans raison que les chaussures de course se sont développées au point d'avoir des semelles de plus en plus épaisses (le « drop ») au niveau du talon.

B. LES AVANTAGES DE LA FOULÉE MINIMALISTE

Nous ne rentrerons pas dans le détail comparatif des deux foulées sur le plan biomécanique, ce n'est pas l'objet de ce chapitre. Le lecteur curieux pourra trouver de nombreux ouvrages sur la question (6).

En attendant, nous devons dire que la foulée « minimaliste » permet la réalisation d'une foulée bio-mécaniquement adaptée en réduisant l'épaisseur de la semelle au maximum. **Ce faisant, le pratiquant retrouve plus de sensations au niveau de ses voûtes plantaires** et il n'est plus question de réceptionner son pied sur le talon. Le contact avec le sol se fait avec l'avant-pied, ce qui oblige à des foulées plus courtes mais permet d'utiliser l'énergie élastique de la voûte plantaire pour :

- Amortir les chocs,
- Redistribuer une partie de cette force élastique dans le mouvement.

En conclusion, **la foulée « minimaliste » est une technique à adopter pour l'athlète qui veut découvrir de nouvelles sensations**, pour celui qui veut améliorer ses performances comme pour celui qui veut se reconnecter à lui-même en permettant le fonctionnement non-bridé de ses pieds. Car plus la semelle d'une chaussure sera épaisse et rigide, plus elle vous privera des sensations indispensables au bon fonctionnement de votre pied.

Encore une fois, le passage de l'une à l'autre technique ne se fait pas d'un coup. **Il faut réapprendre à courir physiologiquement, étape par étape, en perdant cette mauvaise habitude de réceptionner sa foulée sur le talon.** Avec des semelles très fines de confort qui laissent toute liberté au pied d'exprimer sa fonction, par nécessité, cela vient très rapidement.

Si l'expérience vous tente, prenez le temps de vous documenter à l'aide d'un ouvrage spécialisé et/ou d'un coach compétent.

Références bibliographiques

1. **Morin E.** *Le Paradigme perdu : la nature humaine.* Points; 2016. 256 p.
2. **Guedeney N, Guedeney A.** *L'attachement : approche clinique et thérapeutique: Arret Comm Sans Pilon.* 2e édition. Elsevier Masson; 2016. 424 p.
3. **Laborit.** *L'inhibition de l'action : biologie, physiologie, psychologie, sociologie.* Paris ; New York: Masson; 2000.
4. **Laborit H.** *Éloge de la fuite.* Paris: Folio; 1985. 192 p.
5. **Lafay O.** *Méthode de musculation - Tome 2 : L'espace stratégique - Optimisez votre fonctionnement pour un rendement athlétique supérieur.* Paris: AMPHORA; 2014. 272 p.
6. **Brossard F, Dubois D.** *Barefoot et minimalisme : courir naturel.* Paris: AMPHORA; 2012. 176 p.

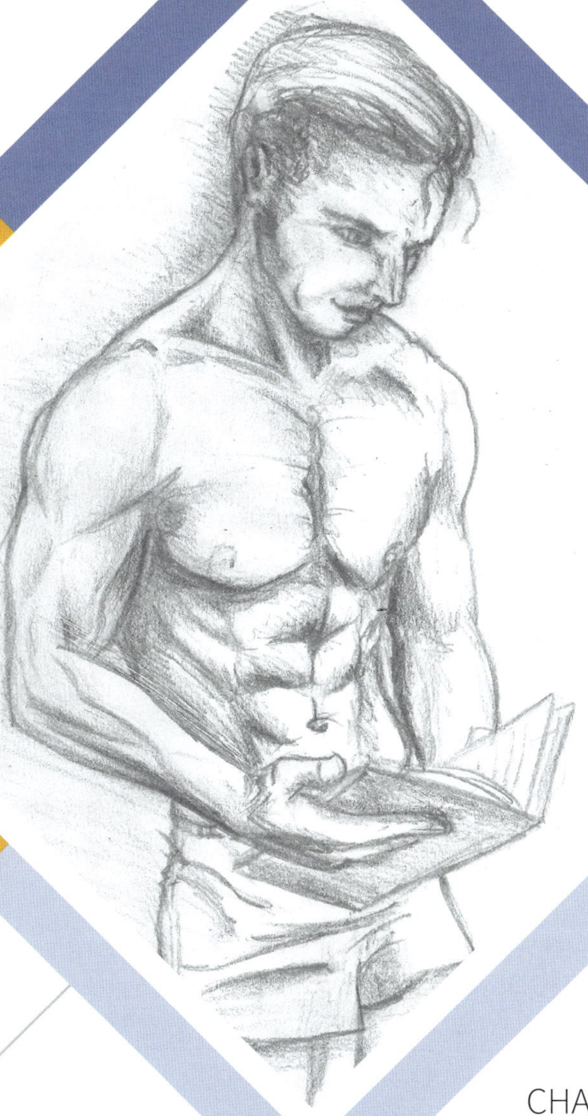

CHAPITRE VII

NUTRITION

Vers une écologie du ventre

« Où trouver la sagesse au sein de notre civilisation de la démesure, cette hubris que les Grecs identifiaient à la folie ? Peut-on pratiquer une vie raisonnable dans un monde déraisonnable ? Par ailleurs, on peut se demander si manger sainement, vivre sainement, ne pas prendre de risques, ne jamais dépasser la dose prescrite, si cette vie raisonnable n'est pas une vie sans vie. La Vie comporte un minimum de dépense, de gratuité, de déraison. »

Edgar Morin (1)

INTRODUCTION

Avoir une alimentation équilibrée est fondamental pour quiconque cherche à modeler son corps, que ce soit en prenant de la masse musculaire, en perdant de la masse grasse, ou les deux à la fois. C'est également essentiel pour tous ceux qui cherchent à performer dans leur discipline sportive, ou tout simplement pour ceux qui se soucient de bâtir une santé durable.

Si vous souhaitez apprendre à modifier votre alimentation dès maintenant, vous pouvez aller dès à présent à la partie I. Qu'est-ce qu'une alimentation équilibrée ? p. 390.

Comme nous l'avons vu dans le chapitre 1 : « Pour une beauté athlétique durable » p. 27, l'alimentation est l'un des facteurs primordiaux dans le retour à la zone de confort, permettant de vivre durablement et en bonne santé. Quelques réglages vous seront nécessaires afin d'utiliser l'alimentation comme un outil au service d'une dynamique plus vaste de bien-être, de jouissance et de santé. Ceci, tout en obtenant au passage des modifications corporelles remarquables (prise de volume musculaire/perte de masse grasse).

L'alimentation peut ainsi être vue sous divers aspects :

- un moyen d'atteindre **une transformation corporelle qui nous satisfait**. Dans le but de séduire, de (se) plaire, de prendre soin de son corps, de retrouver la forme et se sentir mieux dans sa peau au quotidien. Elle permet également d'avoir tous les apports nutritifs dont le corps a besoin pour performer.

- un moyen de **jouir de notre corps**, en consommant des aliments qui peuvent procurer de fortes sensations agréables en bouche et dans l'intégralité du corps. L'alimentation est alors vue comme une alimentation-plaisir exclusive.

- un moyen de **partir à la découverte de soi** (V-Alimentation et mémoire traumatique), afin de découvrir comment nous avons été construits pour adopter certains types de comportements alimentaires qui, bien souvent, ne correspondent pas aux besoins réels de notre corps. Chez certains, cela sera la course aux régimes miracles ou aux conduites alimentaires les plus extrêmes. Chez d'autres, les privations ou consommations excessives de nourriture.

- Que vous soyez intéressé par tout ou partie des éléments exposés ici, ce chapitre répondra à vos attentes, de celui qui cherche un physique esthétique à celui qui cherche à résoudre ses pulsions alimentaires, en passant par celui qui veut découvrir la joie d'avoir une forme physique lui permettant de jouir de la vie.

L'alimentation est l'affaire de tous.

Alimentation... Fuite en avant ou ressource vers la reconnexion à soi ?

Questionner ses objectifs

Lorsque l'on entame un processus de révision et de gestion de son alimentation, tout l'enjeu réside dans le questionnement de la commande. Pourquoi s'intéresse-t-on à l'alimentation ? Cet objectif, quel qu'il soit, enferme-t-il ou ouvre-t-il davantage à la vie ? Quelle est son appréhension de la nutrition, son rapport à la nourriture ? Comment utilise-t-on les informations présentes dans ce chapitre ? Pour renforcer ses croyances ou se questionner, creuser dans son ventre ?

Contrôler l'alimentation peut constituer une ressource (p. 456 du chapitre 8 Motivation), construction d'une branche solide à laquelle s'accrocher, ou, si cela devient obsessionnel, ne plus se réduire qu'à une fuite (de soi, ses sensations corporelles, ses émotions, du stress quotidien). Dans le premier cas, ce contrôle, modéré, efficient et temporaire, permettra d'établir une base solide, aide nécessaire afin de réinvestir sa zone de confort et de se reconnecter à soi. On opérera les ajustements nécessaires puis on se laissera porter par eux, en confiance. Dans le second cas, aucun lâcher-prise ne sera possible et les résultats, obtenus grâce à la toute-puissance de sa volonté, ne dureront que difficilement dans le temps et demanderont sacrifices et surcoûts d'énergie. Voilà tout le paradoxe du contrôle, qui bien que nécessaire, peut être néfaste et c'est bien pour cela qu'il faut toujours penser le contexte, c'est-à-dire, la commande de la commande.[1]

Se demander : le contrôle mis en place m'aide-t'il à retourner dans ma zone de confort, à me reconnecter, ou va-t-il encore plus me rigidifier, m'éloigner de moi-même ? Est-ce que ce contrôle (son application et son intensité) va m'enfermer ou bien me libérer ?

1. La commande désigne la volonté de faire, dire, exister d'une certaine façon. On pense qu'on est libre et on n'interroge donc pas ce qui nous conditionne et ce qui nous détermine. La commande de la commande, c'est ce qui nous pousse à agir, penser, vouloir d'une façon et pas d'une autre. Cette commande de la commande est programmée en nous par la méga-machine anthropo-sociale, la culture et les valeurs dans lesquelles nous baignons, l'éducation infantile que nous avons connue, et les déterminismes biologiques inscrits en nous depuis des millénaires. (Cf. Chapitre 1 : Pour une beauté athlétique durable p. 27 pour plus d'informations)

> **« Moins un individu à l'impression de contrôler des aspects essentiels de son environnement et de sa relation au monde, plus il risque de sombrer dans la dépression. L'individu cherche moins le vrai que le sens. » Olivier Lafay (2)**

Ce livre et les outils/savoirs qu'il contient se veulent être des réponses concrètes et pratiques à la mise en place de tous ces moyens (transformation corporelle, jouissance du corps, découverte de soi).

L'alimentation est un facteur important pour avoir une santé durable et retrouver sa zone de confort, mais elle ne fait pas tout. Comme l'indique le Chapitre 1 de cet ouvrage, il y a d'autres facteurs indispensables (résoudre sa mémoire traumatique, développer des relations affectives gratifiantes, utiliser des actions motrices adaptées, pratiquer les 6 piliers et les assouplissements…) et au moins aussi importants que l'alimentation à prendre en compte pour améliorer durablement sa santé.

En fait, nous considérons qu'à partir du moment où l'on possède une diète saine et équilibrée, l'alimentation ne doit pas être considérée comme le facteur n°1 pour améliorer ses performances physiques en musculation. Si nous appliquons l'Entraînement Stratégique, et prenons soin des fondations de notre santé via une bonne gestion du stress, et l'exercice des piliers de la santé (voir p. 267) les performances physiques et les résultats esthétiques seront au rendez-vous sans tomber dans l'hyper-contrôle alimentaire, la micro-gestion et l'optimisation rigide (3).

L'alimentation doit donc être replacée dans un contexte de vie bien plus large où elle n'est qu'un facteur parmi d'autres et où elle se met au service de l'individu pour bâtir une santé durable. Elle participe à la croissance globale et au retour vers la zone de confort. Sans prise en compte des autres facteurs énumérés dans le premier chapitre, l'alimentation ne permettra pas, seule, de contrer les ravages d'un mode de vie mal géré et délétère pour l'organisme.

En revanche, si l'alimentation est mise au service de la santé et de la croissance globale de l'individu, ***prise dans un enchevêtrement de facteurs construisant ou détruisant sa santé,*** elle sera un atout formidable et participera à la joie d'avoir un corps en santé que l'on pourra modeler selon notre projet de vie, pour mieux jouir de la vie.

> **L'alimentation participe à retrouver sa zone de confort.**

Celui qui se soucie de sa santé et de son bien-être cherchera et apprendra à trouver l'équilibre entre une alimentation saine, qui permet au corps de fonctionner et de s'alimenter correctement, et une alimentation plaisir, qui permet de davantage jouir de la vie.

L'alimentation est ainsi vue comme un moyen de jouir de ses sens, de se rapprocher de sa zone de confort en laissant tomber cette vision réductrice où elle est synonyme de frustration, d'obsession, de culpabilité et de tourment permanent.

C'est ce mode d'alimentation que nous vous proposons ici, à la fois efficient et stratégique, qui intègre à la fois la transformation corporelle, la jouissance du corps et la découverte de soi.

I. QU'EST-CE QU'UNE ALIMENTATION ÉQUILIBRÉE ?

En respectant la proposition d'une alimentation équilibrée que nous allons détailler, vous constaterez rapidement des modifications positives de votre énergie et de votre apparence.

Votre corps a besoin qu'on lui apporte certains aliments dans certaines quantités. Et il doit également éviter d'en consommer certains autres trop régulièrement. *Ne vous affolez pas !* Tout ceci est en fait très simple, et le but de ce chapitre est de vous proposer un cadre alimentaire sain pour mettre votre santé au premier plan tout en vous permettant de modeler votre apparence à votre guise.

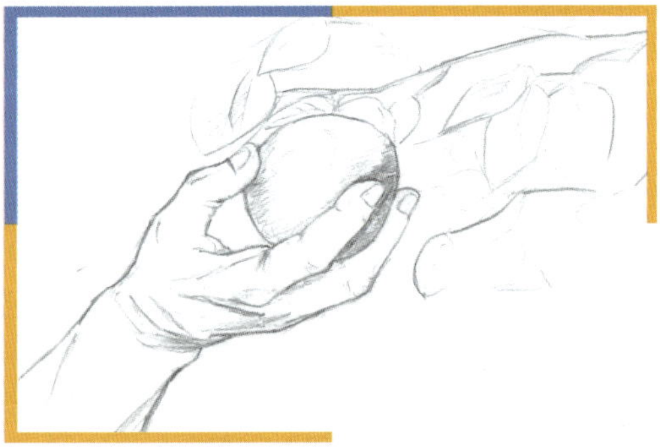

Ce chapitre se veut éminemment pratique. Il va vous apprendre à construire une base alimentaire saine et complète pour atteindre vos objectifs physiques (perte de masse grasse, construction musculaire, entretien).

Votre sentiment d'efficacité personnelle (SEP) (voir le Chapitre 8 : Motivation – Ressources et sentiment d'efficacité personnelle p. 445 pour plus de détails) va d'ailleurs se développer de façon marquée en suivant les indications proposées dans les points

suivants. Que ce soit par l'expérience que vous allez acquérir progressivement en franchissant les paliers que vous vous serez proposés d'atteindre en termes de transformation physique (voir partie « Déterminer son objectifs »), mais également en constatant que les changements physiques que vous allez obtenir sont le résultat de votre propre action personnelle.
Les sentiments de joie et de satisfactions qui en découleront seront autant de ressources intéressantes à transférer dans d'autres domaines de votre existence.

Un plan alimentaire équilibré et sain :

Commençons par vous proposer directement un plan alimentaire sain et équilibré, afin que vous ayez une base universelle, que vous pourrez bien sûr personnaliser selon vos goûts, votre budget et vos envies grâce aux tableaux présents un peu plus loin (p. 409) :

Matin	Source de protéines Source de glucides Source de lipides Fruit	4 œufs au plat 100 g Muesli 200 mL Lait de soja 200 mL jus de fruit 1 banane
Midi	Source de protéines Source de glucides Source de lipides Des légumes variés Fruit	150 g Escalope de poulet 100 g Lentille verte 10 mL d'huile d'olive 300 g Haricots verts 1 pêche
Collation	Source de protéines Source de lipides Fruit	200 g Fromage blanc 30 g d'Amandes 1 kiwi
Soir	Source de protéines Source de glucides Source de lipides Des légumes variés	150 g Saumon sauvage 50 g Riz Thaï 10 mL d'huile de colza 200 g Carottes râpées

Ce tableau propose un plan alimentaire sain et équilibré. En suivant cette formule (et en variant vos aliments grâce aux tableaux présents p. 409) vous ne connaîtrez aucune carence et votre corps aura tout ce dont il a besoin au niveau nutritif. Attention, les quantités indiquées sont une base à adapter aux besoins de chacun. Ainsi, vous aurez peut-être besoin de manger davantage ou, au contraire, de réduire les quantités.

Ce que l'on y trouve :

- une source de protéines par repas,
- une source de glucides,
- une source de lipides,
- ainsi qu'une source spécifique en micronutriments (légumes et/ou fruits).

Ce qui en est absent :

- des produits transformés/industriels,
- des aliments frits,
- des sucreries.

Les produits bruts, non transformés et de saison sont à privilégier le plus possible.

Ce plan et ces indications constituent une base qui vous permettra d'orienter vos actions vers le changement corporel souhaité (voir partie II- Déterminer son objectif : prise de muscle, perte de graisse ou entretien). Vous pouvez arriver progressivement à ce plan alimentaire en réduisant petit à petit au fil des jours les aliments à éviter (voir tableaux p. 409) pour les remplacer par des aliments à consommer régulièrement.

Si vous êtes habitué à consommer de grandes quantités de sucres et de gras à travers des aliments type bonbons/gâteaux/céréales industrielles (favorisant ainsi la prise de graisse et l'apparition de certaines maladies dont les cancers) (4), c'est en diminuant progressivement la part de ces aliments dans votre alimentation que vous apprendrez à vous en désaccoutumer. Le but est de les remplacer par des aliments plus sains pour votre organisme.

Améliorez votre alimentation en douceur :

Évitez de tout bouleverser d'un coup en retirant tout ce qui constitue votre alimentation actuelle !

Votre nouvelle obsession va se heurter à ce qui est programmé en vous depuis longtemps, et qui constitue des habitudes puissantes qui vont vouloir resurgir malgré vous. Vous risquez fortement, donc, de craquer à un moment ou à un autre.

Mieux vaut opérer progressivement, même si l'alimentation n'est pas optimale au début. Procédez donc par étapes, en introduisant de petits changements très progressifs.

A force de petits changements, vous évoluerez vers une alimentation saine et adaptée à vos objectifs et ce, sans sacrifice ni frustration. Vous utiliserez ainsi le concept des « petits pas » développés dans la stratégie de la motivation (5) pour vous permettre de croître et durer de manière écologique.

Réduisez progressivement au fil des jours et des semaines les aliments à éviter (voir tableaux p. 409) pour les remplacer par des aliments consommables quotidiennement. C'est là la meilleure façon de procéder pour se désaccoutumer petit à petit d'une alimentation inadéquate (voir partie IV de ce chapitre pour plus de précisions p. 423) et évoluer vers une alimentation plus saine comme celle proposée dans le tableau ci-dessus.

Vous pouvez bien entendu modifier à l'infini les éléments constitutifs du plan proposé grâce aux indications et aux tableaux présents dans la partie « Gestion de l'alimentation au quotidien » qui vous apprendra à gérer votre alimentation saine selon vos goûts, vos envies et vos contraintes.

Si vous ne faites que 2 repas par jour actuellement, commencez par ajouter, progressivement, un 3ème repas.[2] Faites cela progressivement en commençant par un aliment agréable et facile à manger, comme un fruit ou un yaourt par exemple avant d'ajouter d'autres choses au fil des semaines.

Si vous souhaitez modifier votre apparence, il est conseillé de rester au moins 3 semaines à cette étape et d'observer l'évolution du poids et de vos mensurations. Pesez-vous une fois par semaine à jeun et vérifiez vos mensurations à la fin des trois semaines.

Ensuite, rendez-vous à la section suivante (II-Déterminer son objectif) pour déterminer votre objectif et enclencher votre transformation physique.

II. DÉTERMINER SON OBJECTIF

À partir des bases alimentaires saines et équilibrées présentées dans le chapitre précédent, vous allez pouvoir enclencher votre transformation physique en fonction des objectifs que vous poursuivez (prise de muscle, perte de masse grasse ou entretien).

2. Si vous n'avez aucun appétit au petit-déjeuner, commencez par vérifier que vous ne mangez pas trop le soir. Si c'est le cas, mangez-y moins. Votre appétit augmentera naturellement à votre réveil.

La phase de rééquilibrage alimentaire vous a permis de mettre en place un plan alimentaire sain. Si ce n'est pas le cas, que vous rencontrez des résistances à ce stade, une introspection plus poussée est peut-être nécessaire. Pour cela, rendez-vous p. 431.

Vous avez déjà pu constater les premiers résultats esthétiques : une perte de masse grasse, l'évolution positive des mensurations. A présent, il vous faut passer à la vitesse supérieure en déterminant votre objectif et en ajustant votre plan alimentaire à vos besoins.

Un objectif clair et bien pensé vous permettra de fournir les bons efforts, les efforts justes, qui vous amèneront le plus de résultats.

Quel objectif choisir ?

- si vous vous trouvez trop mince et que vous souhaitez prendre du muscle, allez p. 395,
- si vous vous trouvez trop gros et que vous souhaitez perdre du gras, allez p. 399,
- si vous êtes satisfait de votre apparence et que vous souhaitez simplement entretenir vos acquis, allez p. 402.

Un élément important à souligner est que si votre ancienne alimentation n'était pas optimale et que vous avez commencé à manger de façon équilibrée comme cela est proposé p. 391, il est possible que vous ayez perdu du gras et pris du muscle en même temps (dans le cas où vous auriez commencé l'entraînement de musculation). Dans ce cas, votre poids sur la balance restera relativement stable, mais des changements auront quand même eu lieu.

Gardez à l'esprit que ce phénomène est temporaire et ne durera pas.
Les objectifs de sèche et de construction musculaire sont contradictoires.

Et si cela a été possible temporairement, vous allez maintenant devoir choisir entre réaliser une phase de construction musculaire, ou une sèche.

On peut également évoquer une quatrième catégorie de personnes en plus des 3 énumérées plus haut et qui, elle, se situe à la croisée des précédentes : il s'agit de la personne qui ne sait pas trop où se situer entre ces différents objectifs car elle se trouve à la fois peu musclée tout en étant trop grasse à son goût. Elle hésite alors entre la construction musculaire et la perte de graisses.

La solution la plus adéquate pour ce genre de cas est de :

- Commencer l'entraînement physique Sybernetics et mettre en place une alimentation équilibrée comme proposée p. 391.
- Réaliser une légère perte de gras (p. 399) afin de perdre de la masse grasse en douceur, sans devenir trop mince. 1 à 2 mois de cette légère perte de masse grasse devraient suffire.

Une fois la graisse excédentaire éliminée, démarrer une phase de construction musculaire.

A. LA CONSTRUCTION MUSCULAIRE

Celui que se trouve trop maigre ou celui qui cherche à prendre du volume doit nécessairement passer par une phase de construction musculaire s'il souhaite des résultats rapides. Il s'agit de manger plus que ses besoins de façon progressive, en suivant certaines règles alimentaires (**I- Qu'est-ce qu'une alimentation équilibrée**), et en pratiquant un entraînement de musculation adapté.[3]

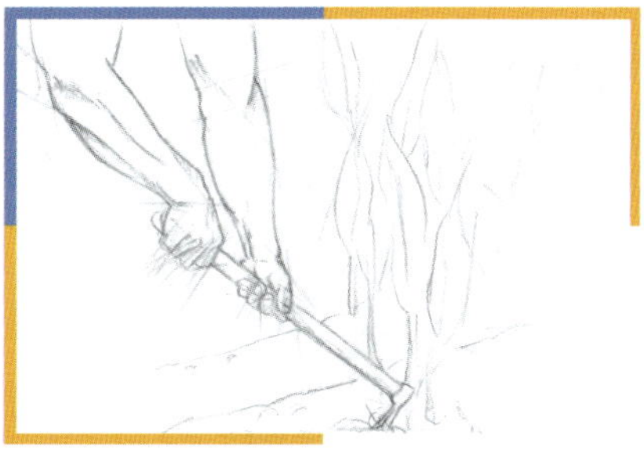

Le principal problème de cette suralimentation est qu'elle s'accompagne généralement d'une légère prise de graisse. Le pratiquant trouvera peut-être que cette prise de graisse provoquera un rendu visuel inesthétique malgré une prise de muscle. Cela ne doit pas être un frein pour le pratiquant qui cherche à se muscler, mais la prise de gras doit tout de même être contrôlée afin d'éviter une surcharge graisseuse trop importante.

Pour réaliser une phase de construction musculaire de façon maîtrisée, prenons l'exemple d'un repas équilibré fourni p. 391, vous constatez qu'il contient notamment des féculents (pâte, riz, flocons d'avoine, etc....).

Les féculents sont le levier d'une prise de muscle réussie.

Comme dit précédemment, afin de grossir en muscle il faut manger plus que ses besoins, et ce sont les féculents qui vont vous permettre d'y parvenir. Ils vont être votre principal levier d'action. Cela signifie que vous devrez augmenter progressivement les quantités de féculents que vous consommez.
Afin d'augmenter progressivement les quantités de féculents une balance de cuisine vous sera très utile.

3. Voir le chapitre Entraînement, p. 133.

Il est recommandé d'augmenter de 50 g les quantités de féculents de votre plan alimentaire lorsque votre poids de corps stagne durant deux semaines consécutives ou plus. Une augmentation progressive par pallier de 50 g de féculents est l'assurance d'une prise de muscles contrôlée.[4]

Illustrons cela par un exemple :

4 œufs au plat **100 g Muesli** 200 mL Lait de soja 200 mL jus de fruit 1 banane	4 œufs au plat **150 g Muesli** 200 mL Lait de soja 200 mL jus de fruit 1 banane
150 g Escalope de poulet 100 g Lentille verte 10 mL d'huile d'olive 300 g Haricot vert 1 pêche	150 g Escalope de poulet 100 g Lentille verte 10 mL d'huile d'olive 300 g Haricot vert 1 pêche
200 g Fromage blanc 30 g d'Amandes 1 kiwi	200 g Fromage blanc 30 g d'Amandes 1 kiwi
150 g Saumon sauvage 50 g Riz Thaï 10 mL d'huile de colza 200 g Carottes râpées	150 g Saumon sauvage 50 g Riz Thaï 10 mL d'huile de colza 200 g Carottes râpées

Votre poids va naturellement augmenter après cette augmentation des féculents. Si ce n'est pas le cas, ne précipitez pas le processus en ré-augmentant trop vite les féculents. Patientez 2 semaines complètes sans augmentation notable de votre poids pour ré-augmenter de 50 g la quantité de féculents que vous consommez chaque jour. Si vous allez trop vite, vous risquez de prendre de la masse grasse trop rapidement.

Il vous suffit ensuite de rajouter 50 g de féculents dès que votre poids de corps stagne de nouveau durant 2 semaines consécutives et ainsi de suite jusqu'à une stagnation esthétique ou psychologique (vous en avez tout simplement marre de la suralimentation).

4. Ces chiffres sont donnés à titre indicatif et constituent une base fiable pour progresser convenablement

Un point à souligner est que l'augmentation de la quantité de féculents peut se faire soit sur un seul repas comme l'illustre l'exemple précédent, soit sur plusieurs repas étalés durant votre journée.

Par exemple : 25 g de féculent en plus le matin et 25 g de féculent en plus le midi. Ou encore 20 g en plus le matin, 20 g en plus le midi et 10 g en plus à votre collation de l'après-midi. ***Du moment que le total cumulé de l'augmentation sur la journée est de 50 g de féculent, l'objectif est rempli.***

C'est en fonction de votre appétit et de votre faim que vous pourrez déterminer s'il est préférable que l'augmentation se fasse sur un seul et même repas ou sur plusieurs repas. Par exemple, si vous avez très faim le matin et peu le midi, privilégiez l'augmentation lors du matin afin de rester cohérent avec votre sensation de faim.

Si à l'inverse vous avez peu faim le matin et très faim après votre séance de sport, favorisez alors l'augmentation des féculents autour de vos horaires d'entraînement afin d'avoir des quantités adéquates de nourriture juste après vos séances de sport.

En effet, la fonction de Sybernetics est de vous proposer un mode d'emploi de la reconnexion à soi. Dès lors, la reconnexion avec vos sensations corporelles représente le fil d'Ariane de ce livre. Se forcer en se gavant est, selon cette approche, obsolète et contre-productif.

Si vous n'avez pas spécialement de sensations de faim, alors vous pouvez parfaitement augmenter sur tous vos repas. Si par exemple vous faites 5 repas par jour, vous augmenterez alors de 10 g de féculents par repas afin d'atteindre un total de 50 g de féculents en plus sur votre journée comme convenu.

Astuce : afin de vérifier que vous ne mangez pas trop, il existe un moyen très simple. A l'aide d'un mètre ruban mesurez régulièrement votre tour de taille. Si vous prenez beaucoup plus vite du tour de taille que du tour de poitrine, c'est qu'il faut diminuer la nourriture : Revenez alors au pallier précédent en diminuant les féculents de 50 g pendant quelques temps.

Dès que vous voyez que vous avez pris assez de volume et que vous commencez à prendre trop de gras, vous pourrez passer à l'étape suivante (**b – la perte de graisse**).

Nota : Cas particulier des personnes très maigres : les personnes maigres (ex : 60 kg pour 1m80) et qui souhaitent prendre du muscle peuvent se permettre TEMPORAIREMENT de manger des aliments riches afin d'enclencher leur prise de poids. Il est bien entendu admis que cette consommation d'aliments riches devra être temporaire et devra être diminuée au fur et à mesure de la montée du poids, ceci afin d'éviter une prise de graisse inconsidérée.

La focalisation abusive sur la construction de « Pure fibre musculaire », de « muscle sec » conduit à une alimentation aliénante : pour éviter tout gras superflu le pratiquant devient obsédé par son alimentation de sorte que la prise de poids soit lente et ultra maîtrisée en permanence

Cet hyper-contrôle alimentaire avec un suivi obsessionnel des mensurations mobilise énormément d'énergie. De plus, la moindre prise de gras repérée conduit à la diminution des calories qui sont ensuite remontées, doucement. Et l'on peut ainsi faire le yoyo très longtemps sans jamais dépasser un certain point de blocage ou de manière extrêmement lente.

L'absence ou la lenteur dans l'évolution des progrès visuels et esthétiques peuvent entamer la motivation dans le processus de transformation corporelle.

Se suralimenter ne doit certes pas conduire à prendre du gras inconsidérément, mais s'autoriser une marge de tolérance à ce sujet est important. Il est normal de prendre du gras lorsque l'on réalise une phase de construction musculaire.

La peur obsessionnelle du gras est le signe d'une volonté d'hyper-contrôle intrinsèquement lié à une grande souffrance intérieure, consciente ou non. Il faudra réaliser un travail sur soi (plus d'informations à ce sujet dans le Chapitre 1, Pour une beauté athlétique durable, p. 27) pour diminuer en douceur cette obsession.

Attention : si ensuite tenir une période de restriction calorique pour éliminer le gras superflu vous semble difficile à tenir, ne vous lancez pas dans une suralimentation trop rapide et trop forte. Prenez votre temps sans faire la « chasse au gras ».

L'alimentation et le contrôle des mensurations doivent rester des outils maîtrisés au service de votre bien-être et de votre évolution, et non des outils qui enferment dans une pratique obsessionnelle.

Comment savoir si votre approche de la nutrition est saine ou obsessionnelle ?

Si vous pensez à la planification de vos repas toute la journée et si l'idée de l'imprévu alimentaire occasionnel vous angoisse de manière disproportionnée, vous vous situez certainement dans une pratique destructrice (à court terme ou non) et aliénante.

B. LA PERTE DE GRAISSE

Vous avez du gras à perdre ou vous vous trouvez trop gros ?

Une chose à retenir est que, pour mincir, la réduction de l'alimentation doit être progressive, sinon le corps risque de se « bloquer » et vous aurez beaucoup de mal à perdre. De plus, une réduction trop rapide des quantités d'aliments ingérées entraînera tôt ou tard une grande fatigue physique qui pourra se solder par une réalimentation excessive, conduisant à la reprise du peu de kilos perdus, ainsi que quelques kilos de masse grasse supplémentaire.

Si vous voulez mincir, commencez donc par manger de façon équilibrée (**I- Qu'est-ce qu'une alimentation équilibrée**) puis, lorsque vous serez habitué à ce type d'alimentation, pesez les féculents (pâtes, riz, flocons d'avoine, etc.) et réduisez progressivement les quantités de féculents chaque semaine à l'aide d'une balance de cuisine.[5]

Une réduction de 50 g de féculents (à répartir sur la journée) dès que vous ne perdez plus de poids pendant 3 semaines ou plus permet de perdre un maximum de masse grasse en préservant au maximum votre masse musculaire.[6]

---

5. Si vous mangez peu actuellement, ne réduisez pas plus les calories. Dans un premier temps, rééquilibrez vos repas, même si cela vous conduit à manger plus.
Cette augmentation calorique sera indispensable à votre perte de poids (voir p.391).

6. Ces chiffres sont donnés à titre indicatif et constituent une base fiable pour progresser convenablement.

Illustrons cela par un exemple :

4 œufs au plat 100 g Muesli 200 mL Lait de soja 200 mL jus de fruit 1 banane	4 œufs au plat 100 g Muesli 200 mL Lait de soja 200 mL jus de fruit 1 banane
150 g Escalope de poulet **100 g Lentille verte** 10 mL d'huile d'olive 300 g Haricot vert 1 pêche	150 g Escalope de poulet **50 g Lentille verte** 10 mL d'huile d'olive 300 g Haricot vert 1 pêche
200 g Fromage blanc 30 g d'Amandes 1 kiwi	200 g Fromage blanc 30 g d'Amandes 1 kiwi
150 g Saumon sauvage 50 g Riz Thaï 10 mL d'huile de colza 200 g Carottes râpées	150 g Saumon sauvage 50 g Riz Thaï 10 mL d'huile de colza 200 g Carottes râpées

Patientez 3 semaines complètes sans diminution notable de votre poids[7] pour réduire à nouveau de 50 g la quantité de féculents que vous consommez chaque jour. Si vous allez trop vite, vous risquez de perdre plus de masse musculaire que de masse grasse.

Il vous suffit ensuite de retirer de nouveau 50 g de féculents dès que votre poids de corps stagne durant 3 semaines consécutives, et ainsi de suite.

Une perte de masse grasse ne devrait pas dépasser 4 mois.[8]

Pendant votre perte de masse grasse :

- ne réduisez pas les sources de protéines,
- ne réduisez pas la part des fruits et légumes.

Un point à souligner ici encore, est que la diminution de la quantité de féculents peut se faire soit sur un seul repas, comme l'illustre l'exemple précédent, soit sur plusieurs repas étalés durant votre journée.

7. Le poids ne doit pas être le seul indicateur à prendre en compte. Si votre poids reste stable mais que vous perdez du tour de taille, ne changez rien. Voir p. 418 Auto-évaluation.

8. Cette durée est donnée à titre indicative et peut être modulée avec l'expérience.

Par exemple 25 g de féculents en moins le matin et 25 g de féculents en moins le midi. Ou encore 20 g en moins le matin, 20 g moins le midi et 10 g moins à votre collation de l'après-midi.
Du moment que le total cumulé de la diminution sur la journée est de 50 g de féculents, l'objectif est rempli.

C'est en fonction de votre appétit et de votre faim que vous pourrez déterminer s'il est préférable que la diminution se fasse sur un seul et même repas ou sur plusieurs repas.

- Si vous avez faim le matin et que vous diminuez encore davantage les féculents lors de ce repas, vous allez accentuer votre sensation de faim et cela pourra vous conduire plus facilement à des craquages alimentaires qui seraient délétères pour votre perte de masse grasse (voir partie IV plus bas pour plus d'informations).

- A l'inverse, vous avez peu faim le matin et très faim après votre séance de sport : favorisez alors la diminution des féculents le matin afin de conserver un maximum d'énergie et avoir des quantités suffisantes de nourriture juste après vos séances de sport.

Si vous n'avez pas spécialement de sensations de faim, vous pouvez diminuer les quantités sur l'ensemble de vos repas.

Il est normal d'avoir faim lorsqu'on cherche à perdre du poids. Mais cette sensation de faim doit rester légère et maîtrisée. Si celle-ci est trop forte ou que vous vous sentez fatigué, c'est que vous mangez trop peu. Dans ce cas, tout simplement, mangez un peu plus. Si vous voulez accélérer les résultats, vous pouvez ajouter des exercices d'endurance ainsi que le Cross Sweet Training proposé dans cet ouvrage (voir p. 180). Contrairement aux autres types de physique, la personne enveloppée peut faire des exercices d'endurance très régulièrement pour solliciter ses réserves adipeuses (le chapitre Endurance explique comment procéder p. 347).

> **Cette solution a en outre l'avantage de permettre de perdre du poids en limitant la restriction calorique.**

Si vous avez du mal à gérer votre perte de masse grasse, que vous craquez régulièrement pour des sucreries, de la junk-food, et qu'il est difficile pour vous de tenir une alimentation hypocalorique, rendez-vous dans la partie IV de ce chapitre (voir p. 423) pour lire « De l'interdiction à l'autorégulation alimentaire ».

Que faire quand on ne peut pas contrôler tous ses repas ?

Concernant les personnes qui ne peuvent pas contrôler le repas du midi pour des raisons d'impératifs professionnels ou scolaires (c'est le cas de ceux qui mangent dans une cantine ou ceux qui sont en déplacements durant la journée par exemple), il existe des solutions pour manger sainement et atteindre vos objectifs de transformations physiques malgré ces contraintes.

Si vous mangez dans une cantine et que vous ne pouvez contrôler vos quantités d'aliments quotidiennement, pensez à préparer à l'avance des petites collations que vous pouvez emmener dans des boîtes hermétiques afin de combler vos besoins en nourriture.

Votre effort se concentrera sur les collations et repas que vous pouvez maîtriser et qui compenseront les manques des repas qui vous sont imposés. En général, manger à l'extérieur des plats préparés (au restaurant, à la cantine, etc.) nous amène à consommer beaucoup de sel, de sauces et trop peu de protéines et de légumes. Vous pouvez également choisir d'équilibrer ces manques grâces aux repas que vous contrôlerez (compenser avec une portion de légumes et de protéines supplémentaire, etc.).

Autre exemple, en préparant votre dîner, vous pouvez préparer en même temps votre déjeuner du lendemain et le stocker dans une petite boîte hermétique que vous placerez au frigo. Le lendemain, il vous suffira d'emmener avec vous cette petite boîte qui contiendra votre repas équilibré avec les quantités adaptées à vos besoins pour pouvoir manger sainement et à moindre coût.

Vous avez également le choix de préparer par exemple des crêpes ou encore un shaker de protéines en poudres (voir partie supplément pour plus de détails) que vous pourrez emmener partout avec vous.

Recette de crêpes :

Des crêpes composés d'une banane écrasée dans un bol, de farine de blé semi-complète[11], de 4 œufs et d'un peu de lait, le tout bien mélangé et cuit à la poêle constitue une excellente collation que vous pouvez emmener partout lors de vos déplacements ou lors de vos sorties.

11. 50 g de farine feront l'affaire. Vous pouvez bien entendu augmenter ou diminuer cette quantité selon vos besoins.

Astuce petits budgets

Pour les personnes ayant de faibles revenus ou un petit budget à consacrer à l'alimentation, il est possible de manger sainement et à moindre coût en remplaçant une partie de la viande et du poisson présente dans votre plan alimentaire par des légumineuses (haricots blancs, lentilles, pois chiches, etc.). Ces produits bon marché contiennent en effet une grande quantité d'acides aminées qui, couplés avec ceux présents dans les féculents, permettent d'obtenir un aminogramme complet de protéines. C'est donc un excellent moyen de réduire les coûts liés à l'alimentation tout en mangeant sainement et en progressant vers ses objectifs physiques.

La protéine étant une part importante du budget alimentation d'un sportif qui pratique la musculation, il peut être intéressant de consommer de la protéine en poudre (Voir partie suppléments) pour pouvoir réduire la quantité de viande et/ou de poisson consommée.

Il ne s'agit bien évidemment pas de supprimer toute source de protéines autre que la protéine en poudre pour au final ne plus consommer que cela. Il s'agit plutôt de réduire la part de viande et de poisson présente dans votre alimentation pour la remplacer par de la protéine en poudre (lors d'une collation par exemple) afin d'obtenir une portion suffisante de protéines sans que cela ne devienne une dépense trop importante si vous avez un petit budget.

Plus qu'un simple remplacement des protéines dans l'alimentation, il faudrait également le voir comme un moyen d'ajout supplémentaire de protéines ayant pour but de dépasser plus facilement les apports journaliers en protéines à moindre coût.

Également, pour réduire le budget dédié aux fruits et légumes et à la viande, privilégiez la vente directe chez les producteurs (rendez-vous sur les marchés ou directement dans les fermes), souvent bien moins onéreux et proposant de la meilleure qualité que les supermarchés.

Rapprochez-vous des associations de récupération alimentaire ; certaines se vouent à la récupération de produits frais biologiques et les redistribuent gratuitement. Ces dernières se font souvent connaître par le bouche-à-oreille et, s'il n'en existe aucune autour de vous, pourquoi ne pas en créer une ?

Diversifier son alimentation

A partir du plan alimentaire proposé plus haut, il vous suffit désormais de varier à l'infini vos sources de protéines, de glucides et de lipides en vous servant des aliments présents dans les 3 tableaux qui vont suivre. En piochant selon vos envies dans la colonne « A consommer régulièrement », vous pouvez également varier vos fruits et vos légumes selon vos envies, votre budget, vos goûts, les saisons.

Cette modulation grâce aux tableaux vous permet d'avoir à la fois une alimentation équilibrée, saine, mais aussi une alimentation pleine de plaisir et de variations. La monotonie de manger tous les jours la même chose à travers un régime rébarbatif et sans saveur n'est plus à l'ordre du jour. Il vous suffit désormais de vous servir des tableaux au gré de vos envies et d'agrémenter vos plats par diverses herbes aromatiques ou épices selon vos goûts.

Un élément important à garder en tête est de conserver les mêmes quantités d'aliments pesées crus (une balance de cuisine vous sera alors utile) afin d'avoir un apport calorique à peu près égal d'un jour à l'autre. Cela est important afin de garder un équilibre et une maîtrise sur ce que vous mangez, mais cela ne doit pas devenir une obsession. Au fur et à mesure du temps, vous serez de plus en plus expérimenté en ce qui concerne la gestion des quantités de votre alimentation. Au début, il vous sera bénéfique de peser vos aliments afin d'aiguiser votre « œil » sur les proportions à consommer, mais une fois habitué à l'exercice, vous pourrez vous en passer progressivement.

Bien entendu, dans le cas où vous souhaitez modifier votre apparence (II-Evoluer vers son objectif), il sera alors nécessaire de vérifier un minimum les quantités que vous consommez quotidiennement pour éviter de manger trop ou trop peu.

Gestion du temps

Manger bien et bon ne prend pas nécessairement beaucoup de temps. Si vous n'avez qu'une demi-heure pour réaliser vos repas, il est tout à fait possible de consommer des produits frais, sains et bons qui vous permettront d'allier votre objectif avec votre quotidien. Un cuiseur vapeur permet, par exemple, de faire cuire un très grand nombre de légumes différents en une quinzaine de minutes seulement. Vous pouvez ainsi consommer des légumes en bonne quantité et avec un temps de cuisson réduit.

Pensez également à utiliser ces temps de cuisson pour éventuellement faire vos assouplissements (p. 251), vos 6 piliers (p. 267), ou encore certains exercices de méditations.

Et pour ceux dont l'emploi du temps ne permet pas d'allouer régulièrement du temps à la préparation de la nourriture, vous pouvez choisir de préparer vos repas en avance pour la semaine ou cuisiner, par exemple, ce sandwich en moins de 5 minutes :

- Préparez 4 œufs sur le plat (sans que le jaune ne deviennent dur), et pendant leur cuisson, rincez de la salade. Elaborez un sandwich avec votre préparation et quatre tranches de pain complet. Ajoutez des graines germées (de poireau par exemple) pour assaisonner ainsi que deux cuillères à soupe d'huile de colza ou de lin.

En résumé :

- 3 repas par jour et éventuellement des collations,
- Ajoutez des herbes aromatiques, des épices, oignons, ail, à vos plats, afin de faire du bien à votre santé et à vos muscles, ainsi qu'à vos sensations gustatives,
- Évitez les produits industriels et transformés,
- Changements progressifs : ne modifiez pas tout du jour au lendemain mais procédez par petites modifications,
- Préparez des repas ou collations à l'avance afin de pouvoir manger équilibré malgré vos contraintes personnelles et/ou professionnelles.

A. LES CATÉGORIES D'ALIMENTS POUR MANGER SAINEMENT ET SE DÉVELOPPER PHYSIQUEMENT

Une alimentation équilibrée est une alimentation qui vous apportera **tous les nutriments** dont votre corps a besoin pour faire fonctionner votre organisme et lui apporter également l'énergie dont il a besoin quotidiennement.

Ces nutriments peuvent se subdiviser en deux catégories :

- Les macronutriments (protéines, glucides, lipides),
- Les micronutriments (vitamines, minéraux).

Le bon fonctionnement, la santé et la longévité de vos organes, de vos muscles, de votre cerveau, de vos os, de votre système immunitaire, de votre peau et de tous vos tissus vont dépendre en grande partie d'un apport quotidien suffisant et équilibré en ces différents **nutriments**. Cet apport quotidien suffisant passe nécessairement par une alimentation équilibrée et saine qui sera constituée de certains aliments que nous allons classifier dans la suite de ce chapitre.

Une explication détaillée du rôle de ces macro et micronutriments est présente dans l'ouvrage Méthode de Nutrition d'Olivier Lafay pour les lecteurs qui souhaitent avoir plus d'informations à ce sujet (2). Nous allons davantage nous concentrer ici sur **l'organisation** de ces macronutriments et de ces micronutriments en une alimentation équilibrée qui nous permettent d'atteindre nos objectifs de transformations corporelles.

N'oubliez pas que l'exemple de plan alimentaire sain et équilibré présenté plus haut n'est qu'une proposition ! Et que ce plan alimentaire est bien entendu flexible, les aliments proposés sont interchangeables avec d'autres aliments partageant les mêmes spécificités nutritionnelles (ce travail de compilation et de remplacement est proposé plus loin dans les tableaux).

C'est pour cette raison que nous vous proposons les 3 tableaux suivants afin de recenser les principales sources connues pour chacun des macronutriments (protéines, glucides, lipides) avec les aliments qu'il est possible de consommer quotidiennement et ceux qu'il est préférable de consommer de façon plus occasionnelle.

De cette façon, vous pourrez puiser et varier selon vos goûts, vos contraintes et vos envies les aliments qui seront présents dans votre alimentation tout en prenant soin de votre santé.

Pour les protéines :

A consommer régulièrement	A consommer exceptionnellement
Dinde, Poulet, Lapin, Veau Bœuf (5% de matière grasse) Pigeon, Caille, Cheval Tous les poissons (sauf ceux cités dans l'autre catégorie) Tous les mollusques, coquillages, crustacés Œufs de poule Fromage blanc 0% Lait de brebis écrémé ou demi-écrémé Lait de vache écrémé ou demi-écrémé Tofu Tempeh	Bœuf (15% ou + de matière grasse) Canard, Oie, Agneau, Mouton, Porc, Hareng fumé ou salé Poisson en boîte à l'huile Œufs de canard Œufs d'oie Fromage blanc entier Lait de brebis entier Lait de vache entier

Il est à noter que la consommation de viande ou de protéines de façon générale ne cause aucun effet toxique sur les reins (6,7).

Cependant, pour les personnes **végétariennes**, celles ne désirant pas consommer de produits animaux, une alimentation équilibrée est bien entendu possible. Il leur suffira d'obtenir leurs apports en protéines en remplaçant tout simplement les viandes et les poissons par du Tofu, du Tempeh, du Seitan ou tout autre aliment riche en protéines végétales.

Ces personnes devront également consommer plusieurs fois par semaines des légumineuses (lentilles, pois chiche, haricots blancs...) car ces dernières sont riches en protéines et leur organigramme d'acides aminées se complètent harmonieusement avec ceux des céréales et des oléagineux, ce qui permet d'avoir un apport complet en acides aminés.

Une complémentation en vitamines B12 peut s'avérer indispensable dans certains cas (8,9), il est alors conseillé de se complémenter en vitamines B12 avec l'aide d'un médecin nutritionniste.

Pour les glucides :

A consommer régulièrement	A consommer exceptionnellement
Riz semi-complet, Pâte semi-complète Semoule semi-complète, Boulgour, Flocon d'avoine, Muesli Lentille, Pois cassés, Pois chiches Haricots blancs, Haricots rouges Farine de blé semi-complète Farine de sarrasin Farine de châtaigne Miel (en petite quantité) Tous les légumes frais Fruits frais Fruits secs Cacao (70% minimum)	Riz blanc, Pâte blanche Céréales industrielles Biscottes Farine blanche Confiture Sucre blanc Bonbons Caramel Praliné Tous les sodas Toutes les boissons alcoolisées

Vous pouvez constater qu'il est préférable de consommer des aliments « bruts » et non-transformés. Les aliments transformés (farine blanche, céréales industrielles etc.) vont en effet avoir tendance à augmenter très rapidement la glycémie dans le sang. Pour y faire face une forte dose d'insuline va alors être sécrétée par le système hormonal, mais si ce phénomène se répète trop régulièrement pendant des mois voire des années, il peut conduire à une prise de masse grasse, ainsi qu'à certains types de diabètes (10).

De plus, une alimentation riche en aliments peu transformés, avec un index glycémique bas ou moyen (l'index glycémique permet de mesurer la capacité d'un aliment à élever le taux de sucre dans le sang après un repas, plus ce dernier est élevé et plus le taux de sucre dans le sang augmente) comme ceux proposés dans la catégorie « A consommer régulièrement » du tableau ci-dessus, permet de perdre plus rapidement sa masse grasse (11,12) qu'avec un régime pauvre en lipides.

D'où l'importance de **privilégier des aliments de type « semi-complet »** ou « complet » et de conserver les aliments raffinés, éventuellement, lors de repas **jokers** **(voir p. 412).**

Pour les lipides :

A consommer régulièrement	A consommer exceptionnellement
Huile d'olive, Huile de colza, Huile de noisette Huile de sésame, Huile de lin[12] Les oléagineux non transformés (ni salés ni grillés) Amande nature, Noisette nature Noix nature, Noix de cajou nature Avocat Olive Jaune d'œuf Poissons gras (saumons, sardine…)	Huile de tournesol, Huile de palme Fromage Amande salée et grillée Noix de cajou salée et grillé Beurre Margarine Mayonnaise Ketchup

A noter : la consommation de plusieurs œufs complets par jour ne pose aucun soucis (du moment que vous les tolérez) au niveau du cholestérol. Il a en effet été démontré que la consommation d'œufs entiers n'avait pas ou quasiment pas d'impact sur le taux de cholestérol sanguin (13,14), et que la consommation quotidienne de plusieurs œufs par jour n'augmentait pas le risque de maladies cardiaques (15). Bien entendu, il ne s'agit pas pour autant de consommer des quantités d'œufs trop importantes étant donné que, comme tout aliment, les œufs vont augmenter votre apport calorique.

Privilégiez les œufs de bonne qualité (code 0 ou 1 sur l'emballage) aux œufs de poules élevées en cage : ces derniers sont à éviter pour votre santé.

Cet aliment est donc à replacer au sein de votre plan alimentaire de façon plus large et doit donc respecter les quantités de lipides que vous devez consommer chaque jour.

A partir des dizaines d'aliments recensés dans les 3 tableaux précédents, il vous suffit maintenant de piocher selon vos envies, vos goûts et votre budget puis de les organiser en suivant la « formule d'une alimentation équilibrée » que nous vous avons proposé dans la partie (I- Qu'est-ce qu'une alimentation équilibrée ?). Plaisir et variété sont désormais à portée de main.

12. Ces huiles doivent être extraites de préférence par des procédés mécaniques et être de première pression à froid.

Plus une solution est coûteuse sur un ou plusieurs plans, moins elle doit être choisie en premier lieu.

On passe ainsi, par ce choix, de l'efficacité à l'efficience.[14]

Avec l'efficacité, on s'occupait des objectifs sans s'intéresser aux moyens mis en œuvre pour les développer et les maintenir. Avec l'efficience, on s'intéresse aux moyens et on agit pour les minimiser pour un même objectif. Dans la vision Lafay, il s'agit de ne pas se borner aux moyens externes à soi mais de s'intéresser aussi à son fonctionnement interne.

Il faut éviter de produire des actions qui seront causes d'un stress interne trop important. Pour savoir si l'équilibre entre actions sur l'environnement et stress interne est optimal, permettant de croître et durer, il faut se connaître soi, connaître l'effet retour en soi-même de ses actions sur l'environnement ainsi que connaître le stress parfois important, même si non perçu, généré par certains choix semblant pourtant très rationnels.

Ce livre contribue fortement à vous faire acquérir ces connaissances.

On place ainsi les suppléments dans un cadre plus large où ils sont au service de l'individu où celui-ci ne se fait pas asservir par ces derniers en se sentant obligé d'en prendre de façon incessante pour conserver sa santé. La santé, nous préférons le rappeler une nouvelle fois, ne repose pas uniquement sur l'alimentation qui reste un facteur à prendre en compte parmi d'autres.

Voici nos recommandations en matière de suppléments dans une optique de santé :

- Vitamine C : 0,5 g les jours sans entraînement, 1g les jours d'entraînement.
- Des oméga 3 : 800 mg à 1 g par jour
- Vitamine D : autour de 5000 UI par jour

QR CODE
note : 14

14. De l'efficacité à l'efficience : la nouvelle voie du muscle, Olivier Lafay, février 2012. Article disponible à cette adresse :
https://olivier-lafay.com/2012/02/15/de-lefficacite-a-lefficience-la-nouvelle-voie-du-muscle/

Nota : Si vous souhaitez savoir si vous avez des carences diverses de manière précise, la meilleure chose à faire, est de réaliser une prise de sang pour obtenir l'information.

Point sur la protéine en poudre :

Vous pouvez éventuellement acheter de la protéine en poudre que vous pourrez stocker dans un shaker, et qu'il vous suffira de mélanger avec de l'eau, pour avoir une portion de protéines que vous pourrez emmener avec vous.

Si vous mélangez dans un mixeur une banane, des flocons d'avoine et de la protéine en poudre, vous aurez une collation riche en vitamines, glucides et protéines que vous pourrez emmener avec vous lors de vos déplacements.

La protéine en poudre n'a rien de magique et ne fait pas progresser plus vite : elle possède simplement un côté pratique (poudre déshydratée) (27). Elle est facilement transportable et permet d'avoir une portion de protéines à portée de main avec un minimum de contraintes.

Elle vous permet de compléter vos besoins en protéines mais elle ne doit pas se substituer intégralement aux aliments solides que vous trouvez plus haut dans les tableaux indicatifs de ce chapitre. La protéine en poudre doit compléter un plan alimentaire déjà solide, et ne doit pas composer la majeure partie de votre apport quotidien en protéines.

EN RESUMÉ :

- Commencez par faire 3 repas par jour.
- Ré-équilibrez vos repas (p. 390).
- Déterminez votre objectif. Gardez à l'esprit que sèche et construction musculaire sont deux objectifs contradictoires et qu'il faut établir des priorités.
- Ajustez les quantités de nourriture à la hausse ou à la baisse, de manière progressive, en fonction de votre évolution et de vos objectifs.
- Prenez soin de votre environnement et facilitez-vous la vie : achetez une balance de cuisine, un cuiseur vapeur. Placez en évidence chez vous des aliments sains comme des fruits, et ne remplissez pas vos placards d'aliments industriels.
- Consommez des fruits et légumes. Comme pour l'ensemble de votre alimentation, privilégiez les aliments locaux, de saison et de qualité (voir p. 414 Rubrique bio)

nourriture trop vite, évitez une prise de poids trop rapide.
- Si le poids stagne ainsi que les mensurations, augmentez les quantités de nourriture.
- Cessez la suralimentation et diminuez légèrement les calories si vos performances se mettent à chuter.

c) Vos mensurations stagnent :

Vous n'évoluez plus en poids et en mensurations. Il vous faut maintenant manger plus pour relancer la construction musculaire en suivant les conseils donnés p. 395.

Si vous appréhendez l'augmentation de la nourriture ou que vous êtes à saturation dans votre phase de construction musculaire :

- diminuez un peu les calories et faites une pause de 3 semaines dans votre phase de construction musculaire,
- si vous vous sentez prêt à reprendre la construction musculaire au bout de ces 3 semaines, augmentez de nouveau les quantités de nourriture.

Soyez à votre écoute en permanence et ne vous forcez pas si vous bloquez : il s'agit là du meilleur moyen de créer un blocage durable avec la nourriture.

d) Seul le tour de taille augmente :

Vous vous entraînez régulièrement et souvent durement, vous mangez mais dès que vous augmentez vos calories, vous prenez du gras. Assurez-vous d'avoir une alimentation équilibrée et d'augmenter progressivement vos calories.

A l'entraînement, cherchez à progresser en fournissant moins d'efforts. Une mauvaise gestion de vos efforts peut entraver votre récupération et bloquer la prise de volume musculaire.

Utilisez donc les techniques anti-stagnation (Boucles, Mini-Boucles p. 115) et apprenez à mieux forcer (et donc moins forcer).

Pensez également aux variations diverses provenant de votre environnement, qui sont développées p. 422, et qui peuvent expliquer une stagnation voire une régression physique sans que l'alimentation ou l'entraînement en soient les raisons principales.

Si ces conseils généraux ne suffisent pas à débloquer votre situation, allez p. 395.

En perte de poids :

Pendant une phase de perte de masse grasse, si le poids est un indicateur de votre évolution, encore une fois, ce ne sera pas le seul.

a) Votre poids stagne

Avant de vous inquiéter, observez l'évolution de vos mensurations. Si votre tour de taille diminue, alors vous êtes sur la bonne voie.

- Ne touchez à rien tant que votre tour de taille diminue, même si le poids est stable.
- Diminuez les quantités de nourriture (voir p. 399) quand votre tour de taille ne baisse plus.
- **OU** ajoutez du cardio (voir p. 347).

Vous avez ici deux leviers d'action : la diminution des calories et les séances d'endurance.

Nous rappelons qu'il est préférable de ne pas descendre trop bas en calories. Vous ne devez jamais vous sentir fatigué quotidiennement. Si cela vous arrive, remontez les calories et essayez de faire plus d'endurance.

Si ce n'est pas possible, allez au point c.

b) Votre poids baisse

A l'inverse du cas précédent, ne vous réjouissez pas trop vite. Observez l'évolution de vos mensurations également. Si votre tour de taille baisse plus vite que votre tour de poitrine, vous êtes sur la bonne voie. Si vous perdez plus vite du tour de poitrine que du tour de taille, il faut corriger cela.

- Votre poids baisse, votre tour de taille diminue plus vite que votre tour de poitrine : ne changez rien. Relancez la perte de poids quand vous ne perdez plus de tour de taille.
- Si vous perdez plus vite du tour de poitrine que du tour de taille, cessez la restriction calorique et mangez un peu plus.

Faites un point sur votre alimentation et assurez-vous que celle-ci soit toujours équilibrée. Diminuez ensuite de nouveau les calories.

Si ces conseils généraux ne suffisent pas à débloquer situation, allez p. 423.

c) Votre poids et vos mensurations stagnent malgré la restriction calorique

Après plusieurs semaines de restriction calorique, vous constatez que votre progression esthétique stagne (plus d'évolution des mensurations ou du poids). Peut-être même commencez-vous à ressentir une fatigue importante au quotidien. Il vous est également plus difficile de progresser à l'entraînement, voire de finir vos séances.

Comme nous le disions p. 401, il n'est pas bon de trop baisser les calories. Si vous ressentez une fatigue importante et/ou si vous stagnez, vous allez à présent augmenter de nouveau vos quantités de nourriture, progressivement.

En mangeant plus, vous allez retrouver de l'énergie et relancer votre métabolisme. Par la même occasion, vous relancerez la perte de masse grasse.

Ne diminuez plus les calories tant que vous progressez en les augmentant.

Pour éviter une trop grande restriction calorique et la fatigue associée, il vous est conseillé d'ajouter une ou plusieurs activités d'endurance dans la semaine pour augmenter les dépenses caloriques (voir p. 401).

Variations diverses :

Jusqu'à présent, vous avez pu constater que nous avons essentiellement porté notre attention sur l'alimentation pour résoudre les différentes problématiques liées à l'évolution des mensurations.

Si la gestion de l'alimentation peut expliquer et résoudre une grande partie des difficultés que vous pourrez rencontrer, notre exposé se doit, pour être complet, de mentionner également l'importance de l'environnement.

Premièrement, il est important de vous rappeler de ne pas vous peser ou prendre vos mensurations quotidiennement. Diverses variations peuvent survenir d'un jour à l'autre et celles-ci ne sont pas nécessairement significatives d'une progression ou d'une régression. Il faut observer l'évolution sur une durée plus longue pour pouvoir en tirer des conclusions.

Néanmoins, il est possible de constater des régressions parfois. Une perte d'un centimètre de bras. Une augmentation du tour de taille. Et cela sans avoir changé fondamentalement l'alimentation ou l'entraînement.

Il vous faut donc élargir votre point de vue et chercher dans l'environnement ce qui a changé au point d'impacter votre développement physique.

Voici quelques facteurs de régression temporaire :

- le manque de sommeil,
- un stress professionnel ou scolaire,
- une rupture amoureuse,
- des difficultés financières,
- un événement scolaire/professionnel important,
- un décès.

Cette liste n'est bien entendue pas exhaustive.

De manière générale, retenez que tout stress trop important et difficile à gérer peut entraîner des variations de poids et de mensurations. Dans ce cas, mettez en œuvre des solutions pour gérer ce stress et vous décharger des tensions. Mettez en suspens votre construction musculaire ou votre sèche. Vous reprendrez votre progression lorsque le stress aura été géré et que vous vous sentirez prêt à reprendre.[15]

IV. DE L'INTERDICTION À L'AUTORÉGULATION ALIMENTAIRE

Tous les conseils donnés jusqu'ici visent à vous permettre d'apprendre aisément à maîtriser les bases de l'alimentation de sorte d'obtenir des résultats visibles rapidement. Malgré la meilleure volonté du monde, certaines personnes auront des difficultés à respecter ces bases et à résister, si ce n'est à toutes, à une grande partie des gourmandises qui se présenteront à elles.

Ces difficultés et les pertes de contrôle, les « craquages », peuvent entamer votre motivation au point que la poursuite de l'entraînement lui-même peut en être impactée. En effet, fournir des efforts à l'entraînement tout en ayant l'impression de gaspiller ces efforts par une alimentation non maîtrisée peut amener à tout abandonner.

15. Si vous arrivez à progresser mais constatez systématiquement un blocage et une régression qui vous empêchent de garder vos résultats, sans qu'il ne semble y avoir de raison visible, rendez-vous p. 431.

Lorsque l'on a l'habitude de manger des produits transformés et de manger en extérieur, entre amis ou pour le travail, on peut percevoir l'adoption d'une alimentation équilibrée comme stricte et réductrice de plaisir, ce qui peut miner le moral ou demander des efforts qui semblent insurmontables. On a la sensation de devoir passer du plaisir, que l'on relie à l'absence totale de contraintes, à l'hyper-contrôle, où les contraintes sont permanentes et aliénantes. On passe ainsi de l'absence de contrainte à une alimentation rigide qui exclut les bonnes choses et ne permet pour ainsi dire aucun écart.

Nous allons voir qu'il est possible d'adopter une nouvelle vision de l'alimentation. Mais tout d'abord, voyons de quelle façon l'alimentation vue et utilisée comme une « alimentation-prison » crée les problèmes qu'elle était censée résoudre.

A. ALIMENTATION ET INTERDICTIONS

Le bon sens, celui qu'on ne remet jamais en question, puisqu'il est bon par nature, nous fait penser que pour se débarrasser de mauvaises habitudes alimentaires, il suffirait d'exclure certains aliments et repas. Cependant, s'interdire quelque chose, c'est créer une barrière psychologique. Et cette barrière ne demande qu'à être franchie...

Les plus motivés tiendront parfois longtemps sans craquer. Les autres céderont plus facilement aux tentations : soit quotidiennement, parfois plusieurs fois par jour, soit chaque semaine, mais en grandes quantités.[16] Dans les deux cas, la notion de plaisir sera absente ou au moins insuffisamment présente, et la motivation s'amenuisera plus ou moins rapidement. C'est ainsi que ceux qui obtiennent des résultats les perdent avec l'abandon des efforts imposés jusque-là, voire régressent par rapport au point de départ (« effet yoyo »). Et les autres ont du mal à progresser durablement.

Chaque écart alimentaire, chaque « craquage » sera associé à une perte de contrôle de l'alimentation et de la progression. Une perte de contrôle s'oppose directement aux expériences actives de maîtrise qui servent à augmenter le Sentiment d'Efficacité Personnelle (S.E.P) et donc votre motivation (voir chapitre Motivation- La réussite passe par le S.E.P p. 445). En outre, les sensations associées aux craquages n'iront pas dans le sens de sensations corporelles positives comme nous le verrons plus loin. Et les expériences corporelles positives sont une autre source du S.E.P.

QR CODE
note : 16

16. Est fortement répandue l'idée d'être très strict toute la semaine pour finir le week-end par un « cheatmeal » qui consiste à se gaver le plus possible. Nous préférons vous proposer une voie meilleure pour votre santé, car elle ne vous fera pas osciller entre les deux extrêmes en permanence. (Plus d'informations dans cette vidéo : (QR code à gauche)) https://www.youtube.com/watch?v=T78dUtvwc04

Si l'on « craque », c'est qu'il y a une tension négative que l'on a besoin de soulager. La tension peut survenir à cause du stress quotidien, de la fatigue, des interdictions alimentaires imposées quotidiennement, et qui sont la source d'un stress plus ou moins fort, mais permanent. Et aussi de causes plus profondes, plus lointaines dans notre passé, qui s'expriment lorsqu'on se sent bridé (cf A la découverte de soi, p. 431).

Craquer, c'est donc soulager une tension.

De grandes quantités de sucre et de gras d'un coup, ou des quantités modérées régulièrement, permettent un apaisement par un « shoot » anesthésiant. Néanmoins, après, voire pendant le soulagement immédiat, surviennent des sentiments de honte, de dégoût et d'échec.

La perte de contrôle augmente le sentiment d'impuissance et de frustration. Peuvent également survenir en conséquence des difficultés à digérer : lourdeur, fatigue, diarrhées. Visuellement, la rétention d'eau peut augmenter, les mensurations subir des variations plus ou moins importantes et ainsi interférer dans l'interprétation de notre évolution. Et finalement, c'est notre problème de motivation originelle qui s'exprime (cf. partie V - A la découverte de soi).

Mais si les interdictions peuvent poser tant de problèmes, si elles ne sont qu'une tentative de solution qui entretient les problèmes par les difficultés qu'elles posent au quotidien, il est peut-être possible de trouver une solution efficace en agissant autrement.

Pour cela, il va falloir prendre le contre-pied du bon sens et prendre ce qui serait normalement vu comme le mauvais sens alimentaire : s'autoriser ce que l'on s'interdisait (28).

Notons que pour certains comportements alimentaires déviants (boulimie, anorexie, etc.) qui nous amènent à craquer pour décharger, ce n'est pas dans l'alimentation que réside le problème. Il faut chercher ailleurs, dans les relations insatisfaisantes et le manque affectif (cf. Partie V - A la découverte de soi).

Passer à l'autorisation peut ainsi, dans certains cas, fonctionner un temps, puis se dégrader et déraper complètement sans recul et changement profond sur nos manques.

A ce stade, vous l'aurez compris, les sentiments négatifs (honte, dégoût, culpabilité...) auront été remplacés par des rires et du plaisir, avec une attention portée sur les sensations corporelles, ce qui sera nettement moins frustrant qu'auparavant tout étant favorable à la reconnexion à soi.

La perte de contrôle est remplacée par la maîtrise de ses écarts et l'on apprend à ne plus considérer l'alimentation comme un objet de lutte mais un moyen d'être attentif à ce qui se passe en nous. Le terrain du combat est abandonné, y compris le combat contre soi-même (31).

Notons que pour certains comportements alimentaires, c'est le caractère impulsif et « glouton » qui amène à décharger certaines tensions. De ce fait, s'autoriser (par exemple, si c'est vers les aliments sucrés que l'on se dirige) un carré de chocolat par jour va fonctionner dans le quotidien mais, dès qu'il y aura stress (affectif ou de la vie quotidienne), certaines personnes vont tout de même craquer et retomber dans des comportements pathologiques.

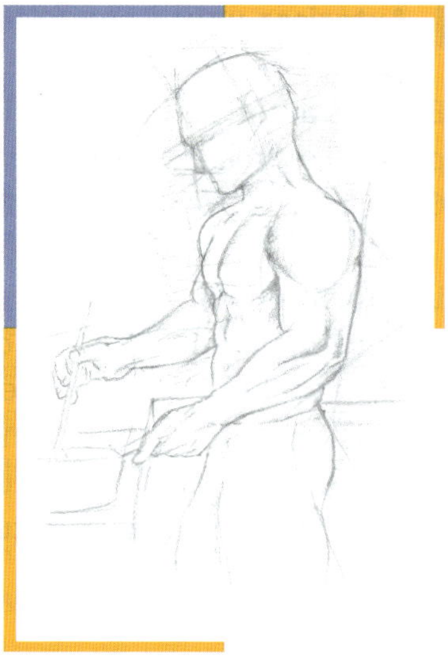

Il faut bien intégrer que, pour les cas les plus extrêmes (hyperphagie boulimique, anorexie...), les pistes d'actions proposées ici devront être accompagnées d'un gros travail sur soi, avec ce livre et aussi avec un thérapeute et des amis soutenant.

C. LE PLAISIR RETROUVÉ : L'APPRENTISSAGE DE L'AUTORÉGULATION ALIMENTAIRE

Le plaisir retrouvé, c'est un nouveau rapport à l'alimentation qui s'instaure. C'est un rapport non conflictuel, apaisé, qui est riche de nouveaux horizons. Alors que « l'alimentation-prison » réduisait vos perspectives au point où le seul avenir possible était celui de la lutte permanente, l'alimentation-plaisir vous ouvre de nouveaux points de vue.

En retrouvant la maîtrise de l'alimentation, votre sentiment de contrôle augmente, votre moral s'améliore et la motivation croît. Il vous semble à présent possible de produire de nouveaux efforts.
La diminution significative des tensions engendrées par les tentations qui existaient et, en parallèle, l'augmentation du plaisir pris avec l'alimentation rendra de moins en

moins nécessaires les écarts. Certains écarts pris régulièrement pourront être diminués progressivement. Commencez par ceux qui vous apportent le moins de plaisir en ne gardant que ceux qui vous font le plus de bien.

La politique des petits pas consiste à avancer sans se précipiter vers son objectif. Vous ne supprimerez pas tout du jour au lendemain, et peut-être même que vous garderez de petites choses à long terme. (Voir paragraphe « joker » p. 412)

Il est aussi possible de ne pas simplement supprimer certaines collations, mais de les remplacer par d'autres, plus saines, et au goût délicatement sucré qui concilient le plaisir gustatif à la santé.

Exemple de collation saine et gourmande :

200 g de fromage blanc/yaourt soja nature
100 g de fruits rouges surgelés
20-30 g d'oléagineux (amandes, noix, ...) cassés en éclat
Et, pour les plus gourmands, un filet de sirop d'agave

Ce qui se met en place ici, petit à petit, c'est une autorégulation plus saine de l'alimentation. Vous ne cédez plus pour soulager une tension indépendamment de votre appétit et de vos besoins. Vous ne cédez plus à des « craquages », petits ou grands, ponctuels ou permanents qui vous éloignent toujours plus de votre zone de confort.

Vous retrouvez la maîtrise de votre alimentation qui peut, enfin, redevenir un outil au service de votre santé.

D. ALLER PLUS LOIN

Nous l'avons mentionné sans nous y attarder jusqu'à présent, mais nous ne pouvons omettre totalement ce point : les tensions que l'on soulage par l'alimentation peuvent certes provenir d'un rapport conflictuel à l'alimentation, mais aussi de stress « extérieurs ». Une période difficile professionnellement, des relations stressantes, des événements soudains à prendre en compte, de la fatigue, le manque de temps... tout ceci peut conduire à se tourner vers des produits faciles et rapides à consommer, parfois voire souvent, riches en sucres et en gras.

Nous vous conseillons donc d'apprendre à utiliser les solutions données p. 402 pour mieux vous organiser et éviter d'avoir à recourir aux fast-foods et autre junk-food.

De plus, bien des tensions peuvent être apaisées autrement que par une alimentation riche et anarchique. Il est donc important d'utiliser les outils qui composent l'attitude efficiente (voir p. 83) pour vous libérer et vous décharger de tensions en vue de vous rendre disponible, notamment, à une alimentation saine.

En résumé :

- Suppression de certaines interdictions alimentaires,
- Autorisation de ce qui vous fait envie,
- Consommation dans un cadre agréable, en savourant, en dégustant,
- Absence d'interruptions et perturbations extérieures (téléphone, télévision) : l'attention doit être portée exclusivement à la dégustation,
- Attention portée également sur les sensations corporelles ressenties lors de la dégustation : si certaines arrivent, les accueillir et chercher à les comprendre (pourquoi je ressens de la honte dans cette situation précise par exemple ? Quelle fonction remplit la nourriture pour moi à cet instant ?),
- Réduction progressive des écarts en commençant par ceux qui apportent le moins de plaisir,
- En parallèle ou ensuite : remplacement de certaines collations par d'autres, plus saines (voir recette p. 429),
- Apprendre à se décharger des tensions, se faire du bien par les outils donnés (voir chapitre 1 pour une beauté athlétique durable p. 27).

Avec ces outils, vous apprendrez à vous autoréguler et à apporter au corps ce qui est bon pour lui. C'est ainsi que l'alimentation s'améliore et évolue sans exclure le plaisir, la honte, les sensations corporelles ou les sentiments, mais en en faisant votre allié sur le chemin de la reconnexion à soi et du retour puis de l'élargissement de la zone de confort.

Pour creuser le sujet plus en profondeur, il nous faut examiner d'où peuvent venir ces troubles, pourquoi ils se sont constitués et comment s'en débarrasser de manière durable et définitive, sans risquer de rechuter ou de réaliser un simple déplacement de symptôme.

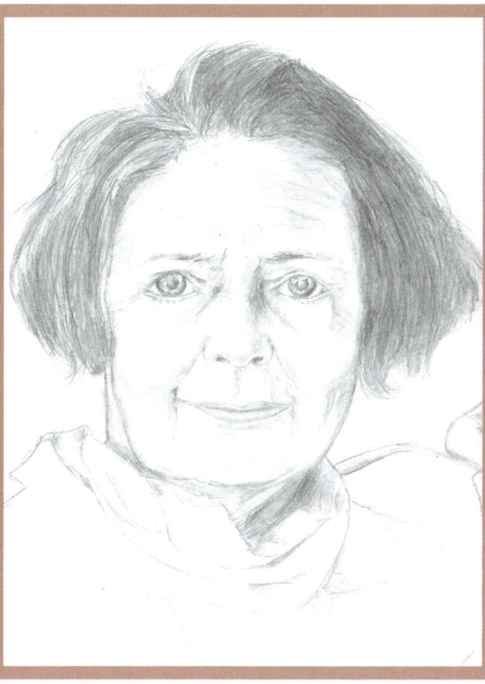

« Tant que l'on méprise l'autre et que l'on survalorise la performance, on échappe au chagrin de n'avoir été aimé que pour ses performances. La grandiosité préserve l'illusion d'avoir été aimé. Mais, en évitant ce chagrin, on reste, au fond de soi, l'être méprisé. »

Alice Miller

V. ALIMENTATION ET MÉMOIRE TRAUMATIQUE, À LA DÉCOUVERTE DE SOI[18]

L'alimentation est une description de ce qui nous constitue en tant qu'être relationnel et, de ce fait, elle est l'expression directe de la vision que nous avons de nous-même et de ce qui a été implanté en nous. Le rapport que nous entretenons avec l'alimentation exprime en effet un rapport à soi et des comportements/blocages acquis dans l'enfance.

Partir à la découverte de soi permet de comprendre ce qui nous fait adopter certains comportements alimentaires ici et maintenant. mais partir à la découverte de soi, c'est aussi la meilleure façon d'adopter d'autres comportements alimentaires, plus agréables, plus sains, pour une vie belle et bonne.

18. Dans Méthode de Nutrition (2), les rapports entre identité et alimentation sont longuement analysés d'un point culturel, social et historique. Ici, nous nous enfonçons dans les profondeurs de l'être, en abordant les liens entre alimentation et identité construite dans l'enfance.

Nous devrions tous être capables de nous auto-réguler au niveau alimentaire. Nous devrions tous être capables de ressentir la faim et la soif et d'y apporter une réponse adaptée. Nous devrions tous être attirés par ce qui est bon pour nous et repousser ce dont on sait que cela nous détruit.

Cela devrait se faire naturellement. S'alimenter de ce qui nous construit et nous fait du bien devrait aller de soi, se réaliser sans efforts ni sensation de se sacrifier.

Et pourtant, bien peu y parviennent. Bien peu d'entre nous ont un rapport apaisé à la nourriture.

Certes, nous ne pouvons nier l'impact des publicités auxquelles nous sommes soumis de plus en plus jeunes. Le produit le plus mauvais dans sa composition peut être vendu comme désirable voire sain. Mais l'on ne peut nier également que les informations sur les différents produits sont de plus en plus accessibles, et circulent de plus en plus facilement.

Et pourtant, ces dernières n'ont pas l'impact escompté. Elles sont aussi vite relativisées et oubliées. Avoir conscience du méfait sur l'organisme de produits industriels, dont la composition inclut de grandes quantités de gras, de sucres et de sels, ainsi que des exhausteurs de goûts, ne suffit pas à nous en éloigner.

Et lorsque c'est le cas, lorsque l'on se décide à fournir les efforts pour fuir ces aliments nocifs pour notre santé, ce n'est pas facile. La tentation de continuer à manger cette nourriture reste grande. On lutte en permanence…

On lutte, on s'informe, on cherche la solution.

Alors, perdus dans les régimes (régime paléo, cure de détox, jeûne, frugivorisme, crudivorisme…) et les ennemis à combattre (le gluten, le lait, la viande…[19]), perdus dans la masse d'informations sur le sujet, démêler le vrai du faux, le bon du mauvais, est un véritable défi.

Ainsi, certains s'imposent des régimes drastiques, d'autres cherchent la solution dans le nouveau régime à la mode, et d'autres encore ont la volonté de changer mais ne franchissent jamais le pas, remettant au lendemain les efforts à fournir.

Dans tous les cas, les résultats sont longs et difficiles à obtenir et surtout peu durables.

19. Nous reviendrons plus en détail sur les problèmes d'intolérance, déjà mentionnés dans le premier chapitre p. 27.

Les efforts que nécessite un régime sont souvent très élevés et les maintenir dans le temps relève de l'exploit. Beaucoup abandonneront ces efforts une fois l'objectif atteint. Et c'est alors le retour à la case départ, voire une régression plus importante, qui se fait.

Pourtant, prendre soin de soi, savoir reconnaître ses besoins, et apporter au corps ce dont il a besoin pour sa croissance devrait aller de soi, disions-nous.

> **Mais l'alimentation peut être troublée ou dysfonctionnelle de différentes manières plus ou moins graves selon les individus. En voici quelques exemples :**

- L'hyper-contrôle alimentaire,
- L'anorexie,
- La boulimie,
- L'hyperphagie boulimique,
- La tentation permanente pour des produits industriels riches en sucres et en mauvais gras,
- Les orgies alimentaires fréquentes,
- Le veganisme,[20]
- La sous-nutrition,
- Certaines intolérances et allergies,
- Les difficultés de digestion, aigreurs d'estomac, ballonnements...

Que ce soit par les réactions du corps à ce qui est ingéré, que ce soit par ce qui est ingéré (en qualité, en quantités...), ou la manière dont c'est ingéré (devant la télévision...), les troubles sont divers et variés.

> **Finalement ce que révèle un rapport conflictuel à l'alimentation, c'est un rapport conflictuel avec soi-même.**

Et ce rapport difficile trouve bien souvent son origine dans l'enfance. Le premier chapitre de l'ouvrage exposait comme nous avions été éloignés de notre zone de confort par les comportements inadéquats de nos parents. Ces comportements que l'on nomme « Violences Éducatives Ordinaires », ainsi que d'autres violences parfois, vont également impacter le rapport à l'alimentation. Et cela qu'ils aient lieu pendant les repas, ou en dehors.

20. Le végétalisme pratiqué avec recul sur ses conditionnements et sur sa mémoire traumatique ne saurait être associé à toute forme d'idéologie du type « vegan » extrême.
Par ailleurs, le véganisme est associé à l'antispécisme mais, visiblement pour beaucoup de vegans, il s'agit en fait d'un spécisme inversé. Ils ne remettent pas en cause l'exploitation de l'homme par l'homme, seulement l'exploitation de l'animal par l'homme. Il y a donc un dégoût de l'homme et de ses actes. Dégoût de l'homme qui peut commencer par le dégoût de soi-même et de sa nature animale profonde.
Comme expliqué dans cet article : https://olivier-lafay.com/2017/06/23/lenfance-des-vegans/
Sinon, le vegan véritablement anti-spéciste irait au bout de son raisonnement et ne consommerait aucun produit issu de l'exploitation de l'homme par l'homme également. Bonne chance à lui !

QR CODE
note : 16

A. DES LUTTES DE POUVOIR DÉLÉTÈRES

La relation à l'enfant établie via le prisme des luttes de pouvoir laisse peu de possibilités à l'enfant de s'exprimer et d'en sortir indemne. Au contraire, il en sortira perdant, traumatisé, brisé (32,33,34,35).

Cela ne veut pas dire pour autant qu'il n'a aucun moyen d'action. L'enfant, très vite, peut essayer de contrôler ce qui entre en lui (se nourrir) et ce qui sort de lui (uriner, déféquer).

Pouvant refuser de s'alimenter, ce qui va à l'encontre de la volonté du parent, le moment du repas est bien souvent le moment où les tensions explosent. C'est un moment difficile pour bien des familles. L'enfant pourra refuser certains aliments, essayer d'en exiger d'autres, jeter par terre sa nourriture...

La réponse apportée l'est bien souvent, trop souvent, par la force. Que ce soit par la menace d'une sanction, ou la promesse d'une récompense, il s'agit, par exemple, de forcer l'enfant à s'alimenter et terminer son repas.

> **La nourriture peut également constituer le seul facteur de caresses et de relation. Seule preuve d'amour, seule pourvoyeuse de liens dans une famille dysfonctionnelle. Cela peut amener l'enfant, puis, plus tard, l'adulte ainsi construit à consommer de la nourriture dès que le besoin de caresse et d'amour se fait sentir.**

L'alimentation peut être aussi le moyen pour obtenir de l'enfant respect et obéissance. On peut le forcer à manger un aliment qu'il n'aime pas pour le punir ou on le prive de ce qui le fait plaisir.

> **Dans tous les cas, les besoins de l'enfant sont niés et bafoués.**

« Quand l'adulte n'intervient en ne respectant ni la faim ni la satiété de l'enfant, il l'empêche d'être à l'écoute de ses propres besoins. L'enfant est dépossédé de lui-même, de son corps. On ne lui donne pas le temps, les moyens d'identifier ce qu'il ressent, ce que lui dit son corps. Il ne sait plus s'il a faim, s'il est rassasié car l'adulte lui assène : « C'est moi qui sais si tu as faim ou non, ce n'est pas toi ».Dr Catherine Gueguen (36).

Ici apparaît le problème de l'auto-régulation : le parent brise les capacités d'auto-régulation de l'enfant qui va, petit à petit, perdre le contact avec ses sensations. Il doit compter sur une aide extérieure pour être régulé (37).

Dès lors, les premières difficultés peuvent apparaître et perdurer toute la vie, créant des individus en sous-poids, ou en surpoids, incapables de manger ce qui est nécessaire à leurs besoins et à leur croissance. Ils n'en sont plus capables car leurs capacités à se réguler seuls ont été brisées (38,39) et qu'à présent, ils sont livrés à eux-mêmes, sans aide extérieure.

Et les régimes que l'on peut trouver, s'ils donnent un cadre, ne répondent pas au besoin de rendre la personne autonome en lui enseignant comment s'auto-réguler.

B. LE DÉROULEMENT DES REPAS

Mais il n'y a pas que les conflits directs entre le parent et l'enfant, lors des repas, qui vont être sources de difficultés. Les conflits entre les parents ou entre les parents et d'autres enfants vont rendre les repas difficiles. En effet, les traumatismes infantiles ne sont pas seulement directs mais peuvent aussi être indirects.[21]

De manière plus générale, le déroulement des repas aura aussi son importance.

Des repas qui se passent dans une ambiance tendue, avec des conflits permanents, ou des repas où chacun est séparé, ou devant la télévision (41), sont autant de facteurs de troubles alimentaires dans l'avenir.

A contrario, un repas dans de bonnes conditions est l'assurance de combler les besoins nutritionnels mais aussi affectifs de l'enfant, comme le rappelle Marie Tézé, sociologue : *« Pouvoir échanger de la nourriture et des paroles avec les personnes aimées dans un climat de confiance semble être le plus important dans le ressenti du repas par les enfants » (42).*

> **Or, les besoins affectifs doivent être comblés tout autant que les besoins nutritionnels.**

21. « Chez un enfant [...] un évènement social traumatisant - comme subir des menaces ou assister à une dispute entre ses parents- conduit à une augmentation des taux salivaires de cortisol de 100 à 2000%. » Sarah Blaffer Hrdy (40)

C. LES NOURRITURES AFFECTIVES

Les nourritures affectives sont un concept mis en avant par la psychiatre suisse Alice Miller et qui correspond aux besoins émotionnels et affectifs de chaque être humain : être aimé, recevoir de la tendresse et de l'attention, recevoir l'affection que tout être humain est en droit de recevoir, exprimer ses émotions sans crainte d'être réprimandé ou puni (43). Elles sont capitales pour le bon fonctionnement et la bonne croissance des enfants (44).

Comme les expériences de René Spitz l'ont montré, l'enfant nourri, changé, hébergé mais dont les besoins affectifs ne sont pas comblés, accuse des retards de développement par rapport aux autres enfants, voire, dans les cas les plus graves, peut en mourir (45).

Or, si les repas peuvent être sources de tensions importantes, la journée dans son ensemble sera parsemée de violences éducatives ordinaires (VEO). Ces VEO vont aller à l'encontre des besoins affectifs de l'enfant et le traumatiser. Sans oublier, pour les cas les plus graves, les violences au sens large, qui peuvent survenir pendant l'enfance mais aussi plus tardivement, comme les violences et abus sexuels (46).

Ces traumatismes en dehors des repas peuvent aussi induire des comportements alimentaires pathologiques : type anorexie, boulimie, hyperphagie boulimique, hyper-contrôle... (47).

Précisons dès lors que, contrairement à une idée répandue, ces comportements ne touchent pas uniquement les femmes. Et l'hyperphagie boulimique tend à toucher de plus en plus d'hommes. Les comportements qui favorisent l'apparition de ce trouble sont, notamment, les régimes alimentaires restrictifs (48,49). En outre, ces comportements sont associés à la pratique d'une activité physique intensive, voire même de vomissements en cas de tendance anorexique, dans le but de réguler le poids.

Tout le monde ne développera pas de troubles aussi importants. Mais ce qu'il faut retenir ici est que les comportements pathologiques prennent des formes variées et s'expriment à divers degrés. Et dans tous les cas, même s'ils se révèlent être des stratégies de survie efficaces lors de leur mise en place, ces derniers nous éloignent de notre zone de confort et sont, si cela ne l'est pas toujours à court terme, destructeurs à long terme pour l'organisme.

Que ce soit le fait de manger devant la télévision, l'obsession de l'alimentation ou encore les troubles alimentaires compulsifs, ces comportements nous anesthésient et nous éloignent de nous-même en nous empêchant d'être à l'écoute et de répondre à nos besoins réels, tant sur le plan nutritionnel que sur le plan affectif.

Car en définitive, ce que masquent les comportements de ce type, ce sont les carences affectives,[22] le manque de nourritures affectives dans l'enfance et maintenant (51).

Et c'est parmi ces comportements, ceux qui ont des conséquences négatives sur notre santé, notre apparence esthétique et notre poids, que l'on confirme l'idée qu'il ne nous est pas permis d'être désirable et véritablement aimé.

D. CARENCES AFFECTIVES ET IMAGE DE SOI

Une alimentation troublée, des difficultés à réguler son poids, cela nous éloigne de la santé et d'une apparence physique esthétique, désirable. C'est un véritable cercle vicieux qui se met en place. Nous voulions transformer notre apparence, nous sentir mieux physiquement et psychologiquement. C'est l'inverse qui va se produire à force d'échouer.

A chaque échec, à chaque retour à la case départ, à chaque régression, des sentiments de honte, de tristesse et de rage parfois, surviennent. Plus nous échouons, plus l'idée que finalement nous sommes destinés à échouer, que nous sommes laids, que nous sommes incapables « par nature », de réussir surgit et devient importante.

Ces échecs permanents valident et nous réduisent à une image de soi désastreuse acquise pendant l'enfance. Par nos actions, nous nous soumettons à l'idée intégrée par la force et la violence, que nous n'étions pas dignes d'être aimés.

Car c'est le message qu'une enfance teintée de Violences Éducatives Ordinaires (VEO) va marquer au plus profond de notre être. Les rejets, les sanctions, les répressions émotionnelles vont graver en nous l'idée que nous ne sommes pas dignes d'être reçus, compris, reconnus et surtout, aimés. Et cette soumission inconsciente doit être mise à jour pour parvenir, non seulement à se transformer physiquement, mais à le faire sans précipiter la destruction de soi.

22. La boulimie est employée comme moyen de se remplir d'un amour dont on a manqué selon Alice Miller (50)

Car même une transformation physique menée à son terme, si elle se fait dans la violence et la souffrance tournée contre soi est une soumission. C'est une soumission aux violences subies enfant. C'est une soumission à un mode d'être et à une façon de se considérer soi-même : un ennemi, quelqu'un à combattre, quelqu'un qui mérite violences et douleurs, plutôt que de l'amour.

C'est un véritable paradoxe qui est en jeu ici. Alors que nous aurions besoin d'amour et de nous remplir de nourritures affectives plus que de gras et de sucre, nous avons mis en place des solutions qui nous éloignent de l'amour.

En nous faisant violence, en nous imposant des régimes restrictifs, en nous entraînant intensément, nous n'avons pas su prendre soin de nous. A force d'échecs, nous avons renforcé une estime de soi déjà faible. L'éventuelle réussite n'est jamais durable, et toujours accompagnée de douleurs, de tensions et d'un corps usé avant l'heure.

Il est temps à présent de renverser définitivement la logique pour entrer dans un nouveau rapport à l'alimentation et surtout, un nouveau rapport à soi-même.

E. LES SOLUTIONS

La rubrique «IV. De l'interdiction à l'autorégulation alimentaire» (p. 423) avait déjà pour objectif de modifier votre vision de l'alimentation. En appliquant les conseils donnés, vous avez pu *expérimenter* une nouvelle façon d'appréhender la nourriture. Agir différemment pour penser l'alimentation différemment. Il s'agit de la première solution à mettre en place.

Il était capital de prendre conscience de l'origine des troubles alimentaires. En effet, nous ne cessons de le rappeler, il n'est pas question de se focaliser sur l'alimentation et d'omettre la composante psychologique (52,53).

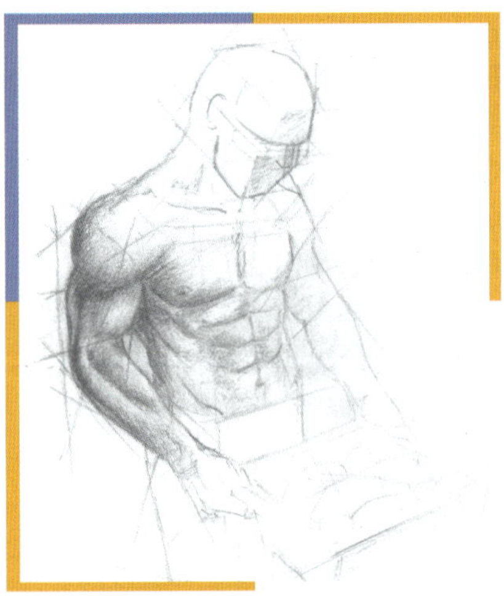

- Lire complètement ce chapitre est déjà la première solution. En déplaçant votre regard pour envisager l'alimentation sous un nouveau jour, en prenant conscience de l'origine et de la fonction de certains comportements, une nouvelle manière d'agir et de s'alimenter peut voir le jour.

- Mettez en œuvre les prescriptions de la première partie de ce chapitre. Utilisez les outils à votre disposition et notamment l'outil d'auto-évaluation p. 418.
- Parvenir à exprimer votre mémoire traumatique grâce à un témoin lucide[23] ouvert, compréhensif et accueillant. Faites le récit des souffrances vécues à quelqu'un qui peut accueillir votre histoire, quelqu'un qui va participer à l'expression de votre mémoire traumatique.
- En cas de craquage alimentaire, identifiez quand surviennent ces « craquages » : à quel moment, que s'est-il passé avant ? Quelle émotion a pu surgir ? Quel a été votre ressenti ?
- Il est important de pouvoir identifier cela et, lorsque l'envie de craquer vous prend, de prendre le temps de vous interroger et vous concentrer sur ce qui se passe en vous.[24]
- La reconnexion à soi au niveau de l'alimentation passe par le fait de retrouver de la sensibilité et réinvestir son corps : exercer sa sensibilité au goût en apprenant à aimer les produits frais qui peuvent, pendant un temps, paraître fades.
- Un palais habitué aux produits industriels est engourdi par les additifs alimentaires et les exhausteurs de goûts. Il faut donc réaliser un apprentissage qui, petit à petit, vous permette de retrouver le goût des aliments bruts et frais.
- Mettez en place un environnement sain. La meilleure volonté du monde est mise à rude épreuve quand des « tentations » ont envahi les placards et les réfrigérateurs.
- Mettez en évidence des produits sains comme des fruits et masquez, ou mieux, supprimez les produits industriels de chez vous.
- Rappelez-vous que le terrain de la lutte contre des pulsions est épuisant, et que la volonté seule ne suffit pas. Il est plus facile d'agir sur votre environnement pour mettre en place les conditions de votre réussite que de lutter dans un environnement qui vous entrave dans la poursuite de vos objectifs.
- De même, la nourriture n'étant que le reflet de votre environnement relationnel, interrogez-vous sur le vôtre. Si ce dernier n'est pas gratifiant, qu'il subsiste un manque, vous aurez davantage la pulsion de le combler avec de la nourriture. La nourriture constitue-t-elle vos seules caresses ou êtes-vous suffisamment bien entouré pour vous sentir reconnu, caressé et écouté ?

23. Un témoin lucide, selon Alice Miller, est une personne sensibilisée aux questions de violences, au sens large, envers les enfants. Cette personne est en mesure de comprendre et accueillir de manière empathique les souffrances qui peuvent lui être exprimées (54)

24. Il est possible de tenir un carnet dans lequel vous noterez ce qui se passe (lieu, heure, sensations, pensées, ...)

« Si l'on ne te caresse pas, ta moelle épinière se flétrira. » Eric Berne (55)

- Apprenez à être à ce que vous faites : ne mangez pas en regardant la télévision ou en gardant le téléphone à la main.
- Soyez attentif à ce que vous mangez, appréciez votre nourriture.
- Déchargez. Il faut penser à des moyens de décharge autres que la nourriture, et qui ne soient pas dangereux, ni autodestructeurs. Vous pouvez ainsi frapper un matelas, faire un sport de combat, etc.
- Remplacez progressivement une décharge par une autre, plus saine.
- Suivre une thérapie : ce chapitre vous donne des pistes pour réapprendre progressivement à se réalimenter correctement, en fonction des besoins physiologiques du corps.

Mais si vos conduites alimentaires sont très graves, seul, vous ne pourrez malheureusement pas tout faire et tout régler. Il faudra alors consulter un thérapeute compétent qui saura vous aider à gérer vos comportements alimentaires dysfonctionnels, pour vous ramener progressivement vers votre zone de fonctionnement optimale.

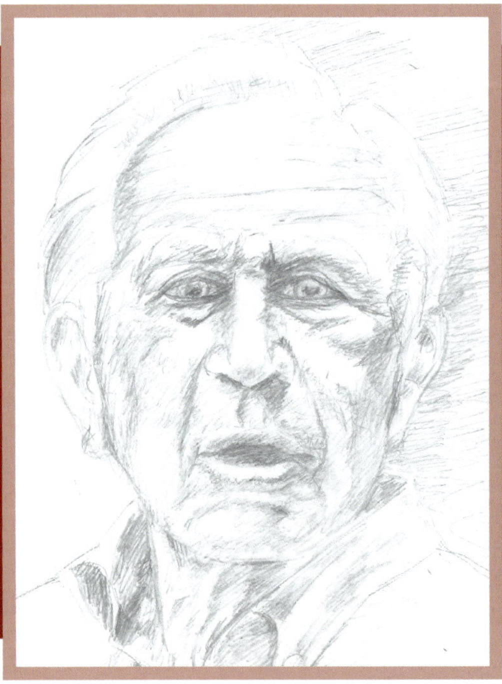

« Traverser la vie le cœur fermé, c'est comme faire un voyage en mer au fond de la cale. »

Alexander Lowen

Références bibliographiques

1. **Morin E.** *Enseigner à vivre : Manifeste pour changer l'éducation.* Arles: Actes Sud; 2014. 121 p.
2. **Lafay O.** *Méthode de Nutrition : Gérer l'équilibre - L'alimentation maîtrisée au service de vos projets : Esthétique, Bien-être, Performance.* Paris: AMPHORA; 2010. 336 p.
3. **Lafay O.** *Esthétique, performance ET santé : les 3 facteurs essentiels [Internet].* Méthode Lafay. 2014 [cité 8 déc 2018]. Disponible sur : https://olivier-lafay.com/2014/11/24/esthetique-performance-et-sante-les-3-facteurs-essentiels/
4. **Fiolet T, Srour B, Sellem L, Kesse-Guyot E, Allès B, Méjean C, et al.** *Consumption of ultra-processed foods and cancer risk: results from NutriNet-Santé prospective cohort.* The BMJ [Internet]. 2018 [cité 4 déc 2018];360. Disponible sur: https://www.ncbi.nlm.nih.gov/pmc/articles/PMC5811844/
5. **Lafay O.** Stratégie de la motivation. 2004;
6. **Lemon PWR.** *Is Increased Dietary Protein Necessary or Beneficial for Individuals with a Physically Active Lifestyle?* Nutrition Reviews. 1 avr 1996;54(4):S169-75.
7. **Majchrzak D, Singer I, Männer M, Rust P, Genser D, Wagner K-H, et al.** *B-Vitamin Status and Concentrations of Homocysteine in Austrian Omnivores, Vegetarians and Vegans.* ANM. 2006;50(6):485-91.
8. **Haddad EH, Berk LS, Kettering JD, Hubbard RW, Peters WR.** *Dietary intake and biochemical, hematologic, and immune status of vegans compared with nonvegetarians.* Am J Clin Nutr. 1 sept 1999;70(3):586s-593s.
9. **Rosenvinge Skov A, Toubro S, Bülow J, Krabbe K, Parving H-H, Astrup A.** *Changes in renal function during weight loss induced by high vs low-protein low-fat diets in overweight subjects.* International Journal of Obesity. nov 1999;23(11):1170-7.
10. **Brand-Miller J, McMillan-Price J, Steinbeck K, Caterson I.** *Carbohydrates--the good, the bad and the whole grain.* Asia Pac J Clin Nutr. 2008;17 Suppl 1:16-9.
11. **Slabber M, Barnard HC, Kuyl JM, Dannhauser A, Schall R.** *Effects of a low-insulin-response, energy-restricted diet on weight loss and plasma insulin concentrations in hyperinsulinemic obese females.* Am J Clin Nutr. 1 juill 1994;60(1):48-53.
12. **Brand-Miller DJ, Burani J, Foster-Powell K.** *The New Glucose Revolution Life Plan: Discover How to Make the Glycemic Index the Foundation for a Lifetime of Healthy Eating.* 2nd edition. New York: Da Capo Lifelong Books; 2004. 272 p.
13. **Fernandez ML.** *Dietary cholesterol provided by eggs and plasma lipoproteins in healthy populations. Curr Opin Clin Nutr Metab Care.* janv 2006;9(1):8-12.
14. **Oh SY, Miller LT.** *Effect of dietary egg on variability of plasma cholesterol levels and lipoprotein cholesterol.* Am J Clin Nutr. 1 sept 1985;42(3):421-31.
15. **Goldberg S, Gardener H, Tiozzo E, Kuen CY, Elkind MS, Sacco RL, et al.** *Egg Consumption and Carotid Atherosclerosis in the Northern Manhattan Study.* Atherosclerosis. août 2014;235(2):273-80.
16. **Aune D, Giovannucci E, Boffetta P, Fadnes LT, Keum N, Norat T, et al.** *Fruit and vegetable intake and the risk of cardiovascular disease, total cancer and all-cause mortality—a systematic review and dose-response meta-analysis of prospective studies.* Int J Epidemiol. juin 2017;46(3):1029-56.
17. **Cuvelier ME (Ecole NS des IA et A, Berset C, Richard H.** *Use of a new test for determining comparative antioxidative activity of butylated hydroxyanisole, butylated hydroxytoluene, alpha*

Tout d'abord, clarifiez vos objectifs : qu'attendez-vous précisément de l'entraînement stratégique, quel changement souhaitez-vous instiller dans votre vie ? Un meilleur savoir-quoi, clair, lucide, vous permettra de concevoir plus aisément le savoir-faire nécessaire. La séduction, une plus grande confiance en soi, de meilleures performances dans votre sport de prédilection, un plaisir sexuel accru, sont autant de motifs régulièrement relevés. Un bon moyen de préciser et renforcer votre motivation consiste également à visiter les espaces internet dédiés à Sybernetics. Les pratiquants y partagent leur évolution, et c'est pour vous l'occasion de rencontrer des modèles dont le parcours pourrait rentrer en résonnance avec celui que vous souhaitez construire. Comme nous le verrons p. 467 sur les sources du sentiment d'efficacité personnelle, l'influence des modèles est prépondérante dans la construction des objectifs et dans notre foi à les atteindre.

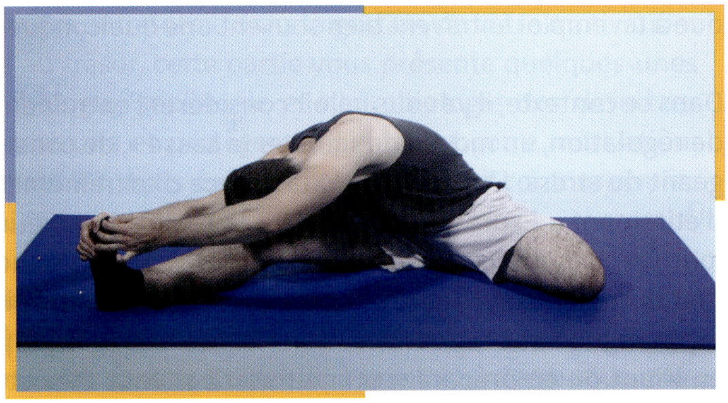

Une fois ces objectifs définis et affutés, un bon moyen de préserver votre motivation est de vous entraîner en groupe, ou sous la houlette de quelqu'un. Faire ses séances à plusieurs permet de bénéficier de l'enthousiasme et des conseils « en direct » de pratiquants plus chevronnés. Une fois la pompe amorcée, il vous sera possible, si vous le désirez, de revenir à des entraînement plus solitaires, en veillant également à votre confort dans la réalisation des séances (lieu calme et plaisant, moments de la journée où vous vous sentez le plus en forme, par exemple).

Enfin, n'oubliez pas de suivre objectivement votre progression. Un pèse-personne pour votre poids, un mètre de couturière pour vos mensurations, un carnet d'entraînement pour le compte-rendu de vos séances, des photographies de votre apparence avant de débuter, bref, autant d'éléments permettant de constater rapidement vos progrès et de renforcer ainsi votre motivation.

3. Le manque de confiance

Une troisième catégorie de pratiquants ne passant pas le cap de l'entraînement, sont ceux qui manquent terriblement de confiance en eux-mêmes et dans leurs propres capacités à progresser avec Sybernetics. Ce manque de foi les paralyse, car ils craignent, en cas d'entraînement régulier, de se confronter à un échec. La perception de son corps en train de s'exercer peut également être désagréable, tant les expériences de vie stressantes nous ont coupé de nos sensations corporelles.

Un premier axe de travail consistera à prendre conscience des ressources sur lesquelles vous pouvez vous appuyer dans le présent. Bien souvent masquées ou négligées, dans ce qui semble être un océan de carences et de manques, les ressources présentes seront le point de départ permettant d'en fabriquer de nouvelles et de gagner en confiance dans la réussite de votre projet. Vous trouverez p. 457 le test permettant de passer en revue les 5 grandes catégories de ressources. Notez qu'il peut être utile de réaliser ce test avec un proche qui vous connaît bien, afin de bénéficier d'un regard extérieur bienveillant et ne pas passer à côté de certaines ressources disponibles.

Il vous faudra ensuite investir l'entraînement comme un moyen de mieux percevoir votre organisme et ses réactions. Des exercices pratiqués en se focalisant sur son souffle, une posture aussi confortable et correcte que possible, suivis d'étirements avec une attention soutenue à ses sensations (p. 211), seront autant d'atouts vous permettant de renforcer l'image de votre corps et votre confiance dans votre capacité à progresser.

Dans certains cas extrêmes, où l'image de soi est fortement détériorée, nous interdisant tout accès à une pratique corporelle régulière, une prise en charge psychothérapique par un thérapeute compétent peut s'avérer nécessaire. L'expérimentation dans ce cadre d'une relation sécurisante, de confiance, peut constituer un tremplin pour retrouver foi et confiance en nous-mêmes.

B. LES INCONSTANTS

À nouveau, il est possible de distinguer plusieurs catégories chez les inconstants.
Parmi eux, certains mettent régulièrement en pause l'entraînement, car leur approche est guerrière : ils veulent à tout prix progresser et ne lésinent pas sur les efforts investis. Leurs séances sont si intenses et leurs exigences de résultats si fortes, qu'ils se trouvent finalement contraints de faire une halte avant de repartir de plus belle.
D'autres, à l'inverse, stoppent leur entraînement dès que les premiers progrès se font jour. Alors que les premiers ne supportent pas l'échec ou la stagnation, les seconds nourrissent au fond d'eux la crainte de se transformer physiquement, leur interdisant tout investissement durable. Enfin, une troisième catégorie de pratiquants contient ceux qui souhaitent un changement immédiat, et s'impatientent quand les premiers résultats tardent à venir ou ne correspondent pas leurs fantasmes.

1. La peur de l'échec

Très tôt, dans notre famille ou à l'école, nous apprenons que des résultats notables ne peuvent s'acquérir qu'au prix d'efforts soutenus et réguliers. La difficulté, la douleur, voire la souffrance, nous ont été enseignées comme la voie royale du progrès et de la réussite. « À vaincre sans périls, on triomphe sans gloire », peut-on entendre parfois.

Fort de cette vision du monde, les pratiquants de cette catégorie s'entraînent sur un mode héroïque, où chaque séance est un combat (ce que nous vous illustrions par le combat entre le Moi et le Soi p. 314), une lutte pour le muscle, la beauté, la performance. Si les premières séances peuvent donner lieu à un sentiment de bien-être, par la forte décharge qu'elles permettent, rapidement les premiers signes d'épuisement se manifestent : douleurs, fatigue, irritabilité, ou encore perturbations du sommeil. Loin de lever le pieds, ces « Moi fort » (cf. p. 223) vont accroître leurs efforts et s'entraîner encore plus durement. Ils sont en fait pris dans une spirale infernale, où chaque progrès doit amener un nouveau progrès, ce que l'on nomme en cybernétique une boucle de « rétroaction positive ». Dans leur fort intérieur, ils craignent de se reposer sur leurs lauriers, de se la couler douce, et donc, pensent-ils, de régresser.

Si vous vous reconnaissez dans cette description, plusieurs solutions s'offrent à vous.

Tout d'abord, limitez la casse. En effet, il ne sera pas possible de sortir immédiatement de cette alternance « ascension-chute », et, pour commencer, il faudra tenter de rendre les dents de scie de votre progression un peu moins pointue. Éviter l'emballement, en vous imposant à vous-même la stagnation. Votre volonté doit parvenir à dominer votre désir impétueux de progresser toujours davantage.

Ce faisant, vous parviendrez à repousser les phases d'effondrement et à vous constituer des ressources physiques plus solides. En parallèle, un travail de renforcement des autres ressources (cf. p. 456) vous permettra de vous créer un filet de sécurité apte à faire tomber votre armure le moment venu (3).

2. La peur du progrès

Progresser en musculation revient à s'affirmer davantage, à préciser les contours de notre identité. En effet, l'accroissement de notre volume musculaire nous rend plus visible : nous devenons plus imposants, nous prenons davantage de place dans l'espace.

L'augmentation de notre condition physique, quant à elle, nous rend plus à même de résister et de réagir aux stimulations de notre environnement, qu'elles soient agréables ou dangereuses. La peur du progrès revient donc à la peur de s'affirmer. Et, si cette injonction à ne pas s'affirmer est présente en nous, c'est qu'elle a bien souvent été mémorisée très tôt dans notre vie, au cours de notre enfance. De la peur de s'affirmer, nous passons alors à la peur de rivaliser avec notre père, figure masculine dont la position nous domine et nous terrifie. Nous nourrissons le désir de nous émanciper, tout en portant en nous l'interdit de le faire.

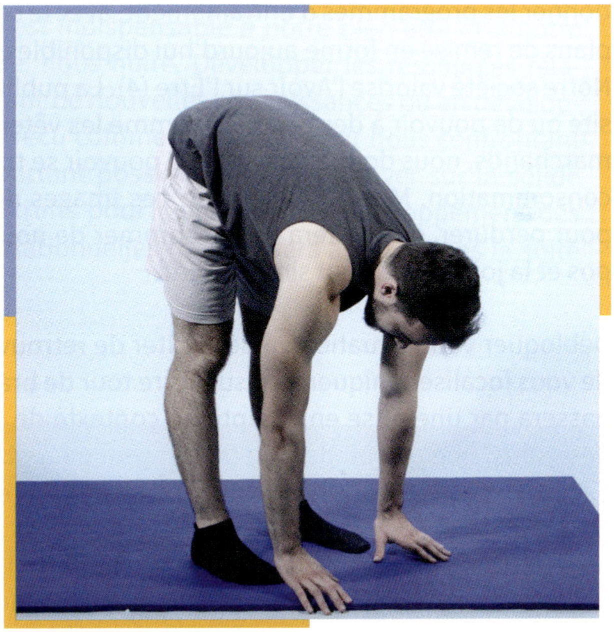

Afin de renforcer la perception de vos limites corporelles et vous affirmer, il va donc vous falloir dans un premier temps les apprivoiser et mieux les définir. Pour cela, un travail à deux niveaux peut être réalisé : corporel tout d'abord, avec la pratique douce des étirements (cf. p. 211), de l'entraînement stratégique (cf. séance Sybernétique pour les grands débutants p. 143) et d'exercices d'endurance (cf. p. 347). Le but ne sera pas la progression musculaire ou athlétique, mais une perception plus affûtée de votre organisme et de ses réactions. Par ailleurs, au niveau cognitif ou conscient, une identification de vos ressources actuelles (cf. p. 457) vous permettra de mieux cerner vos forces ainsi que les éléments à développer. Ce faisant, vous prenez conscience de ce qui vous constitue (valeurs, réseau amical, mécanismes de défense) et de ce sur quoi vous pouvez vous appuyer aujourd'hui pour mener à bien votre objectif de transformation corporelle.

Ce travail sur la perception de vos limites corporelles pourra ensuite déboucher sur un renforcement et un élargissement de celles-ci, par le biais d'une prise de masse ou l'augmentation de vos performances athlétiques. À l'entraînement, il vous faudra insister sur les Mini-Boucles et l'Occupation Du Terrain(cf. p. 115), afin de brusquer le moins possible votre progression.

II. RESSOURCES POUR UNE MOTIVATION DURABLE

Lorsque que nous formulons le désir d'être plus motivé, que souhaitons-nous en réalité ? Nous souhaitons ressentir un état de bien-être, de dynamisme, de plaisir et de détente. Cette sereine confiance est intimement liée à notre sentiment de contrôle, l'impression que notre action peut avoir un impact sur le cours des évènements. Si, dans tout ce que nous entreprenons, nous ne rencontrons que l'échec, ou des réussites très partielles, nous finirons par ressentir un sentiment d'impuissance et d'absurdité de l'existence.[3]

Tout ce qui peut nous permettre de réagir de manière adaptée, et de résoudre avec succès les problèmes que nous rencontrons, peut être qualifié de « ressources ». Dans ses travaux, la psychologue Babette Rothschild distingue cinq catégories de ressources : fonctionnelles, physiques, psychologiques, relationnelles et spirituelles (6). L'enjeu de cette partie est de vous aider à prendre conscience de vos ressources actuelles et de vous donner les clefs pour les développer. Plus vos ressources seront importantes, plus vous serez en mesure de mener à bien vos projets et résoudre les problèmes qui se présenteront à vous. Cela aura donc nécessairement un impact sur votre enthousiasme, votre plaisir de vivre et donc votre motivation.

Dans un premier temps, nous vous invitions, dans la section « État des lieux », à faire le listing de vos ressources existantes, tout en vous donnant des indications concrètes pour les accroître. Parmi ces différentes ressources, l'une d'entre elles sera plus particulièrement développée ici : le « sentiment d'efficacité personnelle ». Derrière ce terme en apparence obscur, se trouve notre confiance en nous-mêmes et en notre aptitude à utiliser Sybernetics pour croître et durer. Les ingrédients de ce sentiment d'efficacité personnel, issus des travaux d'Albert Bandura, vous seront révélés p. 467.

3. « Il importe de s'arrêter brièvement sur cette notion de « maîtrise ». Le fait de pouvoir contrôler par ses actes tel ou tel aspect du dialogue avec l'environnement et la conscience que l'individu a de cette maîtrise jouent en effet un rôle important dans la préservation de l'équilibre mental. S'il a le choix, l'animal préfère, lui aussi, une situation dans laquelle il contrôle des évènements survenant dans son environnement, à une autre où cette possibilité ne lui est pas laissée. Pour obtenir de la nourriture, près de 100 % des rats choisissent le compartiment où ils ont appris à l'obtenir en appuyant sur un levier, de préférence à un autre où il y a libre accès la nourriture [...] Ces observations, et un certain nombre d'autres, montrent que la signification affective de beaucoup de situations change du seul fait qu'elles sont contrôlables. De plus, l'expérience répétée de l'incontrôlabilité d'une situation se répercute sur l'acquisition ultérieure d'un comportement adapté face à d'autres situations, dans le sens d'une détérioration des facultés d'apprentissage et d'adaptation. » Pierre Karli (5)

Vous noterez, après avoir réalisé ce diagnostic, que le développement de vos ressources est probablement inégal, certaines étant bien plus florissantes que d'autres. En effet, notre façon de gérer et accroître nos ressources a été très tôt commandé par notre entourage, et nos parents en premier lieu. Prendre du recul et s'émanciper de certains commandements va donc s'avérer indispensable pour gérer de manière plus autonome vos ressources. C'est ce que nous aborderons p. 471.

A. ÉTAT DES LIEUX

Commencez par lire les pages qui vont suivre avec une feuille blanche et un stylo à la main. L'idée pour vous est de lister dans un premier temps les ressources existantes, puis de noter ce que vous pourriez mettre en œuvre pour les développer, en vous inspirant des exemples donnés pour chaque catégorie.

Une fois cet exercice fait, il peut être utile de le faire lire par un proche (parent, ami), qui vous connaît bien et pourra vous aider à faire un état des lieux plus lucide de la situation. En effet, certaines ressources peuvent échapper à notre champ de vision, et à l'inverse nous pouvons être amenés à surestimer la présence d'autres ressources. Pour chacune d'entre elles, des indications et renvois de page vous seront donnés, afin que vous puissiez les développer en fonction de vos besoins.

Comme vous le constaterez au fur et à mesure de votre lecture, les 5 ressources sont toutes connectées entre elles, et développer l'une aura nécessairement un impact sur les autres. Par ailleurs, toute création de nouvelles ressources nécessite de s'appuyer sur celles déjà existantes, d'où l'importance pour vous de les identifier.

1. Ressources fonctionnelles

Les ressources fonctionnelles recouvrent tous les moyens qui nous permettent de vivre au quotidien : un logement confortable, des vêtements de qualité, un véhicule fonctionnel, un salaire régulier et conséquent, sont autant d'atouts contribuant à votre sécurité matérielle et la réalisation de vos projets.

« La créativité identitaire (pouvoir s'inventer différent) est étroitement liée au niveau et à la diversité des ressources dont dispose un individu. Les ressources économiques tout d'abord, qui offrent à qui les possède un accès facile à toutes sortes d'espaces, de biens et de services, porteurs d'une reformulation confortable de soi, obtenue presque sans efforts. » Jean-Claude Kaufmann (7)

La reconnexion au Soi qui en découlera, ne pourra que rejaillir de manière bénéfique sur nos relations, qu'elles soient sexuelles, par une plus perception de ses sensations et un accroissement de la puissance orgastique (13), ou amicale, par une moins grande utilisation de l'autre, une plus grande souplesse dans les jeux que nous pouvons entretenir avec lui.

5. Ressources spirituelles

Les ressources spirituelles recouvrent notre confiance à pouvoir vivre un changement que nous désirons.

On peut distinguer deux niveaux de croyance.

Le premier traduit ce que le psychologue Albert Bandura nomme le « sentiment d'efficacité personnelle » (14). Il s'agit de notre croyance dans notre capacité à parvenir à un objectif en fonction de stratégies actuellement à notre disposition. Ce sentiment d'efficacité personnelle (SEP) est très variable en fonction des contextes : en effet, vous pouvez être convaincu de parvenir à remporter une compétition sportive dans votre discipline favorite (SEP élevé), tandis que votre capacité à réussir votre examen de fin d'études peut vous laisser plus dubitatif (SEP modéré à faible).
En musculation, ces croyances dans votre auto-efficacité sont indispensables pour aboutir votre projet de transformation corporelle. Elles vous permettront de rester régulier dans votre entraînement, malgré les difficultés ou périodes de stagnation que nous sommes tous amenés à rencontrer.

> **« Pour Bandura, le système de croyance sur son auto-efficacité, ou sentiment d'efficacité personnelle, est au fondement de la motivation, du bien-être et des accomplissements humains. Pour lui, si les gens ne sont pas convaincus qu'ils peuvent obtenir les résultats qu'ils souhaitent grâce à leur propre action, ils auront peu de raisons d'agir ou de persévérer face aux difficultés. » Philippe Carré (15)**

Toutefois, le SEP n'est pas suffisant pour rendre compte de toutes nos ressources spirituelles. On peut en effet distinguer un second niveau de croyance, plus large et plus profond. Ce second niveau n'est pas lié à un contexte donné (musculation, études, vie amoureuse etc.), mais lié à tout changement que nous pouvons expérimenter. Il s'agit de notre Foi à pouvoir évoluer, se transformer, même si nous nous trouvons dans une situation extrêmement délicate.

Plus cette Foi, cette confiance sereine, sera forte, moins nous aurons tendance, en cas de coup dur, à perdre notre lucidité et nos capacités d'action. Confiant, nous saurons attendre le moment opportun pour agir. Avisé, nous saurons repérer les ressources sur lesquelles nous appuyer pour mener à bien le changement que nous désirons.

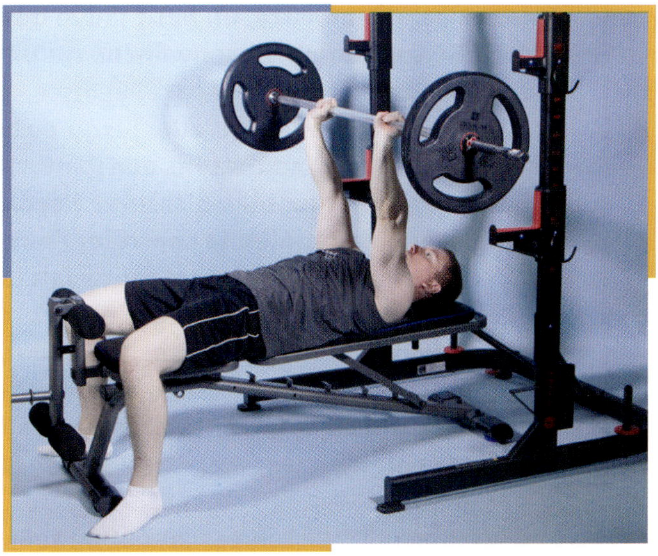

Une autre façon de présenter cette croyance profonde, consiste à la mettre en lien avec les ressources qui viennent de vous être énumérées. En effet, posséder la Foi dans le monde, c'est considérer celui-ci comme pourvoyeur de ressources. Nous pouvons être entourés d'amis, présenter un corps objectivement en bonne santé, avoir engrangé de multiples connaissances, et, pourtant, si nous ne considérons pas ces éléments comme de nature à nous aider et nous soutenir en cas de problèmes, alors il ne peut s'agir de ressources à nos yeux. La méfiance, la mise à distance, voire le rejet, ne nous permettent pas de prendre appui sur ces potentialités.

> **« Les gens qui pratiquent ce petit jeu manquent de foi non seulement en la nature humaine, mais aussi en leur enfant. Nous pensons qu'un enfant est, par essence, un monstre, un petit fauve qu'il faut dresser et « faire marcher droit ». Si nous sommes convaincus qu'un être humain est, de par sa nature même, une créature rapace, égoïste, fourbe, destructrice, dans ce cas ayons au moins le courage d'aller jusqu'au bout de notre pensée : selon cette conception de la vie, admettons que l'autorité, la discipline, la dictature sont les seuls régimes capables d'assurer l'ordre social, l'armée et la police les seules forces susceptibles de contrôler l'homme. Une telle façon de voir peut paraître excessive, mais elle est tout à fait logique si l'on n'a aucune foi dans la vie. La foi implique la confiance en sa propre nature et, par extension, la confiance en la nature des autres. Celui qui possède la foi agit tout naturellement de la manière juste, et il attend un comportement semblable de la part des autres y compris ses enfants. Celui qui manque de confiance n'a confiance en personne. » *Alexander Lowen* (16)**

La Foi, c'est identifier des ressources autour de soi (corps, relations humaines, temps, connaissances), et ressentir une confiance dans notre possibilité à les utiliser pour en construire de nouvelles.

Après lecture de ces quelques lignes, il est possible que ce niveau de Foi vous semble éloigné de vos perceptions actuelles.

Et pourtant, il existe de multiples façons d'imaginer un monde ordonné, d'y croire et de savoir qu'on peut se laisser porter lorsqu'on souhaite se réaliser, se régénérer, changer, croître et durer. Trouver la vôtre.

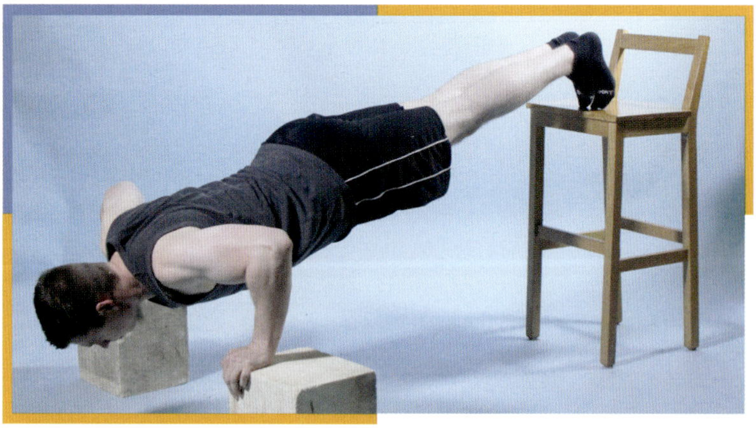

Le scientifique croit dans la possibilité de comprendre le fonctionnement du monde. Si le corps humain, par exemple, répond à des règles, alors il est possible de les utiliser au mieux afin de le développer et de le renforcer, d'en faire une ressource. De même, si la nature répond à des lois, nous pouvons les mettre à profit pour bâtir, récolter, nous déplacer, et ainsi gagner en confort de vie.

« J'ai dit que la science est impossible sans foi. Par ces mots je ne veux pas dire que la foi dont dépend la science est religieuse par nature ou implique l'acceptation de n'importe quel dogme des croyances religieuses ordinaires, mais que si la foi manque en l'idée que la nature obéit à des lois, il ne peut y avoir de science. » Norbert Wiener (9)

L'humaniste porte en lui la Foi dans les capacités créatrices de l'homme. Ce qui distingue l'homme du reste du règne animal, c'est sa formidable capacité à créer, à transformer et se transformer. Cette imagination créatrice, présente en chacun de nous, a permis des avancées considérables en termes de santé (médecine), technologie et politique (fraternité, paix dans le monde). Progrès qui n'ont jamais été aussi importants qu'à notre époque (17). Qu'il s'agisse de notre corps, de nos relations humaines ou de nos apprentissages passés, tous peuvent être utilisés et enrichis, par l'usage de notre ingéniosité et de notre créativité.

La conscience écologique nourrit une Foi dans la nature qui nous entoure et nous constitue. Elle perçoit l'enchevêtrement des systèmes dans lesquels nous sommes tous pris (ville > pays > planète > univers) et qui contribuent à nous régénérer.

« L'homme doit cesser d'agir comme un Gengis Khan de la banlieue solaire et se considérer, non pas comme le berger de la vie, mais comme le copilote de la nature. Un double pilotage est désormais requis par la conscience écologique : l'un profond, qui vient de toutes les sources inconscientes de la vie et de l'homme, et l'autre, celui de notre intelligence consciente. » Edgar Morin (18)

Enfin, le religieux nourrit une Foi en lui-même, les autres et le monde, car ces derniers sont le produit de l'œuvre divine.

Développer le SEP en musculation permet de créer le SEP du SEP

Quel que soit votre premier niveau de Foi, celui-ci doit nous permettre d'investir la pratique de la musculation et les sources du sentiment d'efficacité personnelle, détaillées p. 467. En apprenant les règles de construction du SEP et en parvenant à les mettre en œuvre, vous développer votre confiance à créer du SEP dans d'autres domaines que celui de la musculation. Votre sentiment de contrôle et votre confiance à changer, quel qu'en soit le contexte, croît, ce qui revient à développer votre Foi profonde dans le monde.

Développer le SEP dans d'autres domaines pour accroître ses ressources

Qu'il s'agisse des ressources fonctionnelles, psychologiques ou relationnelles, celles-ci pourront être accrues par le développement de vos ressources physiques ainsi que par votre plus grande capacité à créer du SEP. Il convient de s'arrêter brièvement sur l'importance des ressources relationnelles dans la construction de la Foi. En effet, entretenir une relation amicale ou amoureuse empathique, où chacun cherche à comprendre l'autre, ses désirs, attentes, besoins et émotions, au-delà des apparences et des images projetées, tout en cherchant à y répondre, contribue à notre perception d'un monde donateur et généreux.

La Foi par la perception intime des processus

Ces progrès dans la constitution de nos ressources, augmenteront notre plaisir de vivre, ainsi que notre sentiment de contrôle face aux problèmes qui pourront se présenter à nous. Progressivement, nos défenses s'effritent et notre structure caractérielle s'assouplit. Au dernier stade de notre évolution, la perception intime de notre corps, par la reconnexion à soi, nous permet d'expérimenter le caractère pulsatile de la vie, des rythmes alternant des phases d'expansion et de retrait. L'alternance tension/détente musculaire, nous met en confiance quant à notre possibilité à sortir de la tension musculaire, à ne pas en être prisonnier comme dans les états d'inhibition chronique. Tout devient alors processus à nos yeux, les choses viennent et repartent, dans un grand ballet qui nous contient. Si une situation nous déplaît et que nous nous sentons impuissants, nous pouvons alors attendre patiemment qu'un changement s'opère, sur lequel nous pourrons alors nous appuyer pour faire évoluer en douceur la situation et repartir (19).

B. DÉVELOPPER LE SENTIMENT D'EFFICACITÉ PERSONNELLE

1. L'influence des modèles

Cette première source est fondamentale, et c'est bien souvent elle qui vous a conduit à vous tourner vers l'entraînement proposé par Sybernetics. Un parent ou un ami proche ayant connu une progression fulgurante, un collègue de travail bien plus performant physiquement depuis qu'il a débuté l'entraînement, un témoignage d'un pratiquant lu sur Facebook ? Autant de situations qui peuvent vous amener à penser que, vous aussi, vous êtes capables de vous transformer en suivant l'entraînement préconisé par Sybernetics. Bien sûr, tous les modèles n'auront pas la même influence sur votre sentiment d'efficacité personnelle. Ce sont les individus, dont vous vous estimez le plus proche, en termes de caractéristiques physiques, d'âge, de situation professionnelle ou familiale, qui auront le plus grand poids dans la fabrication de votre foi à progresser avec Sybernetics.

> **« Pour évaluer ses capacités, l'individu tire aussi des conclusions de l'observation des actions réalisées par d'autres personnes. Ce sont les sujets dont les caractéristiques (âge, sexe, etc.) sont les plus proches qui sont les plus susceptibles d'être source d'information. Par exemple, des enfants tirent un sentiment d'efficacité personnelle plus élevé s'ils observent d'autres enfants talentueux que s'ils voient des adultes manifester les mêmes aptitudes cognitives. » Jacques Lecomte (15)**

C'est pour cela que la communauté Sybernetics est aussi active et notre banque de témoignages extrêmement fournie : en proposant des parcours multiples, avec des transformations corporelles réussies dans des contextes variés, vous trouverez toujours un pratiquant dont la réussite renforcera votre confiance à créer votre propre chemin. En effet, il ne s'agit pas d'imiter trait pour trait ce que l'autre a accompli, mais de s'en inspirer pour élaborer sa propre voie et parvenir à ses objectifs.

Si l'on considère la communauté Sybernetics comme une machine à produire de la motivation, on voit que cette production croît au fil du temps : plus les pratiquants se transforment et témoignent de cette transformation, plus le nombre de modèles différents s'accroît et plus la possibilité pour chacun de s'identifier et construire son sentiment d'efficacité personnelle grandit.

Dans le chapitre Musculation Méditative p. 321, nous vous aidons à évaluer votre niveau de stress avant une séance, et à réguler celui-ci afin que vous puissiez vous exercer dans les meilleures conditions physiologiques.

Par ailleurs, il est primordial de détecter et prendre en charge au plus tôt les douleurs qui pourraient survenir au cours ou en dehors de l'entraînement. À ce titre, le Chapitre Prophylaction p. 479 vous permettra de réaliser un diagnostic précis et rapide de vos symptômes, afin qu'ils n'entament pas votre confiance dans votre capacité à progresser.

Ici aussi, nous pouvons noter que cette source du sentiment d'efficacité personnelle se construit en interaction avec les autres sources : les expériences actives de maîtrise permises par la boucle vous amèneront à ressentir un plus grand confort de pratique, une plus grande maîtrise des mouvements, qui vont considérablement jouer sur votre sentiment d'efficacité personnelle. De même, les interactions chaleureuses et bienveillantes entre pratiquants, par le biais des encouragements, contribuent à un mieux-être physiologique, par la production de certaines hormones ou neurotransmetteurs, comme l'ocytocine ou la dopamine.[8]

« L'ocytocine déclenche une réaction chimique en chaine au cours de laquelle les glandes surrénales sont amenées à ralentir la sécrétion de cortisol. La libération d'ocytocine met en route l'activité parasympathique avec tous ses effets physiologiques régulant notre organisme : la tension artérielle baisse, l'organisme passe de l'excitation musculaire prête à l'action provoquée par le stress à un régime réparateur où l'énergie sert au stockage des nutriments et à la croissance. Le parasympathique élève également le seuil de la douleur, nous rendant moins sensibles aux inconforts. Il renforce l'immunité, aide au transit intestinal et favorise la cicatrisation. En ralentissant également l'activité de l'amygdale, l'ocytocine diminue les réactions de peur et permet de se sentir en confiance avec autrui. Cette fonction anxiolytique de l'ocytocine explique pourquoi les relations empreintes de tendresse sont corrélées avec la santé physique et le bien-être. »
Catherine Gueguen (21)

8. « Dans le cerveau humain, les centres nerveux du plaisir, liés à la dopamine, sont stimulés quand quelqu'un agit avec générosité ou répond à un acte généreux. » Sarah Blaffer Hrdy (20)

C. LA GESTION AUTONOME DES RESSOURCES

Les sections précédentes vous ont permis de vous familiariser avec la notion de ressources ainsi que les moyens de les faire croître. Dans les pages qui vont suivre, nous allons explorer ensemble la manière dont chacun d'entre nous peut être amené « naturellement » à les aborder, ceci afin de vous aider progressivement à gérer vos ressources de façon plus autonome.

1. La commande de la commande

Nous ne sommes pas des êtres créés ex nihilo. Sans nos parents et autres pourvoyeurs de soins, nous n'aurions pu survivre et trouver seul l'énergie nécessaire à notre développement.[9]

Nous sommes donc un organisme pris dans un enchevêtrement plus large, qui comprend notre famille, nos amis, nos connaissances plus ou moins lointaines, notre compagne ou notre compagnon, mais également la culture et la société dont nous sommes issus. De tous côtés, nous recevons des messages, ordres, injonctions, qui vont infléchir nos comportements et nos choix. La manière d'investir les différentes ressources présentées dans ce chapitre ne fait bien entendu pas exception à la règle : nous nous pensons autonome dans la gestion de nos ressources, là où des déterminismes œuvrent à notre insu et nous invitent à développer telle ressource tandis que telle autre sera négligée ou du moins jugée secondaire.[10] Dans cette gestion des ressources, la famille occupe une place centrale, soit en tant que dirigeant « autonome », soit en tant que relais de la culture et de l'idéologie régnante (23).

Plusieurs positionnements sont possibles.

Tout d'abord, les ressources de l'enfant peuvent être détournées au profit du parent. C'est le cas par exemple quand le développement des ressources physiques est mis au service d'une réussite sportive, qui flatte le narcissisme du parent. De même pour les ressources psychologiques et fonctionnelles, par le biais d'un parcours scolaire et professionnel brillant. L'enjeu pour l'enfant, bien souvent, est de réussir là où son parent a échoué, de « sauver la face », ou d'accroître l'honneur de la famille. Le parcours du président des États-Unis Donald Trump, décrypté par le psychohistorien Marc-André Cotton, en donne un exemple célèbre.

9. « Élever un humain moderne, de la naissance jusqu'à l'âge adulte, nécessite 13 millions de calories. » Sarah Blaffer Hrdy (21)

10. « Les hommes se croient libres pour cette seule cause qu'ils sont conscients de leurs actions et ignorants des causes par où ils sont déterminés. » Baruch Spinoza (22)

Conférence de Marc-André Cotton
http://www.regardconscient.net/archi18/1804trumpetnous.html

Cette focalisation sur les ressources fonctionnelles, psychologiques ou physiques, mémorisée comme un impératif par l'enfant, sera par la suite renforcée par les messages sociaux invitant à se vivre comme l'entrepreneur de soi, un chef d'entreprise enjoint à conquérir le monde (24), laissant en jachère les ressources relationnelles et spirituelles.

« Il est de plus en plus évident que la civilisation de la puissance technique et du bien matériel a négligé les aspirations et besoins de l'esprit et de l'âme humaine. Son hyperactivisme a ignoré la vie intérieure, le besoin de paix et de sérénité, accordant à ces besoins un temps déterminé de loisirs ou de vacances pour mieux retourner à l'hyperactivité, au temps chronométré, à l'emprise du calcul, du profit et de l'intérêt personnel. » Edgar Morin (25)

L'accès ou le développement de certaines ressources peut également être interdit par le parent, lorsque l'épanouissement de l'enfant est vécu par lui comme une injustice, un accès à des satisfactions dont il n'a pu bénéficier étant enfant. C'est le cas, par exemple, lorsque les ressources relationnelles sont réduites au strict minimum, gardant l'enfant presque constamment à l'écart des autres. Ou bien, lorsque la possibilité de développer une culture, de complexifier son langage et sa pensée, est vécue comme trop désensibilisante, renvoyant à une misère intellectuelle dont le parent peut, au fond de lui, nourrir de la honte. Il peut en être de même également pour les ressources physiques, où le développement de qualités athlétiques est interprété par le parent comme une remise en question de sa toute puissance et de son autorité, faisant de l'enfant un rival potentiel apte à prendre l'ascendant en cas de confrontation. Partout, l'enfant apprend à obéir, ses seules ressources spirituelles consistant à trouver sa place pour ne pas en sortir.

> **« Nombreux sont ceux qui oublient quand ils deviennent des parents ce qu'ils ressentaient lorsqu'ils étaient enfants. Ils oublient leurs luttes contre l'obligation de manger des aliments que l'on déteste, d'aller se coucher tôt, de ne pas sortir quand on le désire, et ils imposent des restrictions semblables à leurs enfants. On peut interpréter cet oubli de leur rébellion infantile comme un refoulement de l'hostilité qu'il éprouve envers leurs propres parents qui les entraîne à s'identifier inconsciemment avec eux. » Alexander Lowen (26)**

À l'extrême, les ressources peuvent être détruites ou perdues, parfois à tout jamais. C'est le cas dans les situations de maltraitance extrême, où le corps meurtris, blessé, humilié, mutilé, ne peut croître et s'émanciper.[11] C'est le cas également dans toutes les situations de grande misère, avec une maîtrise très pauvre du langage, des biens matériels inexistants, un isolement social presque constant. Même chez les puissants de ce monde, qui disposent de ressources fonctionnelles considérables, ce peut être la mort de toute spiritualité, le nihilisme, la dégradation de toutes valeurs sublimes, comme la fraternité, l'amour ou la créativité.

Sans nous retrouver nécessairement dans cette dernière catégorie, nous prenons conscience que l'investissement dans les ressources, s'il n'est pas conscientisé, ne fera que répondre à des injonctions parentales et sociales, mémorisées à différents niveaux dans notre système neuromusculaire. Renégocier ce qui nous commande, reprendre du pouvoir sur la commande de la commande, gagner en autonomie dans la gestion de nos ressources, impliquera d'agir à différents niveaux, sur le long terme. C'est ce que nous allons explorer dans les pages qui vont suivre.

▶ 2. L'autonomisation

En effet, les règles que nous avons mémorisées concernant la constitution des ressources, qu'elles soient inculquées en famille, à l'école ou dans nos relations sociales, vont être mémorisées à trois niveaux.

11. « Rien ne peut plus mettre en rage un parent qu'un enfant rebelle ou désobéissant. Le parent réagit comme si l'enfant, en faisant obstacle à sa volonté, ou en déniant son pouvoir, lui infligeait une blessure mortelle […] Le message de cette rage est clair : « pourquoi toi (l'enfant), serais-tu un esprit libre, alors que j'ai, moi, été brisé. » La jalousie du parent à l'égard de l'enfant aboutit à la rage. » Alexander Lowen (27)

Q08 – Action antalgique (anti-douleur) [choisir l'une des deux réponses 1) ou la 2)] ?

1) Soit il y a une douleur à chaque mouvement de la zone meurtrie du corps et le repos la calme, soit à l'inverse, l'inactivité prolongée entraîne une douleur et alors l'activité modérée la diminue.
1) Soit la douleur est présente à froid (le matin au réveil par exemple) et elle est calmée par le mouvement et un dérouillage matinal, soit la douleur survient au cours ou après un effort physique, souvent le même, et le repos la calme plus ou moins rapidement.
2) La douleur est lancinante ou à type de décharge électrique, calmée, parfois difficilement par l'immobilisation de la partie du corps en souffrance.

Q09 – Douleurs aggravées par des stimuli normalement indolores (allodynie) :

1) La douleur est aggravée par la chaleur. Par exemple, faire couler de l'eau chaude sur la zone blessée réveille ou augmente la douleur car il y a accentuation de l'inflammation locale. On parle d'allodynie au chaud.
2) La douleur est aggravée par le contact, même léger dans l'instant et/ou a posteriori. Il y a une hypersensibilité cutanée et une allodynie mécanique (27).

RESULTATS DU TEST 3

Comptabilisez le nombre de 1) et de 2) que vous avez obtenu au cours du test 3.

Si vous avez une majorité de 1), la douleur est probablement d'ordre nociceptive, c'est-à-dire qu'elle concerne la souffrance des tissus osseux, articulaires ou musculaires liée à un traumatisme ou une hyper-sollicitation par exemple.

Si vous avez une majorité de 2), la douleur est probablement d'ordre neuropathique, c'est-à-dire qu'elle est la conséquence d'une perturbation de votre système nerveux lui-même.

Si vous obtenez une égalité, il est possible que vous présentiez les deux types de douleur, l'une étant peut-être même la conséquence de l'autre.

signes inflammatoires (rougeur, chaleur et Œdème). Mais si la douleur est ancienne, elle est souvent seule et isolée.
2) La douleur est accompagnée de phénomènes sensitifs à type de fourmillements, d'anesthésie ou de décharges électriques et de phénomènes moteurs à type de faiblesse ou raideur musculaires.

Q05 – Facteurs déclenchants :

1) La douleur est déclenchée sur ou à proximité d'une articulation par le mouvement.
2) La douleur, souvent une décharge électrique, est déclenchée par un mouvement brusque ou très précis, souvent le même. Ou alors la douleur survient avec des engourdissements, des fourmillements ou après une position particulière longtemps tenue (exemple, assis au bureau ou en voiture, allongé sur un côté, ...)

Q06 – Signes cliniques objectifs :

1) Les mouvements actifs de l'articulation la plus proche sont difficiles, limités voire impossibles. La mise en appui sur le membre douloureux peut déclencher la douleur. Un test comparatif des mouvements complets de l'articulation à proximité de la blessure peut révéler une restriction de mobilité par rapport au côté opposé. De la même façon, un test comparatif d'effort peut révéler la faiblesse des muscles du côté meurtri.
2) On peut observer une modification de la sensibilité cutanée du territoire douloureux (diminution ou augmentation de la sensibilité cutanée) en comparaison du côté opposé supposé sain.[12]

Q07 – S'il y a des douleurs la nuit [en l'absence de douleurs nocturnes, ne pas répondre à cette question] :

1) Elles apparaissent au changement de position dans le lit (douleur à l'épaule quand on s'allonge dessus par exemple) ou douleur à froid le matin nécessitant un dérouillage matinal.
2) Elles sont insomniantes avec fourmillement électrique ou engourdissement irradiant souvent dans un membre.

12. Comment tester sa sensibilité cutanée ? A l'aide d'une pointe mousse, on vient stimuler délicatement la zone cutanée concernée par des effleurements puis des piqués. On compare ensuite avec le territoire correspondant du côté opposé.